Maximilian Sternberg

Die Sehnenreflexe und ihre Bedeutung für die Pathologie des Nervensystems

bremen
university
press

Maximilian Sternberg

Die Sehnenreflexe und ihre Bedeutung für die Pathologie des Nervensystems

ISBN/EAN: 9783955620769

Auflage: 1

Erscheinungsjahr: 2013

Erscheinungsort: Bremen, Deutschland

bremen
university
press

DIE

SEHNENREFLEXE

UND IHRE BEDEUTUNG

FÜR DIE

PATHOLOGIE DES NERVENSYSTEMS.

VON

DR. MAXIMILIAN STERNBERG

EMERIT. ASSISTENTEN DER III. MEDICINISCHEN ABTHEILUNG DES K. K. ALLGEMEINEN
KRANKENHAUSES IN WIEN.

MIT 8 ABBILDUNGEN.

LEIPZIG UND WIEN.

FRANZ DEUTICKE.

1893.

Vorwort.

Die folgende Monographie enthält die Ergebnisse mehrjähriger Arbeit. Sie beruht ebensowohl auf umfassender Berücksichtigung der gesammten Literatur, wie auf eigenen
experimentellen und klinischen Untersuchungen. Sie bringt
nicht nur zahlreiche neue Einzelthatsachen, sondern ist auch
insbesondere bestrebt, diese mit den bereits bekannten und
anderen, zwar veröffentlichten, aber unbeachtet gebliebenen Beobachtungen zu einem organischen Ganzen zusammenzufassen,
und so auf breiter Grundlage das Verständnis und die Diagnose
der krankhaften Vorgänge einen Schritt weiter zu fördern.
Hiebei stützt sich die Erörterung auf die durch die neueren
Untersuchungen von Golgi, Ramon y Cajal, Kölliker
u. s. w. gewonnenen Anschauungen vom Baue des Nervensystems.
Lücken in unserer Kenntnis und Erkenntnis werden nicht
zu verschleiern, sondern im Gegentheile rücksichtslos blosszu-
legen gesucht.

Die klinischen Erfahrungen wurden zum allergrössten
Theile an der Klinik des verewigten Professors Theodor
Meynert und der III. medicinischen Abtheilung des Herrn
Primarius Dr. Leo Redtenbacher im k. k. allgemeinen
Krankenhause an einem Materiale von über 6000 längere Zeit

hindurch beobachteten Fällen gesammelt. Das pathologisch-anatomische Material verdanke ich der Liberalität des verewigten Professors Hanns Kundrat. Herr Prof. Heinrich Obersteiner hatte die Güte, meine mikroskopischen Präparate zu controliren. Die Thierversuche wurden in den Räumen und mit den Hilfsmitteln des Wiener physiologischen Institutes unter Unterstützung des Herrn Prof. Sigmund Exner, des verewigten Prof. Ernst v. Fleischl, der Herren Assistenten Dr. Sigmund Fuchs und Dr. Alois Kreidl angestellt. Allen genannten Herren spreche ich meinen wärmsten Dank aus.

WIEN, Juni 1893.

Inhaltsverzeichnis.

Verzeichnis der Krankengeschichten.

---

*) Irrthümlicherweise sind zwei Fälle mit Nr. XVI. bezeichnet.

Capitel I.

Beschreibung der gewöhnlichen Sehnenphänomene
nach den Ergebnissen der unmittelbaren Beobachtung.

Im Jahre 1875 veröffentlichten *Erb* [193] und *Westphal* [778] gleichzeitig und unabhängig von einander zwei Abhandlungen, in denen sie auf einige bisher unbekannte Bewegungserscheinungen aufmerksam machten. Die einen davon sind durch B e k l o p f e n von S e h - n e n, die anderen durch plötzliches Z e r r e n an denselben zu erzeugen. *Erb* fasste diese Erscheinungen als Reflexvorgänge auf und gab ihnen den Namen der „S e h n e n r e f l e x e". *Westphal,* der eine andere An- nahme über das Wesen derselben vertrat, hat ihnen später den weni- ger präjudicirenden Namen „S e h n e n p h ä n o m e n e" gegeben.

Den Ausgangspunkt für diese und alle folgenden Untersuchun- gen bildet die allgemein bekannte Erscheinung am B e i n e. *Erb* hat sie folgendermassen beschrieben: „Hält und unterstützt man das zu untersuchende, in Hüft- und Kniegelenk leicht gebeugte Bein fest, während alle Muskeln desselben erschlafft sind, und klopft nun ganz leicht und elastisch mit dem Finger oder Percussionshammer auf die Gegend des L i g a m e n t u m p a t e l l a e, so wird jedes Anklopfen sofort von einer blitzähnlichen, deutlichen, offenbar reflectorischen Contraction des Quadriceps gefolgt; man sieht sie und fühlt sie; der Unterschenkel wird dadurch in deutliche und oft sehr kräftige Be- wegung versetzt und es ist ungemein schwer, diesen Reflex willkür- lich zu unterdrücken."

Aehnliche Contractionen erhält man durch Beklopfen zahlreicher anderer Sehnen, wie *Erb* hervorhob.

Ferner erhält man gleichartige Contractionen beim Beklopfen von gewissen Punkten von Knochen, von Gelenkskapseln u. s. w.

Die Contractionen, welche durch plötzliches Z e r r e n an den Seh- nen erzeugt werden, waren schon an der Klinik von *Charcot* studirt worden, doch gaben erst die Mittheilungen von *Erb* und *Westphal*

Veranlassung, dass diese Erscheinungen das Object allgemeiner Beachtung und genauerer Untersuchung im Zusammenhange mit den erstgenannten wurden.

Mit dem Namen der Sehnenphänomene oder Sehnenreflexe (signes des tendons, phénomènes des tendons, réflexes tendineux; tendon phenomena, tendon reactions, tendon reflexes; riflessi tendinei etc.) im engeren Sinne bezeichnet man also eine Art von raschen Muskelzusammenziehungen, welche durch Schlag auf Sehnen, oder durch plötzlichen Zug an ihnen, hervorgerufen werden.

Die mechanische Wirkung eines solchen Schlages oder Zuges lässt sich natürlich nicht auf die getroffene Sehne allein begrenzen. Nach physikalischen Gesetzen muss sich der dadurch erzeugte Stoss auf alle mit der Sehne, als einem elastischen Medium, in Verbindung stehenden Theile fortpflanzen, einerseits auf den Muskel, andererseits auf den Knochen, das Periost, die Fascien, Gelenksenden u. s. w.

Nun lassen sich durch Erschütterung dieser Gebilde ebenfalls Muskelcontractionen erzeugen. Die Muskeln selbst gerathen durch direct auf sie ausgeübten Stoss, resp. Beklopfen, in Zusammenziehung, welche Eigenschaft man als mechanische Muskelerregbarkeit im engeren Sinne (der Neuropathologen) bezeichnet. Andererseits verursacht directes Beklopfen von Knochen, Periost und Gelenksenden, wie oben gesagt, Muskelzusammenziehungen, welche denen der Sehnenreflexe ausserordentlich ähnlich sind. Man spricht sie als Knochenreflexe, Periostreflexe, Fascienreflexe, Gelenksreflexe u. s. w. an.

Aus rein physikalischen Gründen können sich also verschiedenartig veranlasste Muskelcontractionen mit den eigentlichen Sehnenphänomenen combiniren. Von den ersteren sind die Contractionen in Folge directer mechanischer Reizung des Muskels mit wenigen Ausnahmen (im Gesichte, am Vorderarme etc.) leicht von den Sehnenphänomenen zu unterscheiden. Dagegen ist es schwierig, ja ohne vivisectorischen Eingriff meist unmöglich, den Sehnenreflex vom Knochenreflexe, Periostreflexe u. s. f. zu trennen, und die letzteren einzelnen Arten wieder von einander zu scheiden. Wir werden vielmehr später sehen, dass mehrere dieser von den Autoren beschriebenen Erscheinungen überhaupt nicht als selbständige, wirklich isolirbare Phänomene existiren. Doch seien vorläufig zur Beschreibung die gebräuchlichen Benennungen und damit die Annahme ihrer Existenz beibehalten.

Jedenfalls aber drängt bereits die directe Beobachtung unabweisbar die Annahme auf, dass zwischen den eigentlichen Sehnenreflexen und den Knochenreflexen, Periostreflexen etc. ein enger Zusammenhang bestehe.*) Man fasst daher alle diese Phänomene auch mit *Strümpell* [699] unter der Bezeichnung „S e h n e n r e f l e x e" i m w e i t e r e n S i n n e zusammen oder bezeichnet sie auch als „t i e f e R e f l e x e" (deep reflexes) im Gegensatze zu den Hautreflexen.**)

Im Folgenden betrachten wir zunächst nur die durch S c h l a g hervorzurufenden Erscheinungen, während die durch Z u g an den Sehnen entstehenden im Capitel III besprochen werden. Für die ersteren sind folgende Punkte einzeln zu erörtern:

1. Der erregende Schlag.
2. Die Stellen, durch deren Beklopfen die Phänomene erzeugt werden — der von *Erb* [193] sogenannte „reflexogene Bezirk".
3. Die Muskeln, welche sich zusammenziehen und die dadurch verursachten Bewegungen.
4. Die topographische Vertheilung der Sehnenreflexe am menschlichen Körper.
5. Der Verlauf der Muskelcontraction.

1. Der erregende Schlag.

Der S c h l a g muss so beschaffen sein, dass er S c h w i n g u n g e n erregt. Die Erzeugung von solchen ist Grundbedingung zur Entstehung von Sehnenreflexen. Man kann mit dem Ulnarrande der Hand, der Fingerspitze, dem Percussionshammer, dem mit Gummi überzogenen Rande der Ohrplatte des Stethoskops (in England gebräuchlich), mit dem Griffe einer geraden Scheere u. s. w. beklopfen. Am besten ist für Beobachtungen am Menschen der Percussionshammer, weil sich damit eine genau begrenzte Stelle treffen lässt. Der Schlag muss, um Schwingungen hervorzurufen, scharf und kurz sein, („un coup sec" nach *Petitclerc* [659]). Der Gegenstand,

---

*) *Westphal* [778] hat einen gleichen causalen Zusammenhang der Sehnenreflexe mit der directen mechanischen Muskelerregbarkeit angenommen. Hierüber im Capitel II.

**) *Jendrássik* [352] hat den Namen „primäre Reflexe" vorgeschlagen. *Gowers* (in sämmtlichen Publicationen) verwendet den Ausdruck „myotatische Phänomene" auf Grund der — wie wir sehen werden, unrichtigen — Anschauung, dass der Muskel zur Entstehung derselben in einem Zustande von D e h n u n g sich befinden müsse (τατικός gedehnt).

der aufschlägt, muss unmittelbar danach wieder gehoben werden, damit er nicht nach Art der Dämpfungshämmerchen des Claviers die Schwingungen hemme oder durch wiederholtes Auffallen eine mehrmalige spontane Contraction vortäusche. Dies kommt besonders bei der Construction von Schlagvorrichtungen in Betracht, welche zur Erzielung gleichmässiger Schläge bei messenden Versuchen benöthigt werden. Die Stärke des Schlages, welche zur Erzielung von Contractionen nöthig ist, kann sehr verschieden sein; bei gesteigerter Erregbarkeit genügt oft Betupfen mit der Fingerspitze. Im Allgemeinen wächst die Contraction mit der Stärke des Schlages bis zu einer gewissen Grenze.

Von den Schlagvorrichtungen beruhen einige vorwiegend oder ausschliesslich auf Anwendung der Schwerkraft wie die von *Jarisch* und *Schiff* [348], *Lombard* [439], *Bowditch* [442]; einige auf Anwendung der Federkraft, wie jene von *Rosenheim* [607], *François Franck* (bei *Brissaud* [91]) und *mir* [692].

Wenn die Versuchsperson sitzt oder auf der Seite liegt, dann befindet sich die zu treffende Fläche der Sehne annähernd in einer verticalen Ebene. Dann kann man einen Apparat verwenden, bei dem die Sehne von einem fallenden Hammer angeschlagen wird. Man kann ihn dann so befestigen, dass seine Ruhelage, in die er nach dem Schlage von selbst zurückkehrt, tiefer liegt als die Sehne, und vermeidet so ein Liegenbleiben auf der Sehne oder mehrmaliges Anschlagen derselben. So sind die Constructionen von *Lombard* und *Bowditch* getroffen.

Liegt aber die Versuchsperson oder das Versuchsthier auf dem Rücken, so dass die zu treffende Fläche der Sehne sich ungefähr in einer horizontalen Ebene befindet, dann genügt von allen bekannten Constructionen nur die von *mir* angegebene den genannten Anforderungen. Sie besteht aus einer geraden, an einem Ende befestigten Feder, deren freies Ende bis zu einer bestimmten Höhe abgebogen wird; losgelassen schnellt die Feder bis zu einem anderen Punkte herab, der das Maximum der Excursion bildet, welches nur einmal bei einer jeden Serie von Schwingungen erreicht wird. In diesem Punkte ist die zu treffende Stelle der Sehne placirt.

Grashey bei *Niggemann* [520] setzt das Ende einer Papierröhre auf die Sehne auf, durch welche er eine Kugel aus verschiedener Höhe fallen lässt. Die Abhandlung von *Danillo* [145], in welcher gleichfalls ein Schlagapparat beschrieben ist, war mir weder im Original noch in einem ausführlichen Referate zugänglich.

2. Die reflexogenen Bezirke.

Es können nahezu von allen Sehnen, welche dem Beklopfen zugänglich sind, Sehnenreflexe hervorgerufen werden. Doch sind beim Menschen unter normalen Umständen meist nur einige wenige Sehnenphänomene zu erzeugen. Unter Bedingungen aber, welche sowohl in physiologischer Breite als ganz besonders bei Erkrankungen eintreten, wird die Stärke der Sehnenreflexe gesteigert, beziehungsweise die Reizschwelle derselben tiefer gelegt, so dass von allen möglichen Sehnen aus die Phänomene erzeugt werden können. Dasselbe gilt von den anderen Formen der „tiefen Reflexe."

Für die Sehne ist, wie bei 1. bemerkt, mechanische Grundbedingung zur Entstehung von Sehnenphänomenen, dass sie durch den Schlag in Schwingungen versetzt werde.

Sie muss sich daher in einem gewissen Grade von Spannung befinden. Diese hängt ab von der Stellung der Gelenke, auf welche die zur Sehne gehörige Muskulatur wirkt, und von dem Zustande dieser Muskeln selbst. Nun befindet sich zwar, wie *Weber* [763] gezeigt hat, jeder Muskel bei jeder Lage seiner Insertionspunkte in einem Zustande elastischer Spannung. Bei vielen Sehnen reicht jedoch ihre dadurch erlangte Spannung bei jenen Stellungen des Gliedes, welche geringere Längen der zugehörigen Muskeln bedingen, nicht aus, um die Sehnen schwingungsfähig zu machen. Namentlich ist dies bei schlaffer Muskulatur der Fall. Daher müssen die Gelenke in eine solche Lage gebracht werden, in welcher der Muskel und damit die Sehne stärker gespannt ist.

Damit die Sehne schwingungsfähig sei, darf sie ferner nicht mit einem grösseren Antheile, namentlich aber nicht in dem Abschnitte, der beklopft werden soll, auf einer Unterlage aufliegen. Diese Rücksicht bedingt wieder eine gewisse Lage der von der Sehne beherrschten Gelenke. Im Allgemeinen genügt die sogenannte Mittellage, um die Sehne hohl zu legen und genügend zu spannen.

Es ist begreiflich, dass Kürze der Sehnen, reichliches Fettpolster, Oedem*) die Auslösung der Sehnenreflexe erschweren, lange Sehnen, allgemeine Magerkeit sie begünstigen.

Die Bedeutung der Schwingungsfähigkeit der Sehnen ist von *Lewinski* [418], ebenso von *Westphal* [785] betont worden. *Gowers* [276, 277, 279 S. 29] hat an der Achillessehne, welche unter allen Umständen hohl gespannt ist, gezeigt, dass sich keine Zuckung des Gastrocnemius mehr auslösen lässt, wenn man jene bei einem Individuum mit sonst kräftigem Achillessehnenreflex gegen eine Unterlage (Finger des Assistenten) beklopft. Aehnliche Versuche bei *Schultze* [651].

Aus dem mechanischen Grunde der mangelnden Schwingungsfähigkeit ist es bei extremer Beugung des Kniegelenkes — eine Stellung, die im Endsta-

---

*) Gerade bei enorm starkem Oedem sind jedoch nicht selten in Folge uraemischer Intoxication die Sehnenreflexe gesteigert. (Cap. V.)

dium vieler Rückenmarkskrankheiten durch Contractur festgehalten wird, — nicht möglich den Patellarsehnenreflex auszulösen.*)

Die Bedeutung der besprochenen mechanischen Bedingungen für das Zustandekommen der Sehnenphänomene darf indessen nicht überschätzt werden, wie dies mehrfach geschehen ist. Das gilt namentlich von der oft citierten Angabe von *Fischer* [228] — ähnlich *Hertzka* [306] —, dass dicke Personen mit kurzen Patellarsehnen oft kein Kniephänomen besitzen. Dies sollte durch die Behinderung der Schwingungen in Folge des Panniculus und der Form der Sehnen erklärt sein. Diese Angaben stammen jedoch aus einer Zeit, da die klinischen Methoden zur Bahnung der Sehnenreflexe (Cap. IV und V) noch nicht bekannt waren. Ich kann die Angaben durchaus nicht bestätigen.

Die Bedeutung der mechanischen Momente für die Stärke der Sehnenreflexe steht weiter hinter der der nervösen Einflüsse zurück.

An Knorpeln und Knochen ruft das Beklopfen Contractionen gewisser mit ihnen in Verbindung stehender Muskeln hervor. Es sind namentlich die Vorsprünge der Knochen, ferner bei Röhrenknochen solche Stellen, an denen der Schaft frei liegt, deren Beklopfen Zusammenziehung der Muskeln erzeugt. Dabei verhalten sich Stellen, die man für analog halten sollte, ganz verschieden. So lassen sich von den Malleolen aus nur schwer, vom Processus styloides radii oder vom Epicondylus internus humeri dagegen leicht Zuckungen erzielen.

Den Grund für diese Verschiedenheiten hat man meist im Verhalten des Periosts gesucht, indem man annahm, dass die Erregung von dem getroffenen Theile des Periosts ausgehe. So *Erb* [193], welcher für wahrscheinlich hielt, „dass der Reflex hier von den dem Knochen aufliegenden bindegewebigen Theilen (Periost, Fascien) ausgelöst" werde. Dieser Ansicht ist auch *Strümpell* [699] und spricht von Periostreflexen. *Prévost* und *Waller* [575], ebenso *Gowers* [276, 277, 279] sind dagegen der Anschauung, dass es sich bei Beklopfen des Periosts nur um Fortleitung der Erschütterung auf die (gespannten) Muskeln handle und sprechen dieser Gruppe von Reflexen die reale Existenz ab.**)

---

*) In einem solchen Falle von Bulbärparalyse mit amyotrophischer Lateralsklerose, den ich zu sehen Gelegenheit hatte, war aus diesem Grunde eine Combination mit Erkrankung der Hinterstränge diagnosticirt worden. Es gelang mir jedoch mit grosser Vorsicht und Geduld die Contractur auf Augenblicke zu strecken und das Kniephänomen zu demonstriren. Der Fall gelangte zur Obduction.

**) Hierüber und über die Bedeutung eines bisher übersehenen Moments, der Richtung des dem Knochen ertheilten Stosses, siehe Cap. II.

Zu den Fascienreflexen rechnet *Strümpell* [699] die Muskelcontractionen, welche auf Beklopfen von Muskelbäuchen in diesen
Muskeln selbst, sowie in entfernten entstehen, indem er darin Reflexe
von den Muskelfascien sieht. *Erb* [193] hat bei Beklopfen der Lenden-
gegend neben der Wirbelsäule Zuckungen in den Adductoren beobachtet und fasst dies als Reflex von der Fascia lumbodorsalis auf.
Hierher wäre nach dieser Anschauung auch die „front-tap-contraction"
von *Gowers* zu rechnen. (Siehe die Tabelle S. 14, Nr. 2).

Jendrássik [350] und *Schreiber* [637] haben bei Thierversuchen
durch Beklopfen der freigelegten Gelenkskapsel und der Gelenks-
knorpel Muskelcontractionen hervorgerufen, welche sie als G e l e n k s -
r e f l e x e bezeichnen.

Bei Thierversuchen kann man sich auch überzeugen, dass das
Beklopfen eines von seiner Fascie entblössten Muskelbauchs Zusammenziehung anderer Muskeln hervorruft, was man als M u s k e l r e f l e x
zu bezeichnen haben wird.

3. Die an der Contraction betheiligten Muskeln.

Mit Rücksicht auf die Muskeln, welche bei den Sehnenreflexen
(im weiteren Sinne) in Action treten, kann man die letzteren eintheilen:

1. Nach der Z a h l der Muskeln in u n i m u s k u l ä r e und m u l t i -
   m u s k u l ä r e;
2. je nach dem, ob nur die Muskeln derselben Körperhälfte, oder
   auch die der anderen, oder n u r die der anderen Körperhälfte
   sich contrahiren, in: g l e i c h s e i t i g e, d o p p e l s e i t i g e und
   g e k r e u z t e. *)

Bei Thierversuchen, in denen man die Muskeln, auf grosse
Strecken von Haut und Fascien entblösst, direct beobachten kann,
erweisen sich die Reflexe constant als m u l t i m u s k u l ä r und sehr
häufig auch als d o p p e l s e i t i g. Bei den Sehnenreflexen im engeren
Sinne contrahiren sich die Muskeln, deren Sehne direct getroffen

---

*) *Strümpell* [699] versteht unter „gekreuzten" Reflexen auch die „doppelseitigen," ich möchte aber den prägnanten Ausdruck „gekreuzt" auf die Fälle
beschränken, in denen das Phänomen ausschliesslich auf der gekreuzten Seite
auftritt. Vgl. Cap. V.

wurde, am stärksten, etwas weniger die benachbarten, noch schwächer meist die entfernteren. Aehnlich verhält es sich bei den anderen Formen.

Beim gesunden Menschen sind die Sehnenreflexe überhaupt im Allgemeinen weniger ausgeprägt, die Zusammenziehung der Muskeln ist schwächer und beschränkt sich oft nur auf Verdickung des Muskelbauches, ohne dass ein merkliches Vorspringen der Sehne oder Bewegung des Gliedes resultirt. Die Contraction entfernterer Muskeln kann daher häufig übersehen werden. Nichtsdestoweniger wird man bei sorgfältiger Beobachtung an mageren Menschen finden, dass die Sehnenreflexe in der Regel multimusculär sind, so dass sich namentlich fast stets mit dem Muskel, dessen Sehne beklopft wird, auch die Antagonisten contrahiren. Diese Thatsache muss mit Nachdruck hervorgehoben werden, da in Lehrbüchern und Abhandlungen zu lesen ist, dass meist nur der Muskel zuckt, dessen Sehne erschüttert wird, und anerkannte Autoritäten, wie de Watteville [761] das behauptet und als Beweismittel gegen die reflectorische Natur der Sehnenphänomene verwendet haben.

Bei den Knochen- und Periostreflexen contrahiren sich in der Regel die proximal (im anatomischen Sinne) von der beklopften Stelle gelegenen Muskeln und zwar oft sehr entfernt gelegene: „entfernte Reflexe" nach Strümpell [699].

Die Betheiligung der Muskeln, namentlich der entfernteren, an einem Reflex hängt oft sehr von der jeweiligen Stellung der Extremität ab, da hiedurch manche Muskeln sich in einer zur Contraction günstigeren, andere in einer ungünstigeren Position befinden. Insbesondere ist die Spannung der Muskeln nicht gleichgiltig. So verhält es sich beispielsweise mit der Betheiligung der Adductoren am Kniephänomen.

Was den Zustand der Muskeln betrifft, so dürfen sie nicht activ (willkürlich) contrahirt sein, dies erschwert die Auslösung der Sehnenphänomene sehr, (weil mit der cerebralen Innervation eine Hemmung der Sehnenreflexe verbunden ist*). Selbstverständlich können sie während einer maximalen Contraction der Muskeln, sei diese wie immer verursacht, nicht ausgelöst werden.

---

*) Vgl. Cap. IV.

4. Topographie der Sehnenreflexe beim Menschen.

Beim Gesunden sind die Sehnenreflexe an den unteren Extremitäten in der Regel am stärksten entwickelt. Allen Gesunden*) kommt wohl der Patellarreflex zu. Die nächst häufigen sind: Bicepsreflex, Achillessehnenreflex, Tricepsreflex etc.

Bei der folgenden topographischen Uebersicht sind der möglichsten Vollständigkeit halber auch die nur unter pathologischen Verhältnissen zu beobachtenden Sehnenreflexe in Betracht gezogen.

Der am meisten studirte ist:

1. Der Patellarsehnenreflex, (*Erb*), Patellarreflex, Kniesehnenreflex, Kniereflex, Unterschenkelphänomen(*Westphal*), Kniephänomen (*Westphal*), réflexe rotulien, réflexe du genou, phénomène du genou; patellar tendon reflex, kneereflex, knee-jerk, knee-kick, (daher der von *Lombard* [442] vorgeschlagene Name „Kniestoss").

Reflexogener Bezirk: Patellarsehne (zwischen Tibia und unterem Rande der Patella), und zwar ist meist das mediale Dritte derselben, seltener die Mitte oder der äussere Theil der günstigste Punct. Bei gesteigerten Sehnenreflexen kommt als accessorischer reflexogener Bezirk hinzu: der obere Theil (Tuberositas) des Schienbeins, die Patella, insbesondere der obere Rand und die Seitenflächen, die zu beiden Seiten der Patella durchzutastenden Gelenksenden des Oberschenkels, ein dreieckiges Feld des oberhalb der Patella gelegenen Stückes der Quadricepssehne.

Als Muskel, der sich auf den Schlag hin contrahirt, ist vor allem der Quadriceps zu nennen. Doch ist der Reflex sehr häufig multimuskulär und zwar viel häufiger, als dies gewöhnlich angenommen wird. Es können sich daran betheiligen: die Adductoren, die Beuger des Oberschenkels, die Extensoren des Unterschenkels, namentlich der Tibialis anticus, der Gastrocnemius, die verschiedenen Bauchmuskeln, Namentlich bei gesteigerter Erregbarkeit tritt die Contraction der Beuger hervor, die man übrigens mit der unter die Kniekehle gelegten Hand auch bei Gesunden sehr oft fühlen kann. Auf der Betheiligung der Beuger beruht es, dass oft eine ganz kräftige und energische Contraction des Quadriceps nur eine geringe Bewegung des Unterschenkels veranlasst.

---

*) Vgl. Cap. IX.

Es kann vorkommen, dass die Zusammenziehung des Quadriceps sogar geringer ist als die der Beuger, dann vollführt der Unterschenkel nicht wie gewöhnlich eine Streckbewegung, sondern eine Beugebewegung.*) Namentlich kommt das bei atrophischen Processen im Quadriceps, ferner bei Poliomyelitis anterior vor. Es ist das beobachtet worden von *Berger* [47], *Schuster* [662], *Marinian* [462], *Rieger* [602] und *Benedikt* [39] an Kranken, von *Lombard* [441] gelegentlich beim Gesunden. Nach *Benedikt* bezeichnet man die Erscheinung als paradoxes Kniephänomen.**) *Ich* [692] habe die Erscheinung experimentell an Thieren studirt. *Eichhorst* [179] hat neuestens das Auftreten der Zuckung in den Extensoren des Unterschenkels bei Mangel der Contraction des Quadriceps (Poliomyelitis) mit diesem Namen belegt.

In vielen Fällen ist der Patellarreflex doppelseitig.***) Meist contrahiren sich nur die Adductoren der anderen Seite, doch kommt auch wirkliche Contraction des gekreuzten Quadriceps vor. *Prévost* und *Waller* [575] negiren das letztere mit Unrecht.

Meist ist es zur Erzeugung des Phänomens nöthig, das Knie in mässige Beugung zu bringen, nur bei sehr gesteigerter Erregbarkeit erhält man es auch in Streckstellung oder wenn man den Griff von *Gowers* anwendet (siehe unten). Es sind eine ganze Menge von Vorschriften über die Lagerung des Beines angegeben worden, die alle ganz nebensächlich sind. Die Hauptsache ist, dass man möglichst wenig Proceduren mit dem Beine vornehme, welche die Aufmerksamkeit des Kranken darauf lenken und ihn zu activer Innervation desselben veranlassen. Man prüfe daher womöglich in der Stellung, in der der Kranke sich eben befindet. Muss man schon diese verändern, etwa um zum Vergleiche der beiden Kniephänomene beide Beine in symmetrische Lage zu bringen, so warte man einige Zeit darnach, bis die reflectorisch durch die Lageveränderung angeregte Contraction der Muskeln wieder geschwunden ist. Die Ferse erhebe man nicht vom Boden oder Bette, sondern lasse sie ruhig aufliegen. Ueberhaupt richte man sein Augenmerk nicht auf die Bewegung des Unterschenkels, sondern auf die Contraction der Muskeln. Selbstver-

---

*) Eine analoge Erscheinung kommt am Triceps brachii manchmal zur Beobachtung.

**) *Arndt* [16] bezeichnet so den gekreuzten Reflex.

***) Beim Kaninchen ist das, wie schon *Schultze* und *Fürbringer* [656] angeben, die Norm, und zwar können sich sowohl die vom Obturatorius als die vom Cruralis innervirten Muskeln daran betheiligen.

ständlich wird man, wenn die Existenz des Phänomens zweifelhaft ist, den Kranken entkleidet untersuchen.

Bei Rückenlage des Patienten schiebt man eine Hand unter die Kniekehle und erhebt damit das Bein ein wenig, so dass der Oberschenkel auf der Hand des Beobachters aufruht. In sitzender Stellung lässt man auf einem niedrigen Sessel sitzen ; die Ferse des Beines ruht auf dem Boden, so dass Unterschenkel und Oberschenkel einen stumpfen Winkel bilden. Diese sehr empfehlenswerthe Stellung wurde von *Buzzard* [109] angegeben. In Seitenlage, das Bein horizontal suspendirt, war die von *Lombard* [436 - 442] und *Bowditch* [80,82] zu graphischen Untersuchungen verwendete Stellung. *Gowers* [282; I. S. 17] lässt einen oder zwei Finger gerade oberhalb der Patella quer über die Quadricepssehne legen und damit die Patella nach unten schieben, so dass der Quadriceps gespannt wird. Auf Beklopfen des Fingers zieht sich der Muskel zusammen und der Finger erfährt einen plötzlichen Ruck nach oben. Dieses ganz gute Verfahren lässt jedoch bei sehr schwacher Contraction des Muskels (die man am besten mit dem Auge beobachtet) im Stiche.

Die Bewegungsform des Unterschenkels ist in der Regel nicht die einer einfachen Pendelbewegung, sondern die Axe des Unterschenkels beschreibt den Mantel eines Kegels (oder noch genauer gesagt, eine windschiefe Fläche).

Heller [302] stellte folgenden Versuch an. Er liess den Unterschenkel der Versuchsperson frei herabhängen, der Oberschenkel war fixirt. Am Fusse war ein in Farbe getauchter Pinsel befestigt, der die Excursionen des Fusses auf der inneren Fläche eines Quadranten eines Hohlcylinders verzeichnete, in dessen Axe die quere Axe des Kniegelenkes lag. Der Pinsel verzeichnete beim Kniephänomen eine in sich zurückkehrende ellipsenartige Curve. Der Unterschenkel wird im Aufsteigen nach aussen, im Absteigen nach innen abgelenkt. Es beruht dies auf den anatomischen Verhältnissen des Kniegelenkes, welches eben kein Charniergelenk ist, sondern mit jeder Streckung eine Supination, mit jeder Beugung eine Pronation verbindet — vgl. *Langer* [405]. In Folge der Trägheit des schwingenden Unterschenkels geht die Bewegung an dem oberen und unteren Ende in etwas stärkere Rotation über, so dass eine geschlossene Curve entsteht.*)

Die Grösse des Ausschlags ist vielfach und mit verschiedenen Hilfsmitteln gemessen worden, so von *Gowers* [276], *Danillo* [145], *Heller* [302], *Meyer* [479], *Lombard* [441], *Bowditch* u. *Warren* [82], *Bechterew* [30]. Die Angaben stimmen sehr wenig überein. Dies ist begreiflich, wenn wir die oben hervorgehobene Thatsache berücksichtigen, dass der Patellarreflex nicht ausschliesslich auf Contraction des Quadriceps beruht. Die Betheiligung der Muskulatur an diesem Reflex ist eben

---

*) *Heller* gibt eine andere Erklärung, welche nicht richtig erscheint.

bei verschiedenen Individuen eine verschiedene. Bei pathologischer Reflexsteigerung können sich die Beuger daran intensiver betheiligen, so dass der Ausschlag des Unterschenkels sogar geringer ist als in der Norm. Dies wurde z. B. bei Hemiplegischen beim Vergleiche des gelähmten Beines mit Reflexsteigerung und des gesunden von *Meyer* beobachtet.*) Die Messung des Ausschlages zu klinischen Zwecken, wie sie neuerlich wieder *Bechterew* vorgeschlagen, ist daher zur Beurtheilung der Stärke des Reflexes werthlos. Nur an einem und demselben Individuum können die innerhalb kurzer Zeiträume ausgeführten Excursionen des Unterschenkels unter einander verglichen werden, wie es in den Versuchen von *Lombard* und *Bowditch*, sowie in den *meinigen* [692] geschehen ist.

Westphal [785] hat auf die Möglichkeit einer Verwechslung des Patellarreflexes mit einem „Pseudokniephänomen" aufmerksam gemacht. Das letztere ist eine Reflexzuckung im Quadriceps, welche durch Reizung der Haut über der Patellarsehne ausgelöst wird. Sie tritt später nach dem Beklopfen ein, als der wirkliche Patellarreflex und wird auch durch Druck auf die in eine Falte erhobene Haut erzeugt. Das Phänomen tritt sowohl bei gesteigertem als bei fehlendem Patellarreflex auf, kann daher bei ungenauer Untersuchung im letzteren Falle zu einem Irrthum führen.

Die übrigen Sehnenreflexe der Extremitäten und die des Rumpfes sind in folgender tabellarischer Uebersicht enthalten, welche sich bei klinischen Untersuchungen nützlich erweisen dürfte. Die Namen verweisen auf die Abhandlungen von *Erb* [193], *Strümpell* [699] und *Schulz* [657], in welchen einige der Phänomene zuerst beschrieben worden sind.

Siehe die Tabellen auf Seite 14 bis 25.

**) *Meyer* hat deshalb vorgeschlagen, zwischen Extensität und Intensität des Kniephänomens zu unterscheiden. Der erstere Ausdruck soll die Grösse, der zweite wie es scheint, die Stärke der Contraction im Allgemeinen bedeuten.

Aus der Tabelle geht wohl zur Evidenz hervor, dass bei einem Sehnenreflexe meist eine grössere Zahl von Muskeln betheiligt ist. Namentlich gilt dies von den Knochenreflexen.

Einer Bemerkung bedürfen die Sehnenreflexe an der Schulter. Man erhält bei mageren Leuten durch Percussion der Schultermuskeln oft Muskelzuckungen, welche aber keine Sehnenreflexe, sondern Resultat directer Muskelreizung sind. Es sei das im Gegensatze zu der von *Strümpell* [699] ausgesprochenen Ansicht betont, welcher Autor geneigt ist, das Gebiet der directen Muskelerregung zu Gunsten der Sehnenreflexe einzuengen. Für meine Ansicht waren mir namentlich zwei Fälle von abgelaufener spinaler Kinderlähmung der oberen Extremität beweisend, in welchen die schlaffen, atrophischen, aber noch ein wenig functionsfähigen Muskeln des gelähmten Armes keine Sehnenreflexe, doch gesteigerte mechanische Erregbarkeit im Verhältnis zur gesunden Seite aufwiesen. Hier waren die Zuckungen beim Beklopfen der Schulter der gelähmten Seite sehr stark, auf der gesunden gar nicht vorhanden.

Im Gesichte kommen die Kaumuskulatur und die eigentlichen Gesichtsmuskeln in Betracht.

Der Sehnenreflex der Kaumuskeln, auch Masseterenreflex, Unterkieferphänomen (Masseteric tendon reflex, chin.-reflex, jaw-jerk) genannt, ist, wie es scheint, von *Fuller* [256] entdeckt worden.*) Man ruft ihn hervor, indem man den Unterkiefer ein wenig herabdrückt, etwa mittelst der auf die unteren Zähne aufgelegten Finger oder mit einem Lineal etc. und dann das herabdrückende Instrument oder das Kinn beklopft. Der Unterkiefer wird auf den Schlag hin mit einem plötzlichen Ruck gehoben. Auch durch Beklopfen des Ansatzes der Masseteren am Jochbogen erzeugt man nach *Jendrássik* [352] die Contraction. Das Phänomen fehlt bei Gesunden nur selten. *Waller* und *de Watteville* [760] bestimmten seine Reflexzeit zu 0.02″, *Jendrássik* zu 0·025—0·028″. Weitere Literatur: *Beevor* [35], *Lewis* [419, 420], *Rybalkin* [622].

Ueber die Sehnenreflexe der Gesichtsmuskeln herrscht ziemliche Verwirrung, welche durch die complicirten topographischen Verhältnisse bedingt ist. Ein Schlag auf eine Stelle im Gesichte kann Muskelcontraction erzeugen:

1. Durch mechanische Reizung eines motorischen Nerven bei gesteigerter mechanischer Erregbarkeit desselben (*Chvostek*'sches Phänomen bei der Tetanie, vgl. *v. Frankl-Hochwart* [242] u. *Schlesinger* [633]).

---

*) *Fuller* legte dem Phänomen eine differentialdiagnostische Bedeutung zur Unterscheidung der echten Bulbärparalyse von der cerebralen Pseudobulbärparalyse bei, nur bei letzterer sollte es gesteigert sein können. Dies ist unrichtig. Vgl. die im Cap. V. und VI. erwähnten Fälle von *Oppenheim* [542].

Reflexogener Bezirk	Accessorischer reflexogener Bezirk	Gewöhnlich sich contrahirende Muskeln
2. **Achillessehne.**	Tuber calcanei, Höhlung d. Fusssohle, Bauch d. M. tibialis antic. — sogenannte front-tap-contraction v. *Gowers* [276] -, Sehnen der Extensoren.	Gastrocnemius (nach *meinen* Thierversuchen [692] S. 258 regelmässig auch Soleus und Plantaris long.)
3. Sehnen der **Adductoren** und des **Gracilis** und **Sartorius** nach *Erb.*	Noch ein Stück weit längs des inneren Schenkelrandes über die Muskeln nach aufwärts.	Adductoren.
4. Sehne des **Gracilis.**		Gracilis.
5. Sehne des **Semimembranosus.**		Semimembranosus.
6. Sehne des **Semitendinosus.**		Semitendinosus.
7. Sehne des **Biceps femoris** *(Erb).*		Biceps femoris.
8. Sehne des **Tibialis posticus** ober- oder unterhalb des inneren Knöchels *(Erb).*		Tibialis posticus.
9. Sehne des **Tibialis anticus** auf der Vorderseite des Sprunggelenks *(Erb).*	Patellarsehne und der accessorische reflexogene Bezirk des Patellarreflexes.	Tibialis anticus.
10. Sehne des **Extensor hallucis longus** auf der Vorderseite des Sprunggelenks.	„	Extensor hallucis.
11. Sehne des **Extensor digitorum comm. longus** auf der Vorderseite des Sprunggelenks.	„	Extensor digitorum communis longus.
12. Sehnen des **Peroneus longus et brevis** unmittelbar oberhalb des äusseren Knöchels.		Mm. peronei.

Extremität.
im engeren Sinne.

Entferntere, seltener sich contrahirende Muskeln	Anmerkung
Semimembranosus und Semitendinosus nach *Strümpell* ferner Tensor fasciae latae, Biceps femoris, Glutaeus maximus.	Soll nach *Eulenburg* [210] nur bei 20%, der Gesunden vorkommen, nach *Berger* [47] hingegen selten fehlen.
	ad 4—6. Von der fächerförmigen Ausbreitung des Gracilis, Sartorius und Semitendinosus aus lässt sich manchmal jeder Muskel g e t r e n n t zur Contraction bringen, manchmal contrahiren sie sich nur mit den Adductoren gemeinsam.
Adductoren.	
Gastrocnemius.	*Erb* fand starke Dorsalflexion im Sprunggelenke nöthig. Meist genügt mässige Dorsalflexion, auch in Streckstellung gelingt manchmal die Erzeugung des Phänomens. (Ist Dorsalflexion nöthig, so beuge man sehr langsam, um keinen Dorsalclonus hervorzurufen, der meist gleichzeitig vorhanden ist.) ad 10. Mässige Dorsalflexion der grossen Zehe nöthig. Man sieht die Sehne auf der Dorsalseite der Grundphalange nach jedem Schlage emporspringen. (Seltenes Phänomen.)
”	
”	
”	

Reflexogener Bezirk	Accessorischer reflexogener Bezirk	Gewöhnlich sich contrahirende Muskeln
13. Sehnen des **Flexor digitorum** (long. et brevis) in der Concavität der Zehen an den Mittelphalangen.	Zehenballen. Höhlung der Fusssohle.	Zehenbeuger.

b) Knochen-, Periost-, Gelenks-,

Reflexogener Bezirk	Accessorischer reflexogener Bezirk	Gewöhnlich sich contrahirende Muskeln
14. **Spina anterior sup.** des Darmbeins.		Tensor fasciae latae.
15. **Crista ossis ilium.**		„
16. **Condylus externus femoris** und die bei stärkerer Beugung zugänglichen Gelenksenden.		Quadriceps.
17. **Capitulum fibulae.**		Biceps.
18. **Condylus internus tibiae.**		Adductoren (auch der anderen Seite nach *Strümpell*).
19. **Vordere Tibialfläche** (oberes Drittel).	Ganze Tibia *(Strümpell)*.	Quadriceps.
20. **Vorders. des Sprunggelenkes** ohne Rücksicht auf die Extensorensehnen.		Gastrocnemius.
21. **Innere Knöchel.**		Adductoren.
22. **Innerer Rand der grossen Zehe.**		Tibialis anticus.
23. **Plantarfläche der grossen Zehe.**		Gastrocnemius.
24. **Köpfchen des Metatarsus digiti V.**		Abductor digiti V.

Entferntere, seltener sich con-trahirende Muskeln	Anmerkung
Gastrocnemius.	

Fascien- und Muskelreflexe.

Entferntere, seltener sich con-trahirende Muskeln	Anmerkung
Gesammte Oberschenkel-muskulatur.	
„	Nach *Schulz*.
Adductoren, Gastrocnemius.	
Adductoren.	
Quadriceps.	Abduction des Oberschenkels meist nöthig.
Gastrocnemius, Adductoren, Tensor fasciae latae.	
Quadriceps, Tensor fasciae latae.	
Tibialis anticus. *Schulz* beobachtete Zuckung des Tibialis posticus.	Der Reflex ist selten auslösbar. Das Beklopfen ist schmerzhaft. Nach *Lion* [431] soll der Reflex von *N. Weiss* zuerst gefunden worden sein.
	Dorsalflexion der grossen Zehe nöthig.
Peronei.	Vielleicht wird eigentlich die Sehne des Abductor hiebei beklopft.

Reflexogener Bezirk	Accessorischer reflexogener Bezirk	Gewöhnlich sich contrahirende Muskeln
25. **Dorsalfläche der Metatarsi.**	Mm. interossei am Fussrücken.	Zehenbeuger.
26. **Bauch des Gastrocnemius.**		Semimembranosus u. Semitendinosus nach *Strümpell*, Biceps femoris.
27. **Bauch des Tibialis anticus.**		Gastrocnemius (fronttap-contraction von *Gowers*), Biceps femoris.
28. **Höhlung der Fusssohle.**		Gastrocnemius.
29. **Zehenballen.**		„
30. **Lateraler Theil** des **Zehenballens** und **Weichtheile des lateralen Fussrandes.**		Tibialis posticus.

Obere
a) Sehnenreflexe

Reflexogener Bezirk	Accessorischer reflexogener Bezirk	Gewöhnlich sich contrahirende Muskeln
1. Sehne des **Biceps brachii.**		Biceps.
2. Sehne des **Triceps brachii** (am besten der mediale Theil.) Auch die oberen Ansatzsehnen der einzelnen Köpfe des Muskels.		Triceps. Latissimus dorsi und Pectoralis major, Biceps.

Entferntere, seltener sich contrahirende Muskeln	Anmerkung
Quadriceps *(Strümpell)*, Tensor fasciae latae.	Bald tritt Contraction der Muskeln an der Vorderseite, bald der an der Rückseite ein, bei sehr mageren Individuen kann man sich überzeugen, dass meist beide Muskelgruppen betheiligt sind.
Zehenbeuger. Vgl. 13.	
Peronei.	Bei einigen Personen contrahirt sich der eine, bei anderen der andere Muskel.

Extremität.
im engeren Sinne.

Entferntere, seltener sich contrahirende Muskeln	Anmerkung
Pectoralis major (Abdominal- und Sternalportion), Deltoides.	Rechtwinkelige Beugung des Ellbogengelenkes und Abduction im Schultergelenk zweckmässig. Man hüte sich, den Bauch des Brachialis internus mitzutreffen und die durch mechanische Reizung desselben entstehende Beugung mit dem Bicepsreflexe zu verwechseln.
Cucullaris.	

2*

Reflexogener Bezirk	Accessorischer reflexogener Bezirk	Gewöhnlich sich contrahirende Muskeln
3. Sämmtliche Sehnen an der Beugeseite des Vorderarms: **Pronator teres, Radialis internus, Palmaris longus, Ulnaris internus, Fingerbeuger.**		Die entsprechenden Muskeln der Sehnen.
4. Die Sehnen der Muskeln der radialen Gruppe am Vorderarm: **Supinator longus, Radialis externus** etc.		„
5. Die Sehnen der **Fingerstrecker** u. des **Ulnaris externus.**		„
6. Sehnen des **Extensor pollicis** und **Abductor pollicis.**		„
7. Einzelne Sehnenfasern des **Deltoides** an der Aussenseite des Oberarms.		Die entsprechenden Bündel des Deltoides.

b) Knochen-, Periost-, Gelenks-,

Reflexogener Bezirk	Accessorischer reflexogener Bezirk	Gewöhnlich sich contrahirende Muskeln
8. „**Vorderarmreflex**" oder „**Radiusreflex**": unteres Ende und Proc. styloides des **Radius.**		α) Biceps (mit Beugung und Supination im Ellbogengelenke.) β) Pronirende Vorderarmmuskeln (Pronator teres, Radialis int. etc.) mit Pronation der Hand. γ) Sämmtliche Muskeln von Vorder- und Oberarm mit Beugung und Pronation als Effect.

Entferntere, seltener sich con-trahirende Muskeln	Anmerkung
Biceps brachii, Brachialis internus, Triceps.	ad 3—6. Da die Muskelfasern bei verschiedenen Individuen verschieden weit an den Sehnen hinabreichen, ist es unter Umständen möglich, dass man erstere percutirt und die erzielte Contraction auf directer mechanischer Reizung der Muskeln beruht.
„	
Biceps.	
„	Möglichkeit der Verwechslung mit directer mechanischer Muskelerregung zu beachten!

Fascien- und Muskelreflexe.

Entferntere, seltener sich con-trahirende Muskeln	Anmerkung
Deltoides, Latissimus dorsi, Pectoralis major.	Es tritt meist der Effect α) ein, etwas seltener β). Der Reflex γ) wird nur bei gesteigerter Erregbarkeit ausgesprochen beobachtet, liegt aber offenbar den beiden erstgenannten zu Grunde.

Reflexogener Bezirk	Accessorischer reflexogener Bezirk	Gewöhnlich sich contrahirende Muskeln
9. Unteres Ende der Ulna und Eminentia carpi ulnaris (Erbsenbein und Weichtheile): „Ulnarreflex".		α) Triceps und pronirende Vorderarmmuskeln. β) Biceps. γ) Ulnaris internus und externus, so dass Adduction der Hand erfolgt. δ) Wie sub 8 γ.
10. Metacarpi am Handrücken.	Mm. interossei am Handrücken.	α) Extensores digitorum. β) Flexores digitorum
11. Epicondylus internus humeri *(Schulz)*.		Biceps, Triceps, palmare Vorderarmmuskeln.
12. Olecranon *(Schulz)*.		Biceps, Triceps.
13. Condylus externus humeri *(Schulz)*.		Biceps, Triceps, radiale Gruppe der Vorderarmmuskeln.
14. Bauch des Supinator longus.		Biceps
15. Daumenballen.		α) Biceps (Effect Supination).
16. Kleinfingerballen siehe 9.		
17. Acromion.		Biceps, Triceps.
18. Crista scapulae *(Schulz)*.		Deltoides.

Entferntere, seltener sich con- trahirende Muskeln	Anmerkung
Deltoides, nach *Strümpell* auch Cucullaris.	Bei verschiedenen Individuen ist der Effect nach α), β), γ) und δ) verschieden.
Pectoralis major, Deltoides.	Nicht selten tritt, je nachdem Hand und Finger in Bewegung oder in Streckung ge- halten werden, α) oder β) facultativ auf. Doch ist β) meist häufiger, weil die Steigerung der Sehnenreflexe an der Hand vorzugsweise bei Hemiplegie beobachtet wird, und hier die Extensoren stärker atrophiren.
Deltoides, Pectoralis major, Latissimus dorsi, Schultermus- keln, auch sämmtliche Muskeln der Extremität. Pectoralis major.	
β) Vorderarmmuskeln mit dem Biceps zusammen (Effect: Pronation).	Bei älteren Fällen von Hemiplegie tritt meist Pronation ein (Atrophie der Extensoren und Supinatoren vgl. 10.).

Reflexogener Bezirk	Accessorischer reflexogener Bezirk	Gewöhnlich sich contrahirende Muskeln
1. Sehne des **Sternocleidomastoideus**.		Sternocleidomastoideus.
2. Einzelne Sehnenfasern des **Pectoralis major** u. **Cucullaris**.		Die zugehörigen Muskelbündel.
3. **Sternum**.		Pectoralis major, Deltoides.
4. **Clavicula**.		Deltoides.
5. **Rippen**.		Pectoralis major, Latissimus dorsi.
6. **Dornfortsätze** der Halswirbel.		Cucullaris.
7. **Dornfortsätze** der Lendenwirbel.		Glutaei.
8. **Lendengegend** zu beiden Seiten der Wirbelsäule.		Adductoren.

---

*) Vgl. auch die vorhergehenden Tabellen über die Sehnenreflexe der Extremitäten.

Rumpf.*)

Entferntere, seltener sich contrahirende Muskeln	Anmerkung
Biceps, Supinator longus, Deltoides der anderen Seite, ebenso Biceps und Supinator longus der anderen Seite nach *Westphal* [778 S. 826].	Der Pectoralis contrahirt sich meist bündelweise.
Oberarmmuskeln.	
Adductoren.	

2. Durch mechanische Reizung der Muskeln bei normaler, namentlich aber bei gesteigerter mechanischer Erregbarkeit. Die Letztere kommt vor bei Lähmung des Facialis (vgl. *Hitzig* [313]), ferner ohne Lähmung bei Fiebernden und bei abgemagerten Personen (vgl. *Rudolphson* [614]).

3. Als Sehnenphänomen, sei es nun von der Sehne selbst oder dem Knochen, Perioste etc. ausgelöst.

4. Als Hautreflex.

In der That erhält man bei Beklopfen sehr verschiedener Stellen im Gesichte, unter verschiedenen Umständen, Muskelcontractionen, über deren Deutung die Meinungen weit auseinandergehen. Namentlich wegen der Beziehung zur Tetanie ist die Frage discutirt worden.

Strümpell [699] macht auf die Thatsache aufmerksam, dass bei peripherer Facialislähmung durch Beklopfen der gesunden Gesichtshälfte Zuckungen in den gelähmten Muskeln zu erzielen sind und neigt sich der Ansicht zu, dass es sich um „Periost- oder Fascienreflexe" handle.

F. Schultze [644] hat solche Phänomene bei Rückenmarkstumor beschrieben und für reflectorisch gehalten.

Erb [194] beobachtet diese Zuckungen im paretischen Facialis bei typischer Bulbärparalyse und hält sie für reflectorisch, schwankt zwischen der Deutung als Hautreflex und als Fascien- oder Sehnenreflex.

Buzzard [109] beschreibt einen Fall, in dem wegen Neuralgie der Nervus infraorbitalis gedehnt worden war. Beim Beklopfen des Ansatzpunktes des M. zygomaticus am Jochbein erhielt man auf der erkrankten Seite eine merklich schwächere Zuckung des Muskels als auf der gesunden Seite. *Buzzard* erklärt dies daraus, dass die Zuckung ein Sehnenreflex ist und die Dehnung den sensorischen Theil des Reflexbogens auf der einen Seite geschädigt habe, doch will er aus dem einen Falle keinen bindenden Schluss ziehen.

Schultze [649] hat später diese Erscheinungen neuerlich einer eingehenden Untersuchung unterzogen. Von der Ansatzstelle des Zygomaticus major am unteren Rande des Jochbeins ist durch Percussion bei Gesunden in der Regel eine Muskelzuckung hervorzurufen. Dies ist eine normale Erscheinung. Sie bleibt bei absoluter peripherer Lähmung des Facialis mit völligem Erlöschen der elektrischen Erregbarkeit bestehen, ist daher kein Reflex, sondern Product directer Muskelreizung (bei nicht Gelähmten auch Nervenreizung). *Schultze* erklärt daher seine und *Erb's* frühere Annahme als Irrthum. Ebenso erklären sich die anderen Zuckungen bei Facialislähmung und bei Tetanie.

Der Fall von *Buzzard* würde sich dann einfach durch eine zufällige Ungleichheit in der mechanischen Erregbarkeit der beiden Muskelchen erklären. *Schlesinger* [633] hat abermals den Gegenstand untersucht. Er bestätigt die Befunde von *Schultze*, meint jedoch durch ein offenbares Missverständnis der Ausdrucksweise dieses Autors von der Muskelzuckung bei Beklopfen des Jochbeinrandes: „Es kommt dies offenbar durch directe Erschütterung der Sehnenausbreitungen der Muskeln zu Stande, wie *Schultze* bemerkt."

Ich kann, was das Thatsächliche betrifft, die Angaben von *Schultze* und *Schlesinger* nur durchaus bestätigen. Die normaler Weise vom Jochbein auszulösende Zuckung des Zygomaticus ist als Resultat directer Muskelreizung aufzufassen. Die von *Strümpell* beobachteten Zuckungen in der gelähmten anderen Gesichtshälfte erklären sich ungezwungen durch Fortpflanzung der Erschütterung im Knochengerüste des Gesichts, das ja ein Ganzes bildet, auf die in gesteigerter Erregbarkeit für mechanischen Reiz befindlichen Muskeln der anderen Seite. Unter normalen Verhältnissen gibt es also keine Sehnenreflexe der Gesichtsmuskeln. Ob unter pathologischen Verhältnissen bei gesteigerter Erregbarkeit solche zu Stande kommen, ist nicht sicher zu sagen, jedenfalls sind keine Facta bekannt, welche dies beweisen würden. Nach allem, was wir sonst über die Sehnenreflexe wissen, ist es übrigens überhaupt nicht wahrscheinlich, dass Hautmuskeln sich an ihnen betheiligen*). Vgl. das Cap. VIII über „Zweck der Sehnenreflexe".

5. Verlauf der Muskelcontraction.

Die Art, in der sich die Muskeln bei den „tiefen" Reflexen zusammenziehen, und die dadurch hervorgerufenen Bewegungen der Glieder zeigen schon bei völlig normalen Individuen bedeutende Verschiedenheiten. Bei einer und derselben Person können sie zu verschiedenen Zeiten wechseln. Noch mehr Verschiedenheiten zeigen sich in ausgesprochenen Krankheiten. Dazwischen gibt es eine Menge von Zwischenstufen, welche pathologisches und normales Verhalten durch allmälige Uebergänge mit einander verbinden, so dass sich eine scharfe Grenze nicht angeben lässt. Es ist daher zweckmässig, gleich alle Formen zu erörtern.

---

*) An den Muskeln des Kaninchenohres konnte ich keinen Sehnenreflex hervorbringen.

Die Untersuchungen sind fast ausschliesslich am Patellarreflex angestellt worden. Nach dem Verhalten der Muskelcontraction, das sich ohne weitere Hilfsmittel beobachten lässt, kann man unterscheiden :

1. Einfache Reflexe, die anscheinend aus einer einzigen Zuckung des Muskels bestehen (und bei welchen der Unterschenkel einmal gehoben wird);

2. klonische Reflexe, bei welchen auf einen Schlag zwei oder mehrere Zuckungen erfolgen (der Unterschenkel daher mehrmals gehoben wird);

3. tonische Reflexe, bei denen entweder

a) eine einzige Muskelcontraction abnorm lang dauernd verläuft, oder

b) mehrere rasch aufeinander folgende Zuckungen sich zu einer tetanischen Contraction summiren;

4. gemischte klonisch-tonische und tonisch-klonische Reflexe, bei welchen der Vorgang 2 durch immer raschere Folge der Contractionen in 3 b, oder der Vorgang 3 b durch langsameres Aufeinanderfolgen der Contractionen in 2 übergeht, oder endlich eine tetanische Contraction mit periodischer Verstärkung erfolgt, so dass der Reflex gleichzeitig tonisch und klonisch ist.*)

Die Einzelcontraction selbst ist bald schwach, langsam, eben merklich, in anderen Fällen dagegen brüsk, energisch, so dass der Unterschenkel mit grosser Geschwindigkeit emporgeschleudert wird.

Zur genaueren Untersuchung muss das Phänomen mit instrumentellen Hilfsmitteln registrirt werden. Man verzeichnet entweder die Verdickungscurve des Muskels, speciell des Quadriceps, oder die Bewegungen des Unterschenkels. Erstere ist von *ter Meulen* [478], *Brissaud* [91], *Jarisch* und *Schiff* [348], *Debove* und *Boudet* [149], *Waller* [753] benützt worden.**)

Die Figur 1 gibt eine solche Curve nach *Brissaud* [91] wieder. Die oberste Linie entspricht der Muskelcontraction, die mittlere markirt bei a den Moment des Schlages auf die Patella, die dritte gibt die Zeit in Intervallen zu 2 Hundertstel Secunden.

---

*) Ein solcher beispielsweise bei *r. Pfungen* [563, S. 103] im Biceps brachii beschrieben.

**) Die Arbeit von *Simarro* ist mir nur aus dem Citate bei *Benedikt* [40] bekannt.

Fig. 1.

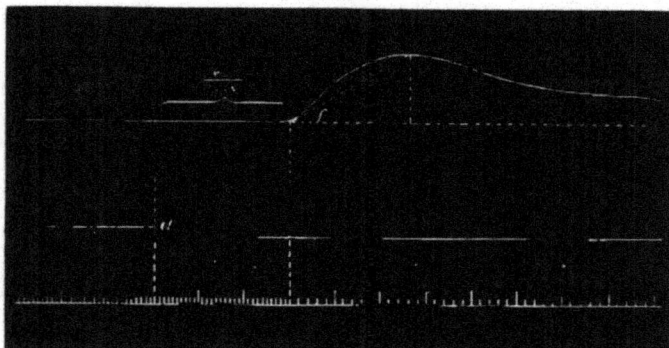

(Copie von Fig. 14. von *Brissaud*.)

An der Curve sind zu betrachten :

1. Die Zeit zwischen dem Reize und dem Beginne der Muskelcontraction, die Reflexzeit ;
2. die Höhe der Curve ;
3. die Dauer der Contraction ;
4. die Form der Contraction ;
5. die Steilheit $\angle$ φ des ansteigenden Theiles der Curve, welche die Geschwindigkeit anzeigt, mit der die Contraction zum Maximum wächst.

Die Reflexzeit hat eine grosse Zahl von Untersuchungen veranlasst. Man hat sie theils ausschliesslich nach der graphischen Methode, durch Ausmessung der myographischen Curve, theils mit Hilfe der Schliessung und Oeffnung elektrischer Contacte zu bestimmen gesucht. Die Resultate der verschiedenen Untersuchungen weichen beträchtlich von einander ab. Doch ist wenigstens die Grössenordnung dieser Zeit zweifellos sichergestellt, sie beträgt beim Menschen einige Hundertstel Secunden, nach den verlässlichsten Angaben im Mittel circa 0·03 Secunden. Sie schwankt bei gesunden Individuen innerhalb gewisser Grenzen, ist von mehreren Einflüssen abhängig, bei gesteigerter Erregbarkeit vermindert.

Sehr unvollkommen waren die Messungen von *Burkhardt* [104] und *Gowers* [276].

Tschirjew [725] verwendete unter *Du Bois-Reymond's* Leitung die Methode der elektrischen Contacte. Durch deren Schliessung wurden Anker gehoben und ihre Bewegung auf einer Trommel verzeichnet. Als Versuchsobjecte dienten zwei Kranke, die Reflexzeiten betrugen 0·032 und 0·034.

Ter Meulen [478] verwendete eine von *Richet* zu psychophysischen Versuchen angegebene Messungsmethode, die Resultate bei Gesunden schwanken zwischen 0·09 und 0·035.

Brissaud [91] registrirte den Moment des Beklopfens mit einem Signal Despretz, verzeichnete die Verdickungscurve mit Marey'scher Trommel und mass die Curven aus. Bei Gesunden schwankt die Zeit zwischen 0·048 und 0·052, kann unter Umständen, namentlich nach wiederholten Schlägen bedeutend abnehmen. Bei Kranken mit Steigerung der Sehnenreflexe beträgt sie zwischen 0·038 und 0·042.

Waller [753] wendete wie *Brissaud* die graphische Methode an, markirte jedoch den Moment des Schlages meist nicht besonders, sondern verwendete als Marke eine kleine Zacke in der Curve, welche durch die mechanische Erschütterung beim Schlage entsteht. (Dadurch ist natürlich das Resultat etwas kleiner.) Er findet 0·03—0·04.

James [346] arbeitete nach ähnlicher Methode und fand 0·025.

Eulenburg [205, 210] verzeichnete die myographische Curve auf einer von einer schwingenden Stimmgabel getragenen Platte. Die Methode gestattete nur Vielfache von einer Schwingung von 0·01613 Sec. zu messen. Die Reflexzeit beträgt im Mittel anderthalb Schwingungen = 0·0242, ist bei pathologischer Reflexsteigerung vermindert.

De Watteville [758] bestimmte nach ähnlicher Methode wie *Waller* zu 0·02.

Rosenheim [607] verbesserte die Methode von *Tschirjew*. Seine gleichfalls im Laboratorium von *Du Bois-Reymond* ausgeführten Messungen ergaben, dass die Latenzzeit bei verschiedenen Individuen nicht gleich ist, beim gesunden Menschen zwischen 0·025 und 0·06 schwankt. Nach Versuchen am Kaninchen ist sie abhängig von der Stärke des Schlages, von der Stelle, an der die Sehne getroffen wird, endlich von cerebralen Einflüssen; sie wird nach Abtragung des Grosshirns constanter. Sie beträgt für's Kaninchen meist 0·020—0·025.

Jendrássik [352] arbeitete mit der Methode der elektrischen Contacte. Er weist darauf hin, dass die im Myographiontambour verlorene Zeit nach der Spannung der Membran etc. variiren kann (von 0·0031 bis 0·0078). Er meint, dass nicht die Mittelzahlen, sondern die Minima die richtigen sind, weil alle Versuchsfehler nur das Resultat vergrössern, nicht aber verkleinern können. Seine Reflexzeit ist 0·0234.

Waller [754] neuerdings bestimmte am Kaninchen mittelst der graphischen Methode zu 0·008 die Reflexzeit.*)

Die Nichtübereinstimmung der Ergebnisse beruht gewiss einerseits darauf, dass die Reflexzeit natürlichen Schwankungen unterliegt, die vom jeweiligen Zustande des Nervensystems abhängen, andererseits aber wohl auch auf den angewandten Methoden. Die rein graphische Methode ist schon „wegen der geringen Genauigkeit, mit der beim graphischen Verfahren die Ablösung der Curve von der Abscisse messbar ist" (*Hermann*, Handb. d. Physiologie I, S. 54) nicht ganz zuverlässig. Hiezu kommt, dass die Marey'sche Kapsel bald mehr, bald weniger fest auf die Haut aufgesetzt wird, daher die Spannung der Membran und damit der Widerstand, den der sich zusammenziehende Muskel bis zur Compression der Luft zu überwinden hat, nicht immer derselbe ist etc. etc. Auch

*) Die Publicationen von *Danillo* [145], *Ysendyk* [806] und *Lombard* [438] waren mir nicht zugänglich.

die Registrirung der elektrischen Contacte auf der Trommel führt Fehler ein, die bei den Grössen, auf die es ankommt, schwer ins Gewicht fallen. Eine neuerliche Untersuchung des Gegenstandes mit noch feineren Methoden — etwa der Methode von *Pouillet* oder photographischer Registrirung — wäre daher dankenswerth.

Die H ö h e der Curve ist abhängig von dem Zustande des Muskels (Atrophie etc.), ferner von dem Orte, an dem der Tambour aufgesetzt ist, von der Dicke des Panniculus etc.; ist daher nur mit Vorsicht zu verwerthen.

Die D a u e r der Contraction varriirt, auch wenn man von dem geringen physiologischen Verkürzungsrückstande ganz absieht. Sie beträgt nach *Brissaud* $1/_3—1/_2$ Sec., nach *Eulenburg* 0·09768 — 0·20959 Sec. Bei gesteigerter Reflexerregbarkeit kann sie stark verlängert sein. *Eulenburg* fand bis 0·6452 Sec. für den Patellarreflex.

Was man über die F o r m der Contraction aus den Curven ersieht, bestätigt die Wahrnehmungen mit dem blossen Auge. In normalen Fällen hat man meist eine einfache kurze Contraction vor sich, welche anscheinend durchaus alle Eigenschaften einer wirklichen einfachen Z u c k u n g besitzt. In anderen Fällen ist die Curve mehrgipflig, so dass man eine Summirung rasch auf einander folgender Zuckungen anzunehmen hat — einen von Eigenschwingungen möglichst freien Apparat natürlich vorausgesetzt. Abnorm verlängerte Zuckung kommt namentlich beim Bestehen von Contracturen vor.

Mac William [451] hat beim Kniephänomen und Achillessehnenreflex den Muskel auscultirt und jedesmal einen deutlichen, kurzen, tiefen Ton gehört. Die entsprechenden Myogramme zeigen „offenbar Einzelzuckungen." Die Beobachtung ist für eine ganze Reihe von Fragen (Herztöne etc.) von Wichtigkeit.

Die S t e i l h e i t der Curve ist bisher nicht berücksichtigt worden. Sie ist aber für die Beurtheilung des Reflexes von besonderer Wichtigkeit, da sie der geometrische Ausdruck der „Energie," der Brüskheit des Vorganges ist. Letztere kann von jedem nur einigermassen geübten Beobachter ohne weiters mit dem Blicke beurtheilt werden. Jeder Student, der ein paar Sehnenreflexe geprüft hat, ist sich klar, ob eine Zusammenziehung langsam und gering oder brüsk und heftig geschieht.

Die Contraction erfolgt im gesunden Quadriceps in allen Theilen gleichzeitig. *Tschirjew* [725] und *Bloch* [65] haben gezeigt, dass insbesondere nicht eine Welle von der Patellarsehne aufwärts über den Muskel abläuft. Bei Hemiplegischen fand *Féré* [220] dagegen eine von oben nach unten verlaufende Contractionswelle, was er durch einen Widerstand infolge einer supponirten peripheren Neuritis der Hemiplegischen erklärt (?).

Unter welchen Umständen können wir von gesteigerten Reflexen sprechen? Es kommen folgende Momente in Betracht, die sich aus dem Vorhergehenden ergeben:

1. Für den Schlag besteht eine Reizschwelle, ein Minimum, unter welchem schwächere Schläge erfolglos bleiben. Bei Steigerung der Sehnenphänomene sinkt diese Reizschwelle erheblich.
2. Die Reflexzeit ist bei Steigerung verkürzt *(Brissaud, Eulenburg, Rosenheim.)*
3. Die Höhe der Contractionscurve ist vergrössert, wenn nicht das Volum der Muskeln durch Atrophie gelitten hat. *(Brissaud, ter Meulen).*
4. Die Dauer der Contraction ist oft verlängert *(Eulenburg.)*
5. Die Form der Contraction ändert sich; statt der einfachen Zukkung besteht klonischer, tonischer oder gemischter Reflex.
6. Die Steilheit der Contraction ist vergrössert.
7. Es betheiligen sich zahlreichere und entferntere Muskeln an der Contraction. („Diffusion" des Reflexes.)
8. Der Ausschlag des bewegten Gliedes kann vermehrt sein.

Von diesen Punkten ist der Reflexzeit, als einer sehr schwer genau zu bestimmenden Grösse, nur ein geringes Gewicht beizulegen. Die Form der Contraction ist, wenn geändert, von grossem Werthe. Doch kommen oft Reflexe vor, die nach den sonstigen Eigenschaften als gesteigert bezeichnet werden müssen, aber in einer einfachen Zuckung bestehen. Ebenso kann die Dauer der Contraction vermehrt sein, ist es aber nicht immer. Dasselbe gilt, wie S. 12 besprochen, von der Grösse des Ausschlags. Ist sie vermehrt, so bildet sie ein positives Kennzeichen der Steigerung, eine negative Instanz bildet sie nicht. Die Höhe der Curve ist ohne instrumentelle Hilfsmittel nicht bestimmbar.

Charakteristisch für Reflexsteigerung sind also in erster Linie: geringere Stärke des nöthigen Minimums an Schlag, grössere Steilheit der Contraction, Betheiligung zahlreicher und entfernterer Muskeln an der Zusammenziehung.

In zweiter Linie: klonischer oder tonischer oder gemischter Verlauf der Contraction, vermehrter Ausschlag des bewegten Gliedes.

Die Sehnenphänomene sind manchmal von Allgemeinerscheinungen begleitet. Manche Leute empfinden beim Beklopfen der Patellarsehne, namentlich bei öfterer Wiederholung ein eigenthümliches, unangenehmes Gefühl. Bei nervösen Personen kann eine Art von Aura entstehen. *Jarisch* und *Schiff* [348] sahen Ohnmachten bei häufiger

Auslösung des Kniephänomens bei angeblich Gesunden eintreten und beobachteten Aenderungen des Blutdrucks mit *v. Busch's* Sphygmomanometer. *Du Cazal* [169] beobachtete in einem Falle einen Reflexschrei bei jedem Schlag auf die Patellarsehne, ganz ähnlich dem, welchen man bei Thieren nach Abtragung der Grosshirnhemisphären durch Kneifen einer Pfote auslösen kann. Weiteres der Art im Cap. VII. (Hysterie).

Capitel II.

Das Wesen der Sehnenphänomene.

Abschnitt 1.

Die Localisation der Sehnenreflexe im Rückenmarke.

Westphal [788] hatte bereits erkannt, dass Kniephänomen und Fussphänomen „in Fällen, in welchen man Grund hat, auf eine absolute Unterbrechung der Leitung von Impulsen der Centralapparate auf die motorischen Nerven der betreffenden Extremität zu schliessen," stets fehlen. Ebenso vernichten nach ihm schwere Erkrankungen der grauen Substanz im unteren Brust- und Lendenmarke das Kniephänomen, ebenso die graue Degeneration der Hinterstränge in diesem Abschnitte.

Zahlreiche Durchschneidungsversuche, namentlich die von *Tschirjew* [725] ausgeführten, und pathologisch-anatomische Erfahrungen haben nun den Zusammenhang der Sehnenreflexe mit dem Rückenmarke klar gelegt.

Jedes Sehnenphänomen ist in einem bestimmten Abschnitte des Rückenmarks localisirt, und zwar in jenem, in welchem die Wurzeln der betreffenden Muskeln entspringen. Zum Zustandekommen des Sehnenphänomens müssen die sensorischen und motorischen Verbindungen dieses Abschnittes unversehrt sein. Der Endpunkt der motorischen Verbindung ist natürlich der Muskel, der sich beim Sehnenphänomen contrahirt. Ueber den Anfangspunkt der sensorischen Bahn existiren in der Literatur nur Hypothesen. In den nächsten Abschnitten sind Experimente mitgetheilt, welche denselben feststellen.

Für das Kniephänomen bilden die Wurzeln des Cruralis die Verbindung. Beim Kaninchen ist nach *Tschirjew* die 6. Lumbalwurzel besonders wichtig. Beim Hunde müssen nach *Westphal* die 5., 6.

und 7. Lendenwurzel intact sein.*) Beim Menschen entsprechen dem Patellarreflex nach *Gowers* [277] die 2.-4. Lendenwurzel, dem A c h i l l e s s e h n e n r e f l e x der 1. Sacralnerv.

Wir haben anzunehmen, dass die Centren für die einzelnen Sehnenreflexe im Grossen und Ganzen s e g m e n t a l angeordnet sind.

Alle Eingriffe, welche diese Nerven, ihre hinteren oder vorderen Wurzeln oder den betreffenden Rückenmarksabschnitt schädigen, beeinträchtigen auch das Sehnenphänomen. Ja es sind wahrscheinlich die Fasern, welche für die Sehnenphänomene wichtig sind, besonders empfindlich. So schädigt nach *Westphal* [780], *Eulenburg* [207, 208], *Tschirjew* [725] mässige D e h n u n g des Cruralis den Patellarreflex, während die Leitung der willkürlichen Impulse, der Hautreflexe und die elektrische Erregbarkeit unberührt bleibt.

Werden nur e i n i g e von den hinteren Wurzeln, die zu dem Nerven gehören, durchschnitten, so schwindet der Reflex, stellt sich aber, wie *Westphal* [785, S. 805] gezeigt hat, wieder her, wenn man durch Verabreichung von Strychnin die Erregbarkeit des Rückenmarkes steigert.**)

Zerstörung des Rückenmarks, Aufhebung der Circulation in demselben durch Compression der Aorta nach *Prévost* [574] heben das Sehnenphänomen auf.

Schultze und *Fürbringer* [656] haben auf Veranlassung von *Erb* zuerst Durchschneidungsversuche am Cruralis gemacht. *Tschirjew* [725] hat durch successive Rückenmarksdurchschneidungen gezeigt, dass das Kniephänomen beim Kaninchen an einer ganz circumscripten Stelle des Marks localisirt ist. Ober- und unterhalb derselben kann das Rückenmark ohne Schädigung des Phänomens durchschnitten werden. *Westphal* [785] hat mit *Munk* die Effecte von Wurzeldurchschneidungen studirt. *Prévost* und *Waller* [575] haben gleichfalls mit Durchschneidungen von Wurzeln Versuche angestellt.

Die f e i n e r e L o c a l i s a t i o n der Bahnen für die Sehnenphänomene im R ü c k e n m a r k e s e l b s t ist auf experimentellem Wege nicht gelungen***). Wir sind diesbezüglich ganz auf die pathologischanatomischen Erfahrungen angewiesen.

---

*) In seltenen Fällen scheinen Anomalien der Innervation vorzukommen. So erklärt sich wenigstens ungezwungen ein merkwürdiges Versuchsresultat von *Westphal* [785, S. 811.]

**) Dieser Versuch ist von grosser Bedeutung für das Verständnis der Erscheinungen bei amyotrophischer Lateralsklerose, Neuritis, der Wiederkehr der Sehnenreflexe in gewissen Fällen von Tabes etc.

***) Die Versuche *Senator's* [671], die Bahnen durch Durchschneidung einzelner Rückenmarkstränge zu bestimmen, haben sich als unzureichend erwiesen. Vgl. die Kritik bei *Jendrássik* [350].

Den Verlauf der sensorischen Bahn hat insbesondere *West-phal* kennen gelehrt. Diese Fasern verlaufen im äussersten Theile der Hinterstränge, der sogenannten „Wurzeleintrittszone" wie *Westphal* [792] das Gebiet genannt hat. Diese Zone wird nach innen von einer Linie begrenzt, „welche man sich dem hinteren Septum parallel durch den Punkt gezogen denkt, in welchem die das Hinterhorn bekleidende Substantia gelatinosa nach innen zu einen Knick, einen nach innen einspringenden Winkel bildet." Nach aussen begrenzt sich die Zone an der die innere Seite des Hinterhorns bekleidenden Substantia gelatinosa und an dem Eintritte der hinteren Wurzeln in die Spitze des Hinterhorns. Nach hinten reicht die Zone bis an die Peripherie des Rückenmarks.

Fig. 2.

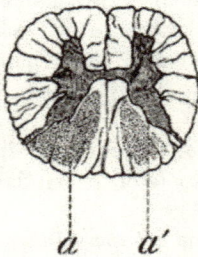

Fig. 2 gibt nach *Westphal* [793] die Abbildung eines Schnittes aus dem Uebergange des Brustmarks in's Lendenmark von einem 33jährigen Manne, bei dem das Kniephänomen links fehlte, rechts erhalten war. Es bestand graue Degeneration der Hinterstränge. Man sieht aus der Figur, dass rechts die durch die dunklere Schattirung erkennbare Degeneration sowohl weniger intensiv ist, als auch, dass deren Ausdehnung in die durch die Linie a' abgetrennte Wurzeleintrittszone eben nur angedeutet ist, während diese Zone auf der linken Seite schwer erkrankt erscheint.

a   *a'*

Die sensorischen Fasern für das Kniephänomen verlaufen, wie *Pick* [564] wahrscheinlich gemacht hat, nicht zu einem compacten Bündel vereinigt, sondern zerstreut im Areale der Wurzelzone. Mit Rücksicht auf die geringe Längenausdehnung, welche das zum Zustandekommen des Kniephänomens nöthige Gebiet nach den erwähnten Versuchen von *Tschirjew* hat, sind es jedenfalls kurze Bahnen, die rasch in die graue Substanz eintreten. Ob es sich dabei um die Endspitzen der aufsteigenden Aeste der Stammfasern selbst handelt, die nach ganz kurzem Verlaufe in den Hintersträngen in die graue Substanz zu horizontalem Verlaufe umbiegen würden, oder ob nur ein kurzer Theil der Stammfaser von dem sensorischen Reiz durchlaufen wird und dieser dann durch die nächste Collaterale in die graue Substanz einlenkt, ist nicht bekannt.*) Ersteres wurde bisher allgemein angenommen, so von *Redlich* [590] und noch von *Marie* [460].

---

*) Vgl. die Zusammenstellungen der neueren Arbeiten über Rückenmarksstructur von *Waldeyer* [751] und *Lenhossék* [410].

Wenig wissen wir über den weiteren Verlauf der Bahn in der grauen Substanz. Es ist als höchst wahrscheinlich zu betrachten, dass die grossen motorischen Ganglienzellen der Vorderhörner in die Bahn eingeschaltet sind. Abgesehen von dem anatomischen Zusammenhange der vorderen Wurzelfasern mit ihnen, sprechen dafür pathologische Erfahrungen. Es gibt mehrere Erkrankungen, bei welchen diese Zellen fast ausschliesslich oder doch weit über andere Partien überwiegend betroffen sind, und bei denen die Sehnenreflexe fehlen. Von diesen sind aber, wenn man strenge sichtet und alle Formen mit Atrophie der Muskeln, Erkrankungen der vorderen Wurzeln etc. ausscheidet, nur jene wenigen Fälle von Poliomyelitis anterior acuta beweisend, welche noch im ersten Stadium zur Beobachtung gelangt sind. In solchen, wie z. B. in dem von *Immermann* [353] mitgetheilten Falle, schwinden nämlich die Sehnenreflexe sofort oder nach einigen Tagen, zu einer Zeit, da das elektrische Verhalten noch ganz normal ist, also Muskeln, motorische Nervenendigungen und Nerven noch nicht in ihrem Bau verändert sind.

In welcher Weise nun die von den Hintersträngen kommenden sensorischen Reize zu den Vorderhornzellen gelangen, ob die Endbäumchen der von dort in die graue Substanz einstrahlenden Fasern direct an die Vorderhornzellen herantreten — was dem Verlaufe der „Reflex-Collateralen" *v. Kölliker's* [385] entspräche, — oder ob noch andere Ganglienzellen in die Bahn eingeschaltet sind, ist unbekannt.

Westphal hat bereits in seiner ersten Publication [778] die Beziehung der Hinterstrangserkrankung zum Fehlen des Kniephänomens betont. Auf Grund eines Falles von sehr früher Erkrankung, in welchem das Kniephänomen auf der einen Seite geschwunden, auf der anderen fast bis zum Tode erhalten war, bestimmte er den äusseren Abschnitt der Hinterstränge als das massgebende Gebiet [781]. Ein zweiter Fall [787] bestätigte diese Ansicht, ebenso ein Fall eigenthümlicher Hinterstrangsdegeneration [791], in welchem das Kniephänomen erhalten, die „Wurzeleintrittszone" und ein Streifen längs der Hinterhörner von der Erkrankung verschont geblieben war. Auf Grund weiterer Fälle von Hinterstrangserkrankung [792] liess sich die Wurzeleintrittszone als das fragliche Gebiet bestimmen. Ein Fall von einseitigem Fehlen des Kniephänomens bestätigte dies [793]. Gleiche Fälle wurden von *Fornario* [237] und *Pick* [564], ein ähnlicher (Myelitis) von *Nonne* [523] veröffentlicht, ein Fall von Tabes mit beiderseits erhaltenem Kniephänomen von *Martius* [466] anatomisch untersucht.

Abschnitt 2.

Die über das Wesen der Sehnenreflexe aufgestellten Theorien.

Nach den im vorigen Abschnitte mitgetheilten Thatsachen ist zur Existenz eines Sehnenphänomens die Unversehrtheit einer Bahn nöthig, welche vom betreffenden Körpertheile im sensorischen Nerven aufsteigt, durch die hinteren Wurzeln in's Rückenmark eintritt, in den Hintersträngen eine Strecke weit verläuft, die graue Substanz durchsetzt und durch die vorderen Wurzeln und den Nerven zum Muskel verläuft. Das ist eine Bahn, welche durchaus den Charakter eines Reflexbogens hat. Es fragt sich nun: In welcher Art von Abhängigkeit steht das Sehnenphänomen zu diesem Reflexbogen?

Nehmen wir an, dass dieser Reflexbogen wirklich von einem Reflexe durchlaufen werde, so gibt es nur zwei Lösungen dieses Problems:

Entweder: ist das Sehnenphänomen mit diesem Reflexe einfach identisch, d. h. die Sehnenphänomene sind Reflexe;

oder: das Sehnenphänomen ist mit diesem Reflexe nicht identisch, die Sehnenphänomene sind nicht wirkliche Reflexe, aber zum Zustandekommen derselben sind reflectorische Vorgänge nöthig.

Die Entscheidung zwischen beiden Möglichkeiten hängt enge mit der Beantwortung der bisher offen gebliebenen Frage nach dem peripheren Anfangspunkte des sensorischen Theils des Reflexbogens zusammen.

Die erste Ansicht ist von *Erb*, die zweite von *Westphal* vertreten worden.

Nach *Westphal* [785] besteht die Abhängigkeit der Sehnenphänomene von dem beschriebenen Reflexbogen darin, dass zum Zustandekommen des Sehnenphänomens ein Tonus der Muskulatur nöthig ist, welcher auf reflectorischem Wege in dem genannten Reflexbogen unterhalten wird. Die Sehnenphänomene selbst aber beruhen auf directer Reizung der Muskeln durch die der Sehne beim Beklopfen ertheilten Schwingungen. Nach Unterbrechung der sensorischen Bahn fällt der Tonus weg und damit der Sehnenreflex. Woher die sensorischen Erregungen eigentlich stammen, welche die Quelle dieses Tonus bilden, darüber spricht sich *Westphal* nicht aus. Von deutschen Autoren schliessen sich der „Tonustheorie" *Eulenburg*, [205, 207, 210], und *Ziehen* [812, 813], an. Letzterer sucht den Ursprung des Tonus ausdrücklich in Hautreflexen. *Waller* [752—754] acceptirt *Westphal's* Ansicht. Die Sehnenphänomene sind nur eine Art von direct erregten Muskelcontractionen, für welche es folgende Reize gibt: 1. galvanischer Strom, 2. faradischer Strom, 3. directes Beklopfen der Muskeln, 4. Beklopfen der Sehne, 5. Beklopfen des Knochens, an dem sich der Muskel inserirt, 6. Beklopfen entfernterer Gebilde. Der Grund für die Abhängigkeit der Sehnenphänomene von dem nachgewiesenen Reflexbogen liegt wahrscheinlich in der Nothwendigkeit des Bestehens eines Reflextonus. Ähnlich *de Watteville* [758, 761], *Beevor* [35], *Ferrier* [224], *Horsley* [332]. Über die Quelle des Reflextonus machen diese Autoren keine Angaben.

Nach *Gowers* [276—282] ist der gedehnte Zustand des Muskels das massgebende Moment. Die Dehnung setzt durch Vermittlung der sensorischen Muskelnerven auf reflectorischem Wege einen Zustand erhöhter Erregbarkeit für „locale Reize" im Muskel. Als solche gelten Schläge auf die Sehne oder andere dem Muskel benachbarte Gebilde, so dass sich die Schwingungen auf den Muskel fortpflanzen können. Da die Dehnung die Grundlage des ganzen Vorganges ist, schlägt *Gowers* den Namen der „myotatischen Phänomene" (ταταιχός ausgedehnt) für die Sehnenphänomene im weiteren Sinne vor. *Bennet* [45] und *Horrocks* [331] schliessen sich dem an.

Die Gründe, weshalb *Westphal* und die sich ihm anschliessenden Autoren, sowie *Gowers*, nicht die einfachere und nächstliegende Annahme von *Erb* acceptirt haben, werden wir nach Erörterung der experimentellen Untersuchungen analysiren.

Abschnitt 3.
Principien der experimentellen Untersuchung der Sehnenphänomene.

Schultze und *Fürbringer* [656] trennten beim Kaninchen die Quadricepsmuskulatur von der Patella und den angrenzenden Partien völlig los, setzten in das freie Ende des Muskels einen Haken ein und spannten ihn dadurch an. Beklopfte man die Patellarsehne, die also

ausser Verbindung mit dem Muskel war, so zuckte dieser. *Schultze*
und *Fürbringer* sahen darin einen absoluten Beweis, dass es sich um
einen Reflex von der Sehne aus handle. Der Versuch beweist aber
nichts, weil die Erschütterung sich durch den Knochen direct auf
den Muskel fortgepflanzt haben konnte.

Und doch enthält dieser Versuch den Kern eines richtigen
Gedankens, der aber merkwürdigerweise nie consequent verfolgt worden ist, wiewohl er zur Lösung des Problems führt. Es ist das die
Aufgabe, jene Stelle, auf welche der das Sehnenphänomen
veranlassende Schlag erfolgt, gänzlich von dem Muskel
zu isoliren, welcher sich auf den Schlag hin contrahirt.
Ist diese Aufgabe erfüllbar, so ist bewiesen, dass das Sehnenphänomen ein wirklicher Reflex ist.

Bisher hat man alle Untersuchungen fast ausschliesslich am
Patellarreflex ausgeführt. Der Quadriceps eignet sich aber schlecht
zu den Versuchen, auf die es hier ankommt, weil er durch Ablösung
vom Knochen, wenn man sie nur ein wenig ausgedehnter macht, in
hohem Grade beschädigt wird. In meinen Untersuchungen habe ich
mich daher vom Kniephänomen emancipirt und an einfacher
gebauten Muskeln und Sehnen experimentirt.

Ein nothwendiger vorbereitender Eingriff vor allen Versuchen
über die Natur der Sehnenphänomene ist die quere Durchschneidung des Rückenmarks weit oberhalb des Reflexcentrums
(siehe Abschnitt 1.). Nur dann, wenn diese vorausgeschickt worden ist,
erhält man gleichförmige Resultate, vermeidet störende Bewegungen
des Thieres, kann die unteren Extremitäten vollkommen sicher fixiren,
und alle nöthigen eingreifenden Operationen ausführen, ohne Schmerzen
zu verursachen und heftige Reflexbewegungen zu erzeugen. Ich
durchschnitt das mittlere Brustmark und liess die Thiere darnach
mindestens eine halbe Stunde ausruhen.*) Unmittelbar nach der Durchschneidung sind die Sehnenreflexe herabgesetzt, dann aber normal.

Höchst wichtig ist es, alle Operationen möglichst zart
und schonend auszuführen. Dies gilt insbesondere beim Kaninchen,
dessen Sehnenphänomene leicht der Hemmung durch sensorische Reize
unterliegen (Cap. IV.) und dessen Centralnervensystem überaus vul-
nerabel und erschöpfbar ist. Nach Verletzungen, die dauernden
Reiz setzen, wie Quetschungen, Zertrümmerung von Knochen und
Ähnlichem, treten oft langdauernde klonische und tonische Krämpfe

*) Technik bei *Sternberg* [692].

ein und die Sehnenphänomene erlöschen. Man kann dadurch leicht zu falschen Schlüssen über die Ursache des Ausfalls der Sehnenphänomene verleitet werden. *)

Es ist sehr zweckmässig, am Schlusse eines jeden Versuchs über ein Sehnenphänomen zur Controle den Nerv des betreffenden Muskels zu durchschneiden, und nun den Versuch zu wiederholen, damit man sicher sei, dass man es wirklich mit einem Sehnenphänomen und nicht mit mechanischer Erregung von Nerven oder Muskeln durch die Erschütterung zu thun gehabt habe. War die Zuckung durch ein Sehnenphänomen bedingt, so muss sie nach der Unterbrechung der Nervenleitung aufgehoben sein.**)

In der folgenden Untersuchung gehen wir von dem gewöhnlichsten Phänomen, von den Sehnenreflexen im engeren Sinne aus. Die Vorgänge, welche durch den Schlag auf die Sehne zunächst hervorgerufen werden, seien sie nun Erregung sensorischer Nerven, oder rein physikalische Erschütterung, können drei Wege einschlagen : Sie können entweder auf Nervenbahnen direct aus der Sehne austreten, oder sich zu dem an der Sehne befestigten Muskel oder zu dem Knochen fortpflanzen, an dem die Sehne sich inserirt. Die nächste Aufgabe wird sein, diese drei Wege von einander zu trennen und getrennt zu studiren.

Abschnitt 4.
Die Function der Sehne beim Sehnenphänomen.

Wir beginnen mit dem ersten der drei im vorigen Abschnitte erwähnten Wege, mit der Untersuchung der Frage, ob der Schlag auf die Sehne von dieser aus direct als Erregung in eine sensorische Nervenbahn geleitet wird. Nerven der Sehnen sind seit *Sachs* [623] mehrfach nachgewiesen worden.

Rollet [603] fand Nervenendigungen in der Sehne des M. sternoradialis beim Frosche, konnte aber durch keinerlei Reize von der Sehne Reflexe auslösen, weshalb er bezweifelt, ob diese Nervenendigungen überhaupt sensorischer Natur seien.

---

*) Die Angabe von *de Watteville* [761], dass das gekreuzte Kniephänomen fehlt, wenn das Femur gebrochen wurde (S. 43) und die daraus gezogenen Schlüsse beruhen auf einem solchen Vorgange.

**) Über Täuschungen bei solchen Versuchen vgl. *Sternberg* [692. S. 260 Anm.]

In das umgebende Bindegewebe treten jedenfalls keine Nerven über, welche die Sehnenreflexe leiten, denn man kann eine jede Sehne ringsum frei präpariren, ohne dass das Phänomen irgendwie beeinträchtigt oder überhaupt geändert wird.

Ebenso haben die Nerven, welche etwa vom Knochen zur Sehne ziehen, nichts mit dem Sehnenphänomen zu thun. Umschnürt man wie *Tschirjew* [725] die Patellarsehne mit einem Faden, trennt sie von der Tibia und vom Knie ganz ab, so dass sie nur am Muskel hängt und spannt den Faden an, so versetzt Beklopfung der Sehne den Muskel in prompte Zuckung.

Aber auch die Nerven, welche die Sehne auf dem Wege des Muskels erhält, sind nicht am Sehnenphänomen betheiligt. Zerquetschte *Tschirjew* in dem eben beschriebenen Versuche die Sehne, so dass in ihr gewiss keine Nerven mehr functionsfähig blieben, so wurde das „Sehnenphänomen" hiedurch gar nicht beeinflusst. Dagegen gelingt es nicht, eine Zuckung des Muskels zu erhalten, wenn die unversehrte Sehne gegen eine Unterlage beklopft wird, wie schon im Cap. I. berichtet.*)

Tschirjew glaubte daher, dass die später [727] von ihm studirten Nerven an der Grenze zwischen Muskel und Sehne die reflexvermittelnden Organe seien. Aber auch diese Nerven haben nichts mit dem Sehnenphänomen zu thun.

Denn man kann die Sehne ganz ausschalten, wenn man nach *Schreiber* [637, Versuch 7] das untere Ende des Muskels oberhalb des Abganges der Sehne mit einem starken Bindfaden**) umschnürt und diesen Faden beklopft; man erhält ganz dieselbe prompte Zuckung, wie beim Beklopfen der natürlich gespannten Sehne.

Die Sehne wirkt also beim Zustandekommen der Sehnenphänomene nur als elastisches Medium für die Uebertragung

---

*) *Jendrássik* [350] hat zwar Zuckung des Quadriceps beobachtet, wenn er „unter die gar nicht angespannte Sehne eine glatte Platte schob und dadurch eine directe Uebertragung der mechanischen Erregung zum Muskel verhinderte." Es lag aber offenbar ein Versuchsfehler vor, indem sich die Erschütterung durch die Platte auf den Knochen fortpflanzte. Ich habe, um diesen wichtigen Punkt ganz klar zu legen, eine grosse Zahl von Versuchen ausgeführt, in denen ich nicht gespannte Sehnen mit einem federnden Hämmerchen gegen eine feste Unterlage beklopfte. Es trat nie Zuckung ein, wenn nicht die Unterlage den Knochen berührte, oder irgend ein gespannter Weichtheil zur Uebertragung der Schwingungen auf diesen oder auf den Muskel dienen konnte.

**) Seidenfäden gleiten ab.

der Schwingungen, nicht aber als lebendes Gewebsorgan, und ihre Nerven haben mit den Sehnenphänomenen gar nichts zu thun.

Wir haben daher nur die zum Knochen und zum Muskel fortgepflanzten Schwingungen zu verfolgen.

Abschnitt. 5.

Der Knochenreflex.

Ueber die Knochenphänomene existiren bisher nur ganz unvollständige Untersuchungen.

Jendrássik [350] und *Schreiber* [637] stellten die Thatsache fest, dass, nach Ablösung der Patellarsehne vom Knie, Beklopfen des unteren Endes des Femur und des vorderen Theils der Tibia Zuckung im Quadriceps hervorruft. Auch die Muskeln des anderen Kniees zucken dabei oft mit. Sie sehen darin Reflexphänomene.

Prévost und *Waller* [575] durchtrennten an einem Kaninchen sämmtliche hinteren Wurzeln der Nerven des einen Beines, sowie die Nerven selbst. Beklopfung der Patellarsehne dieses Beines rief eine Zuckung in den Muskeln des anderen Beines (Quadriceps und Adductoren) hervor. Diese gekreuzte Zuckung kann nach Ansicht der Autoren nicht reflectorischer Natur sein. *Westphal* [785] sah darin eine Uebertragung der Schwingungen des beklopften Femur durch Leitung im Becken auf das andere Bein und directe Erregung der Muskeln daselbst in der Weise wie *Waller* (vergl. S. 39).

Diese Annahme schien durch die Beobachtung von *de Watteville* [761] bestätigt, dass kein doppelseitiges Kniephänomen eintritt, wenn man bei einem sonst unversehrten Thiere das Femur der beklopften Seite bricht.

Ich habe nun über diese Frage eine grosse Anzahl eigener Versuche angestellt.*)

Eine Versuchsreihe zeigt zunächst, dass ein Theil der Fascienreflexe, ferner die Periostreflexe und Gelenksreflexe nichts anderes als Knochenphänomene sind.

Hiezu verwendete ich den Musculus flexor digitorum communis des Kaninchens.

An dem in Bauchlage aufgebundenen Thiere wird ein Hautschnitt längs der Axe der Extremität von der Mitte des Gastrocnemius bis in die Fusssohle

---

*) Siehe die vorläufige Mittheilung [691].

geführt, die Achillessehne vom Fersenbein abgetrennt und die Wadenmuskeln zurückpräparirt. Dieselben retrabiren sich alsbald zu einem kurzen Stumpfe. Die Sehne des Flexor digitorum communis wird unterhalb des Knöchels durchgetrennt, in dem Theile, der mit dem Muskel zusammenhängt, ein Häkchen befestigt und der Muskel durch ein Gewicht von 20—50 gr. (geschlitzte Bleiplatte), das an einem Faden jenseits einer Rolle hängt, angespannt. Das beste Gewicht muss in jedem Falle ausprobirt werden. Der Muskel darf nur kurze Zeit belastet sein. Die Klopfversuche dürfen nur wenige Male hintereinander ausgeführt werden, dann muss man dem Muskel unbelastet einige Minuten Erholung gönnen, bevor man einen neuen Versuch macht.

Fig. 3.

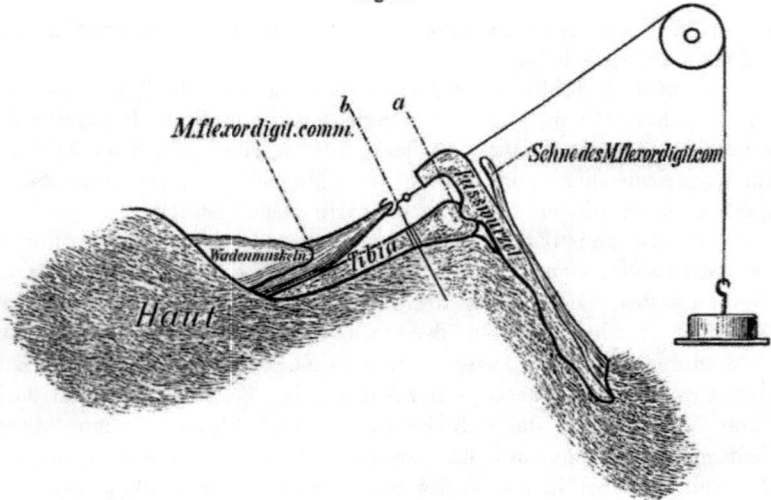

Mit dieser Versuchsanordnung erhält man ohneweiters folgende Resultate:

1. Der angespannte Muskel zuckt
   a) bei Beklopfen der Fusssohle durch die Haut (Höhlung der Sohlen und Zehenballen);
   b) bei Beklopfen der Fascie nach Abtragung der Haut;
   c) bei Beklopfen des plantaren Antheils der Sehne des Musculus flexor digit. communis in der Höhlung der Fusssohle;
   d) bei Beklopfen der Knochen der Fusswurzel nach Abpräparirung der Sehne, u. z. insbesondere der Metatarsi, auch des Calcaneus.

Jede dieser Zuckungen bleibt erhalten, wenn man im unteren Theile der Tibia (bei b) sämmtliche Weichtheile inclusive des Periosts rings um den Knochen durch-schneidet.*)

2. Wird der Fuss im Talo-Tibialgelenke (bei *a*) exarticulirt und die Gelenkfläche der Tibia beklopft, so zuckt der ange-spannte Muskel. Auch diese Zuckung wird nicht geändert, wenn man die Weichtheile rings um den Knochen voll-ständig durchschneidet.

3. Wird das untere Ende der Tibia abgesägt**) und nun die Sägefläche beklopft, so zuckt der Muskel ebenso prompt.

4. Zerstört man das Knochenmark durch Ausbohren, so ändert das an der Zuckung auch nichts.

5. Man kann den Muscul. flexor digit. communis auch ein Stück weit hinauf vom Knochen abpräpariren, ein weiteres Stück von Knochen absägen, und nun wieder Versuch 3. ausführen. Allzuweit (über das Foramen nutritivum tibiae) darf man nicht abpräpariren, weil der Muskel stark beschädigt wird.

In gleicher Weise wie der Musculus flexor digit. comm. con-trahiren sich bei den aufgeführten Beklopfungen auch die anderen Muskeln des Unterschenkels, doch lässt sich die Zuckung am besten an dem ersteren Muskel demonstriren.

Aus diesen Thatsachen folgt: Beklopfen von Fascien, die über Sehnen und Gelenke gespannt sind, Beklopfen von Sehnen, die dem Knochen anliegen, Beklopfen von Knochen, die mit ihrem Perioste bekleidet sind, endlich Beklopfen von Gelenksenden ruft Zuckung der Muskeln des nächsten Abschnittes der Extremität hervor. Diese Zuckung tritt auch dann ein, wenn die beklopfte Stelle durch Um-schneiden aus jeder Nervenverbindung gelöst ist, so dass nur die Wirkung des Stosses auf den Knochen übrig bleibt. Fascien-, Sehnen-, Periost-, und Gelenksphänomene reduciren sich somit sämmtlich auf ein Knochenphänomen.

Auf welchem Wege führt nun die Erschütterung des Knochens zur Contraction der Muskeln? Es lässt sich an verschiedenen Muskeln zeigen, dass dies durch Vermittlung der Nerven, auf rein reflec-torischem Wege geschieht.

1. Am Musculus extensor digitorum communis und Musculus tibialis anticus. (Fig. 4).

---

*) Um sicher zu gehen, wurde noch das Periost in der Breite von einigen Millimetern entlang dem Schnitte abgekratzt.

**) Tibia und Fibula sind beim Kaninchen im unteren Theile mit einander verwachsen.

Hautschnitt über der vorderen Tibiakante bis auf den Fussrücken. Die Sehnen werden am Sprunggelenke durchschnitten und mit sorgfältiger Schonung des Periosts und der übrigen Weichtheile die Muskeln bis in die Mitte des Unterschenkels zurückpräparirt.*) Nun wird der Unterschenkel knapp über dem Sprunggelenke amputirt (bei a) und unmittelbar über der Sägefläche der Knochen in einer passenden metallenen Klammer k befestigt. Jetzt wird aus der Mitte des Unterschenkelknochens ein Stückchen resecirt. Man hat

Fig. 4.

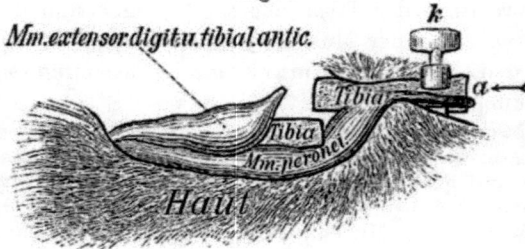

Mm. extensor. digit. u. tibial. antic.

hiebei sorgfältig jede Splitterung des unteren Stückes der Tibia und jede Weichtheilverletzung zu vermeiden.

Man zerlegt den Unterschenkelknochen in zwei Theile, an deren oberem der Complex der beiden Muskeln haftet, und von denen der untere nur durch Weichtheile mit dem oberen zusammenhängt. Damit diese nicht gespannt sind, und auf keine Weise ein dem unteren Knochenabschnitte ertheilter Stoss auf den oberen übertragen werden kann, wird aus der Mitte des Unterschenkels ein Stückchen resecirt und werden die einander gegenüberstehenden Knochenenden seitlich gegen einander verschoben.

Wird nun die unterste Sägefläche (a) beklopft, so zucken die beiden Muskeln, die nur mit dem oberen Knochenstücke zusammenhängen.

Es ist sehr bemerkenswerth, dass der Muskelcomplex, der zum Versuche dient, nicht gespannt ist, sondern lose liegt. Hiemit ist die Voraussetzung von *Gowers*, auf welcher seine Theorie der „myotatischen Phänomene" basirt, als unhaltbar nachgewiesen.

2. Am Musculus flexor digitorum communis. Die Versuchsanordnung ist die, wie in den Versuchen auf S. 44. Man muss nur beim Abpräpariren des Muskels darauf sehen, dass die benachbarten Weichtheile geschont und nicht vom Knochen abgelöst werden. Man durchschneidet dann den Unterschenkelknochen an der Grenze zwischen mittlerem und unterem Drittel, bei Vermeidung von Splitterung. Beklopft man die Fascie der Fusssohle oder die Knochen

---

*) Die Durchschneidung der Sehnen ruft manchmal in den entspannten Muskeln heftige klonische und tonische Krämpfe, Amputationskrämpfe, hervor. Ein solcher Muskel ist zu weiteren Versuchen nicht mehr brauchbar, da er nur ganz schwache Sehnenphänomene liefert.

derselben, speciell die Metatarsi, so zuckt der Musculus flexor digitorum communis, welcher mit dem beklopften Knochen nur durch lose Weichtheile in Verbindung steht. Durchschneidet man die Weichtheile, welche beide Knochenstücke verbinden, mit Ausnahme der Haut durch einen Scheerenschlag, so ist die Zuckung verschwunden. Entfernt man aber die beiden Knochenstücke, so dass die Haut, welche noch die einzige Verbindung zwischen ihnen bildet, stark gespannt ist, so erhält man wieder Zuckung durch die mechanische Uebertragung der Schwingungen auf den oberen Theil.

3. Dass die gekreuzte Zuckung wirklich ein Reflex ist, zeigt folgender Versuch. An dem einen Oberschenkel wird zwischen Vastus externus und Biceps eingegangen, das Femur eine Strecke weit blossgelegt*) und mit der Knochenzange von hier aus durchgekneipt, (wobei deren Höhlung dem oberen Theile des Femur zugewendet gehalten wird, so dass eventuelle Splitter vom oberen Stücke abbrechen). Das untere Ende des oberen Stückes vom Femur wird durch den Einschnitt herausgesteckt, so dass sich beide Knochen absolut nicht berühren können.

Bestand vor der Operation ein doppelseitiger Patellarreflex, so bleibt er auch weiter bestehen, d. h. Beklopfen der Patellarsehne und des Knies ruft auch weiterhin Zuckung der Adductoren und des Quadriceps im anderen Beine hervor. Löst man den Quadriceps vom Knie ab und präpariert ihn zurück, so ändert das an der gekreuzten Zuckung nichts. Aus der von oben eröffneten Muskelfurche zwischen Biceps und Adductoren zieht man nun den Ischiadicus hervor und schneidet ihn durch; die gekreuzte Zuckung ist hiedurch verschwunden — ein Beweis, dass sie durch den Nerven vermittelt war. Legt man nun die beiden Theile des Femur aneinander, so dass die Erschütterung des unteren Theiles sich durch das Becken auf das andere Bein fortpflanzen kann, so erhält man bei stärkeren Schlägen wieder gekreuzte Zuckung. Hiemit ist der *Prévost-Waller*'sche Versuch (S. 43) vollständig erklärt.

4. Um den Antheil zu demonstriren, den der Knochenreflex am Kniephänomen hat, amputirt man den Unterschenkel unter dem Knie und durchschneidet etwas über dem letzteren alle Weichtheile des Oberschenkels und des Femur mit Ausnahme des Ischiadicus und Cruralis. (Die Verletzung des letzteren schädigt übrigens den Versuch nicht immer.) Wird nun das Knie beklopft, so zucken die

---

*) Ueber diese kleine Operation siehe *Sternberg* [692].

Muskelstümpfe am Oberschenkel, die mit dem Knie nur durch Nerven im Zusammenhange stehen.

Am besten fällt gewöhnlich dieser allerdings etwas rohe Versuch an Katzen aus Bei Kaninchen misslingt er öfters wegen der Amputationskrämpfe. Zur Demonstration der Reflexnatur des Vorganges ist er sehr instructiv.

Aus diesen Versuchen geht zur Evidenz hervor, dass es einen wirklichen Knochenreflex gibt. Derselbe besteht darin, dass eine Erschütterung des Knochens und zwar — wie alle Versuche mit Beklopfen verschiedener Stellen zeigen — vornehmlich eine in der Richtung seiner Längsaxe, eine Contraction sämmtlicher, den Knochen beherrschender Muskeln, sowie einer Anzahl entfernterer Muskeln auslöst. Da Ausbohren des Knochenmarkes den Reflex nicht schädigt, so muss er von den Periostnerven ausgelöst werden. (Vgl. Abschnitt 10.)

Es erübrigt noch der Nachweis, dass beim gewöhnlichen Sehnenreflexe das Beklopfen der gespannten Sehne zur Auslösung des Knochenreflexes führt, indem sich die Schwingungen von der gespannten Sehne zum Knochen fortpflanzen. Man zeigt dies einfach da-

Fig. 5.

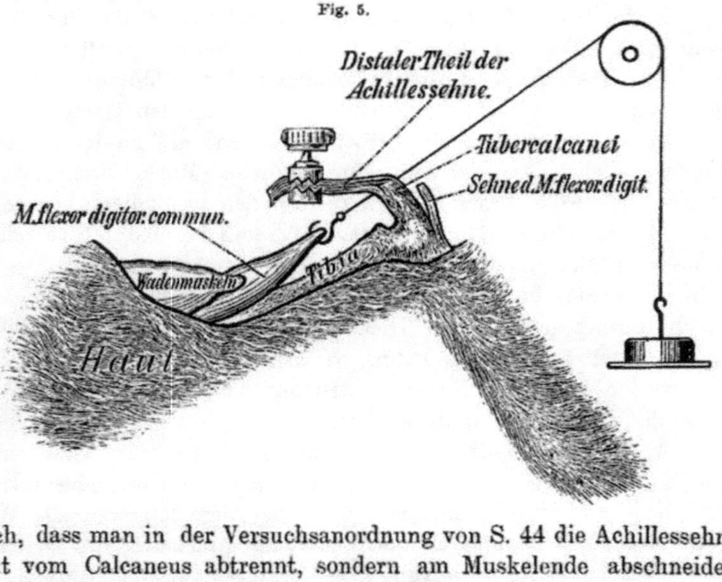

durch, dass man in der Versuchsanordnung von S. 44 die Achillessehne nicht vom Calcaneus abtrennt, sondern am Muskelende abschneidet, das freie Ende des distalen Theiles in eine Klammer fasst (Myographionklemme) und die gespannte Sehne beklopft (Fig. 5). Der Flexor digitorum comm. beantwortet jeden Schlag mit einer prompten Zuckung.

Abschnitt 6.

Das „Sehnenphänomen" im engeren Sinne.

Um die Wirkung der Schwingungen isolirt zu studiren, welche sich von der Sehne direct auf den Muskel fortpflanzen, muss man den Muskel vom übrigen Körper völlig abtrennen, so dass er nur mehr durch Gefässe und Nerven mit demselben zusammenhängt.

Dies gelingt gut beim Kaninchen am Complexe des Musculus extensor digitorum communis und Musculus tibialis anticus (Fig. 6).

In Seitenlage Hautschnitt über dem Gastrocnemius. Der Ansatz des Biceps wird vollkommen durchgetrennt, die Fascia lata abpräparirt, so dass der Nervus peroneus und der obere Ansatz von Tibialis anticus und Extensor digit. comm. vollkommen frei liegen. Der Hautschnitt wird nun auf den Fussrücken verlängert, die Sehnen der beiden Muskeln daselbst durchschnitten, und die letzteren, welche mit einander innig verbunden sind, von unten her und von der vorderen Tibiakante nach hinten zu abgelöst. Hiebei muss man eine kleine Vene, welche über dem Knöchel aus dem Fleische der Muskeln heraustritt und in die Saphena mündet und stark blutet, torquiren. Dann wird der obere Ansatz des Muskelcomplexes bestehend aus der oberen plattrunden Sehne des Extensor digitor. welche das Kniegelenk durchsetzt, und dem breiten am Knochen haftenden Fleischkopfe des Tibialis ant., abgelöst. Schliesslich trennt man den Doppelmuskel von der Peronealgruppe, indem man im Fleische der letzteren schneidet, wobei natürlich Arterie, Venen und Nerv, welche aus den Peronei in die untere Fläche des Doppelmuskels eintreten, geschont werden. Hierauf wird durch den Kopf des Tibialis und die obere Sehne des Extensor eine starke Nadel quer durchgestossen, deren Enden in Klammern befestigt werden. Eine feine Klemme fasst die unteren Enden der dünnen Sehnen der beiden Muskeln. Nun wird der Doppelmuskel zwischen beiden Befestigungen ausgespannt, wobei der Nerv nicht gezerrt werden darf. Die ganze Präparation muss sehr rasch geschehen, sonst wird der Muskel während derselben durch Abkühlung bedeutend geschädigt.

Fig. 6.

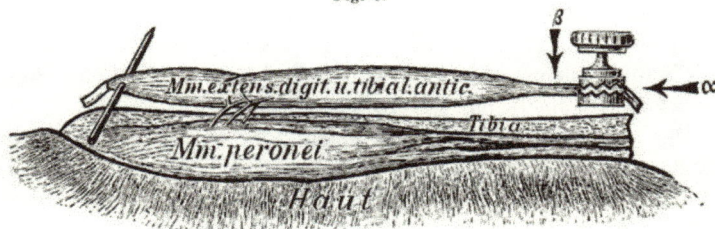

Für manche Versuche braucht man einen kräftigeren Muskel. Hiezu eignet sich dann der „Wadenmuskel", d. i. der Complex von Gastrocnemius, Soleus und Plantaris longus.

Die Isolirung dieses Muskels ist wegen der Lage der Arteria poplitea schwierig. Am besten wird zuerst das untere Ende des Femur von der Streckseite aus resecirt. Durchstossen einer starken Nadel quer durch die Köpfe der Muskelgruppe befestigt das obere Ende des Muskels. Ueber den Wadenmuskel vgl. *Sternberg* [692 S. 251.]

An dem isolirten Muskel lassen sich sofort folgende Sätze feststellen :

1. Ein in der Längsrichtung (α) dem Muskel zugeführter Stoss — der auch durch die Klemme vermittelt sein kann — wird jedesmal mit einer Zuckung des Muskels beantwortet.

2. Schläge auf die Sehne (β) erregen nicht immer Zuckung, sondern nur dann, wenn sie die gut gespannten Theile derselben treffen.*)

3. Der von vornherein in der Längsrichtung (α) geführte Stoss bedarf zur Auslösung einer Contraction einer geringeren Intensität als ein auf die Längsrichtung senkrechter (β).

4. Ein Stoss auf das obere Ende des Muskels, durch seine Befestigung vermittelt, ruft Zuckung hervor, doch nicht so prompt wie von dem unteren sehnigen Ende.

5. Man kann mit *Schreiber* die Sehne durch einen Bindfaden ersetzen (Abschn. 4). Die todte Masse desselben genügt vollständig zur Uebertragung der Schwingungen auf den Muskel.

6. Es gibt einen mittleren Grad von Spannung, bei dem die Zuckung am stärksten ist. Zu grosse unnachgiebige Spannung hindert die Contraction, ein gewisser Grad ist nöthig zur Schwingungsfähigkeit.

7. Das Zustandekommen des Phänomens ist nur von der Intactheit der Verbindung des Muskels mit dem Körper abhängig. Durchschneidung der benachbarten Nerven (beim „Wadenmuskel" des Peroneus und des Cutaneus cruris posterior) hat nur einen temporär hemmenden Erfolg (Cap. IV.), aber keinen dauernd schädigenden Einfluss, ebenso die Abtragung der ganzen Haut des Beines, Amputation des restlichen Unterschenkels u. s. w.

Das „Sehnenphänomen" im engeren Sinne ist somit ein Vorgang, der sich im Muskel selbst abspielt. Er besteht darin, dass ein Stoss, der den Muskel in Schwingung versetzt, Contraction desselben hervorruft. Zur Aufnahme des Stosses und Uebertragung

*) Dies entspricht dem Verhalten der verschiedenen Theile der Patellarsehne bei der Auslösung des Kniephänomens (Cap. I. S. 9). Nicht jeder Theil leitet die Schwingungen gleich gut zum Muskel fort.

desselben auf den Muskel dient die Sehne, welche dabei eine rein
mechanische Rolle spielt. Der ganze Vorgang ist nur von der Intactheit der sensorischen und motorischen Verbindung des
betreffenden Muskels mit dem Centrum abhängig.

Durch Anwendung des Cocains ist es möglich die sensorischen
Nerven des Muskels zu anästhesiren, während die motorischen
Nerven, die später, wie *Alms* [8], *Mosso* [510] u. A. gezeigt haben,
auch leiden, noch wenig geschädigt sind. Hiebei verschwindet
der Sehnenreflex des Muskels.

Ich habe mich davon exact in folgender Weise überzeugt. Ich
injicirte eine frisch bereitete *) 5 % Lösung von salzsaurem Cocain in die
Arterie des einen Muskels und verglich die Zeit, in welcher danach
der betreffende Sehnenreflex verschwindet, mit der Zeit, in welcher
er am anderen Beine desselben Thieres nach blosser Unterbindung
der Arterie verschwindet. Das Resultat war constant, dass die
Cocainwirkung rascher den Reflex vernichtet, als die einfache Unterbindung.

Ein Beispiel gibt folgendes Versuchsprotokoll:

13. März 1890. Weisses, braungeflecktes Kaninchen von mittlerer Grösse
10 Uhr 30 Min. Durchschneidung des Brustmarks,
11 „ 25 „ Rechter Gastrocnemius freigelegt. Arteria und Vena femoralis
freigelegt und eine Schlinge um dieselbe gelegt. Prompter
Achillessehnenreflex
11 „ 35 „ Ligatur der Gefässe. Reflex prompt.
11 „ 42 „ Reflex prompt.
11 „ 45 „ Reflex erloschen.
Am linken Bein dieselbe Präparation. Achillessehnenreflex prompt.
12 Uhr 5 Min. In die Arteria femoralis wird eine Canüle eingebunden,
die Vene ligirt. Prompter Reflex.
12 „ 7 „ In die Arterie wird Cocain eingespritzt.
12 „ 8 „ Kein Reflex mehr.

Es war also nach Absperrung des Kreislaufs plus Cocaininjection nach drei Minuten der Reflex verschwunden, nach Absperrung
des Kreislaufs allein nach zehn Minuten. Dasselbe Resultat lieferte
ein anderer Versuch am 1. März. Hier bestimmte ich vor und nach
der Cocaininjection den zur Erregung des Gastrocnemius vom Tibialis
post. aus nöthigen Minimalabstand der Rollen des Schlittenapparates.
Er betrug vor der Injection 87 *mm*, nach der Injection 84, als der
Reflex bereits erloschen war. Das Verschwinden des Reflexes war
also wesentlich auf Rechnung der sensorischen Nerven zu setzen.

*) Aeltere Lösungen von Cocain sind oft zersetzt.

4*

Ziehen [812] hat gleichfalls Versuche mit Cocaïn angestellt. Er injicirte eine Lösung von 3:40 an vielen Stellen in den Quadriceps und bepinselte mit ihr ferner Muskel und Sehne. Das Kniephänomen verschwand nicht. Offenbar war die Vergiftung der sensorischen Nerven nicht so vollständig, wie in meinen Versuchen.

Ist nun das „Sehnenphänomen" ein Reflex? Es ist klar, dass sich diese Frage direct nicht entscheiden lässt. Es gibt nur ein unzweifelhaftes Kennzeichen eines Reflexes, nämlich dass es möglich ist, den Angriffspunkt des Reizes, von dem Orte, an dem die Bewegung geschieht, räumlich zu trennen. Dies war für das Knochenphänomen möglich. Beim „Sehnenphänomen" liegen aber der Endpunkt der motorischen Bahn und der Anfangspunkt der sensorischen Bahn des Reflexbogens, von dem das Phänomen absolut abhängig ist, wie die mitgetheilten Versuche zeigen, im Muskel selbst. Man kann daher der Frage nur auf indirectem Wege beikommen. Hierüber Abschnitt 9.

Abschnitt 7.

Fascienreflexe, Gelenksreflexe, Periostreflexe.

Von einem Theil der Erscheinungen, die man als „Fascienreflex" bezeichnet, haben wir im Abschnitt 5. gesehen, dass sie in Wirklichkeit Knochenreflexe sind. Aehnlich verhält es sich mit den übrigen Phänomenen, die man so nennt. Wo immer durch Beklopfen einer hohl gespannten Fascie Zuckung entsteht, lässt sich im Thierexperiment nachweisen, dass die Schwingungen entweder auf einen Muskel*) oder einen Knochen übertragen worden sind. Ruft das Beklopfen einer nicht gespannten Fascie Zuckung hervor, so findet man immer, dass ein sensorischer Nerv oder ein Knochen durch die Membran hindurch getroffen wurde. Das Gleiche gilt vom Beklopfen einer Muskelfascie. Zuckten danach entfernte Muskeln, wie bei der Fascie über dem Gastrocnemius, so hatte ich, wenn ich die wirksame Stelle genau untersuchte, direct einen sensorischen Nerven, im erwähnten Falle den Cutaneus cruris posterior, getroffen. Einen selbstständigen „Fascienreflex" kann ich daher nicht als existirend anerkennen.

Dass von den Gelenken durch verschiedene Reize, als Stiche in die Gelenksenden, thermische Reize u. s. w., sich Reflexbewegungen

---

*) Dies findet, wie man sich leicht überzeugt, im Versuche 3 von *Schreiber* [637] statt, welcher die Existenz eines Fascienreflexes beweisen soll.

auslösen lassen, kann nach den übereinstimmenden Versuchen von
Koch [382], *Schreiber* [637] und *Goldscheider* [269] nicht bezweifelt
werden. Man kann sich von dieser Thatsache ohne weiters überzeugen. Anders verhält es sich jedoch mit dem, was *Jendrássik* [350]
und *Schreiber* [637] als „Gelenksreflexe" beschrieben haben: den
Muskelzuckungen, welche bei Beklopfen der Gelenkskapseln und Gelenksenden entstehen. Diese bleiben erhalten, wenn man die betreffenden Stellen durch Umschneiden aus jeder Nervenverbindung löst.
(Abschnitt 5.) Diese sind also nichts anderes als K n o c h e n r e f l e x e.
Indessen haben die Nerven der Gelenke an diesem Knochenreflex einen
gewissen Antheil. Es genügt nämlich zur Auslösung desselben in
den Versuchen 1, 2, 3 auf S. 45-47 ein kleineres Stück vom unteren
Knochenabschnitte, wenn daran das G e l e n k mit den Weichtheilen
erhalten ist. Dies ist namentlich im Versuche 4. S. 47 deutlich. Es
gibt also unter den Sehnenphänomenen im weiteren Sinne k e i n e n
d i r e c t e n l o c a l e n G e l e n k s r e f l e x, wohl aber einen indirecten,
indem die Gelenksnerven durch die dem K n o c h e n ertheilten
Schwingungen erregt werden.

Von dem „P e r i o s t r e f l e x e" der Autoren gilt das eben vom
Gelenksreflexe Gesagte. L o c a l e d i r e c t e Periostreflexe, welche durch
Beklopfen umschriebener Stellen des Periost von den Nerven dieser
Stellen ausgelöst würden, gibt es nicht, weil man jede solche Stelle
durch Umschneiden aus ihren Nervenverbindungen lösen kann und
das Beklopfen derselben auch ferner ebenso Muskelcontraction hervorruft. Dagegen ist es nach den Versuchen des Abschnittes 5
ausser Zweifel, dass der Knochenreflex durch Vermittlung der Periostnerven entsteht, welche durch Schwingungen des Knochens erregt
werden.

Dass nun doch von gewissen bevorzugten Stellen und Vorsprün-
gen der Knochen sich eher Knochenreflexe auslösen lassen, als von
anderen, erklärt sich einfach aus der A r c h i t e k t u r der betreffenden
Stellen, welche leichter den ihnen ertheilten Stoss in die L ä n g s-
r i c h t u n g des Knochens fortleiten. Stösse in d i e s e r Richtung
sind aber (S. 48) besonders zur Auslösung von Knochenreflexen
geeignet.

Abschnitt 8.

Muskelreflexe.

Beklopfen freigelegter Muskelbäuche erzeugt mitunter, wiewohl im Ganzen selten, Contraction anderer Muskeln. Diese kann verschiedenen Ursprungs sein. Entweder sind es multimuskuläre Sehnenphänomene, oder es wird ein in der Muskelfascie verlaufender Stamm eines sensiblen Nerven getroffen, oder es wird der Knochen durch den Muskel hindurch erschüttert*). Die letztere Annahme muss man namentlich in solchen Fällen machen, in denen der Muskel stark beschädigt ist, so dass etwa nur ein Stumpf von einer Durchschneidung zurückgeblieben ist. Endlich mag manchmal ein wirklicher Muskelreflex vorliegen. *Kleen* [378] hat ja Blutdruckherabsetzung durch Beklopfen von Muskelbäuchen hervorgebracht. Mir ist es indess nicht gelungen, auf experimentellem Wege einen solchen Muskelreflex unzweifelhaft rein darzustellen.

Abschnitt 9.

Das Wesen der Sehnenphänomene.

Nach den mitgetheilten Versuchen reduciren sich die verschiedenartigen Formen der tiefen Reflexe im wesentlichen auf zwei Erscheinungen; ein Muskelphänomen und ein Knochenphänomen. Beide sind aufs engste miteinander verknüpft. Ein Schlag auf eine gespannte Sehne erzeugt Schwingungen, die zum Muskel und zum Knochen geleitet werden, dort das Muskelphänomen, hier den Knochenreflex hervorrufen. Ein Stoss auf den Knochen wiederum pflanzt sich einerseits auf die der getroffenen Stelle zunächst sich anheftende Sehne fort und bringt deren Muskel zur Contraction, ruft andererseits eine Contraction sämmtlicher den Knochen beherrschender Muskeln hervor.

Von diesen beiden enge verbundenen Erscheinungen ist das Knochenphänomen sicher ein Reflex. (Absch. 5.) Es bleibt also noch die Frage des Muskelphänomens zu erörtern.

Nach den Durchschneidungsversuchen von *Tschirjew* (Absch. 1.) ist es nur von einem bestimmten Abschnitte des Rückenmarkes

---

*) Dies dürfte bei der front-tap-contraction von *Gowers* (S. 14, Nr. 2 der Tabelle und S. 18, Nr. 27) vorliegen.

abhängig. Nach unseren Isolirungsversuchen (Absch. 6) sind alle benachbarten Nerven dafür irrelevant und nur die Existenz eines Reflexbogens nöthig, dessen sensorischer Theil im Muskel beginnt.

Von den Theorien, die über die Sehnenphänomene aufgestellt worden sind, ist daher die eigentliche „Tonustheorie" unhaltbar, weil die Reize von den Hautnerven etc. die den reflectorischen Tonus unterhalten sollen, nicht nothwendig zur Entstehung der Phänomene sind. Es bleibt also nur die Wahl zwischen der „Reflextheorie" und der Theorie der „myotatischen Phänomene" von *Gowers*. Nach der ersteren ist das Phänomen als ein Reflex anzusehen, welchen die dem Muskel ertheilten Schwingungen durch Erregung seiner sensorischen Nerven erzeugen. Nach *Gowers* muss es als ein besonderer Vorgang im Muskel betrachtet werden, der durch die Schwingungen, die dem Muskel beim Schlag auf die Sehne ertheilt werden, direct im Muskel entsteht, der aber von einem Reflexe, der in den sensorischen Muskelnerven ausgelöst wird, abhängig ist. Man muss hiezu einen permanenten Reiz für die sensorischen Muskelnerven annehmen und das muss die Dehnung sein, denn es bleibt kein anderer Reiz übrig.

Gegen die Reflextheorie wird angeführt*).

1. Die Reflexzeit ist viel kürzer als die aller anderen Reflexe und nähert sich dem Zeitraume für die Latenz des Muskels bei directer Reizung. (*Eulenburg* [205, 207, 210], *Waller* [752—754], *de Watteville* [758, 761]).

2. Den Sehnenphänomenen fehlt die erkennbare Zweckmässigkeit, es sind „künstliche Reflexe" (*de Watteville*).

3. Die Sehnenphänomene können nicht gehemmt, sondern nur antagonisirt werden. (*de Watteville*.)

4. Die Hautreflexe schwinden bei der Narkose mit Lustgas, während das Kniephänomen beim Eintritt der Cyanose noch erhalten bleibt. (*Horsley* [332].)

Von diesen Argumenten wird Punkt 2 im Cap. VIII, Punkt 3 im Cap. IV und V widerlegt. Dass Punkt 4 keine ernstliche Beweiskraft hat, da sich eben verschiedene Reflexe einzelnen toxischen Substanzen gegenüber verschieden verhalten können, ist klar.

---

*) Eine Reihe von theoretischen Argumenten von *Westphal*, *Waller*, *de Watteville* und *Gowers* war gegen die Knochenreflexe gerichtet und ist durch die Versuche von Abschnitt 5 hinfällig geworden.

Es bleibt also nur der Einwand der zu kurzen Reflexzeit übrig.
Waller stellt folgende Tabelle der Mittelzahlen für das Kaninchen auf:

Latenz bei directer elektrischer Reizung des Rectus femoris   0·0076 Sec.
Latenz bei directer mechanischer Reizung des Rectus femoris   0·0078 Sec.
Reflexzeit des Kniephänomens   0·0080 Sec.
Reflexzeit für das Zusammenfahren des Thieres nach einem Schlag
auf den Tisch   0·0360 Sec.
Reflexzeit für das Zurückziehen des Beines nach Hautreiz   0 0333 Sec.

Danach wäre allerdings die Reflexzeit des Kniephänomens von
der Grössenordnung der Muskellatenz. Aber diese Zahlen sind nicht
so ehern, als es den Anschein hat. So ist nach den mit sehr
genauen Methoden gemachten Untersuchungen von *Burdon-Sanderson*
[105] die Latenzzeit um Vieles kleiner anzunehmen. Für die Reflextheorie spricht die Thatsache, dass das Muskelphänomen aufs innigste
mit einem wahren Reflexe, dem Knochenreflex, zusammenhängt, und
beide durch denselben Reiz erzeugt werden. Ferner die sämmtlichen
im Cap. IV und V mitzutheilenden Erscheinungen, welche nur vom
Standpunkte der Reflextheorie erklärbar sind.

Gegen die *Gowers'sche* Theorie spricht, dass die Dehnung
des Muskels beim Knochenreflexe gar nicht unbedingt nöthig ist
(S. 46.) Eine gewisse Dehnung ist allerdings zum Zustandekommen
einer jeden Zuckung vortheilhaft, wie dies *Heidenhain* [298], *Fick* [225],
v. Kries [397], *Tigerstedt* [722], *Santesson* [626] gezeigt haben; dies
hat aber mit den Sehnenphänomenen nichts zu thun.

Es ist daher dem Argumente der zu kurzen Reflexzeit nur ein
geringes Gewicht beizumessen. Man muss sich sagen, dass wir uns
eben mit der Thatsache befreunden müssen, dass so einfache Reflexe,
wie die Sehnenreflexe, bei denen keine Coordination von Muskeln
in bestimmter Reihenfolge nöthig ist, wie das etwa beim Zurückziehen eines Beines der Fall ist, in ganz kurzer Zeit verlaufen können.
Auch ist eine so kurze Reflexzeit für den wahrscheinlichen Zweck
der Sehnenreflexe (Cap. VIII) erforderlich.

Wiewohl also ein exacter experimenteller Beweis nicht gegeben
ist und höchstwahrscheinlich überhaupt nicht gegeben werden kann,
spricht die weitaus grössere Wahrscheinlichkeit dafür, dass das Muskelphänomen beim sogenannten Sehnenreflexe in gleicher Weise
wie das Knochenphänomen als ein Reflexvorgang aufzufassen ist.

Abschnitt 10.

Die Anatomie des peripheren sensorischen Theils des Reflexbogens.

Aus den dargelegten Experimentaluntersuchungen geht hervor, dass die Quelle der Sehnenreflexe in der Erregung der sensorischen Nerven der Muskeln und Knochen zu suchen ist.

Die sensorischen Muskelnerven, früher oft bestritten und geleugnet, sind nach den Untersuchungen von *Golgi* und seinem Schüler *Cattaneo* [117, 118] über die „Organi muscolo-tendinei" sichergestellt. Die Arbeit von *Kerschner* [377] lehrte ein weiteres System sensorischer Organe im Muskel kennen, das früher verschiedene andere Deutungen erfahren hatte. Die Nervenfasern, welche zu beiden Arten von Endigungen gehen, entspringen häufig einem Stämmchen, von dem auch Zweige in Vater'sche Körperchen eintreten.

Die Knochen*) erhalten auf zwei Wegen ihre Nerven.

Den einen Weg nehmen vornehmlich die Nerven des Knochenmarks. In die Diaphyse des langen Röhrenknochens dringt durch das grosse Foramen nutritivum — bei manchen Knochen auch durch mehrere Ernährungslöcher — ein Stämmchen mit den Gefässen, das sich in der Markhaut und im Marke selbst entlang den Verästelungen der Knochenarterie verzweigt. Die Endigungsweise ist unbekannt. Vor dem Eintritte in den Knochen gibt der Marknerve einige Reiserchen ans Periost ab. Diese Nerven, die der Knochen von seiner Markhöhle aus erhält, sind für den Knochenreflex bedeutungslos, da Ausbohren des Marks (S. 45) den letzteren nicht schädigt.

Die zweite Reihe von Nerven erhält der Knochen im Perioste und den Gelenkskapseln. Ein grosser Theil endigt in Vater'schen Körperchen, einige an der Gelenkskapsel, nach *Nicoladoni* [519] in „netzförmigen Ausbreitungen des Axencylinders". *Rauber* [583—585] hat diese Nerven eingehend untersucht. Dieselben stammen zum allergrössten Theile aus den Muskeln. Es beläuft sich die Zahl derjenigen Muskeln sehr hoch, „deren Nerven nicht vollständig im Muskel unter-

---

*) Da die Nervenvertheilung an den Knochen in den Werken über Anatomie wenig berücksichtigt, für unseren Gegenstand aber sehr wichtig ist, wird die obige Darstellung an der Hand der Arbeiten von *Klint, Göring, Beck, Kölliker, Luschka, H. Meyer, Rauber* etc. gegeben. Literatur bei *Rauber* [583].

gehen, sondern mit einem gewissen Bruchtheile ihrer Fasern den Muskelkörper verlassen, um in der Knochenhaut und den Knochen sowie in den Gelenkskapseln ihr Ende zu finden." *(Rauber.)* Die Knochennerven verlassen den Muskel an seinem Ansatzpunkte, überschreiten den Ursprungsrand des Muskels in Stämmchen, die oft bis zu einem halben Millimeter dick sind, und lösen sich dann in Verzweigungen auf.

Die Thatsache, dass die periostalen Nerven von den Muskelästen abstammen, welche *Rauber* schon vom rein descriptiv-anatomischen Standpunkte besonders bemerkenswerth schien, hat für unseren Gegenstand eine hervorragende Bedeutung. Sie zeigt nämlich die anatomische Grundlage für die stete Verknüpfung des eigentlichen Sehnenreflexes mit dem Knochenreflexe. Die sensorischen Antheile beider Reflexbögen sind eben von der Peripherie an in e i n e Bahn zusammengefasst: die p h y s i o l o g i s c h e E i n h e i t der beiden Erscheinungen ist in der a n a t o m i s c h e n E i n h e i t ihrer Bahnen begründet.

Man könnte noch die Frage aufwerfen, ob man nach dem nunmehrigen Stande unserer Kenntnis über die Natur der „Sehnenreflexe" nicht einen anderen Namen für dieselben wählen sollte.*) Doch ist wohl durchaus kein Bedürfnis vorhanden, diese allgemein verständliche Bezeichnung, unter die nur e i n e, ganz genau bestimmte, Gruppe von Erscheinungen subsummirt werden muss und die das Wesentliche vollkommen trifft, aufzugeben.

---

*) Vergl. z. B. *Gowers* [277 S. 25].

Capitel III.

Die klonischen Phänomene.

Zu den Sehnenphänomenen rechnet man seit *Erb* und *Westphal* auch eine Anzahl von Erscheinungen, die durch Zug an den Sehnen, beziehungsweise Muskeln, erzeugt werden. Sie bestehen in einer Reihe rythmisch auf einander folgender Muskelzuckungen, welche zu einem Klonus des durch die betreffenden Muskeln bewegten Theiles führen.

Den Typus bildet der bekannte „Fussklonus", „Dorsalklonus", von *Erb,* von *Westphal* „Fussphänomen" genannt, (clonus du pied; ancle-clonus); zuerst 1862 von *Charcot* und *Vulpian* in der Krankengeschichte einer Patientin mit multipler Sclerose des Centralnervensystems verzeichnet und bei *Ordenstein* [546 S. 58] publiciert. Die Erscheinung besteht darin, dass eine vom Untersucher ausgeführte plötzliche Dorsalflexion des Fusses eine Serie von oscillirenden Bewegungen desselben um die frontale Axe des Sprunggelenks verursacht. Dieselben hören auf, sobald der Fuss aus der Dorsalflexion losgelassen wird.

Dieser Fussklonus und die ihm verwandten Erscheinungen werden n u r dann beobachtet, wenn die gewöhnlichen durch Schlag in den betreffenden Muskeln auszulösenden Sehnen- und Knochenreflexe gesteigert sind. Doch müssen diese letzteren nicht etwa in klonischer Form (S. 28) erfolgen. Auch ist selbst dann, wenn der gewöhnliche Sehnenreflex in klonischer Form vor sich geht, nicht immer auch durch Z u g an dem Muskel ein Klonus zu erzeugen.

Einen allgemein recipirten Namen besitzen wir für diese Gruppe von Erscheinungen im Deutschen nicht. Im Folgenden wird der Ausdruck „klonische Phänomene" hierfür verwendet. Klonischen Reflex auf Schlag werden wir zum Unterschiede davon als „gewöhnlichen Sehnenreflex von klonischer Form der Contraction" bezeichnen. In Frankreich werden die klonischen Phänomene als „trépidation épileptoide" zusammengefasst.

Massgebend für die Beurtheilung eines „klonischen Phänomens"
ist der erste Zug an der Sehne, der dasselbe veranlasst. Dieser
erste Zug kann geschehen :
I. durch directes Ziehen von Seite des Untersuchers;
II. durch die Contraction antagonistischer Muskeln,
welche ihrerseits wieder veranlasst sein kann:
a) durch Sehnenreflex oder Knochenreflex ;
b) durch willkürliche Bewegung ;
c) durch Reflexbewegungen auf Haut- oder Schleimhautreize ;
d) durch Mitbewegungen.

Zur Hervorrufung der Erscheinungen der Gruppe I. muss ein
elastischer Zug an der Sehne fortdauernd vom Untersucher unterhalten
werden, bei der Gruppe II. wird dieser Zug durch die Contraction
der Antagonisten dauernd besorgt. Die Gruppe I. wird von den
französischen Autoren als „trépidation épileptoide provoquée" bezeichnet. Die Erscheinungen der Gruppe II., namentlich jene, die auf ganz
leichte Hautreize oder scheinbar spontan auftreten, heissen seit *Brown-
Séquard* „épilepsie spinale"*). Die Erscheinungen der Gruppe I. sind
alltäglich an Kranken zu beobachten, die der Gruppe II. viel seltener,
sie stellen höhere Grade der ersteren dar. Zwischen allen Formen
gibt es Übergänge.

Abschnitt 1.

Die gewöhnlichen klonischen Phänomene (trépidation épileptoide provoquée).

Das häufigste und am besten studirte klonische Phänomen ist
der oben beschriebene Fussklonus.

Die veranlassende Dorsalflexion muss in der Regel kräftig
und rasch ausgeführt werden. Bestehen höhere Grade der Erregbarkeit,
so genügt schon viel geringerer Druck und Raschheit, ja Hängen-
bleiben der Zehen an einer Falte des Betttuchs (*Erb*).

Der Verlauf der Bewegungen ist meist so, dass die ersten
Excursionen des Fusses geringer sind und langsamer auf einander
folgen, dann stärkere Excursionen in schnellerer Folge eintreten. Daraus

---

*) *Brown-Séquard* selbst scheint ursprünglich noch verschiedene andere
klonische Rückenmarksreflexe darunter zusammengefasst zu haben. Vgl. die Li-
teraturübersicht am Schlusse des Capitels.

erklärt sich die Verschiedenheit der Angaben über die Frequenz: nach *Gowers* [276] 5—7, nach *Walter* [753] 8—10 Bewegungen per Secunde.

Die D a u e r der Erscheinungen variirt stark. Ist das Phänomen weniger ausgebildet, so erfolgen nur einige wenige Bewegungen, so dass es bald aufhört, wenn auch der Untersucher den Fuss noch weiter in Dorsalflexion hält. In Fällen besonderer Intensität dauert es überaus lange an; der Untersucher ermüdet, bevor noch die Bewegungen aufgehört haben. Ich habe Dauer bis 8 und 11 Minuten beobachtet.

Bei spontanem Aufhören kann man durch neuerliche plötzliche Dorsalflexion die Erscheinung meist gleich wieder von neuem hervorrufen.

Nicht selten zeigt sich bei wiederholter Auslösung deutlich E r - m ü d u n g des Phänomens: dasselbe wird kürzer dauernd und lässt sich schliesslich gar nicht mehr erzeugen.

Manchmal kann man den Fussklonus nicht sofort, sondern erst nach wiederholten Versuchen auslösen, derselbe muss gewissermassen erst „aufgeweckt" werden. Ueber diese Erscheinung der B a h n u n g siehe Cap. IV.

Von Bedeutung für die Theorie des Phänomens und seine Beziehung zum „Muskeltonus" ist die Thatsache, dass allzugrosse Anspannung der Wadenmuskeln den Fussklonus verhindert. *Westphal* [778] hat bereits hervorgehoben, dass bei „forcirter" Streckung des Knies die Erscheinung nicht hervorzurufen ist, hält dieses Verhalten für „nicht ganz leicht zu erklären", hat es aber nicht weiter verfolgt. Auch gibt *Westphal* an, dass eine allzu kräftige Dorsalflexion dem Entstehen des Fussklonus hinderlich ist. Bei alter Hemiplegie mit Beugecontractur im Knie vermisst man manchmal scheinbar den Fussklonus, kann ihn aber auslösen, wenn man das Knie biegt und den Versuch mit schwächerer Dorsalflexion wiederholt. Es ist also die allzu grosse passive Anspannung der Wadenmuskeln das wesentlich schädliche Moment.

Bei e x c e s s i v e r R i g i d i t ä t der Gliedmassen mit Streckcontractur kann man den Fussklonus wie *Charcot* [121. S 317] angibt, nicht auslösen. Ich bin manchmal in solchen Fällen zum Ziele gekommen, wenn ich den Fuss l a n g s a m und v o r - s i c h t i g in Dorsalflexion brachte, darin festhielt und nun einen Schlag auf die Achillessehne führte. Dies löste nicht nur die einmalige Contraction des Achillessehnenreflexes, sondern auch den Fussklonus aus.

Welche M u s k e l n contrahiren sich beim Fussklonus? *Erb* und *Westphal* haben unbedenklich die Erscheinung auf intermittirende

Zusammenziehung der an der Achillessehne sich ansetzenden Muskeln zurückgeführt, welche Zusammenziehung man ja auch thatsächlich sehen und fühlen kann. Die französischen Autoren nehmen dagegen abwechselnde Contraction der Wadenmuskeln und der Extensoren an. Dass man die letztere absolut nicht wahrnehmen kann, wird durch die gefiederte Anordnung der Fasern dieser Muskeln und durch die Spannung und Dicke ihrer Fascien erklärt.*)

Dem Fussklonus analog ist der Handklonus, zuerst bei *Bouchard* [76] beschrieben. Er entsteht, meist bei Vorhandensein von Beugecontractur im Handgelenke, wenn man dasselbe rasch dorsal zu flectiren versucht und geht leicht in ein klonisches Zittern der ganzen Extremität über.

Der Patellarklonus, (*Erb*) besteht in einer Serie rythmischer Zuckungen des Quadriceps und wird erhalten, wenn man bei einem Individuum mit sehr gesteigertem Patellarreflex seine Hand flach oberhalb der Patella auflegt, diese mit einem plötzlichen Ruck nach abwärts drängt und festhält. Er darf nicht mit dem Patellarreflex von klonischer Form verwechselt werden.

Durch plötzliche Dorsalflexion der grossen Zehe kann ein Klonus derselben erhalten werden, wie *Lewinski* [418] zuerst beschrieben hat. Seltener gelingt die Hervorrufung von Klonus an den anderen Zehen und an den Fingern.**)

Rasches Herabdrücken und Festhalten des Unterkiefers versetzt diesen in klonische Bewegung. (Zuerst von *Beevor* [35] bei amyotrophischer Lateralsclerose beschrieben.)

Seltenere klonische Phänomene sind: Knieklonus bei rascher Streckung des gebeugten Knies, Vorderarmklonus bei Streckung des Ellbogengelenks, Klonus im Pectoralis major, von *Delorm-Sorbé* [156] beobachtet, bei brüsker Spannung dieses Muskels u. s. f.

Abschnitt 2.
Die höheren Grade der klonischen Phänomene.

Bei sehr intensivem Fussklonus ist manchmal, wie erwähnt, nur eine ganz geringe Fixation des Fusses in Dorsalflexion nöthig. In anderen Fällen dauern die rythmischen Bewegungen noch kurze

---

*) Z. B. bei *Petitclerc* [559 S. 42].
**) Häufig begleitet ein leichter Klonus der kleineren Zehen, ohne dass diese fixirt werden müssen, die klonischen Bewegungen der grossen Zehe — eine Erscheinung, die bereits zur II. Gruppe gehört.

Zeit fort, nachdem man bereits mit der Dorsalflexion aufgehört hat. Diese Erscheinung findet bei *Hallopeau* [293] zuerst Erwähnung. Sie bildet den Uebergang zu den höheren Graden dieses klonischen Phänomens. Bei diesen ist passive Dorsalflexion und Fixation sowohl zur Erregung, als zur Unterhaltung des klonischen Krampfes unnöthig. Derselbe wird durch irgend eine Muskelcontraction eingeleitet und läuft dann ohne weiteres Hinzuthun, insbesondere ohne Fixation von Seite des Untersuchers ab.

Als Ausgangspunkt, um eine solche Serie von Contractionen einzuleiten — „amorcer la trépidation“ nach *Joffroy* [356] — kann erstens die **einmalige Beklopfung einer Sehne** dienen. Für den Fussklonus beklopft man die Achillessehne. In manchen Fällen, wie z. B. in einem von *Schmaus* [635] beschriebenen Falle von diffuser Hirnsclerose, genügt die blosse Berührung der Sehne. Einen seitlichen Fussklonus erzeugt man nach *Westphal* [778, S. 818] gelegentlich durch Beklopfen der Sehne des Peroneus oberhalb des äusseren Knöchels. Es entsteht schneller rythmischer Wechsel von Abduction und Adduction. Auch von der Sehne des Tibialis anticus kann das Phänomen erhalten werden.

Den Handklonus löst manchmal ein einmaliger Schlag auf eine der gespannten Beugesehnen am Vorderarme aus. Wird das Handgelenk gebeugt und die Sehnen erschlafft, so gelingt der Versuch nicht. (Erste Beschreibung von *Lewinski* [418]).

Klonus der grossen Zehe kann durch einmaliges Beklopfen der Sehne des Extensor hallucis long. ohne Fixation der Zehe erhalten werden. An demselben betheiligen sich oft die kleineren Zehen. Ferner lässt sich durch Schlag auf die Gebilde des Fussrückens, des Zehenballens oder der Höhlung der Fusssohle öfters Zehenklonus hervorrufen.

Willkürliche Bewegung veranlasst oft schon bei geringerem Grade der Erregbarkeit klonische Phänomene. Man kann folgende Formen unterscheiden:

α) Die Patienten können absichtlich durch active Dorsalflexion Fussklonus erzeugen. Die Bewegungen sind jedoch alsdann schwächer als bei passiver Dorsalflexion und halten weniger lange an.

β) Eine willkürliche Bewegung führt zufällig zur Fixation eines Gliedes in einer zur Erzeugung eines klonischen Phänomens geeigneten Stellung. So bekommen alte Hemiplegiker, die gehen können, bei einer gewissen Art des Auftretens Fussklonus im paretischen Beine.

γ) Eine willkürliche Contraction eines Muskels geht in ein klonisches Phänomen über, an welchem dieser Muskel betheiligt ist. Beispielsweise sieht man bei Patienten mit alter Hemiplegie oder mit multipler herdförmiger Sclerose des Centralnervensystems bei rascherem Auf- und Abwärtsbewegen der Zehen, mit einem Male Klonus derselben eintreten. Dieser ist durchaus vom Intentionstremor verschieden.

Ist nun die Erregbarkeit sehr gesteigert, so führt jeder Versuch einer willkürlichen Bewegung zu heftigem Klonus. Dies ist dann das Bild der épilepsie spinale. Man beobachtet sie fast nur in den unteren Extremitäten bei Kranken mit Parese derselben durch Myelitis, Rückenmarkscompression, Tuberkeln des Rückenmarks etc. Sie besteht in heftigen Zitterbewegungen des ganzen Beines, oft beider Beine, welche in ziemlich gleichförmigem Rythmus, nur zeitweise etwas beschleunigter sich vollziehen und in schweren Fällen sogar stundenlang andauern können. Der Charakter ist im Ganzen immer derselbe : rythmische Beuge- und Streckbewegungen in allen Gelenken, manchmal auch Abduction und Adduction, namentlich im Sprunggelenke. Die Muskeln zeigen dabei eine bedeutende Rigidität. Versuche, diese zu überwinden, steigern den Krampf.

Hautreize lösen nur bei sehr gesteigerter Erregbarkeit klonische Phänomene aus. So wirkt Stich oder Kitzeln der Fusssohle, wie *Joffroy* [355, 356] und *Nothnagel* [528] beschrieben. *Lewinski* [418] erzeugte Handklonus durch Stich in die Hohlhand. Ebenso wirken in einzelnen Fällen Schleimhautreize (Stuhlabgang etc.) Bei ausgeprägten Fällen gesteigerter Erregbarkeit, die allerdings ziemlich selten sind, löst schon der leiseste Reiz, wie das Aufheben der Bettdecke, die Erschütterung des Bettes, die Spinalepilepsie aus. Manchmal entsteht sie scheinbar spontan, d. h. wohl auf Reize, die wir nicht entdecken können.

Auch **Mitbewegungen** führen in seltenen Fällen zu klonischen Phänomenen. Ich sah einen so veranlassten Zehenklonus bei einem Falle alter Hemiplegie. Vielleicht ist dies häufiger und blos deswegen nicht bekannt, weil im Allgemeinen auf die Mitbewegungen weniger geachtet wird.

Abschnitt 3.

Zusammenhang und Wesen der klonischen Phänomene.

Die klonischen Phänomene lassen sich in eine Stufenleiter ordnen, welche von den rythmischen Zuckungen einzelner Muskeln bis zur Spinalepilepsie reicht.

Die einfachste Erscheinung ist der Patellarklonus. Die Zuckungen erfolgen in einem Muskel, zu ihrer Unterhaltung ist fortdauernder Zug nöthig.

Der Fussklonus kann eine vollständig analoge Erscheinung sein, bedingt durch rythmische Contraction der Wadenmuskeln allein. Es ist anzunehmen, dass dies der gewöhnliche Fall ist. Denn wenn man sich überzeugt hat, wie leicht man eine geringe active Contraction der Extensoren fühlt und sieht, kann man unmöglich annehmen, dass sich diese Muskeln bei jedem Fussklonus contrahiren; denn man nimmt eine Contraction derselben beim gewöhnlichen Fussklonus absolut nicht wahr.

Eine weitere Stufe bildet der Fussklonus, der die Dorsalflexion eine Zeitlang überdauert. Hier betheiligt sich wohl die dorsale Muskulatur auch an der Contraction.

Sicher ist das der Fall beim Fussklonus, der durch einen Schlag auf die Achillessehne eingeleitet wird und dann von selbst weiter arbeitet. Hier muss abwechselnde Contraction der Beuger und Strecker platzgreifen.

Die nächste Stufe bilden die Fälle, in welchen die willkürliche Muskelaction, die weitere jene, in welchen Hautreflexe den Klonus einleiten.

Der Mechanismus der Auslösung ist offenbar in den letztgenannten drei Arten derselbe: ein besonders zum Klonus geneigter Muskel wird durch die irgendwie veranlasste Contraction der Antagonisten gezerrt und nun geht die klonische Action los. So verhält es sich z. B. beim Fussklonus nach Nadelstich in die Fusssohle. Die Action, welche dieser Hautreiz auslöst, besteht regelmässig in Dorsalflexion des Fusses. Mit dieser Reflexbewegung wird aber der Zug an der Achillessehne ausgeübt, der seinerseits den Fussklonus veranlasst.

Nun lassen sich nicht blos Uebergangsformen zwischen den einzelnen Arten der klonischen Phänomene aufstellen, sondern man kann auch thatsächlich den Uebergang der einen in die andere Art sich vollziehen sehen.

Hat man Gelegenheit, einen geeigneten Kranken (meist handelt es sich um multiple herdförmige Sclerose) hinreichend lange zu beobachten, so findet man oft genug, dass derselbe anfangs nur die gewöhnlichen klonischen Phänomene aufweist. Mit der Zunahme der Lähmung etc. werden diese immer leichter auslösbar, so dass ein immer geringerer Zug genügt. Allmälig stellen sich Erscheinungen der Gruppe II. ein, diese nehmen immer mehr an Intensität zu, so dass schon Aufheben der Bettdecke genügt, um Klonus zu erzeugen.

Auch wird ein Klonus, der nur bei passiver Fixation besteht, nicht selten in benachbarten Muskelgebieten von Klonus begleitet, ohne dass diese Glieder fixirt siud. (Klonus der grossen und kleinen Zehen. S. 62. Anm.)

Ferner kann während einer Untersuchung sich ein Uebergang der einen Form in die andere ereignen. Insbesonders kommt es bei öfterer Wiederholung des Versuchs vor, dass anfangs sich ein klonisches Phänomen auf Hautreize erzielen lässt, dann nur mehr bei directem Zuge am Muskel, schliesslich überhaupt nicht mehr. (Ermüdung.)

Die klonischen Phänomene bilden also eine einheitliche Gruppe von Erscheinungen. Eine brauchbare Theorie derselben darf nicht etwa blos die einfachsten von ihnen erklären, sondern muss die Gesammtheit der Phänomene berücksichtigen. *)

Das Gemeinsame an allen Erscheinungen ist das Phänomen, dass ein Muskel auf plötzlichen Zug in eine rythmisch anschwellende und abschwellende Contraction verfällt. Dieser Zug muss dauernd fortgesetzt werden. Geschieht der Vorgang an einem einzigen Muskel, so muss eine äussere Kraft den Zug unterhalten. Betheiligen sich mehrere Muskelgruppen daran, so unterhält das wechselnde Spiel der Antagonisten den Zug und es läuft eine in sich abgeschlossene Bewegung ab. Eine solche intermittirende Action antagonistischer Muskeln, die durch irgend einen Reiz veranlasst, dann aber von den Muskeln selbst fortgesetzt wird und gesetzmässig verläuft, können wir nach der Vorstellungsweise, die wir seit *Descartes* von den Lebensvorgängen haben, nicht anders auffassen, denn als Reflexvorgang. Da aber diese Action nur eine, bei gesteigerter Erregbarkeit entstehende, höhere Stufe der intermittirenden Action eines Muskels darstellt, welcher durch dauernden Zug von fremder Hand zur Contraction gebracht wird, so muss auch diese als Reflexvorgang aufgefasst werden.

Diese Ansicht findet ihre Stütze darin, dass wir ähnlichen rythmischen Reflexen vielfach begegnen.

---

*) In den Erörterungen von *Jendrássik* [350] und *Schwarz* [663] ist nicht auf alle Thatsachen Rücksicht genommen.

An Kaninchen, deren Rückenmark im Brusttheile durchschnitten wurde, kann man klonische Action einzelner Muskeln nach einer auf sie ausgeübten Einwirkung beobachten. Spannt man durch Plantarflexion des Sprunggelenks die Extensoren an der Vorderfläche der Tibia an, präparirt sie durch einige Messerzüge zu beiden Seiten ein wenig frei und durchschneidet nun mit einem Scheerenschlag die gespannten Sehnen am Ligamentum transversum, so gerathen Tibialis anticus und Extensor digitorum comm. durch den Reiz der plötzlichen Entspannung bei erregbaren Thieren in eine Serie rythmischer Contractionen.

Bleiben Thiere nach Rückenmarksdurchschneidung am Leben, so tritt nach mehreren Wochen sehr häufig, wie 1858 zuerst *Brown-Séquard* [96] beschrieben, ein Zustand erhöhter Reflexerregbarkeit mit klonischen Reflexen ein, der in hohem Grade dem Bilde der épilepsie spinale beim Menschen gleicht. Es treten auf verschiedene Reize rythmische klonische Krämpfe der hinteren Extremitäten von mehreren (bis zu 8) Minuten Dauer ein. *Freusberg* [246] hat gleiche Beobachtungen an Hunden beschrieben. Ein sensorischer Reiz erzeugt einen „in sich abgeschlossenen Kreis wechselnder Erregungen."

Auch beim Menschen mit unverletztem Nervensystem gibt es solche rythmische Reflexe, welche durch willkürliche Muskelaction eingeleitet werden, dann aber automatisch, ganz analog den besprochenen pathologischen Vorgängen, ablaufen.

Hierher gehört das bekannte Fusszittern,*) welches man, auf einem niedrigen Stuhle sitzend, und den Fuss mit den Zehen auf den Boden stellend, durch willkürliches Zittern des Beines einleitet. Alsdann dauert das Zittern mit circa 7 Schwingungen in der Minute fort. Man braucht der Unterhaltung der Bewegung keine Aufmerksamkeit zu schenken, kann sie auch nicht wie eine willkürliche sofort sistiren, sondern erst nach einigen wenigen Excursionen, die das Bein gegen die Absicht ausführt. Es handelt sich also um einen Reflex.

Ganz analog ist das von *Ewald* [212] näher untersuchte Kopfschwingen. Vollführt man rasch einige seitliche Schwingungen des Kopfes um eine mediale verticale Axe, wie sie der verneinenden

---

*) Schulknaben üben es oft aus. Manche Leute können es nur sehr schwer hervorbringen, bei anderen tritt es sehr leicht ein. Literatur: *Gowers* [276] *Axenfeld* [19].

mimischen Bewegung entsprechen, so erfolgen weitere unwillkürliche Schwingungen mit einer Frequenz von 14—17 in der Minute.

Handelt es sich in diesen beiden Fällen um eine willkürlich einzuleitende Wechselwirkung gewisser Muskeln und ihrer Antagonisten, bei der die Contraction der einen verstärkte Bewegungsimpulse für die anderen auslöst, so gibt es andere solche Erscheinungen, die nur reflectorisch eingeleitet werden können.

Ein derartiger auf wenige Muskeln beschränkter Vorgang, den Hautreize (Kälte) auslösen, ist das Zähneklappern. *Ewald* hat seine Frequenz zu 14—17 per Minute bestimmt, *Beevor* [35] es mit dem oben erwähnten Unterkieferklonus verglichen.

Durch Schleimhautreiz wird die analoge (meines Wissens bisher nicht näher untersuchte) rythmische Contraction des Ischiocavernosus und Bulbocavernosus bei der Ejaculation verursacht.

Ein anderer rythmischer Reflex, der auf zahlreiche Muskeln, ja nahezu auf den ganzen Körper sich verbreitet, also ein physiologisches Analogon der Spinalepilepsie, ist der Frostschauer, der in seiner höchsten Steigerung zu den ganz regelmässigen rythmischen Bewegungen des Schüttelfrostes wird. Physiologisch wird er durch Haut- und Schleimhautreize ausgelöst, als: Kälte, Urinentleerung, sowie gegen Ende des Coitus, den ja schon Hippokrates einer „kleinen Epilepsie" verglichen hat.

Wir haben also schon unter physiologischen Verhältnissen Einrichtungen zur Erzeugung rythmischer Reflexe in unserem Nervensysteme vorgebildet.

Wir sehen daher in den klonischen Phänomenen rythmische Reflexe, welche durch Reizung der Muskeln ausgelöst werden.

Was nun die Stellung der klonischen Phänomene zu den gewöhnlichen durch Schlag zu erregenden Sehnenreflexen betrifft, so ist diese noch nicht vollständig klar gelegt, weil nur ausserordentlich wenige und ungenügende Thierversuche darüber vorliegen. Die bisher ermittelten Thatsachen orientiren jedoch im Grossen und Ganzen bereits so ziemlich.

Klonische Phänomene treten nur bei gesteigerter Erregbarkeit für die gewöhnlichen Sehnenreflexe ein und zwar nur in den Muskeln, deren Sehnenreflexe gesteigert sind.

Steigert man durch toxischen Einfluss, z. B. Aetherinhalation nach *Eulenburg* [206], beim Kaninchen die Sehnenreflexe, so erhält man beim Beklopfen der Patellarsehne zuerst einfachen Patellarreflex, dann immer stärkeren Reflex von klonischer Form der Contraction, schliesslich geht der Patellarreflex in typische épilepsie spinale über. Gleiches hat *Adamkiewicz* [2] durch allmälig verstärkte Compression des Gehirns bewirkt. (Siehe folgendes Capitel.) Es gehen also gewöhnliche Sehnenreflexe in klonische Phänomene über.

Es ist daher in hohem Grade wahrscheinlich, dass der Mechanismus, durch welchen die Z e r r u n g des Muskels ein k l o n i s c h e s P h ä n o m e n auslöst, eben derselbe ist, durch den der S c h l a g auf die Sehne d i e M u s k e l c o n t r a c t i o n d e s g e w ö h n l i c h e n S e h - n e n r e f l e x e s bewirkt, nämlich durch S c h w i n g u n g e n, welche die sensorischen Muskelnerven erregen. Die rythmische Form des Reflexes würde auf einem präformirten centralen Mechanismus für rythmische Reflexe beruhen, der bei f o r t d a u e r n d e m Zuge durch die Muskelcontractionen immer von neuem angeregt wird. Die klonischen Phänomene sind daher nur eine besondere Art der „Sehnenreflexe.“

G e g e n den Zusammenhang der klonischen Phänomene mit den Sehnenreflexen und gegen die Reflexnatur der ersteren sind verschiedene Argumente vorgebracht worden. Eine Discussion derselben kann hier füglich unterbleiben, da die Autoren nicht, wie wir oben, die g e s a m m t e n Phänomene in Betracht gezogen und somit einseitig Thatsachen vernachlässigt haben. E i n e Angabe von *de Fleury* [232] und *Delorm-Sorbé* [156] bedarf jedoch der Besprechung, da sie in die Literatur*) übergegangen ist.

Die genannten Autoren führen nämlich als Beweis für die Verschiedenheit der Sehnenreflexe und des Fussklonus an, dass letzterer durch Einwicklung der Extremität mit der *Esmarch*'schen elastischen Binde aufgehoben wird, erstere aber nicht. Diese Behauptung ist u n r i c h t i g. Ich habe über den Gegenstand eine grössere Zahl von Versuchen an Kranken angestellt. Die Resultate sind folgende :

a) Eine kurz dauernde Einwicklung (4—5 Min.) lässt Fussklonus und Achillessehnenreflex unberührt.

b) Länger dauernde Anaemie (etwa 6—10 Min.) schwächt Fussklonus und Achillessehnenreflex.

c) Dauert die Anaemie noch länger (etwa 10—15 Min.), so schwindet Fussklonus gänzlich, der Achillessehnenreflex wird merklich geringer.

---

*) Z. B. bei *Chrostek* [134].

d) Lässt man die Anaemie nach dem Verschwinden des Fuss-klonus noch einige Minuten dauern, so ist auch der Achillessehnen-reflex gänzlich verschwunden.

Es schwindet also bei künstlicher Anaemie das klonische Phänomen früher als der gewöhnliche Sehnenreflex. Das entspricht aber vollständig der oben vertretenen Annahme, dass erstere einen höheren Grad der Sehnenreflexe darstellen.

Literatur der klonischen Phänomene in chronologischer Folge: *Brown-Séquard* [96], *Ordenstein* [546], *Bouchard* [76], *Dubois* [167], *Brown-Séquard* [97], *Charcot et Joffroy* [129], *Michaud* [485], *Hallopeau* [293], *Bourneville et Voulet* [78], die Vorlesungen von *Charcot* [250, SS. 254 und 356], *Strauss* [696], *Erb* [193], *Westphal* [778], dann die im Text citirten Arbeiten.

Capitel IV.

Die Variationen der Sehnenreflexe und ihre Ursachen.

Wir haben bereits wiederholt betont, dass die Sehnenreflexe in verschiedener Intensität auftreten können, dass beim gesunden Menschen in der Regel nur wenige auslösbar sind, unter verschiedenen Bedingungen aber mehrere und stärkere erscheinen. Noch mehr Veränderungen zeigen die Sehnenreflexe unter pathologischen Einflüssen. Die Kriterien gesteigerter Sehnenreflexe sind auf S. 32 besprochen. Als weitere Stufe der Steigerung ist, wie im vorigen Capitel auseinandergesetzt, das Auftreten klonischer Phänomene zu betrachten. Wie zur Steigerung, kann es auch zur Abschwächung kommen, so dass die Sehnenreflexe überhaupt nicht mehr, oder doch nur unter dem Einflusse gewisser, die Reizbarkeit momentan erhöhender („bahnender") Reize ausgelöst werden können.

Um die Ursachen dieser Veränderungen möglichst klar zu legen, ist es nothwendig, die Kenntnisse zu überblicken, die wir über die Ursachen der Variationen von Reflexen überhaupt besitzen und sie mit dem Stande unserer Kenntnisse vom Bau des Centralnervensystems zu vergleichen. Der folgende Abschnitt 1 gibt eine solche Zusammenstellung, welche in der physiologischen Literatur bisher nicht vorliegt. Sie ist natürlich wesentlich mit Rücksicht auf die Verwerthung an den Sehnenreflexen getroffen.

Abschnitt 1.

Allgemeine physiologische Vorbemerkungen.

Die Thatsache, dass Vorgänge in irgend einem Theile des Nervensystems von Vorgängen in anderen Theilen desselben beeinflusst werden, ist seit jeher bekannt. Schon der Aphorismus des *Hippokrates*[*]) enthält sie: Duobus doloribus simul obortis, non in eodem loco, vehementior obscurat alterum. Das eingehendere Studium der Vor-

---

[*]) *Hippokrates*, Aphorismi II. 46.

gänge bei dieser Beeinflussung gehört erst der 2. Hälfte unseres Jahrhunderts an.

Die Einflüsse auf einen Reflex können entweder **direct** auf den Reflexbogen oder **indirect** durch Vermittlung anderer Nervenbahnen wirken. Sie können in Schädigung des Reflexbogens, oder in Veränderung seiner Lebensbedingungen, oder Hemmung, Bahnung und Ermüdung bestehen.

Als Hemmung bezeichnet man seit *Setschenow* [675] die Abschwächung, Verspätung oder Aufhebung von Reflexen durch Einwirkung auf Theile ausserhalb des Reflexbogens.

Unter dem Namen der Bahnung hat *Exner* [213] die schon früher gelegentlich bemerkten Thatsachen zusammengefasst, dass Reflexe nach Einwirkung bestimmter Einflüsse auf centripetale Fasern stärker oder früher oder auf geringere Reize eintreten.

Der Begriff der Ermüdung deckt sich mit dem des gewöhnlichen Sprachgebrauches: die Reflexe werden schwächer, treten später ein oder bedürfen zur Auslösung stärkerer Reize.

In den letzten 3 Fällen hat man somit zweierlei Reize zu unterscheiden: den Reflex beinflussende Reize und den Reflex auslösende Reize.

Die Experimente, durch welche diese Kenntnisse erworben sind, bedienen sich theils der Unterbrechung nervöser Verbindungen, theils der Reizung. Die Unterbrechung (Durchschneidung) kann als Reiz wirken, so dass bei derartigen Versuchen erst zu entscheiden ist, ob es sich um Wegfall von Hemmung oder um Bahnung, beziehungsweise um Reizung von Hemmungsvorrichtungen oder um Abhaltung bahnender Einflüsse handelt.

Denken wir uns nun einen idealen Rückenmarksreflex, der auf möglichst viele Arten beeinflusst werden kann, (man denke etwa an die Blasenfunction oder die genitalen Reflexe), so kann nebenstehendes Schema*) (Fig. 7) die Vorgänge versinnlichen.

In einem bestimmten Abschnitte des Rückenmarks ist das **Reflexcentrum** localisiert. Der sensorische Nerv *s* endigt seine Fasern im Endbäumchen an der Peripherie, steigt im gemischten Nerven *ms* aufwärts, verläuft durch die hintere Wurzel am Spinalganglion vorbei und

---

*) Es sei ausdrücklich hervorgehoben, dass ich mit diesem Schema nicht etwa die Annahme eigener specifischer Bahnungs- und Hemmungscentren vertreten, sondern lediglich die Thatsachen der Wechselwirkung im Centralnervensystem übersichtlich darstellen will, ohne die Theorie zu berühren. Bezüglich letzterer ist auf die bekannten Arbeiten von *Setschenow, Herzen, Nothnagel, Pflüger, Goltz, Cyon, Freusberg, Heidenhain, Exner, Brown-Séquard* etc. etc. zu verweisen.

tritt ins Rückenmark ein. Hier
löst sich die Collaterale ab,
welche mit Ganglienzellen durch
ihr Endbäumchen in Verbindung
tritt. Wie viele solcher Schalt-
stücke im Rückenmarke existiren, ist unbekannt, sicher ist
nur, dass die austretende motorische Faser *m* von einer
Ganglienzelle abgeht. Sie tritt,
durch den gemischten Nerven
ms verlaufend, in den Muskel
ein. Der Reflexbogen kann
vom übrigen Nervensysteme
isolirt werden. Auf dieses Reflexcentrum wirken die benachbarten Abschnitte des Rückenmarks durch die Bahnen α, die
subcorticalen Centren durch die
Bahn β, die Hirnrinde durch
die (directe) Bahn γ ein.

Die **directen Einflüsse** auf
diesen Reflexbogen können in
Folgendem bestehen:

1. Die Leitung kann an
irgend einer Stelle ganz oder
theilweise unterbrochen oder
die Contractilität des Muskels in verschieden hohem Grade
geschädigt sein. Gänzliche Unterbrechung oder Aufhebung der

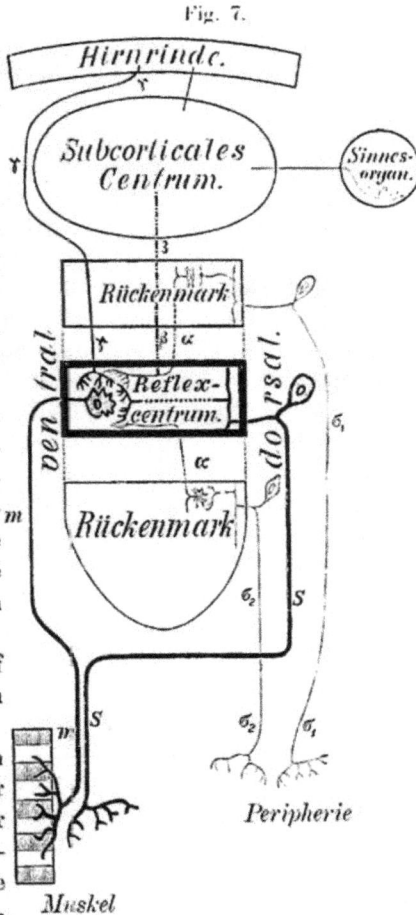

Fig. 7.

Contractilität hat natürlich den Verlust des Reflexes zur Folge. Der
Effect einer theilweisen Schädigung hängt von der Menge der erhaltenen Fasern und der Erregbarkeit des Centrums ab. Steigerung der
letzteren kann eine theilweise Unterbrechung compensiren (Versuch von
Westphal S. 35).

2. Veränderung der Lebensbedingungen.

a) Die Leitungsfähigkeit des Nerven kann erhöht sein.
Dieser Gegenstand ist zwar noch wenig studirt, aber jedenfalls durch die
exacten Versuche von *Gad* und *Piotrowski* [259] das Vorkommen dieser

Erscheinung nachgewiesen (im Beginne der Einwirkung verdünnter Alkoholdämpfe auf Nerven). Eine solche Erhöhung würde den Eintritt der Contraction auf geringere centrale Impulse veranlassen, oder im sensorischen Theile den Schwellenwerth des zur Auslösung des Reflexes nöthigen Reizes herabsetzen, also Reflexsteigerung verursachen.

b) Die Leitungsfähigkeit des Nerven kann vermindert sein. Dieser Effect ist durch toxische Substanzen — siehe hierüber bei *Gad* [258] — und durch Quetschung des Nerven erzielt werden.

c) Die Lebensbedingungen des Reflexcentrums können durch Aenderung der Blutcirculation (*Stenson*'scher Versuch), durch Zufuhr toxischer Substanzen (Strychnin, Chloroform etc.) durch Aenderung der Temperatur, wie die Versuche von *Cayrade* und *Tarchanoff**) zeigen, geändert werden.

3. Bahnung und Ermüdung innerhalb des Reflexbogens.

Die Bahnung kann erfolgen:

a) Durch Reizung des sensorischen Theiles. Diese geschieht entweder durch adaequate Reize, welche aber an sich zu schwach sind, um den Reflex auszulösen, oder durch andersartige Reize. Beispiele liefert weniger die experimentelle Physiologie, als die Krankenbeobachtung, welche zeigt, wie sehr Entzündungen und kleine Verletzungen auf Haut und Schleimhaut die Reflexe von den benachbarten Stellen steigern.

b) Indem ein Reflex den folgenden bahnt, wie *Wundt* [805, II. S. 67] und *Exner* [213] beschrieben haben.

Die Ermüdung betrifft das Centrum oder die Muskeln. Sie kann durch wiederholte Auslösung desselben Reflexes oder durch Inanspruchnahme des Apparates für andere Leistungen gesehen. Der periphere Nerv ist nicht ermüdbar, wie *Gad* [257], *Maschek* [467] *Wedensky* [764], *Bowditch* [79, 81], *Szana* [712] gezeigt haben.

Die Existenz einer Bahnung im motorischen Theile des Reflexbogens, dergestalt, dass eine Reizung motorischer Nerven steigernd auf die Erregbarkeit des Reflexcentrums zurückwirken sollte, ist durch nichts erwiesen. *Bernhardt* [61] will durch die Versuche von *Darkschewitsch* [147], nach welchen Zerstörung des Facialis bei Meerschweinchen von Degeneration im Kern gefolgt ist, eine solche Annahme stützen (und verwerthet sie zur Erklärung gewisser convulsivischer Reizzustände bei Lähmungen). Diese Begründung ist jedoch nicht recht verständlich. Die Versuche von *Darkschewitsch* beweisen nur aufs neue**) die Exi-

---

*) Siehe bei *Eckhard* in *Hermann's* Handb. d. Physiologie II. 2. S. 43.
**) Literatur bei *Bregmann* [88].

stenz einer rasch eintretenden aufsteigenden Degeneration im motorischen Theile, nicht aber eines Reizzustandes.

Die **indirecten Einflüsse** sind spinalen, cerebralen subcorticalen oder corticalen Ursprungs.

Die **spinale Beeinflussung** eines Reflexbogens erfolgt sowohl von cerebralwärts gelegenen („übergeordneten") als von den symmetrisch in der anderen Rückenmarkshälfte gelegenen, als wahrscheinlich auch von einzelnen caudalwärts gelegenen Rückenmarkspartien aus. Es ist nicht wahrscheinlich, dass hiebei diese Rückenmarksabschnitte automatisch fungiren, sondern mit *Langendorff* [403, 404] anzunehmen, dass sie zur Beeinflussung ihrerseits wieder durch andere Einflüsse angeregt werden. Die Einflüsse letzterer Art, die wir experimentell ausüben können, greifen entweder die **Rückenmarkssubstanz** selbst oder die **sensorischen Nerven** σ_1 und σ_2 an. Beide können hemmend oder bahnend beeinflusst werden.

Auf die Rückenmarkssubstanz selbst wirkt **hemmend** vor allem die Durchschneidnng. *Marshall Hall* [464] hat zuerst das erkannt, *Goltz* [273] die Hemmungerscheinungen eingehend studirt und nachgewiesen, dass sie monatelang nach der Durchschneidung dauern können. Die Unkenntnis dieser Thatsache hatte früher dazu geführt, dass man gewisse Reflexe, wie die Blasenfunction, für cerebrale Acte ansah, da man die Hemmungserscheinungen für Ausfall hielt. Gleiches werden wir bei den Sehnenreflexen kennen lernen.

Bahnend auf die Rückenmarkssubstanz wirkt **elektrische** Reizung, wie *Biedermann* [62] gezeigt hat.

Ob diese hemmenden und bahnenden Einflüsse auf dem Umwege über die graue Substanz des übergeordneten Rückenmarktheiles wirken oder ob nur die zum Reflexcentrum hinführende Bahn α (Fig 7.) erregt wird, ist nicht bekannt. Dürfte man nach der Analogie der Wirkung des Vagus auf das Herz schliessen, so wäre beides möglich.

Die Bahn α, welche die hemmenden und bahnenden Einflüsse aus den nächsten Rückenmarkssegmenten zuleitet, ist wohl in den Fortsätzen der „Strangzellen" und deren Collateralen*) zu suchen. Von den letzteren ist erwiesen, dass sie reichlich zwischen die „motorischen" Vorderhornzellen eindringen. Diese Vorstellung ist im Schema Figur 7 ausgeführt. Ferner haben wir für diese Beinflussung die „Commissurenzellen" und ihre Fortsätze in Anspruch zu nehmen. Die erstgenannten Faserzüge sind bereits von *Bouchard* [76]

---

*) Vgl. die Zusammenstellung der neueren Arbeiten bei *Lenhossék* [410].

als „fibres commissurales courtes" beschrieben worden; es sind „kurze Bahnen", welche bei Rückenmarksherden absteigend degeneriren und so das Areal der absteigenden Degeneration der Pyramidenbahn eine Strecke weit vermehren. Neuere Beschreibungen dieser Fasern bei *Löwenthal* [434], *Singer* und *Münzer* [684].

Die hemmende Wirkung der Reizung peripherer Nerven auf die Vorgänge in einem anderen Reflexbogen ist zuerst von *Setschenow* [676] und *Nothnagel* [526, 527] als „Unterdrückung der Hautsensibilität" studirt worden. Seitdem sind eine sehr grosse Zahl von Beispielen allgemein bekannt geworden, wie in den Arbeiten von *Goltz* [272] u. A.

Die bahnende Wirkung von Impulsen, die dem Rückenmark durch Reizung peripherer sensorischer Nerven zugeleitet werden, hat zuerst *Setschenow* gelegentlich bemerkt, *Wundt* [804, S. 175] und *Freusberg* [274] haben diese Thatsache weiter verfolgt. Diesen Einfluss erweist auch die Beobachtung von *Langley* [406], dass Durchschneidung eines Ischiadicus die durch Reizung des anderen erzeugte Reflexthätigkeit unter Umständen vermindert, welche eine Hemmung nicht annehmen lassen.

Es ist wahrscheinlich, dass auch vom Sympathicus aus auf Rückenmarksreflexe beeinflussend eingewirkt werden kann. Doch sind die Versuche darüber, wie z B. von *Lewisson* [421], noch nicht hinreichend klar.

Von der cerebralen subcorticalen Beeinflussung kennt die Physiologie hauptsächlich hemmende Erregungen. Hierher gehören die bekannten Versuche von *Setschenow* [675, 677] über die Verzögerung von Reflexen durch Reizung des Mittelhirns und des verlängerten Markes, ferner Versuche von *Simonoff*]682], *Albertoni* [5] u. A. Diese Experimentatoren liessen den künstlichen Reiz direct auf das Centralorgan wirken. *Langendorff* [404] und *Spode* [689] haben nachgewiesen, dass der Reiz, der die Hemmungswirkung des Mittelhirns veranlasst, beim Frosche normalerweise durch das Sehorgan zugeführt wird. Dies gilt z. B. für die Hemmung des berühmten „Quackreflexes" von *Goltz* [272, S. 10].

Als Bahnung auf subcorticalem Wege ist wohl die mehrfach gemachte Beobachtung aufzufassen, dass Reflexe — und Zuckung bei Hirnrindenreizung nach *Exner* [213] — verstärkt werden, wenn man dem Thiere ins Ohr bläst.

Ueber die Bahn β für die subcorticale Beeinflussung ist nichts bekannt. Sie verläuft wahrscheinlich nicht ununterbrochen.

Auch die corticale Beeinflussung manifestirt sich sowohl als Hemmung wie als Bahnung.

Die Hemmung durch Hirnrindenreizung haben die bekannten Versuche von *Bubnoff* und *Heidenhain* [101] und von *Lewaschew* [416] nachgewiesen.

Dass Wegfall der cerebralen Hemmung die Reflexe steigert, hat *Marshall Hall* [464] erkannt,*) *Gergens* [261] an von *Goltz* operirten Hunden nachgewiesen.

Exner [213] hat gefunden, dass die Erregung des Rindenfeldes einer Extremität bahnend auf den Ablauf eines diese Extremität treffenden Reflexreizes wirkt, indem Reize, die vorher zur Auslösung einer Reflexbewegung unwirksam waren, nach Reizung der motorischen Rindenstelle wirksam werden.

Als die Bahn γ der corticalen Beeinflussung haben wir wohl die Pyramidenbahn zu betrachten. —

Diese Darstellung zeigt, in wie hohem Grade die Vorgänge in einem Reflexbogen von den Vorgängen in anderen Theilen des Nervensystems abhängig sind. Hiezu kommt noch, dass die Art dieser Abhängigkeit, die Wirkung der verschiedenen Formen von Beeinflussung nach dem jeweiligen Zustande des Nervensystems schwanken kann. So hat *Nothnagel* [527] gefunden, dass die Hemmung der Hautreflexe durch peripheren Reiz nur eine gewisse Zeit nach Durchschneidung des Rückenmarks wirksam ist, später aber der hemmende Effect schwindet. Ja es kann der hemmende und bahnende Effect von Reizen wechseln; ein und derselbe Reiz kann einmal Bahnung, einmal Hemmung erzeugen, je nach der Empfänglichkeit des centralen Nervensystems.

Wir haben bisher die Abhängigkeit einer Reflexerscheinung von den Vorgängen im Nervensysteme an dem Schema eines idealen Reflexes besprochen, der eine grössere Zahl von Eigenschaften, die an verschiedenen Reflexen nachgewiesen wurden, in sich vereinigen soll. Wenn man nun andererseits die sämmtlichen Variationen der Sehnenreflexe in Form und Grösse, die am gesunden Menschen, im Thierexperimente und in Krankheitszuständen eintreten, und die Bedingungen, unter denen sie eintreten, überblickt, so gelangt man zu der Erkenntnis, dass die Sehnenreflexe in der That derartige Reflexe sind, die in einer überaus complicirten Abhängigkeit von anderen Vorgängen stehen.**)

---

*) „Ist etwa wegen mangelndem Willensreiz die Irritabilität an paralytischen Gliedern grösser, als an anderen, wo die Irritabilität durch die Thätigkeit vermindert wird . . . ?" Loc. cit S. 106.

**) Darin findet ein Umstand Erklärung, den man den Sehnenreflexen vielfach gewissermassen übelgenommen hat, dass dieselben bei scheinbar ganz einfachen Erkrankungen ein wechselndes Verhalten zeigen. Die genaue Analyse solcher

In den folgenden Abschnitten ist nun versucht, die gesammten Thatsachen über die Variationen der Sehnenreflexe in ihrer Abhängigkeit von den verschiedenen Einflüssen auf Grund des im Vorhergehenden entwickelten Reflexschemas systematisch darzustellen. Obzwar eine strenge Sonderung physiologischer und pathologischer Thatsachen nicht existirt, so ist doch eine derartige annähernde Trennung im Interesse der Uebersichtlichkeit zweckmässig.

***

Abschnitt 2.

Die Beeinflussung der Sehnenreflexe beim gesunden Menschen.

Untersucht man bei einer nur etwas grösseren Zahl von Menschen die Sehnenreflexe, so kann man sich in kürzester Zeit die nöthige Erfahrung erwerben, was unter der mittleren durchschnittlichen Stärke des Patellarreflexes zu verstehen ist, ebenso gut wie man die mittlere Höhe und Spannung des Pulses, die mittlere, normale Stärke des zweiten Aortentons beurtheilen lernt. Auf besondere Feinheiten kommt es nicht an. Ebenso wird man über die mittlere Stärke anderer Sehnenreflexe sich ein Urtheil bilden. Auf Grund dieser Erfahrung kann man grössere Unterschiede in der Form und Stärke der Reflexe ohne weiters wahrnehmen.

Untersucht man dasselbe Individuum zu wiederholten Malen unter verschiedenen Bedingungen, so lassen sich auch geringere Variationen mit dem Augenmass beurtheilen. Noch feinere Veränderungen können mit den exacten graphischen Methoden beobachtet werden, die *Lombard* [439–442] und *Bowditch* [82] angegeben haben. In diesem Falle lassen sich aus der Grösse des Ausschlages Schlüsse ziehen, während man sonst mit solchen sehr vorsichtig sein muss. (Vgl. S. 11.)

Die Kenntnis der so zu ermittelnden physiologischen Variationen ist von grosser praktischer Bedeutung.

***

Fälle an der Hand der Thatsachen vermag nachzuweisen, dass das scheinbar ganz unregelmässige Verhalten in Wirklichkeit streng gesetzmässig ist. Die „Gesetzlosigkeit" der Sehnenreflexe beruht oft darauf, dass die „einfache" Läsion des Nervensystems bei genauer Untersuchung sich als durchaus nicht einfach erweist; in anderen Fällen aber auf dem Umstande, dass man, einseitig verfahrend, nur den Patellarreflex untersuchte, der mit der Erkrankung nichts zu thun hatte, dagegen Sehnenreflexe, die wirklich beeinflusst waren, gar nicht berücksichtigte.

Nicht bei allen sonst gesunden Individuen sind alle Arten der
Einflüsse gleich wirksam, um Veränderungen der Sehnenreflexe hervorzurufen: es gibt nicht unwesentliche individuelle Unterschiede. Auch zeigt sich die individuelle Art der Beeinflussbarkeit
zu verschiedenen Zeiten bei derselben Person etwas verschieden (Wechsel
der Empfänglichkeit).

Für Anstellung von Experimenten ist namentlich wichtig, dass
bei sogenannten „nervösen" Personen die Sehnenreflexe leichter bahnenden und hemmenden Einflüssen unterliegen als bei anderen. Vielleicht
enthält der dadurch gekennzeichnete labilere Zustand des Centralnervensystems die Erklärung der physiologischen Nervosität überhaupt.

a) Directe Beeinflussung innerhalb des Reflexbogens.

Ziemlich häufig wird Bahnung im Reflexbogen beobachtet, derart, dass ein Sehnenreflex den folgenden bahnt und die Zuckung mit
jedem neuen Beklopfen stärker und rascher eintritt. *Brissaud* [91,
S. 96] hat zuerst Verkürzung der Reflexzeit bei wiederholter Auslösung beschrieben, *Heller* [302] und *Meyer* [479] haben die Vergrösserung
des Ausschlages nachgewiesen. Man kann diese reflectorische Bahnung
besonders gut bei schwächlichen herabgekommenen Personen sehen.
Der erste Schlag auf die Patellarsehne wird öfters nur von einer
ganz geringen Zuckung beantwortet, ja manchmal bleibt der Reflex
das erstemal ganz aus. Klopft man nun wiederholt, so erhält man
das zweite oder dritte Mal schon eine deutliche Contraction, diese
nimmt dann noch zu, bis man sich etwa beim 6.—8. Schlage von dem
Vorhandensein eines ganz kräftigen, ja häufig entschieden gesteigerten Kniephänomens überzeugen kann. *Schreiber* [638] hat auf
diese Erscheinung aufmerksam gemacht.

Auch im Bereiche der klonischen Phänomene wird eine
solche Bahnung beobachtet. So wird der Fussklonus nach wiederholter Auslösung oft stärker, manchmal gelingt es erst nach mehrmali-
gem Versuche ihn aufzuwecken (S. 61).

In dieses Gebiet der reflectorischen Bahnung ist wohl eine
Reihe von Beobachtungen einzubeziehen, welche von *Jarisch* und
Schiff [348] im Institute von *v. Basch* gemacht worden sind. Genannte
Forscher untersuchten die Wirkung wiederholter minimaler Schläge
auf die Patellarsehne, welche „einzeln zugeführt, keine Zuckung
auslösten." Wurden solche Schläge in Zeiträumen von 5—10 Secunden applicirt, so trat nach einer gewissen Anzahl von Schlägen

beim letzten Schlage Zuckung auf und zwar um „Bruchtheile einer Secunde" nach dem letzten Schlage.*)

Die Ermüdung des Reflexes erfolgt im Centrum oder im Muskel.

Auf Ermüdung des Centrums ist wohl die oft zu beobachtende Erscheinung zu beziehen, dass Sehnenreflexe nach wiederholter Auslösung schwächer werden. Bei sehr elenden Personen können sie so auf einige Minuten ganz verschwinden. Gleiches wird bei den klonischen Phänomenen beobachtet (S. 61 und 66).

Dass dieselbe Ursache, Wiederholung des Reflexes, einmal Bahnung, ein anderes Mal Ermüdung verursacht, darf nicht Wunder nehmen, ringen doch diese beiden Gewalten unablässig in unserem Nervensysteme um die Herrschaft.

Das Centrum kann auch durch Inanspruchnahme für andere Leistungen ermüdet werden. Hochgradige Erschöpfung durch übermässige körperliche Anstrengung oder durch Ausschweifungen führt zu temporärem Verluste der Sehnenreflexe, welche sich nach ausgiebigem Ausruhen wieder in normaler Stärke einstellen. Dies wurde von *Muhr* [513], *Jendrássik* [350]. und *Eisenlohr* [183] mitgetheilt.**) Hierher dürfte auch die Beobachtung von *de Renzi* [598] gehören, dass bei blassen Kindern, welche heftig masturbiert haben,

---

*) Die Verfasser sehen in ihrer Beobachtung eine Summation von Reizen wie in den bekannten Versuchen von *Stirling-Kronecker* und *Ward* mit Hautreizen. Gegen diese Auffassung spricht die Grösse der zulässigen Intervalle und der „Latenz". Auch in den oben erwähnten Beobachtungen an schwächlichen Personen werden an sich unwirksame Reize nach Wiederholung wirksam, führen aber nicht zu einer Zuckung, was ein Summationseffect im Sinne der Autoren wäre, — sondern werden jeder einzeln wirksam. Es ist nicht zu zweifeln, dass, wenn *Jarisch* und *Schiff* sich nicht mit der ersten erreichbaren Zuckung begnügt, sondern noch mehrere weitere Schläge applicirt hätten, dann bei jedem einmaligen Schlag Zuckung aufgetreten wäre. Die erhaltene Zuckung aber war jedesmal der Reflex auf den letzten Schlag, wie die constant äusserst kurze Reflexzeit beweist.

Nach unserer Auffassung war somit nur der letzte Schlag ein auslösender Reiz, die vorhergehenden sämmtlich den Reflex beeinflussende Reize, nach der Auffassung der genannten Autoren hingegen, hätten alle Schläge als auslösende Reize gewirkt (S. 72).

**) Mein verewigter Lehrer *v. Bamberger* erzählte mir gesprächsweise einen analogen Fall aus seiner Praxis. Ein gesunder, junger Mann hatte anlässlich des Todes seiner Mutter 30 Stunden stehend und gehend ohne Ausruhen zugebracht bis er erschöpft zusammenbrach. Objectiv fand sich beschleunigte Herzaction und Fehlen der Kniephänomene. Nach einem tiefen Schlafe waren letztere wieder normal.

die Patellarreflexe fehlen. Verminderung des Patellarreflexes bei allgemeiner Müdigkeit beobachtete *Lombard* [440, 442].

Über den Vorgang bei dieser Wirkung der Ermüdung kann man sich verschiedene Vorstellungen bilden. Ausser der Annahme directer Ermüdung der grauen Substanz des Reflexcentrums durch Betheiligung an der Arbeitsleistung, ist die Möglichkeit einer Lähmung derselben durch Ermüdungsstoffe, welche die Arbeit anderer Theile des Centralnervensystems erzeugt, denkbar, ferner Aenderungen in der Blutvertheilung u. A.

Die Ermüdung der am betreffenden Sehnenreflex betheiligten Muskeln durch Arbeitsleistung schwächt den Sehnenreflex, insbesondere dann, wenn die Muskeln die von der Contraction zurückbleibende Verkürzung, die „Contractur" der Physiologen, zeigen.*) *Orchanski* [545] und *ich* [689] haben darüber Versuche angestellt. Führt aber die Muskelarbeit zu allgemeiner und centraler Ermüdung, so steigert sie die Sehnenreflexe (siehe weiter unten), um sie später durch Erschöpfung wieder herabzusetzen.

Die Beeinträchtigung der Circulation in der Peripherie durch Anaemisirung nach der Methode von *Esmarch* (Einwicklung mit der elastischen Binde, Umschnürung mit dem elastischen Schlauche unmittelbar über dem proximalen Ende der Binde, hierauf Abnahme der letzteren) lässt nach 15—20 Minuten die Sehnenreflexe verschwinden.**) Dies ist wohl im Einklange mit den — für pathologische Verhältnisse berechneten — Ausführungen *Chvostek's* [134] auf Anaemie der Nervendigungen zu beziehen.

Über den Einfluss physiologischer Circulationsänderung im Reflexcentrum ist nichts bekannt. Denkbar wäre es, dass die Bahnung eines Reflexes durch den vorgehenden mit einer Steigerung der Blutzufuhr zu dem in Thätigkeit gesetzten Centrum zusammenhienge.

Über toxische Beeinflussung des Reflexcentrums siehe im Cap. V.

b) Indirecte spinale Beeinflussung.

Sehr intensiv ist die Beeinflussung des eigentlichen Reflexcentrums von den benachbarten Rückenmarkspartien (Bahn α des

---

*) Der Name ist von *Tiegel* gegeben worden. Über ihre Deutung und die Literatur siehe *Mosso* [511] und *Schenck* [629].

**) Über die entgegengesetzten — unrichtigen — Angaben anderer Untersucher S. 69.

Schemas S. 73.) Der Effect besteht bei gesunden Individuen vorwiegend in Bahnung.

Durch Reizung von Hautnerven kann beträchtliche Bahnung erzielt werden. Es gelingt so, Reflexe „aufzuwecken", die vorher absolut zu fehlen schienen. *Weir Mitchell* und *Lewis* [767] haben durch zahlreiche Versuche festgestellt, dass durch schmerzhafte Hautreize, wie Kneifen, durch Application von Hitze, Kälte oder Elektricität auf die Haut die Sehnenreflexe gesteigert werden. Nach meiner Erfahrung ist namentlich der Inductionsstrom, mittelst des trockenen Metalldrahtpinsels als Elektrode applicirt, wirksam*.)

Schreiber [638] hat darauf aufmerksam gemacht, dass Reiben der Haut des Unterschenkels ein brauchbares Mittel ist, um den Patellarreflex bei decrepiden Personen (namentlich herabgekommenen Alkoholikern), denen er beim ersten Beklopfen scheinbar fehlt, hervorzurufen. Ich pflege in solchen Fällen die Haut des Oberschenkels zu reiben und ein wenig massirend durchzukneten, und habe so schon oft ein scheinbar fehlendes Kniephänomen als vorhanden nachweisen können.

Ein besonders wirksamer bahnender Reiz ist das kalte Bad, da hier die Kälte auf eine ungeheure Zahl von Nervenendigungen wirkt. *Beevor* [35] hat dies zuerst angegeben und auch das Zähneklappern mit dem Unterkieferklonus, der ja ein Sehnenreflex ist, identificirt. *Dünges* [168] hat über die reflexsteigernde Wirkung des kalten Bades Versuche gemacht. Er findet sie besonders bei Individuen von „reizbarer Constitution" ausgeprägt. Beobachtungen, die ich seit vielen Jahren an mir und Collegen angestellt habe, bestätigen diese Angaben durchaus. Von besonderem Interesse und klinisch höchst beachtenswerth ist die Thatsache, dass die bahnende Wirkung des kalten Bades manchmal den scheinbar fehlenden Patellarreflex an Individuen auslösbar macht, bei denen alle anderen gewöhnlich angewendeten bahnenden Mittel (Siehe Cap. V. Abschn. 1.) versagen. Ein solcher Fall ist im Cap. VII. (Neurasthenie) mitgetheilt.

Die Dauer der bahnenden Wirkung varirt nach der Intensität des Reizes und der Empfänglichkeit des Individuums. Bei sehr intensiven Reizen kann sie stundenlang anhalten, bei feineren Reizen dauert sie nur kurze Zeit. *Bowditch* und *Warren* [82] haben in höchst ingeniösen und sorgfältigen, messenden Versuchen die zeitlichen Verhältnisse genau

---

*) Darin liegt eine weitere theoretische Begründung der von *Rumpf* [618] geübten Behandlung der Tabes mit dem faradischen Pinsel.

studirt. Sie verwendeten plötzliches Anblasen der Conjunctiva, der Nasenschleimhaut, der Haut des Naekens und des Knies als Reize. Das Intervall zwischen einem solchen beeinflussenden Reize und dem auslösenden Reize (Schlag auf die Patellarsehne) variirte zwischen 0·0 Sec. und 2·0 Sec. Nach der Beeinflussung war im allgemeinem Steigerung (positive reenforcement) zu beobachten, die am grössten war, wenn der Patellarreflex innerhalb einiger Zehntel Secunden nach dem Anblasen ausgelöst wurde. Bei einigen Individuen nahm die bahnende Wirkung vom Maximum einfach nahezu proportional der Zeit bis zur Norm ab. Bei anderen folgte constant auf eine Periode der Steigerung eine Periode der Abnahme unter die Norm (negative reenforcement), also eine Hemmung, deren Maximum nach 0·6—1·0 Sec. erfolgte. Hierauf kehrte der Zustand des Reflexcentrums zur Norm zurück.

Als Bahnung durch Hautreiz ist wohl auch die Beobachtung *Westphal's* [778 S. 815] aufzufassen, dass bei Epileptikern nach einem Anfall der Fussklonus fehlt, jedoch auslösbar wird, wenn man durch einen Nadelstich in die Fusssohle einen Hautreflex ausgelöst hat.

c) Subcorticale Beeinflussung.

Reizung von Sinnesnerven bahnt meist die Sehnenreflexe. *Weir Mitchell* und *Lewis* [767] haben Steigerung des Kniephänomens nach Einwirkung des Lichtes eines brennenden Magnesiumdrahtes gesehen. *Bowditch* und *Warren* [82] haben bei den obenangeführten Versuchen auch die Wirkung plötzlicher Schalleindrücke und Lichtreize studirt und die zeitlichen Verhältnisse genau berücksichtigt. Wiewohl sie sehr starke Reize verwendeten (Knall der Explosion einer kleinen Menge Pulvers) war die Dauer der Wirkung ziemlich kurz: die subcorticale Beeinflussung scheint sich somit etwas anders als die spinale zu verhalten. Die grösste Steigerung wurde bei Schallreizen erzeugt, wenn das Intervall zwischen beeinflussendem und auslösendem Reize 0·2—0·3 Sec. betrug, bei Lichtreizen bei 0·1—0·3 Sec. Bei einer Versuchsperson zeigte sich das Maximum der Bahnung, wenn beide Reize gleichzeitig erfolgten. Wurde der Patellarreflex bei ihr einige Zehntel Secunden nach dem Reize ausgelöst, so erlitt er einen entschieden hemmenden Einfluss, dessen Maximum 0·4—0·8 Sec. nach der Reizung der Sinnesnerven eintrat. Eine hierhergehörige Beobachtung von *Feré* an Hysterischen siehe Cap. VII.

Für klinische Zwecke habe ich manchmal die Wirkung eines plötzlichen Händeklatschens, das gleichzeitig mit dem Schlag auf die Patellarsehne erfolgt, als bahnenden Reiz verwendbar gefunden.

d) Corticale Beeinflussung.

Jendrássik [351] zeigte im Jahre 1885, dass willkürliche Contraction der Muskulatur der Arme das Rückenmark in einen Zustande erhöhter Erregbarkeit für den Patellarreflex versetzt und machte auf die Wichtigkeit der Thatsache aufmerksam, dass mittelst dieses Kunstgriffes bei vielen gesunden Personen, bei denen scheinbar der Patellarreflex fehlt, derselbe in genügender Stärke hervorgebracht werden könne. Dieser „Jendrássik'sche Kunstgriff" hat grosse klinische Bedeutung erlangt.

Bowditch [80] hat die wichtige, bis dahin übersehene, Thatsache aufgedeckt, dass die bahnende Wirkung der Muskelaction (muscular reenforcement) nur ganz kurze Zeit, einige Zehntel Secunden, anhält. Dann nimmt sie ab, geht bei manchen Individuen sogar in Hemmungswirkung über, ist jedenfalls nach $1.7 - 2.5$ Sec. erloschen.

Es ist daher nothwendig, den Schlag gleichzeitig mit der Muskelaction des Untersuchten auszuführen.

Der *Jendrássik'*sche Kunstgriff wird am besten folgendermassen gemacht: Man lässt den Patienten die Hand einer danebenstehenden Person erfassen. Auf ein Commando des untersuchenden Arztes drückt Patient die erfasste Hand kräftig, während der Arzt gleichzeitig mit dem Commandoruf die Patellarsehne beklopft. Man kann auch den untersuchten Patienten seine eigene Hand drücken oder mit beiden Händen an einander ziehen lassen.

In gleicher Weise wie der Patellarreflex lässt sich auch der Achillessehnenreflex bahnen. Ebenso bahnt Zusammenpressen der Oberschenkel die Sehnenreflexe an den Armen. Weniger wirksam ist Aufeinanderpressen der Kiefer.

Bei den eben besprochenen Vorgängen werden andere Muskeln, als die jeweils am Sehnenreflexe betheiligten, innervirt. Werden dieselben Muskeln, deren Sehnenreflex ausgelöst werden soll, willkürlich contrahirt, so ist der betreffende Sehnenreflex nicht auslösbar. Es ist das eine alltäglich zu beobachtende Thatsache. Man hat oft ziemliche Mühe, die Leute zu veranlassen, nicht zu „spannen". Diese Muskelcontraction hängt mit der auf den betreffenden Körpertheil gerichteten Aufmerksamkeit innig zusammen, ja sie bildet vielleicht, wie *Wundt* [804 S. 722] will, überhaupt das Substrat für die Aufmerksamkeit auf den Körpertheil. Ob diese Contraction corticalen oder subcorticalen (halbunbewussten) Ursprungs ist, ist nicht sicher. Sie kann jedenfalls cortical beeinflusst werden. Freilich ist dies nicht, wie oft geglaubt und von den Patienten verlangt wird, durch plötzliche

Hemmung möglich, denn eine solche existirt, wie neuerlich wieder *Waller* [755] gezeigt hat, für die eingetretene Muskelcontraction überhaupt nicht; sondern dadurch, dass die „Aufmerksamkeit" von dem Körpertheile abgelenkt wird, worauf die Muskeln von selbst erschlaffen, oder — was aber nicht alle Menschen vermögen, — indem auf den betreffenden Körpertheil zwar geachtet, aber die Muskulatur desselben nicht mehr innervirt wird.

Warum fehlen nun bei einer solchen Muskelcontraction die Sehnenreflexe? Man pflegt sich damit zu begnügen, es selbstverständlich zu finden, dass ein Muskel, der schon einmal contrahirt ist, nicht auf einen Reflexreiz mit einer Contraction antworten kann.*) Diese Erklärung wäre aber nur dann ausreichend, wenn alle Fasern des Muskels und zwar maximal contrahirt wären. Beides ist aber nicht der Fall. Die nicht contrahirten Fasern könnten daher nach den Untersuchungen von *Gad* [257] ganz wohl sich an einem Reflexe betheiligen, und selbst in den contrahirten könnte Superposition der Zuckungen eintreten. Das Fehlen der Sehnenreflexe muss daher einen c e n t r a l e n Grund haben. Dieser liegt offenbar in einer H e m m u n g des Reflexes, welche gleichzeitig mit jener cerebralen Innervation für den Muskel in's Rückenmark gesendet wird.

Auf dem Wegfalle dieser cerebralen Hemmung durch Ablenkung der Aufmerksamkeit beruht wohl mindestens ein Theil der Wirkung des *Jendrássik*'schen Kunstgriffs. Der andere Theil dürfte in wirklicher cerebraler B a h n u n g bestehen.

Man muss bei jeder Untersuchung von Sehnenreflexen sehr auf diese Hemmung achten, und sie zu vermeiden suchen. Erwachsene lässt man einen Punkt der Zimmerdecke fixiren, um ihre Aufmerksamkeit zu beschäftigen. Säuglinge untersucht man nach *Faragó* [215] zweckmässig, während sie an der Brust trinken. Vernachlässigt man diese Vorsicht, so kommt man leicht zu falschen Resultaten, man findet die Sehnenreflexe auffallend oft „fehlen".**)

Auch p s y c h i s c h e V o r g ä n g e wirken bahnend und hemmend. *Ich* [690] habe zuerst darauf hingewiesen, dass Kummer und Sorge die Sehnenreflexe steigern. *Lombard* [440, 442] hat seinen Patellarreflex unter verschiedenen Bedingungen mittelst graphischer Methode studirt. Unter dem Einflusse intensiver Gemüthsbewegungen fand er ihn gesteigert. Auch Musik wirkt beeinflussend. *Longaard* [443] hebt die nicht

---

*) Nur *Goldscheider* [271] gibt die richtige Erklärung.
**) Wie z. B. *Eulenburg* [204].

unwichtige Thatsache hervor, dass nervöse Personen besonders für psychische Bahnung empfänglich sind, so dass Simulanten einer Unfallsneurose, wenn sie von Natur aus „nervös", bei der amtlichen Untersuchung oder der klinischen Demonstration abnorm erhöhte Reflexe anfweisen können. Intensive geistige Arbeit jeder Art, Sprechen über Themata, an denen man besonderen Antheil nimmt, wirkt nach meinen Erfahrungen steigernd.

C) Beeinflussung allgemeiner Natur.

Es gibt noch eine Reihe von Einflüssen, deren Angriffspunkt im Centralnervensystem sich vorläufig nicht bestimmen lässt, oder von denen anzunehmen ist, dass sie auf mehrere Theile wirken.

In erster Linie ist das L e b e n s a l t e r von Bedeutung. Bei eben geborenen Kindern und Neugeborenen in der ersten Zeit sind die Sehnenreflexe stärker, sie nehmen dann allmälig bis zur Pubertät ab. Bei Neugeborenen haben die Patellarreflexe nach *Faragó* [215] oft klonische Form der Contraction, in einem Viertel der Fälle findet man bei Beklopfen e i n e r Patellarsehne doppelseitigen Reflex. Fussklonus ist bei gesunden Kindern auch noch jenseits des ersten Lebensjahres ziemlich häufig.*) Bei Erwachsenen haben die Sehnenreflexe in der grossen Mehrzahl eine gewisse mittlere Stärke, im Greisenalter, mit dem Eintritte von Marasmus, nehmen die Sehnenreflexe meist wieder an Intensität zu. Doch kommt es vor, dass bei alten Leuten, die mit ihren „stumpfen Sinnen" weniger den bahnenden sensorischen Reizen unterliegen, die Sehnenreflexe auf den ersten Schlag hin sehr schwach sind, ja mitunter ausbleiben und erst nach wiederholtem Beklopfen oder Reiben der Haut sich als gesteigert documentiren und zwar in einer Stärke, welche über jene, die man so bei normalen Individuen erhalten kann, weit hinausgeht. Fehlen bei alten Leuten die Patellarreflexe dauernd, so liegen anatomische Veränderungen im Reflexbogen vor oder die Individuen stehen ante exitum (Vgl. Cap. V. Abschn. 2. und 3. d.).

Ich kann nach etwa 250 Beobachtungen an rüstigen und marastischen alten Leuten im Alter bis zu 95 Jahren durchaus nicht die Angabe von *Möbius* [493] bestätigen, dass das Kniephänomen bei solchen häufig fehle — eine Angabe, die in alle Lehrbücher übergegangen ist. Die Beobachtungen von *Möbius* wurden vor

---

*) Weitere Literatur über die Sehnenreflexe bei Kindern — die aber aus den auf Seite 85 und im Cap. V. Absch. 1. angeführten Gründen nur in Bezug auf die gesteigerten, nicht aber für die fehlenden Sehnenreflexe durchaus verwendbar ist —: *Eulenburg* [204, 209], *Bloch* [66], *Pelizaeus* [557, 558].

Bekanntwerden der bahnenden Einflüsse auf die Sehnenreflexe gemacht. Untersucht man wiederholt und sorgfältig, so überzeugt man sich im Gegentheil, dass die Sehnenreflexe bei alten Leuten häufig gesteigert sind. *Ziehen* [813] findet "die sehr häufige Steigerung der Sehnenphänomene bei seniler Demenz" zu dem Fehlen bei senilem Marasmus in einem gewissen Gegensatze stehend. Dieser Gegensatz erklärt sich einfach daraus, dass die Reflexe im letzteren Falle in Wirklichkeit eben nicht fehlen. (Vgl. auch S. 102 und 111).

Mit dem Eintritte des Schlafes nimmt die Stärke der Sehnenreflexe ab, im tiefen Schlafe sind sie erloschen; wie *Rosenbach* [604] sowie *Bowditch* und *Warren* [82] beobachtet haben. Zur Erklärung muss man in Betracht ziehen, dass auch andere spinale Functionen im Schlafe aufhören oder vermindert sind*). Man kann entweder nach der toxischen Theorie des Schlafes an eine Intoxication des spinalen Reflexcentrums denken, oder annehmen, dass das Rückenmark primär ebenso wie das Gehirn einschläft, oder, im Anschlusse an die *Pflüger*'sche Theorie des Schlafes [562], dass der Wegfall der bahnenden Erregung der Sinnesnerven und damit des Gehirns, sowie der Wegfall der von den spinalen sensorischen Nerven vermittelten Bahnung in Folge der Bewegungslosigkeit der Glieder das Reflexcentrum secundär einschlafen lässt. Nach Thierexperimenten (vgl. den folgenden Abschnitt) scheint die letztere Annahme am meisten zutreffend.

Eine Anzahl von Einflüssen lassen sich unter die Rubrik „Allgemeine Ermüdung" subsummiren. Jede körperliche, jede geistige Anstrengung steigert, sobald sie zur allgemeinen Ermüdung führt, sobald sich das Gefühl der Abspannung und Ermattung einstellt, die Sehnenreflexe. Es kommen in Betracht: längere Märsche, Bergtouren, angestrengtes Reiten, Reisen unter unbequemen Verhältnissen, Turnen, angestrengte körperliche Arbeit im engeren Sinne, geistige Arbeit jeder Art. Besonders wirksam ist Nachtwachen. Schlaflosigkeit, die durch Erkrankungen verschiedenster Art verursacht sein kann, wirkt sehr stark steigernd. Ferner gehören hierher sexuelle Excesse**), Schwächezustände nach schwächenden Curen etc.

Das Verhalten bei körperlicher Ermüdung ist also folgendes: Zuerst nehmen die Sehnenreflexe in den direct ermüdeten Muskeln (mit der physiologischen Contractur) etwas ab. In den anderen Muskeln tritt der Effect der allgemeinen Ermüdung: Steigerung ein, der sich schliesslich auch in den direct ermüdeten Muskeln geltend macht. Wird die Ermüdung noch weiter fortgesetzt, so tritt sie auch im

---

*) Vgl. *Heubel* [308].

**) Bemerkenswerth ist die Beobachtung von *Mommsen* [504], dass Frösche im Winter gewöhnlich keinen Patellarreflex haben, wohl aber zur Laichzeit.

Reflexcentrum selbst ein (Erschöpfung) und die Sehnenreflexe nehmen ab bis zum Erlöschen.

Erklärungen für die Wirkung der Ermüdung sind eine Menge möglich. Erstlich kann man, wiewohl nicht ohne den Thatsachen einigermassen Gewalt anzuthun, die ganzen Erscheinungen als Bahnung auffassen. Oder man kann, wie *ich* [690] vermuthet habe, annehmen, dass die allgemeine Ermüdung erst auf das Hirn wirkt, und cerebrale Hemmungen durch dieselbe in Wegfall kommen. *Bennet* [45] hat die uralte Vorstellung von der „reizbaren Schwäche" (irritable weakness) herangezogen, welche nach ihm durch Entziehung von Ernährungsmaterial vom Rückenmarke bei der Ermüdung bedingt sein soll. Dadurch wäre zuerst Erhöhung, dann aber Herabsetzung der Reflexthätigkeit gegeben. Oder, man kann an toxisch wirkende Stoffwechselproducte denken. Dies würde mit dem später zu besprechenden Verhalten beim Fieber einen guten Zusammenhang geben. Eine Erörterung dieser Fragen würde aber weit unsere gesicherten Kenntnisse übersteigen.

Diese Steigerung nach Ermüdung ist wiederholt entdeckt worden. Die erste Erwähnung des steigernden Einflusses lang dauernder Muskelarbeit findet sich bei *Brissaud* [91]. *Marinian* [462] bespricht in seiner sehr sorgfältigen Arbeit Steigerung nach Ermüdung. *Schuster* [662] beschreibt Steigerung nach körperlichen Anstrengungen, Nachtwachen etc. *Erlenmeyer* [199] beobachtete die gleiche Erscheinung nach Bergtouren und Reiten, gab übrigens eine ganz besondere Erklärung dafür. *Ich* [690] habe, ohne diese, in der gewöhnlich citirten Literatur nicht erwähnten, Arbeiten zu kennen, die gleichen Facta beschrieben und darüber Versuche angestellt. *Bennet* [45] beschreibt dasselbe (ohne Literaturangaben).

Einige Einflüsse dürften den Sympathicus als Angriffspunkt benützen. Hierher gehören die Beobachtungen von *Lombard* [440, 442], dass Nahrungsaufnahme und „erfrischendes Wetter" die Grösse des Kniephänomens steigern, Hunger und ermattendes Wetter selbe herabsetzen.

Abschnitt 3.

Variationen der Sehnenreflexe im Thierexperiment.

Thierversuche über die Beeinflussung der Sehnenreflexe sind von *Prévost* [574], *Heinrichs* [300], *Eulenburg* [206], *Fliess* [237], *Adamkiewicz* [2], *Ziehen* [813], *Pruš* [578], *Reichert* [591], *Mosso* [510], *Sternberg* [692] angestellt worden*.) Die Versuche beziehen sich jedoch meist auf Einwirkung toxischer Substanzen; über die Beeinflussung von

---

*) *Ziehen* gibt an, dass *Schwarz* solche Versuche angestellt habe. Ich konnte jedoch in dessen Publicationen keine Angabe hierüber finden.

verschiedenen Theilen des Nervensystems aus liegen nur wenige Angaben vor. Für die Versuchstechnik und die Details sei auf meine erwähnte Publication verwiesen. Wir besprechen die Thatsachen in etwas anderer Anordnung als im vorigen Abschnitte.

a) Cerebrale Beeinflussung.

Zwischen corticalen und subcorticalen Einflüssen lässt sich vorläufig nicht unterscheiden. Dass überhaupt cerebrale Einflüsse bestehen, bewies zuerst eine Beobachtung von *Rosenheim* [607]. Er fand die Reflexzeit des Kniephänomens bei Kaninchen mit intactem Nervensystem ziemlich wechselnd, nach Abtrennung des Hirns vom Rückenmarke aber constant. Versuche über den Einfluss der Reizung und der Exstirpation der motorischen Rindenfelder auf die Sehnenreflexe hat *Ziehen* angestellt.*) Er beobachtete bei Reizung eine Steigerung, bei Exstirpation wechselndes Verhalten. *Adamkiewicz* übte durch Einlegen von Laminariastiften zwischen Hirn und Schädeldach über den motorischen Rindenfeldern auf diese eine allmälig steigende Compression aus. Dabei entstand constant eine Zunahme der Reflexerregbarkeit, die am Patellarreflexe graphisch verfolgt wurde. Es liessen sich 3 Stadien der Steigerung unterscheiden: 1. grösserer Ausschlag, 2. Patellarreflex von klonischer Form („Sehnentremor"), 3. „Tremospasmus", d. i. durch Anschlagen der Sehne erzeugter klonischer Krampf, der in allgemeines Zittern übergeht, also épilepsie spinale. *Adamkiewicz* sieht in der Steigerung eine Wirkung des Ausfalls cerebraler Hemmungsapparate. Doch scheint dieser Schluss etwas voreilig, es kann sich ebensogut, ja vielleicht sogar wahrscheinlicher um Bahnung handeln. *Pruś* hat bedeutende Steigerung der Sehnenreflexe durch Blutung aus der Carotis bei Kaninchen erzeugt, die er durch Wegfall cerebraler Hemmung in Folge von Hirnanämie erklärt. Doch auch dieser Schluss erscheint nicht ganz sicher.

Alles in Allem ist kaum mehr erwiesen, als dass überhaupt eine cerebrale Beeinflussung der Sehnenreflexe existirt.

b) Indirecte spinale Beeinflussung.

E. T. Reichert glaubte durch Versuche an Hunden nachgewiesen zu haben, dass alle Beeinflussung auf dem Umwege über das Hirn stattfindet. Im folgenden Jahre veröffentlichte *ich* Versuche, welche die Existenz spinaler Beeinflussung feststellten.

---

*) Die Mittheilung ist ganz kurz.

Die Hemmung lässt sich gut bei Kaninchen nachweisen. Man durchschneidet dem Thiere das Rückenmark, präparirt die Achillessehne, die sich an ihr anheftenden Wadenmuskeln, den diese versorgenden N. tibialis posticus und den N. peroneus frei. Bei entsprechender Spannung wird das Beklopfen der Achillessehne mit einer kräftigen Reflexzuckung beantwortet. Durchschneidet man nun mit einem Scheerenschlag den N. peroneus, so ist der Achillessehnenreflex in den nächsten Secunden (bis 2 Minuten) nicht auslösbar oder nur sehr schwach. Allmälig stellt er sich aber wieder in normaler Stärke her. Abermalige Verletzung des centralen Stumpfes hemmt den Reflex wieder u. s. f. Denselben Effect hat manchmal auch Durchschneidung des N. cutaneus cruris posterior.

Bei Hunden lässt sich unter ähnlichen Verhältnissen B a h n u n g erzeugen. Man durchschneidet das mittlere Brustmark, legt den Ischiadicus des einen Beines frei, und verzeichnet am anderen Beine graphisch den Patellarreflex, wobei derselbe durch Schläge von constanter Stärke mittelst einer Schlagvorrichtung ausgelöst wird. Wird nun von Zeit zu Zeit der freigelegte Ischiadicus mit starken Inductionsströmen elektrisch gereizt, so entsteht jedesmal, wenn die Reflexe vorher klein waren, eine Steigerung, die minutenlang anhält.

Die gleiche Form der Bahnung lässt sich durch Reizung intraspinaler Fasern erzeugen. Ich stach zu diesem Zwecke je eine kleine knopfförmige Elektrode ober- und unterhalb des Reflexcentrums in's Rückenmark und schickte einen Inductionsstrom hindurch. Nach kurzer Einwirkung zeigte sich der Patellarreflex beträchtlich gesteigert. Höhe und Dauer der Bahnung waren von der Stärke des Stromes abhängig.

Die Wirkung der beeinflussenden Reize ist sehr wesentlich von dem jeweiligen Zustande des Rückenmarkes, seiner „Empfänglichkeit" abhängig. Insbesondere trat die bahnende Wirkung nur dann hervor, wenn die Reflexe vorher gering waren.

Ein weiterer Fortschritt auf diesem Gebiete müsste sich auf die Aufsuchung der Bahn α erstrecken. Eine Combination der von *Woroschiloff* angewendeten Methode mit der meinigen würde wohl zum Ziele führen, das auch für die allgemeine Physiologie von Werth sein dürfte.

c) Directe Beeinflussung des Reflexbogens.

Ueber Durchschneidungsversuche im peripheren Theile des Reflexbogens ist im Cap. II. berichtet.

Veränderung der Circulation im Reflexcentrum hat *Prévost* durch Compression der Bauchaorta hervorgerufen. Zuerst erfolgt geringe Steigerung, dann schwindet der Reflex.

Ueber Anämie des Muskels, beziehungsweise der (sensorischen) Nervenendigungen, siehe Cap. II.

Ermüdung im Reflexbogen beobachtete ich in den oben citirten Versuchen wiederholt. Man sieht entweder den Reflex bei wiederholten Schlägen immer schwächer werden, sich aber nach einer kurzen Pause wieder erholen, oder man beobachtet, dass von einer Anzahl regelmässig aufeinander folgender Schläge nur jeder 4.—6. mit einer deutlichen Zuckung beantwortet wird.

Auch durch sehr intensive dauernde Reizung des Rückenmarkes mit Inductionsströmen, welche heftigen Tetanus erzeugten, gelang es mir (loc. cit.) temporäre Ermüdung des Patellarreflexes hervorzurufen.

d) Allgemeiner wirkende Einflüsse.

Die Sehnenreflexe schwinden in der Agone eine Zeitlang vor dem Aufhören von Athmung und Herzarbeit.

In einem schlafähnlichen Zustande, der nach *Borgherini* [74] bei Hunden, denen das Kleinhirn exstirpirt worden, durch Verbinden der Augen entsteht, nehmen die Sehnenreflexe sehr an Stärke ab.

Die toxischen Einflüsse, speciell der Narcotica und Anästhetica sind ziemlich gut studirt. Viele Substanzen erhöhen zuerst die Sehnenreflexe, dann setzen sie dieselben herab. So wirken Chloroform, Cocain (bei allgemeiner Intoxication*), Bromkalium. Andere setzen ohne vorhergehende Steigerung herab, so Chloralhydrat (nach meinen Erfahrungen das sicherste Mittel), Piperidin, Aethylidenchlorid, Aethylenchlorid, Methylenchlorid. Aether steigert sehr, namentlich in der Form von Inhalationen. Morphin setzt die Sehnenreflexe sehr wenig herab, selbst ziemlich grosse, tiefen Schlaf bringende Dosen (bis 0·50) wirken so. Erst letale Dosen schädigen die Sehnenreflexe.

Vom Strychnin wird allgemein angegeben, dass es, wie die Reflexerregbarkeit überhaupt, so auch die Sehnenreflexe steigert. Es ist aber bemerkenswerth, dass die typischen Erscheinungen der Strychninvergiftung: Eintritt von Streckkrämpfen auf ganz leichte Hautreize, sowie Steifigkeit der Muskeln auch ausserhalb der eigentlichen Krampfperioden, eintreten können, ohne dass die Sehnenreflexe gesteigert sind, ja bei fehlenden Sehnenreflexen. Ich habe dies in einem Falle von combinirter Vergiftung beobachtet, in welchem ich einen Hund

---

*) Ueber die locale Wirkung siehe im Cap. II.

zuerst mit Chloralhydrat bis zum Verschwinden der Sehnenreflexe narkotisirte und noch Strychnin injicirte, um zu sehen, ob sich die Sehnenreflexe wieder hervorrufen liessen. Dies trat nicht ein, wohl aber die allgemeine Strychninvergiftung. Es folgt daraus, dass der Apparat, dessen Vergiftung die Krämpfe und Contractionen des „Strychninismus" erzeugt, n i c h t mit den spinalen Centren der Sehnenreflexe identisch ist — was mit Rücksicht auf eine Theorie von *Charcot* von Interesse ist. Hierüber sowie eine analoge Beobachtung am Menschen im Cap. VI.

Cap. V.

Die Variationen der Sehnenreflexe und ihre Ursachen.

(Fortsetzung.)

Pathologische Beeinflussung.

Abschnitt. 1.

Allgemeines über klinische Untersuchung der Sehnenreflexe und deren Verwerthung.

Will man die Beobachtungen über Sehnenreflexe an Kranken verwerthen, so ist es nöthig, sich vorerst über eine Classification zu einigen. Was unter mittelstarken und was unter gesteigerten Sehnenreflexen zu verstehen ist, wurde bereits besprochen. (Cap. 1. und Cap. IV.). Für die Beurtheilung der verminderten Reflexe ist erstens die möglichst vollständige Ablenkung der mit der Aufmerksamkeit verbundenen cerebralen Hemmung — das „Entspannen" — (S. 84), zweitens die Anwendung bahnender Einflüsse von Bedeutung. Es kommt häufig vor, dass auf den ersten Schlag auf eine Sehne keine Contraction oder eine so schwache erfolgt, dass man im Zweifel ist, ob man es nicht mit einer rein mechanischen Erschütterungswelle zu thun hat, dass aber nach Ablenkung der Aufmerksamkeit oder Einwirkung bahnender Reize sich der Reflex als vorhanden, ja unter Umständen (z. B. Marasmus) als entschieden gesteigert erweist.

Zum Zwecke der Bahnung sind von den im vorigen Capitel erörterten Einflüssen die folgenden praktisch verwendbar:

1. Wiederholtes Beklopfen der Sehne, bis ein Reflex den folgenden bahnt, (Bahnung innerhalb des Reflexbogens, von *Schreiber* angegeben);

2. Reiben der Haut der betreffenden Extremität (Bahnung durch spinale Beeinflussung ausserhalb des Reflexbogens, von *Schreiber* angegeben);

(eventuell kaltes Bad als Hautreiz;)

3. Händeklatschen (subcorticale Bahnung);

4. *Jendrássik'*scher Kunstgriff (corticale Beeinflussung).

Wie wichtig die Anwendung aller genannten Cautelen ist, bevor man einen Sehnenreflex als absolut fehlend erklärt, lehrt die Angelegenheit der Sehnenreflexe bei Kindern. *Eulenburg* [204, 209] hatte bei diesbezüglichen Untersuchungen, die vor dem Bekanntwerden der bahnenden Einflüsse angestellt waren, einmal unter 214 gesunden Kindern das Kniephänomen 9mal, ein andermal unter 124 gesunden Kindern 7mal fehlen gesehen. *Pelizaeus* [557], der im Jahre 1886 untersuchte, fand dagegen bei 2403 gesunden Kindern das Kniephänomen nur einmal fehlen, und auch bei diesem Kinde konnte es *Remak* später demonstriren [558].

Man prüft gewöhnlich folgende, am häufigsten vorzufindende, Reflexe:

Untere Extremität: Patellarreflex, Achillessehnenreflex, Adductorenreflex;

Obere Extremität: Bicepsreflex, Tricepsreflex, Radiusreflex; Unterkieferreflex.

Besteht Steigerung dieser Reflexe, so ist zu erwarten, dass sich auch andere seltenere Sehnenreflexe auslösen lassen. Dann suche man die übrigen in den Tabellen SS. 14—25 verzeichneten Reflexe.

Ebenso wären diese in jenen Fällen aufzusuchen, in denen man eine Steigerung der Sehnenreflexe in einem bestimmten Gebiete, etwa an einer in besonderer Weise afficirten Extremität, zu vermuten Grund hat.

Von den klonischen Phänomenen prüft man: Fussklonus, Patellarklonus, Handklonus, Vorderarmklonus, Unterkieferklonus. Eventuell suche man noch die ganz seltenen, im Cap. III. angeführten Erscheinungen hervorzurufen.

Die Analyse der Veränderungen der Reflexe nach den pathologischen Ursachen, nach der Localisation der Einflüsse im Nervensysteme, ist nun keineswegs eine leichte Aufgabe. In vielen Krankheitsfällen ist eine grössere Zahl von Einflüssen gleichzeitig an verschiedenen Theilen des Nervensystems wirksam, und der Effect, den wir sehen, ist das Ergebnis des Zusammenwirkens aller Componenten. Ich verhehle mir daher nicht, dass die folgende Darstellung noch viele Lücken und manches rein Hypothetische enthält. Da sie aber nach Möglichkeit auf dem gesammten vorliegenden Material basirt, dürften die Lücken an Zahl weit geringer und die Hypothesen um vieles besser begründet sein, als in den bisherigen Versuchen dieser Art. Die Fälle von Steigerung der Sehnenreflexe sind in diesem Capitel ohne Rücksicht darauf betrachtet, ob dabei Contracturen bestanden

oder nicht. Die bisher stets geübte Verquickung beider Fragen hat
zu einer Reihe von Missverständnissen und Irrthümern geführt.
Die Anordnung des Stoffes ist derart getroffen, dass womöglich
eine Stufenleiter vom Einfachen zum Complicirteren eingehalten wird.

Abschnitt 2.
Allgemeinere Einflüsse.

Der physiologischen allgemeinen Ermüdung entsprechen allgemeine Schwächezustände. Diese können sowohl durch
schwächende Allgemeinerkrankungen, als durch Reconvalescenz nach
solchen bedingt sein. Sie bewirken Steigerung der Sehnenreflexe.
Strümpell [699] hat zuerst auf die Thatsache aufmerksam gemacht,
„dass sich sehr häufig bei abgemagerten und schwächlichen Kranken
und zwar ganz besonders bei Phtisikern und schweren Typhuskranken
eine so erhebliche Steigerung der Sehnenreflexe findet, wie man sie
sonst nur bei Rückenmarkskranken zu finden gewohnt ist." Diese
Beobachtung ist leicht zu bestätigen. Man findet sehr gesteigerte
Sehnenreflexe an den Armen, sehr starke Patellarreflexe, Achillessehnenreflexe, nicht selten Dorsalklonus.

Als solche schwächende Krankheiten kommen in Betracht:
seniler Marasmus, Kachexie bei Carcinomen, Sarcomen,
Knochen- und Drüsentuberculose, Lungentuberculose,
schwere maligne Syphilis (gangränöser Primäraffect, pustulöses
Hautsyphilid, ausgebreitete Gummen etc.), schwere Darmkatarrhe
und Dysenterie, Cholera (nach *Josias* [361]), Osteomalacie,
Morbus Basedowii u. s. w.

Auch reichliche Pediculi capitis können, wie den Dermatologen wohl bekannt, bei Kindern einen Zustand allgemeiner Schwäche und Anämie erzeugen. Man
findet bei solchen blassen, scheu blickenden „nervösen" Kindern mit Pediculosis
sehr gesteigerte Sehnenreflexe. Entsprechende Behandlung macht in wenigen
Tagen den ganzen Zustand schwinden.

Hieher dürfte auch ein Theil der bei Lepra nach *Rosenthal* [610],
Rosenbach [605], *Jacoby* [343], *Suzuki* [711], *Schultze* [652] u. A. häufigen Reflexsteigerung gehören. Man findet zwar bei dieser Krankheit
auch Veränderungen im Rückenmark, aber keineswegs so häufig und
namentlich nicht von der Art, dass sie einen spinalen Ursprung der Reflexsteigerung in jedem Falle annehmen liessen, wie dies von fast allen*)

---

*) *Schultze* will die Steigerung durch die öfters zu beobachtende Steigerung
der mechanischen Muskelerregbarkeit erklären. Vgl. hierüber Cap. VIII.

Autoren bisher geschehen ist. (Siehe später.) Das Gleiche dürfte von der Pellagra gelten, bei welcher nach *Raggi* und *Alpago-Novella* [581], *Marinian* [462], *Neusser* [518], *Tuczek* [732] u. s. w. die Sehnenreflexe in der Mehrzahl der Fälle gesteigert sind und bei welchen allerdings Rückenmarkserkrankung häufig ist. Allein gerade der von den Autoren beliebte Vergleich der spinalen Symptome und Rückenmarksbefunde mit denen bei progressiver Paralyse lässt daran erinnern, dass bei der letzteren Erkrankung oft langdauernde hochgradigste Steigerung der Sehnenreflexe o h n e eine spinale Veränderung sich findet. (Siehe später.) Man ist daher, bei den bis jetzt vorliegenden, noch wenig zahlreichen, Obductionsbefunden von Lepra sowie Pellagra, noch nicht berechtigt, aus Steigerung der Sehnenreflexe ohne weiteres auf eine lepröse oder pellagröse Rückenmarksaffection zu schliessen, sondern muss mindestens die M ö g l i c h k e i t im Auge behalten, dass eine solche Steigerung Symptom des allgemeinen Schwächezustandes sei.

Von Schwächezuständen bei R e c o n v a l e s c e n z ist namentlich, wie auch *Mader* [452] beschrieben, die Typhusreconvalescenz, ferner auch die nach Pleuropneumonien, langdauernden, mit Anämie verbundenen Gelenksrheumatismen u. s. w. anzuführen.

Die Steigerung kann bei Kachektischen bis an's Lebensende bestehen, in der Regel aber nehmen die Sehnenreflexe sub finem vitae ab.

Jedenfalls übt die A g o n e einen herabsetzenden Einfluss aus. In dieser schwinden die Sehnenreflexe meist gänzlich. Sie können aber auch schon mehrere Tage v o r Eintritt des eigentlichen agonalen Zustandes erlöschen, während Herzaction, Psyche u. s. w. noch normal scheinen. Dies gilt sowohl von mittelstarken Sehnenreflexen, als insbesondere auch von den gesteigerten der herabgekommenen Kranken. Bei diesen ist eine bemerkbare Abnahme entschieden ein signum mali ominis, ein proagonales Symptom.

Es kommt vor, dass einzelne Sehnenreflexe früher als andere erlöschen, so dass manchmal z. B. eine Zeitlang die seltene Combination von Dorsalklonus mit Fehlen des Patellarreflexes bestehen kann. Ein derartiges Beispiel im Folgenden :

Beobachtung I. *Andreas Twaroch*, 21 Jahre, Etuimacher, aus Wien gebürtig. Aufgen. am 9. September 1889, gestorben 8. December 1889. (Zimmer 87 a der Abtheilung Primarius *Redtenbacher*.)

Seit mehreren Jahren Husten, seit 3 Monaten derselbe besonders heftig. Nachtschweisse. Wiederholt Haemoptoe.

Anzeichen von Infiltration und Cavernenbildung beiderseits, namentlich aber rechts. Starke Abmagerung. Beide Patellarreflexe sehr gesteigert, rechts besteht Patellarklonus (durch Herabziehen der Patella zu erhalten.) Beiderseits starker Dorsalklonus. Mässige Steigerung der Sehnenreflexe an den oberen Extremitäten.

13. September. Pat. hat sich unter Bettruhe und zweckmässiger Ernährung entschieden erholt. Befund an den Sehnenreflexen wie bei der Aufnahme.

19. November. Pat. fiebert andauernd mit remittirendem Typus. Schwäche ziemlich gross. Beide Patellarreflexe sehr stark. Beiderseits starker, mehrere Minuten andauernder Dorsalklonus.

1. December, Schwäche nimmt zu. Patellarreflexe mässig stark. Beiderseits starker Dorsalklonus.

4. December. Sehr schwach. Patellarreflex rechts nach wiederholtem Klopfen und Reiben des Oberschenkels ganz schwach auslösbar, links absolut fehlend. Beiderseits mässig starker, etwa eine Minute dauernder Dorsalklonus.

6. December. Pat. sehr schwach. Pulswelle niedrig, öfters aussetzend. Kein Dorsalklonus. Ganz schwache Gastrocnemiusreflexe.

8. December. $4\frac{1}{2}$ Uhr Morgens. Exitus letalis.

Die mikroskopische Untersuchung des in Müller'scher Flüssigkeit erhärteten Rückenmarkes zeigte nichts Abnormes. Je ein Stück vom linken Cruralis und Ischiadicus wurde in Osmiumsäure eingelegt, dann in Glycerin dem ganzen Querschnitte nach zerzupft. Die Durchmusterung zeigte in keinem der beiden Nerven eine auffällige Zahl degenerirter Fasern.

Solche Beobachtungen zeigen, wie vorsichtig man in Schlüssen aus Erfahrungen an Kranken sein muss, die, wie so häufig, einige Tage vor dem Tode oder in sterbendem Zustande ins Spital gebracht werden.

Bei Collaps, sei er nun durch Nachlassen der Herzarbeit in Folge der Krankheit selbst oder durch Arzneimittel (Antifebrin, Phenacetin) oder durch eigentliche Vergiftungen (Alkaloide, Metallgifte, Verätzungen etc. etc.) erzeugt, tritt stets Abschwächung der Sehnenreflexe ein, die bis zum Verschwinden führen kann.

Ueber das Verhalten bei acut fieberhaften Erkrankungen lauten die Angaben in der Literatur verschieden. Meist wird Steigerung als Regel angenommen. So z. B. von *Rybalkin* [622], dem *Ziehen* [813] beistimmt. Speciell bei Typhus wurde Steigerung von vielen Autoren als constantes Symptom beschrieben. Ausser der oben erwähnten Angabe von *Strümpell* [699] sind *Ballet* [23] und *Money* [505, 506] anzuführen. Letzterer geht so weit, in zweifelhaften Fällen, in welchen die Diagnose zwischen Typhus mit meningealen Erscheinungen (tiefe Benommenheit, Nackenstarre etc.) und Meningitis schwankt, aus der Abschwächung oder dem Fehlen des Patellarreflexes Meningitis zu diagnosticiren. Dagegen hat schon 1880 *Petitclerc* [559] darauf hingewiesen, dass gerade bei schweren fieberhaften Erkrankungen mit hoher Temperatur, als Typhus und Variola, die Sehnenreflexe fehlen.

Ebenso beobachtete *Marinian* [462] Fehlen des Patellarreflexes bei
Pneumonie und Typhus. *Longaard* [443] (dem die ganze angeführte
Literatur entgangen ist) hat neuestens den Gegenstand besprochen.
Er fand in drei Fällen von Pneumonie die Sehnenreflexe während des
Zustandes der Benommenheit fehlen, und bringt dies mit dem Fehlen
der Sehnenreflexe während des normalen Schlafes in Zusammenhang.
Sonst findet er regelmässig Erhöhung der Sehnenreflexe bei Fieber.
Die mitgetheilten Krankengeschichten von Pneumonie zeigen aber, dass
die Steigerung gar nicht im Fieber, sondern in der fieberfreien Reconvalescenz aufgetreten ist, und die Aeusserungen über die Steigerung
der Sehnenreflexe bei Typhus treffen auch eigentlich mehr das Verhalten bei Reconvalescenten.

Meine eigenen Beobachtungen sind in den Jahren 1889 bis
Anfang 1893 angestellt und beziehen sich so ziemlich auf alle exi-
stirenden acuten Infectionskrankheiten *) (mit Ausnahme von Febris
recurrens und den tropischen Krankheiten). Das Ergebnis ist das
folgende.

Bei mässigem Fieber findet sich in mehr als der Hälfte der
Fälle eine geringe, aber deutliche Steigerung, die sich namentlich in
dem Auftreten sonst nicht vorhandener oder nur angedeuteter Sehnenreflexe (an den Armen, Adductoren etc.) documentirt. Das wird namentlich im Beginne (auch im Prodromalstadium) acut fieber-
hafter Erkrankungen bemerkt, wenn wie z. B. in den ersten
Stunden einer Pneumonie, nur Allgemeinerscheinungen vorliegen. Die
Beobachtung von *Finger* [226], dass die Sehnenreflexe bei der Eruption
des ersten syphilitischen Exanthems gesteigert sind, gehört
hierher.

Bei hohem Fieber, sei es, dass die Temperatur in der Achselhöhle 40·0 überschreitet, oder dass Temperaturen über 39·0 mehrere Tage anhalten und allgemeine Prostration sich zeigt, seltener bei
mässigem Fieber, sind die Sehnenreflexe herabgesetzt oder fehlen

---

*) 127 Fälle von Pneumonie, 44 Typhus, 215 Erysipel, 21 Masern, 17 Scharlach,
4 Typhus exanthematicus, 7 Variola, 2 Varicellen, 2 Rotz, 1 Milzbrand, 10 bac-
teritische Endocarditis (mit letalem Ausgange), 15 sichere Malaria, 1 Fall von
eigenthümlichem unregelmässig intermittirendem Fieber (geheilte septische Endocarditis?) über 200 Fälle acuter Angina tonsillaris, ungefähr ebensoviel Influenza
in den beiden Epidemien 1889—1890 und 1891—1892, circa 100 Fälle jenes ephe-
meren Fiebers, das man gewöhnlich als acuten Magenkatarrh auffasst, eine sehr
grosse Zahl von Gelenksrheumatismen mit den verschiedenen Complicationen,
ferner Bronchitis, Bronchopneumonien, Otitis media, Phlegmonen, Sepsis, Pyämie,
Puerperalprocesse u. s. w.

gänzlich. Hiebei versagen in der Regel die bahnenden Einflüsse, die Herabsetzung muss daher wohl auf Affection des Reflexcentrums selbst beruhen. Die von *Longaard* auf Grund von 5 Fällen aufgestellte Ansicht, dass die Herabsetzung mit der Benommenheit zusammenhänge, kann ich nicht bestätigen, denn es kommt sowohl Fehlen der Sehnenreflexe ohne Benommenheit, als Steigerung bei sehr starker Benommenheit vor.*) Die Grundkrankheit muss nicht sehr schwer sein. Bei Erysipel von kurzer Dauer fehlen die Sehnenreflexe nicht selten. Auch bei ephemerem Fieber schwinden sie manchmal gänzlich, um am folgenden Tage mit der Entfieberung wieder kräftig aufzutreten, oder es ist der Patellarreflex am ersten fieberfreien Tage nur mit *Jendrássik'schem* Kunstgriff zu erzielen, am zweiten normal, oder, wenn sich der Reconvalescent stark abgeschlagen fühlt, gesteigert. Wertvoller als die von *Longaard* beobachtete Coincidenz von Fehlen der Sehnenreflexe und Benommenheit scheint mir die Coincidenz von Fehlen der Sehnenreflexe und Ausbleiben der „willkürlichen" Blasenentleerung, die öfters bei Typhus, gelegentlich bei Pneumonie, beobachtet wird. Sie deutet auf eine ausgedehnte Herabsetzung der spinalen Reflexthätigkeit hin. Freilich kommt auch Verlust der „willkürlichen" Blasenentleerung bei gesteigerten Sehnenreflexen vor, namentlich müssen Typhusreconvalescenten gelegentlich noch einige Tage katheterisirt werden, wenn das Bewusstsein vollkommen frei, der Stuhl kothig, die Sehnenreflexe bereits gesteigert sind. Es handelt sich eben nur um Coincidenz zweier Erscheinungen, die von derselben Ursache abhängen.

Welche Erklärungen haben wir für das Verhalten der Sehnenreflexe unter den besprochenen Einflüssen? Die Schwächezustände sind wohl in volle Analogie mit der physiologischen allgemeinen Ermüdung zu setzen. Als unterstützendes mechanisches Moment kommt in vielen Fällen die Abmagerung hinzu.**) Bei den proagonalen Zuständen, der Agone, dem Collaps handelt es sich um Erlöschen der Functionen des Reflexcentrums durch Aenderung der Lebensbedingungen. Für den steigernden wie für den herabsetzenden Einfluss des Fiebers werden wir auch heute mit *Petitclerc* zwischen der directen Wirkung der Hyperthermie (Vgl. S. 74, c) und einer toxischen Wirkung der Ursachen der fieberhaften Erkrankung schwanken müssen.

---

*) Vgl. auch die citirten Angaben von *Money*.
*) *Jendrássik* [350] will darin den einzigen Grund sehen, was offenbar zu weit gegangen ist.

7*

Unzulässig erscheint die Annahme, dass anatomische Veränderungen in der Peripherie, in den Muskeln oder Nerven, bei den hier erörterten Variationen der Sehnenreflexe eine Rolle spielen, da man damit jeden Augenblick mit den Thatsachen in Widerspruch kommt. So kann man auch nicht die Steigerung der Sehnenreflexe bei Reconvalescenten und Fiebernden durch die Erhöhung der mechanischen Muskelerregbarkeit erklären, wie dies z. B. von *Mader* [452] geschehen ist da die letztere gerade bei sehr schweren Fieberzuständen, bei denen die Sehnenreflexe **fehlen**, besonders **gesteigert** ist, wie dies *Petitclerc* schon hervorgehoben hat. Ebenso ist die Ansicht von *Longaard* nicht haltbar, dass das häufige Auftreten von Fussklonus bei herabgekommenen Phtisikern auf Schrumpfung der Muskeln und dadurch erhöhter Spannung im Gastrocnemius beruhe, denn, wie S. 61 angeführt, ist gerade die erhöhte passive Spannung dem Zustandekommen des Fussklonus weniger günstig, da bei alter Hemiplegie mit Beugecontractur im Kniegelenk, bei der eine Verkürzung der Muskeln durch habituelle Annäherung der Ansatzpunkte (vgl. Cap. VI) entstanden ist, der Fussklonus in **gestreckter** Lage des Knies sich **nicht** auslösen lässt, wohl aber, wenn man das Knie beugt und so die Spannung mindert. Auch die Annahme, dass eine fieberhafte und kachektische Degeneration der Nerven durch „Reizung" der reflexleitenden Fasern die Steigerung der Sehnenreflexe bei erschöpfenden Krankheiten bedinge, stimmt einerseits nicht mit der Thatsache der weiten Verbreitung dieser Reflexsteigerung auch bei Affectionen, bei denen eine solche Nervendegeneration wohl nicht gut angenommen werden kann, wie bei Pediculosis capitis, andererseits nicht mit den im Folgenden zu erörternden Erfahrungen.

Abschnitt 3.
Directe Beeinflussung des Reflexbogens durch anatomische Läsionen.

Die directen Einflüsse auf den Reflexbogen können einen der folgenden Angriffspunkte haben:

Muskel;

Motorischer Nerv: Motorische Nervenendigung
peripherer gemischter Nerv
vordere Wurzel;

Rückenmark: intraspinaler Theil der vorderen Wurzeln (beziehungsweise ihrer Collateralen)
motorische Ganglienzellen der Vorderhörner
unbekannter Theil des Reflexcentrums in der grauen Substanz
intraspinaler Theil der hinteren Wurzelfasern (oder ihrer Collateralen);

Sensorischer Nerv: hintere Wurzel
peripherer gemischter Nerv
sensorische Nervenendigungen in Muskel, Periost und Gelenk.

Ueber die Mehrzahl dieser Stellen liegen Erfahrungen vor.
Einen kleinen Theil derselben haben wir bereits im Cap. II. zur näheren
Bestimmung des Reflexbogens im Rückenmarke verwerthet, wir werden
aber hier vom klinischen Standpunkte kurz darauf zurückkommen.
In nicht wenigen Fällen befällt eine Erkrankung zugleich Rückenmark und periphere Nerven (Neuritis), so dass eine Trennung nach
dem Schema nicht gut möglich ist. Ferner kommt es vor, dass eine
Erkrankung gleichzeitig periphere anatomische und centrale, wahrscheinlich in übergeordneten Theilen zu localisirende, functionelle Läsionen setzt (z. B. Diabetes). Beides erschwert die Erörterung der
Erscheinungen. Eine dritte Schwierigkeit erwächst aus dem Umstande,
dass wir in der pathologischen Anatomie des Nervensystems bisher
eigentlich nur jene Erkrankungen studirt haben, welche als Ausfall
von Bahnen und Centren, den Ausfall von Functionen bedingen,
dass wir dagegen über die Beziehungen der Reizerscheinungen,
die man den Folgen der Hypertrophie und Entzündung in anderen
Organen vergleichen könnte, zu den pathologisch-anatomischen Be-
funden noch so gut wie gar nicht orientirt sind. Daher ist die Frage
nach der Beziehung von Erkrankungen des Reflexbogens zur Steigerung der Reflexe eine besonders heikle.

a) Erkrankungen des Muskels und der motorischen Nervenendigung.

Es kommen in Betracht

Regressive Metamorphosen: Einfache Atrophie und Verfettung
parenchymatöse Degeneration
Dystrophia musculorum progressiva

Entzündungen: Polymyositis acuta
secundäre Myositis
Trichinose
Rotz
Myositis syphilitica

Ischaemische Lähmung.

Alle Erkrankungen des Muskels schädigen die Sehnenreflexe.
Der Grad der Abschwächung hängt ab von der Zahl der ergriffenen
Fasern und der Intensität des Processes an denselben.

Die einfache Atrophie ist im Stande, Sehnenreflexe, die früher
sehr lebhaft gewesen waren, bis zum völligen Verschwinden herabzusetzen. Dies ist z. B. der Fall bei alten Fällen von chronischem

Gelenksrheumatismus (Vgl. b), oder alter Hemiplegie*), wie *Brissaud* [91] auch durch graphische Untersuchungen bestätigt hat. Tritt der Muskelschwund bei marastischen und kachektischen Individuen auf, so kennzeichnet sich oft noch in den ganz abgemagerten Muskeln die Steigerung der Reflexthätigkeit in 'Folge des allgemeinen Schwächezustandes dadurch, dass sich an der Contraction mehr Muskeln, als sonst gewöhnlich sichtbar, betheiligen. So kann man öfters, wenn auch auf das erste Beklopfen der Patellarsehne gar keine Zuckung erfolgt ist, nach wiederholten Schlägen und Reiben der Haut des Oberschenkels eine Zuckung sowohl im Vastus rectus als den Adductoren erzielen, die zwar zu keinem Ausschlage des Unterschenkels mehr führt, aber doch deutlich ist. (Namentlich bei senilem Marasmus oft zu beobachten.) Ist die Atrophie und der Zerfall der Muskelsubstanz sehr bedeutend, wie man dies manchmal bei enorm abgemagerten Phtisikern von schier unglaublicher Lebenszähigkeit sieht, so sind allerdings alle bahnenden Reize zu Hervorrufung von Sehnenreflexen vergeblich.**)

Die gewöhnlichen Grade der **parenchymatösen Degeneration** haben keinen wesentlichen Einfluss. Je nach der Ursache derselben — Fieber, Kachexie — können die Sehnenreflexe fehlen oder erhöht sein. (Vgl. Abschnitt. 2.) Nur die Grösse des Ausschlags ist mit der Muskelkraft vermindert.

Die **Dystrophia musculorum progressiva** schädigt die Sehnenreflexe entsprechend der Intensität der Erkrankung. Bei hohen Graden sind sie aufgehoben, wie *Strümpell* [699], *Berger* [48], *Westphal* [795] erwähnen. Weiteres bei *Erb* [195]***).

Sind von den an einem Sehnenreflexe betheiligten Muskeln einzelne geschädigt, so kann die **Richtung** des Ausschlages der be-

---

*) Es können natürlich nur solche Fälle von Atrophie bei Hemiplegie hier in Betracht kommen, bei denen weder die Vorderhornzellen, noch die Nerven erkrankt sind. Vgl. hierüber bei *Déjérine* [154], *Babinski* [20], *Darkschewitsch* [146], und bei *Joffroy* und *Achard* [358], letztere Arbeit mit ausführlicher Literatur.

**) Ich habe mich durch zahlreiche Untersuchungen von Muskeln und Nerven solcher Individuen überzeugt (vgl. weiter unten), dass die Ursache dem Muskel zugeschrieben werden muss. Die Nerven sind sowohl in den Muskelästen, als im Stamme oft ganz gut erhalten.

***) In einigen Krankengeschichten von *Erb* sind gewisse Sehnenreflexe, namentlich der Achillessehnenreflex, als „lebhaft" angegeben. Wahrscheinlich waren besondere zufällige Einflüsse allgemeiner Art — Schlaflosigkeit, Aufregung durch die Untersuchung u. dgl. — im Spiele, welche sich in den besser erhaltenen Muskeln noch erheblich bemerkbar machten.

wegten Glieder geändert sein, es kommt so das „paradoxe Kniephänomen" bei Läsion des Quadriceps zu Stande, wie *ich* [692] experimentell nachgewiesen.

Bei der **Polymyositis acuta** sind die Sehnenreflexe schwach
oder fehlen gänzlich. Nie fand sich Steigerung. Literatur: *Hepp* [304],
Prinzig [577], *Strümpell* [707]*).

Dasselbe ist der Fall bei der von *Senator* [672] beschriebenen
Combination von subacuter Myositis mit Neuritis.

Hochhaus [318] hat gezeigt, dass die **diphtheritische Lähmung**
auf einer selbständigen Erkrankung der Muskeln beruhen kann. In-
wieweit dies auf die Sehnenreflexe wirkt, ist noch nicht bekannt, doch
wird darauf zu achten sein, weil das Kniephänomen nach Diphtheritis
häufig fehlt. (Vgl. weiter unten.)

Bei der **Trichinose** fehlen nach *Nonne* und *Hoepfner* [524]
häufig Triceps- und Patellarreflex für einige Zeit oder sind sehr schwach,
eventuell mit *Jendrássik*'schem Kunstgriff hervorzurufen. Sie kehren
mit der Besserung der Krankheit zurück. Steigerung wurde nie beobachtet.

Bei der chronischen „rheumatischen" **Myositis interstitialis**
(„rheumatischer Muskelschwiele") sind die Sehnenreflexe sehr herabgesetzt (Vgl. Cap. VI.)

Ich sah zwei Fälle von **Rotzknoten** in den Muskeln, in dem einen Falle
liess sich ein schwacher Bicepsreflex in einem Arme erzielen, die anderen Sehnenreflexe fehlten. Der zweite Fall kam in Agone zur Beobachtung, sämmtliche
Sehnenreflexe fehlten.

Ueber die **Myositis syphilitica** liegen keine Angaben vor. Literatur bei *Lewin* [417].

Die **ischaemische Lähmung**, z. B. durch Embolie der Arterie,
vernichtet die Sehnenreflexe ziemlich rasch. Nach *Chvostek* [134] ist
dies auf die **Nervenendigungen** zu beziehen.

b) Erkrankungen der sensorischen Nervenendigungen.

Es kommen in Betracht:

Muskel;

Periost: Periostitis

Fractur

Contusion;

---

*) Die Publication von *Löwenfeld* [435] ist wegen eines offenbaren Lapsus
in der Bezeichnung von rechts und links nicht brauchbar.

Gelenk: acuter Rheumatismus
           chronischer Rheumatismus
           Tuberkulose
           Luxation
           Abscess in der Nähe des Gelenks.

Ueber Erkrankungen der sensorischen Nervenendigungen, welche Verminderung der Sehnenreflexe zur Folge hätten, ist nichts bekannt. Vielleicht hat man eine solche bei manchen der oben erwähnten Muskelerkrankungen zu suchen.

Ein pathologischer Reizungszustand der sensorischen Nervenendigungen im Muskel, welcher zur Steigerung der Sehnenreflexe führte, existirt nicht, wie aus a) ersichtlich.

Wohl aber führen Erkrankungen in Periost und Gelenken durch Reizung der sensorischen Nervenendigungen daselbst häufig zur Steigerung der Sehnenreflexe. Selbe muss nach den Erörterungen im Cap. IV. als Bahnung innerhalb des Reflexbogens aufgefasst werden.

Fleury [232] fand einseitigen Fussklonus bei Fractur und Periostitis der Unterschenkelknochen, sowie bei Contusionen derselben. Man kann diese Erfahrung leicht bestätigen und erweitern.

Bei acutem Gelenksrheumatismus kann man in der Regel wegen der Schmerzhaftigkeit nicht wohl die Sehnenreflexe untersuchen. Ist aber die Entzündung zurückgegangen und besteht noch mässige Schmerzhaftigkeit des Gelenks, so lässt sich oft auffallende locale Steigerung der Sehnenreflexe constatiren. Besonders beweisend sind Fälle einseitiger Reflexsteigerung. Literatur: *Remak* [bei *Westphal* [778 S. 830], *Blocq* [67].

Bei chronischem Gelenksrheumatismus sind die Sehnenreflexe regelmässig gesteigert, insolange nicht stärkere Muskelatrophie eingetreten ist. Literatur: *Charcot* [122, S. 19 u. 41], *Blocq* [67], *Fleury* [232], *Cousin* [139], *Wichmann* [798].

Auf die Steigerung der Sehnenreflexe bei Tumor albus haben *Follin* und *Duplay**) aufmerksam gemacht. Um sich davon zu überzeugen, empfiehlt es sich, Kinder von gutem Ernährungszustande ("torpide Scrophulose") auszusuchen — denn bei herabgekommenen sind ohnedies alle Sehnenreflexe gesteigert (Abschnitt 2). Man findet dann, namentlich bei Coxitis, sehr oft am erkrankten Beine die Sehnenreflexe weit über die Norm gesteigert, am gesunden Beine normal.

---

*) cit. bei *Blocq* [67].

Sehr wirksam sind Abscesse in der Nähe des Gelenks. Ich habe wiederholt einseitigen Fussklonus bei solchen Abscessen über dem äusseren Knöchel gesehen, die kaum eine bohnengrosse Höhle besassen. Einen bis zwei Tage nach der Spaltung des Abscesses war der Klonus verschwunden.

c) Erkrankungen des gemischten Nerven und der Wurzeln.

Es kommen in Betracht:

Neoplasmen:
Wurzeln
Cauda equina
gemischte Nerven;

Neuritis:
kachektische Nervendegeneration
toxische Neuritis
Neuritis bei Erkrankungen des centralen Nervensystems
infectiöse Neuritis
sogenannte spontane und traumatische Neuritis
Vereiterung der Nerven bei eitrigen Processen der Nachbarschaft;

Narbencompression der Nerven.

Bei diesen Erkrankungen können die Sehnenreflexe sowohl gesteigert als normal als herabgesetzt sein oder fehlen. Bei der Beurtheilung der Ursache des Verhaltens der Sehnenreflexe ist aber nicht ausser Acht zu lassen, dass dasselbe gar nicht nothwendig Folge des Processes an den Nerven sein muss, die an dem betreffenden Sehnenreflexe betheiligt sind, und es sind daher in jedem einzelnen Falle auch alle anderen möglicherweise wirksamen Einflüsse in Betracht zu ziehen. Wir werden daher einige Thatsachen zwar im Folgenden anführen, aber erst am Schlusse des Capitels, nach Erörterung aller pathologischen Einflüsse, analysiren.

Die **Neoplasmen**, deren Wirkung auf die Sehnenreflexe bisher bekannt ist, waren von der Umgebung der Nerven ausgegangen. Hiebei besteht entweder Degeneration der Fasern, oder dieselben bleiben — was gar nicht selten vorkommt — vollständig intact, da das Neurilemm einen mächtigen Schutzwall bildet. Die Lähmungserscheinungen sind im letzteren Falle recht eigentlich als functionelle aufzufassen. Mit ausserordentlich seltenen Ausnahmen sind die Sehnenreflexe herabgesetzt oder fehlen.

Ein Fall von Neoplasma der Wurzeln ist der folgende, der wegen seiner Aehnlichkeit mit Tabes von diagnostischer Bedeutung ist. *Bennet* [42, 43]: 48jähriger Mann. Seit 9 Monaten schiessende Schmerzen. Sehstörung, besonders im Dunkeln. Herabsetzung der Sensibilität an den Beinen. Fehlen der Patellarreflexe. Blase und Mastdarmfunction normal. Tod nach 1jähriger Krankheitsdauer. Obduction: Eine grosse Menge sarcomatöser Tumoren der Pia spinalis, welche auf die hinteren Wurzeln übergreifen. Auch am Boden des 4. Ventrikels und im Centralcanal eine Strecke weit, mikroskopisch nachweisbar, sarcomatöse Wucherung.

Hierher gehören auch die Tumoren der Cauda equina, deren seit der Entdeckung der Sehnenreflexe nur sehr wenige publicirt worden sind.*) Folgender Fall illustrirt das Verhalten.

Laquer [407]: Ein 19j. Schlossergehilfe leidet seit 2 Jahren an heftigen Schmerzen im Kreuze. Anfangs normale Achillessehnen- und Patellarreflexe. Vorübergehend Blasen- und Mastdarmparese. Im September 1889 ist Pat. sehr herabgekommen, leidet enorme Schmerzen, beiderseits Rectus femoris wenig kräftig und leicht abgemagert. Lendenkyphose. Rechts der Patellarreflex ganz erloschen, links nur schwach angedeutet und erst mit Anwendung des *Jendrássik*'schen Handgriffes zu erzielen. Eröffnung des Sacralcanals, Exstirpation eines extradural gelegenen Lymphangioma cavernosum, welches die Cauda equina stark nach vorn gedrängt hatte. Nach ungefähr 3 Monaten Pat. gut aussehend, kräftig, nur hie und da leichte Schmerzen im linken Ischiadicus Die Patellarreflexe ganz leicht und beiderseits in gleicher Stärke zu erzielen.

Neoplasmen peripherer Nerven gehen am häufigsten von Metastasen in Lymphdrüsen aus. Die Untersuchung der Sehnenreflexe kann die frühzeitige Diagnose ermöglichen. Ein Fall, in welchem der eine Patellarreflex in Folge einer solchen retroperitonealen Metastase am Cruralis geschwunden war, und in welchem die Fasern des Nerven und der spinale Theil des Reflexbogens mikroskopisch sich normal erwiesen, also das Verschwinden des Reflexes in der vorerwähnten Weise eher als Ergebnis functioneller Beeinträchtigung anzusehen wäre, ist folgender.

Beobachtung II. *Veronika Goldberg*, 37 Jahre, Hausirersgattin aus Neulerdik in Böhmen gebürtig. Aufgenommen 14. December 1889, gestorben 22. April 1890. (Zimmer 87b der Abtheilung Primarius *Redtenbacher*.)

Seit ungefähr 8 Monaten (?) bemerkt die Kranke eine Geschwulst in der linken Brust, welche keinerlei Beschwerden verursachte. Seit 6 Monaten Schmerz im Kreuz und im linken Beine. Stat. praes. Mittelgrosses, gracil gebautes, mageres Individuum von fahler, blasser Hautfarbe, leidendem Gesichtsausdruck. Temp. 36·8, Puls 88, von mittlerer

---

*) Vgl. Cap. VI.

Höhe und Spannung. Die linke Brustdrüse vergrössert, in ihrem äusseren unteren Quadranten ein derber, vollkommen schmerzloser Tumor, der mit der bedeckenden Haut und dem Pectoralis verwachsen ist. In der linken Achselhöhle einige bis wallnussgrosse rundliche schmerzlose Drüsen. Systolisches Blasen an allen Ostien, sonst normaler Befund in den inneren Organen. Die untersten zwei Lendenwirbel auf Druck schmerzhaft. Im linken Beine empfindet Pat. Schmerzen, welche sich bei Bewegungen desselben steigern, wesshalb sie solche möglichst vermeidet.

Umfang des rechten Oberschenkels 13 cm oberhalb des unteren Randes der Patella bei ausgestrecktem Beine 36 cm.

30 cm oberhalb des unteren Randes der Patella bei ausgestrecktem Beine 41·5 cm.

Umfang des linken Oberschenkels 13 cm oberhalb des unteren Randes der Patella u. s. w. 35 cm

30 cm oberhalb des unteren Randes u. s. w. 40·5 cm

Linker Patellarreflex fehlt vollkommen.

Diagnose: Carcinom der Mamma mit sicheren Metastasen am linken Nervus cruralis, vielleicht von den Lendenwirbeln aus auf die Wurzeln übergreifend.

24. Januar 1890. Schwäche hat zugenommen. Starke Schmerzen im Kreuze und in beiden Beinen. Rechts prompter Patellarreflex, links fehlt derselbe.

10. Februar. Grosse Schwäche. Sehr heftige Schmerzen im Kreuze bei jeder Bewegung, daher andauernd zusammengekauerte Lage im Bette. Sehr starke Sehnenreflexe an den Armen. Rechts schönes „Pseudokniephänomen" durch Beklopfen einer Hautfalte über der Patellarsehne, das in Tremor des ganzen Beines übergeht.

Der Umfang der beiden Unterschenkel nahezu gleich, an der grössten Convexität der Wade der linke um ½ cm grösser als der rechte.

Der Nervus cruralis links druckempfindlich. Die Haut des linken Oberschenkels, hauptsächlich an der Vorderseite, gegen Nadelstiche und Kneifen empfindlicher als rechts. Die tactile Sensibilität und Temperaturempfindung beiderseits gleich.

Rechts gesteigerter Patellarreflex. Links kein Patellarreflex. Sehnenreflexe der Adductoren, des Biceps femoris und der Achillessehne beiderseits stark.

Beiderseits prompter Sohlenreflex.

16. März. Grosse Schwäche, Knöchelödem, Oedem des linken Armes. In der Umgebung des Tumors der linken Mamma einige ca. erbsengrosse Knötchen in der Haut. Die Kranke liegt meist auf der rechten Seite, die Beine in Knie- und Hüftgelenk gebeugt, klagt über Schmerzen im Kreuz und im rechten Sitzknorren. Beginnender Decubitus am rechten Trochanter. Rechts prompter Patellarreflex von normaler Stärke. Links kein Patellarreflex. Keine Achillessehnenreflexe. Berührungsempfindung an beiden Beinen herabgesetzt.

15. April. Oedem des linken Armes wieder geschwunden. Aeusserste Hinfälligkeit. Rechts deutlicher Patellarreflex, links keiner.

16. April. Patientin sehr verfallen, stark verworren. Rechts schwacher Patellarreflex.

5 Uhr Nachmittags. Keine Sehnenreflexe mehr auslösbar.

18. April. Die Kranke in tiefem Coma. Keine Sehnenreflexe.

21. April. Coma dauert fort. Keine Sehnenreflexe. 7 Uhr abends Tracheal-rasseln.

22. April. 5 Uhr Nachmittags. Exitus letalis.

Obduction am 23. April 1890, 17 Stunden nach dem Tode durch Docent *Richard Paltauf*.

Körper klein, schwächlich, mässig genährt, abgemagert, der Thorax ziemlich breit, gut gewölbt, die rechte Brustdrüse besonders in der äusseren Hälfte sehr hart, in der Umgebung in der Haut einzelne linsengrosse Knötchen tastbar; Abdomen wenig gespannt, die Haut gefaltet, mit Schwangerschaftsnarben bezeichnet die rechte untere Extremität einwärts gerollt. — Der Schädel klein, 49 *cm* Umfang, sehr dick, im Stirntheil über 1 *cm*, dabei compact, die Querfläche rauh, uneben, stellenweise usurirt, und mit einem weichen, ganz weissen Neubildungsgewebe bedeckt. Die harte Hirnhaut an ihrer Aussenfläche mit flachen Knoten und Infiltraten derselben Neubildung bedeckt. Die inneren Meningen zart, so wie das Gehirn abnorm blutarm. Das subcutane Zellgewebe wenig fetthältig; in der rechten Brustdrüse weite, mit einer colostrumähnlichen Flüssigkeit gefüllte Gänge und Cysten mit dünner Wand. Linkerseits die Brustdrüse substituirt von einer harten, fibrösen, in die Umgebung ausstrahlenden, ziemlich dichten Neubildungsmasse, die in Form von Streifen und Zügen in die Umgebung und die Muskeln greift, welche von erbsengrossen bis feinsten wie miliaren Knötchen durchsetzt erscheinen.

Die retroperitonealen Lymphdrüsen medullar krebsig infiltrirt, der Musc. psoas sin. von grösseren confluirenden und lenticulären, fast miliaren Krebsknoten durchsetzt, die Wurzeln des Nerv. cruralis sinister umwuchert. Die Wirbelkörper durchaus von einer weissgelben medull. Krebsmasse infiltrirt, die Knochensubstanz stark rareficirt, im Mark des rechten Femur linsen- bis haselnussgrosse, graue und weisse Geschwulstknoten.

Anatom. Diagn.: Carcinoma fibrosum mammae sin. subsequ. carcin. lenticular. cutis, carcin. gland. lymphat. axill. et retroperiton., pleurae sin., muscul. psoae sin., medullae ossium, durae matris, hepatis, infiltratione carcin. columnae vertebral. Erosiones vaginae.

Der mikroskopischen Untersuchung wurden Stücke des linken Nervus cruralis aus verschiedenen Abschnitten desselben, sowie das Lendenmark und untere Brustmark unterzogen.

Nerv. Ein Stück aus dem Nerven etwas unterhalb des Poupart'schen Bandes wurde in Osmiumsäure grob zerfasert, nach eintägiger Einwirkung derselben in Wasser ausgewaschen, in verdünntes Glycerin von steigender Concentration gethan, dann in verdünntem Glycerin und zwar dem ganzen Querschnitte nach (unter entsprechend grossen Deckgläsern) zerzupft. Die Präparate zeigen fast ausschliesslich normale Fasern. Nur ganz wenige degenerirte Fasern sind aufzufinden. Diese sind häufig zu kleinen Bündelchen von 3 bis 5 Fasern vereinigt und zeigen alle Grade der Degeneration bis zu äusserst schmalen blassen Fäserchen, die nur wenige mit Osmium schwarz gefärbte Kügelchen mehr enthalten. Nach einer beiläufigen Zählung auf Grund einer Reihe aufeinanderfolgender Gesichtsfelder dürften etwa $\frac{1}{2}$ Procent degenerirter Fasern in diesem Querschnitte vorhanden sein,

Weitere Stücke wurden in Müller'scher Flüssigkeit erhärtet und nach *Pál* oder *Adamkiewicz* oder mit Carmin gefärbt, andere in Osmiumsäure eingelegt, dann in Alkohol. Der in die Carcinommasse eingebettete Theil der Nerven wurde nach der *Marchi'*schen Methode gefärbt. Ueberall zeigte sich derselbe Befund wie

in den Zupfpräparaten aus dem Theile distal vom Carcinom: fast durchaus normale, eine verschwindende Zahl von degenerirten Fasern.
Das Rückenmark erschien makroskopisch durchaus normal. Nach der Härtung liess sich eine etwas lichtere Färbung in den dem hinteren Septum zunächst gelegenen Abschnitten erkennen. An *Pal'schen* Präparaten liess sich keine sichere Degeneration sehen. Dagegen überzeugten Carmin- und Adamkiewicz-Präparate, dass in der Höhe des oberen Lendenmarks und unteren Brustmarkes sich degenerirte Fasern in dem medialen Theil der Hinterstränge und in den Vorderseitensträngen befanden, während die hintere Wurzeleintrittszone hier frei war. Weiter unten im Lendenmarke zeigten sich auch in den lateralen Partien der *HS* degenerirte Fasern. Es ist daher anzunehmen, dass dieselben den tiefer entspringenden Nerven des lumbalen Plexus entsprachen, welche gleichfalls vom Carcinom umwuchert waren.

Von diagnostischem Werthe ist namentlich die Abnahme der Sehnenreflexe, wenn es sich um Unterscheidung von Neoplasmen des Kreuzbeins oder Darmbeins von Osteomalacie handelt, bei welch' letzterer die Sehnenreflexe gesteigert sind (S. 95).

Einer der ausserordentlich seltenen Fälle, in denen Steigerung eines Sehnenreflexes der Reizung eines Nerven durch Geschwulstcompression zugeschrieben werden muss (Bahnung im Reflexbogen durch Reizung der sensorischen Bahn) ist im Cap. VI. besprochen.

Die syphilitischen Erkrankungen der Nerven bilden den Uebergang von den Neoplasmen zu der eigentlichen Neuritis. Es handelt sich meist um Compression der Wurzeln durch Meningitis oder eigentliche Gummen. Die Sehnenreflexe zeigen häufig ein wechselndes Verhalten. Bald fehlt einer, speciell der Patellarreflex, längere Zeit, tritt dann wieder auf, insbesondere nach specifischer Behandlung, wie *Ziehen* [811] beschrieben, schwindet wieder, kann nochmals auftreten etc. „Die syphilitische Geschwulst wirkt wie eine Art Klammer auf den von ihr umschlossenen Nerven, die denselben bald stärker, bald schwächer umschnürt und dadurch zu einer in ihrer Intensität an- und abschwellenden Functionstörung führt." (*Oppenheim* [536, S. 1064.]) Ein solches Verhalten der Sehnenreflexe ist geradezu typisch für spinale Syphilis und für die Differentialdiagnose derselben von Tabes wichtig. Es ist der oscillirenden Hemianopsie bei basaler Hirnsyphilis analog. Weitere Literatur: *Erlenmeyer* [200], *Siemerling* [680], *Bernhardt* [57].

Doch kommt auch dauernde Abschwächung oder Fehlen der Sehnenreflexe vor. So im später mitzutheilenden Falle von *Osler* [551] und im Falle von *Rumpf* [620].

20jähriges Mädchen. Aufsteigende Lähmung mit Schmerzen. Entartungsreaction in den Muskeln der unteren Extremitäten. Die Sehnenreflexe derselben fehlen gänzlich: Obduction: Acute syphilitische Meningitis spinalis. Pia und Dura zu einer derbsulzigen Masse verwachsen, die Wurzeln von der Neubildung vollständig eingehüllt.

Bei **Neuritis** hängt die Schädigung des Reflexes in erster Linie von der Ausbreitung des Processes auf die verschiedenen im Nerven enthaltenen Fasergattungen ab. Eine Erkrankung, die vorwiegend die Hautnerven oder die vasomotorischen Fasern betrifft, lässt die Sehnenreflexe unbeeinflusst, eine Erkrankung der Muskeläste trifft die Reflexleitung direct. Unter den letzteren sind wieder die sensorischen Fasern aus Muskel, Periost und Gelenk (S. 51 u. 57) weit geringer an Zahl als motorischen. Eine Erkrankung einer grösseren Menge dieser sensorischen Fasern muss daher den Sehnenreflex vernichten, während dieselbe Erkrankung einer gleich grossen Zahl motorischer Fasern noch genug motorische Fasern übrig lässt und daher den Sehnenreflex nicht zu beeinträchtigen braucht. Daraus erklärt es sich, dass schwere Neuritiden unter Umständen den Sehnenreflexen nichts anhaben, während diese andererseits oft bei ganz leichten geschwunden sind. Es können also trotz schwerer Neuritis die Sehnenreflexe erhalten, oder, wenn andere Einflüsse noch mit im Spiele sind, sogar gesteigert sein. Eine andere Frage ist die, ob sie nicht in solchen Fällen wegen der schweren Neuritis gesteigert sind. Hierüber am Schlusse des Capitels.

Aus der verschiedenen Betheiligung der Fasergattungen bei Neuritis erklärt sich auch, dass das Verhalten der Sehnenreflexe und der elektrischen Erregbarkeit häufig nicht parallel gehen. Hiezu kommt dann noch, dass Leitungsfähigkeit und elektrische Erregbarkeit bis zu einem gewissen Grade von einander unabhängig sind*). Es kann daher sowohl normale elektrische Erregbarkeit bei Fehlen des Sehnenreflexes, als E A R bei vorhandenem Sehnenreflexe vorkommen, wie die Fälle von *Remak* [594] zeigen. In der Regel ist allerdings bei gesteigertem Sehnenreflexe die elektrische Reaction normal, bei (aus peripherer Ursache) herabgesetztem, pathologisch verändert.

Die vorstehenden Erwägungen mahnen auch bei Beurtheilung von Obductionsbefunden zur Vorsicht. Fehlte in einem Falle während des Lebens, namentlich einem solchen, der nur kürzere Zeit vor dem Tode beobachtet worden war, ein bestimmter Sehnenreflex, etwa das Kniephänomen, und findet man post mortem eine geringe Degeneration im entsprechenden Nerven, so darf man sich nicht ohneweiters mit diesem Befunde als Erklärung für das Fehlen begnügen. Es kann trotzdem die wahre Ursache des Fehlens im Fieber, in cerebralen

---

*) Siehe hierüber bei *Gad* [258, 259].

Läsionen etc. gelegen gewesen, und die periphere Nervenerkrankung
ein ganz harmloser Befund sein. Findet sich ja eine kleine Zahl
degenerirter und sich regenerirender Fasern in jedem normalen Nerven
nach *S. Mayer* [470], *r. Frankl-Hochwart* [241] und *Teuscher* [717].
Die Nervendegeneration bei Kachexien ist von *Pitres*
und *Vaillard* [570], *Oppenheim* und *Siemerling* [543], *Jappa* [347], *Krauss*
[393, 394], *Gombault* [275] u. A. studirt worden. Es wird vielfach angenommen, dass das „häufige" Fehlen der Sehnenreflexe bei senilem
Marasmus, bei Krebskachexie u. s. w. auf solcher Nervendegeneration
beruhe (z. B. von *Ziehen* [812]). Allein erstens fehlen die Sehnenreflexe bei solchen Zuständen — immer abgesehen von der aller-
letzten Lebenszeit — gar nicht so häufig, zweitens erreichen die
atrophischen Vorgänge in den Nerven in solchen Fällen gewöhnlich
durchaus nicht einen hohen Grad, wie auch *Oppenheim* und *Siemerling*
von der Krebskachexie angeben, und endlich findet man starke
Degeneration bei Individuen, die bis kurz vor dem Tode starke Sehnenreflexe hatten und völlig normale Nerven bei Individuen, bei denen
sie ein bis zwei Wochen vor dem Tode geschwunden waren. Im
letzteren Falle habe ich stets die Muskeln enorm atrophisch, ihre
Fasern auf's äusserste verschmälert, die Substanz selbst schwer betroffen gefunden (Querstreifung sehr undeutlich, parenchymatöse
Trübung, Verfettung etc.) Bereits *Jappa* hat bei „parenchymatöser
Neuritis" Tuberkulöser im Leben gesteigerte Sehnenreflexe beobachtet.
Ich habe bei 41 marastischen Individuen die Sehnenreflexe bis zum
Lebensende genau verfolgt und post mortem Nerven und Muskeln,
zum Theile auch das Rückenmark untersucht. Einige Beispiele mö-
gen die Verhältnisse illustriren:

Beobachtung III. *Ludwig Wieser*, 53 Jahre, Taglöhner, aus Wien gebürtig.
Aufgenommen den 8. December 1889, gestorben 6. März 1890. (Zimmer 87a der
Abtheilung Primarius *Redtenbacher*.)

Seit 3 Jahren Abmagerung, Husten, Nachtschweisse, Haemoptoë.

Phtisis bulbi links, Maculae corneae rechts. Demenz in hohem Grade. Ausgedehnte Tuberculose beider Lungen, Tuberculose des Kehlkopfs mit Schling-
beschwerden, enorme Abmagerung. Sehr langsamer Verlauf der schweren Tuberculose, fast durchaus fieberlos.

4. Januar. Rechts nur mit *Jendrássik*'schem Kunstgriff Patellarreflex, links keiner. Achillessehnenreflexe schwach. Sehr schwache Bicepsreflexe.

13. Januar. Rechts deutlicher, links sehr schwacher Patellarreflex.

2. März. Hochgradigste Macies. Haut ganz trocken und welk. Umfang des
Oberschenkels 12 cm unter der Spina ant. sup. rechts 25, links 26 cm. Umfang

des Unterschenkels an der grössten Convexität der Wade rechts 19, links 18 *cm.* Wird Pat. aufgedeckt, so sind meist die Beine stark gestreckt und die Muskeln gespannt, so dass man mehrere Minuten warten muss, bis die Extremitäten entspannt, sind und man die Sehnenreflexe prüfen kann. Ganz schwache, eben noch merkliche Zuckung im Quadriceps beim Kniephänomen nach wiederholtem Beklopfen und längerem Reiben der Haut. *Jendrássik*'scher Kunstgriff wegen Verworrenheit unmöglich.

4. März. Trachealrasseln. Keine Sehnenreflexe mehr.

6. März. 6 Uhr Abends Exitus.

Linker Cruralis und ein Stückchen vom Vastus rectus sammt dem Nervenästchen untersucht (Osmium). Die Nervenfasern sowohl im Stamme als im Muskelaste geradezu musterhaft normal. Die Muskelfasern zeigen zum grossen Theile das Bild hochgradiger Atrophie, theilweise auch Degeneration.

Beobachtung IV. *Johann Mock*, 69 Jahre, Taglöhner aus Schwarzenbach in Niederösterreich. Aufgenommen 12. Juli 1889, gestorben 27. Juli 1889. (Zimmer 87a der Abtheilung Primarius *Redtenbacher.)*

Subacute Lungentuberculose mit Cavernenbildung. Enorme Abmagerung.

26. Juli. Um 10 Uhr Vormittags bedeutend gesteigerte Patellarreflexe, (ziemlich starker Ausschlag, brüske Contraction des Muskels, klonisches Nachzittern.)

27. Juli. 7 Uhr Morgens. Exitus letalis.

Rechter Cruralis dem ganzen Querschnitte nach durchgezupft. Normale Fasern. In einem Muskelästchen sehr wenig degenerirte Fasern.

Beobachtung V. *Josefa Berger*, 32 Jahre, Handarbeiterin aus Teesdorf in Niederösterreich. Aufgenommen 12. Februar 1890, gestorben 19. April 1890. (Zimmer 88 der Abtheilung Primarius *Redtenbacher*.)

Chronische Tuberculose, Cavernen rechts oben. Enorme Abmagerung.

17. April. Abends 9 Uhr starke Patellarreflexe.

18. April. Morgens 8 Uhr schwache Patellarreflexe.

Abends 6 Uhr Sehnenreflexe geschwunden.

19. April. ¹/₂7 Uhr Morgens Exitus letalis.

Rechter Cruralis und zwei Muskelästchen desselben untersucht. Fast durchwegs normale Fasern, ziemlich viele davon blass und varicös.

Beobachtung VI. *Alois Urlinger*, 61 Jahre alt, Taglöhner, aus Pfatta in Baiern gebürtig. Aufgenommen 17. März 1890, gestorben 7. April 1890, (Zimmer 87a der Abtheilung Primarius *Redtenbacher*,)

Magenkrebs mit Inanition. Starker Muskelschwund, Knöchelödem,

Schwache, mit *Jendrássik* aber prompte Patellarreflexe. Ebenso die Achillessehnenreflexe. Kein Triceps-, schwacher Biceps-, kein Vorderarmreflex.

19. März. Prompte Patellarreflexe, aber mit geringem Ausschlage.

20. März. Nach wiederholtem Klopfen erhält man rechts beim Kniephänomen prompte Zuckung in allen Muskeln des Oberschenkels (auch Beuger und Adductoren), also der Patellarreflex trotz des, dem Muskelvolum entsprechenden, geringen Ausschlages als gesteigert zu betrachten. Links geringerer Patellarreflex.

26. März. Ebenso.

6. April. Nach wiederholtem Beklopfen das rechte Kniephänomen auf sämmtliche Oberschenkelmuskeln ausgedehnt, links geringer.

7. April. 6 Uhr morgens Exitus letalis.

Ein Stück Muskel mit Nervenästen vom rechten Vastus rectus untersucht. In einigen Nervenästchen innerhalb des Muskels hochgradigste Degeneration: nur mehr ganz schmale, fast bindegewebsähnliche Fasern mit Reihen ungleichgrosser, durch Osmium schwarz gefärbter Klümpchen. Ein anderes Aestchen meist normale Fasern. Die Muskelfasern in ziemlich gutem Zustande. (Die Präparate dieses Falles demonstrirte ich auf dem Congresse für innere Medicin 1890.)

Nach diesen Beobachtungen muss ich mich, was die Sehnenreflexe anbelangt, der Ansicht *Dinkler's* [161] anschliessen, dass die kachektische Nervendegeneration nur wenig klinische Bedeutung hat.

Bei **Alkoholneuritis** können die Sehnenreflexe sowohl **fehlen**, als **normal**, als **gesteigert** sein. *Bernhardt* [52] glaubte, dass sie sich stets hervorrufen liessen, was unrichtig ist. Literatur: *Fischer* [228a], *Moeli* [501, 502], *Déjérine* [151, 153], *Oppenheim* und *Siemerling* [543 Beob. XXXI.], *Witkowski* [801], *Nonne* [523], *Korsakow* [388], *Déjérine-Klumpke* [155], *Pál* [553], *Charcot* [127] etc.

Die **Bleilähmung** beruht wohl in vielen Fällen auf Neuritis allein. *Eichhorst* [175] betrachtet diese mit Rücksicht auf einen von ihm obducirten recenten Fall als das Primäre. Die Sehnenreflexe **fehlen** in den betroffenen, atrophischen Muskeln, können in anderen, nicht gelähmten, Muskeln gleichzeitig gesteigert sein. Literatur bei *Déjérine-Klumpke* [155].

Die **Arsenlähmung** wird meist als Neuritis aufgefasst. Die Sehnenreflexe fehlen oder sind erheblich abgeschwächt. Auch in der Reconvalescenz sind sie oft noch lange vermindert. *Alexander* [7] sah bei einem vergifteten Kaninchen das Kniephänomen fehlen. Literatur bei *Krehl* [396], *Kovács* [389].

Ueber die Sehnenreflexe bei Neuritis nach Kupfer, Zink, Quecksilber, Phosphor, Kohlenoxyd, Schwefelkohlenstoff liegen keine Erfahrungen vor.

Bei **Diabetes** fehlen oft die Sehnenreflexe gänzlich, ohne dass Lähmung besteht. Wohl aber ist Ataxie und Schmerz neuralgischen Charakters nicht selten vorhanden (Pseudotabes diabetica). Motorische Lähmung peripheren Charakters ist im Vergleiche zu den anderen toxischen Neuritiden selten. *Dreyfous* [166] hat behauptet, dass Zuckerruhr mit Steigerung des Patellarreflexes kein wahrer Diabetes sei. *Pryce* [579] und *Eichhorst* [177] haben die Neuritis bei Sectionen wirklich gefunden. Weitere Literatur bei *Charcot* [128], *Bouchard* [77], *v. Ziemssen* [815], *Marie* u. *Guinon* [461], *v. Hösslin* [319], *Bruns* [99], *Auché* [17], *Salomonson* [624], *Williamson* [800]. Vgl. auch Absch. d) und 8.

Verschiedene Erkrankungen des centralen Nervensystems combiniren sich mit Neuritis.

Leyden [427] hat aufmerksam gemacht, dass bei beginnender
Tabes die Wurzeleintrittszone im Lendenmarke gesund sein, aber
der Patellarreflex in Folge gleichzeitiger peripherer Neuritis fehlen
könne. *Eichhorst* [176] hat dies bei Tabes cervicalis thatsächlich beobachtet.

Das Gleiche mag gelegentlich bei Dementia paralytica
vorkommen, bei welcher *Pick* [565] periphere Neuritis fand.*)

Bei Rückenmarkscompression haben *Oppenheim* und
Siemerling [543] Neuritis gefunden. Das anfangs gesteigerte Kniephänomen war verloren gegangen.

Bei amyotrophischer Lateralsclerose fanden *Joffroy* und
Achard [357], bei Hemiplegie fand *Déjérine* [154] Neuritis. Die
Sehnenreflexe waren sehr gesteigert.

Bei Syringomyelie findet *Hoffmann* [327] Nervendegeneration.
Ueber ihre Beziehung zu den Sehnenreflexen ist nichts bekannt.**)

Bei der primären multipeln Neuritis sind die Sehnenreflexe meist beeinträchtigt, doch kommt auch Steigerung vor. Literatur:
Rosenheim [608], *Eisenlohr* [182], *Pál* [553], *Lorenz* [447] etc.

Bei der Neuritis nach Diphtherie schwinden oft die Sehnenreflexe, speciell das Kniephänomen, ohne dass sonst wesentliche Lähmungserscheinungen bestehen müssen. Bald schliesst sich das Verschwinden unmittelbar an die Krankheit an,***) bald liegt ein Zeitraum
bis zu 2 Monaten dazwischen, während welcher Zeit der Reflex
gesteigert sein kann (Reconvalescenz!). Bis zur Wiederkehr können
Monate vergehen. Solange das Kniephänomen fehlt, können weitere
Lähmungerscheinungen hinzutreten, auch wenn die Diphtheritis längst
abgelaufen, daher insolange Vorsicht in der Prognose! Doch kann

---

*) Doch vgl. die Bemerkung von *Fürstner* [255].

**) Denkbar wäre, dass die von *Kalnidero* und *Babes* [370] bei Morbus
Addisonii gefundene Neuritis der hinteren Wurzeln eine Wirkung auf die
Sehnenreflexe hätte, wenn diese Wurzelerkrankung nicht etwa nur Fortsetzung
der von *Fleiner* [230] beobachteten Erkrankung im Sympathicus und den Spinal-
ganglien ist.

***) Dass man nicht, wie *Hadden* [289], aus dem Fehlen des Kniephänomens
allein bei einer acuten fieberhaften Krankheit Diphtheritis diagnosticiren darf und
dass die zufällige Bestätigung einer solchen Diagnose durch die Obduction keinen
Beweis für die Richtigkeit des Raisonnements bildet, ist nach den Auseinander-
setzungen auf S. 97—99 klar. Man kann auch aus zwei falschen Prämissen einen
richtigen Schluss ziehen.

auch das Rückenmark und die Muskeln erkrankt sein (S. 103 u. 123) und dies das Fehlen der Sehnenreflexe bedingen.

Weitere Literatur: *Bernhardt* [51], *Ruhemann* [617], *Macdonald* [450], *Bristowe* [94], *Lunz* [448].

Die Typhusneuritis führt meist zum Verluste der betreffenden Sehnenreflexe. Ich habe einen Fall gesehen, in welchem wegen der gesteigerten Patellarreflexe Neuritis ausgeschlossen worden war. Die Obduction zeigte die Crurales frei, dagegen die Ischiadici in hohem Grade erkrankt. Untersuchung der Achillessehnenreflexe hätte wohl auf die richtige Diagnose geführt. Die Neuritis kann noch im fieberhaften Stadium beginnen, so dass der dadurch bedingte Verlust der Sehnenreflexe sich an den febrilen anschliesst.*) In der Regel tritt sie jedoch erst in der Reconvalescenz ein. Man kann oft leichte Formen frühzeitig daran erkennen, dass die in der Reconvalescenz typische Steigerung der Sehnenreflexe eines Tages schwindet und die Extremität schmerzhaft wird, Haut und Muskulatur hyperalgetisch. Literatur: *Alexander* [6], *Pitres* und *Vaillard* [571], *Pál* [553].

Bei den andern secundär infectiösen Neuritiden sind die Sehnenreflexe stets vermindert, so in Folge von: Gonorrhoe nach *Engel-Reimers* [187], eitriger Parotitis nach *Roth* [612], Keuchhusten nach *Möbius* [494], Malaria nach *Singer* [683] — wahrscheinlich gehört auch der Fall von *Kahler* und *Pick* [367, S. 61] hierher — Puerperalprocess nach *E. Sottas* und *J. Sottas* [686], Erysipel nach *Pál* [553].

Ueber die Neuritiden nach Scharlach, Masern, Blattern, Variolois, Pneumonie und Gelenksrheumatismus liegen keine Angaben vor.

Beriberi und Kakké beginnen meist im Peroneus und ergreifen später den Cruralis. Angaben über Reflexe finden sich in der Literatur nicht.**) Literatur bei *Gowers* [282, I. S. 162].

Bei der leprösen Neuritis bleibt nach *Gowers* [282, I. S. 171] oft das Kniephänomen erhalten.

Bei der syphilitischen Neuritis können die Sehnenreflexe gesteigert sein. Beispiel bei *Oppenheim* [540].

Bei der tuberculösen Neuritis mit wahren entzündlichen Erscheinungen kann Steigerung vorkommen. Ich habe einen solchen Fall in allen 4 Extremitäten gesehen. *Goldscheider* [270] beschreibt einen solchen Fall, auf den wir noch zurückkommen (Cap. VI.). Doch

---

*) Nach eigenen Beobachtungen.
**) Nach einer etwas unbestimmten Bemerkung von *Charcot* [127, S. 84] scheint das Kniephänomen zu fehlen.

kommt andererseits auch in leichten Fällen schon Fehlen vor, das für die Diagnose sehr werthvoll ist. Ein Beispiel in folgendem Falle.

Beobachtung VII. *Auguste Tegl*, Cassierin, 20 Jahre, ledig, aus Pressburg in Ungarn. Aufgenommen 4. November, entlassen 15. December 1889. (Z. 87b der Abth. Primarius *Redtenbacher*).

Seit einiger Zeit Husten, geringer Auswurf. Seit 4 Tagen heftige Schmerzen in beiden Waden, seit gestern besonders stark, so dass Pat. nicht gehen kann. Mittelgross, gut genährt, mässig muskulös, blass. Temp. 38·4, Puls 96. L H O kürzerer Schall, rauhes Inspirium, verlängertes, saccadirtes Exspirium, einzelne trockene Rasselgeräusche. Im Sputum spärliche Tuberkelbacillen.

Die unteren Extremitäten von normalem Aussehen, werden im Kniegelenke gestreckt gehalten. Bewegung derselben erzeugt Schmerz, namentlich in den Waden. Cruralis nicht druckempfindlich, Oberschenkelmuskulatur etwas druckempfindlich. Druck in die Kniekehle und auf die Wadenmuskeln sehr schmerzhaft. Empfindung von Berührung, Stich, Temperatur, Localisation der Hautempfindung ungestört. Deutlicher Sohlenreflex.

Prompter Bicepsreflex, prompter Vorderarmreflex, geringer Tricepsreflex. Kein Patellarreflex, auch nicht mit *Jendrássik'*schem Kunstgriff. Kein Achillessehnenreflex.

9. November. Seit 2 Tagen normale Abend-Temperaturen. Schmerzen haben nachgelassen. Sehnenreflexe wie bisher.

10. November. Mit *Jendrássik'*schem Kunstgriff rechts ganz schwache Reflexzuckung. Links keine Spur eines Patellarreflexes. Kein Achillessehnenreflex.

Nach dem Vorgange von *Baierlacher* [22] wird eine Morphininjection gemacht um 10 Uhr 4 Minuten Vormittags. Bis 11 Uhr wird alle 4—5 Minuten der Patellarreflex geprüft: keine Aenderung.

12. November. Temperatur andauernd normal. Keine Schmerzen mehr. Schwache, aber deutliche Patellarreflexe ohne *Jendrássik'*schen Kunstgriff. Deutlicher Achillessehnenreflex.

14. November und 15. November ebenso.

Von der Ischias wird überall angegeben, dass der Patellarreflex unverändert ist. *) Es ist aber klar, dass Veränderungen von Sehnenreflexen bei dieser Krankheit zunächst nicht im Gebiete des Cruralis, sondern des Ischiadicus zu suchen sind. Thatsächlich fehlt nun bei einseitiger Ischias nicht selten der Achillessehnenreflex auf der erkrankten Seite, während er auf der anderen normal oder gesteigert ist. Darin liegt ein weiterer Beweis, dass die Ischias gewöhnlich keine „essentielle" Neuralgie, sondern eine Neuritis ist. Beispiele im Folgenden:

Beobachtung VIII. *Josef Tischler*, Weltpriester, 46 Jahre, aus Klein-Komorn in Ungarn gebürtig. Aufgenommen 21. Novemb., entlassen 26. December 1889. (Zimmer 26, Abtheilung Primarius *Redtenbacher*).

---

*) Z. B. *H. Eichhorst*. Handb. d. spec. Pathol. u. Therap. 1885. III. S. 85.

Immer gesund gewesen. Vor 12 Jahren linksseitige Ischias, welche unter warmen Schwefelbädern heilte. Seit Frühjahr abermals Schmerzen. Vorübergehende Besserung auf Cauterium actuale. Stat. praes. Grosser Mann von athletischem Körperbau, reichlichem Panniculus. Innere Organe und Harn normal. Schmerzen im linken Ischiadicus und entlang dem Nervus saphenus major, dessen Verlauf der Kranke deutlich zeigt. Leichte Herabsetzung der Sensibilität. Typische Druckpunkte am Ischiadicus. Linker Patellarreflex etwas schwächer als der rechte, aber beide deutlich. Rechter Achillessehnenreflex prompt, linker fehlt absolut (auch mit *Jendrássik'schem* Kunstgriff). Pat. wurde mit galvanischem Strom und Vesicantien behandelt, worauf sich ein tiefer Abscess bildete. Während des Spitalsaufenthaltes keine Veränderung im Zustande. In der Heimat soll nach Aufbruch des Abscesses Heilung eingetreten sein.

Beobachtung IX. *Nikolaus Adamowicz*, 45 Jahre, Stadtträger, aus Temesvar in Ungarn gebürtig. Aufgenommen 20. October 1892, verlegt auf die psychiatrische Klinik 23. October 1892. (Zimmer 87a der Abtheilung Primarius *Redtenbacher*).

Angeblich bisher immer gesund. Vor 7 Monaten hob er einen schweren Koffer und fühlte dabei einen heftigen Stich im rechten Beine, seitdem leidet er an Schmerzen dasselbst, die seit einigen Wochen besonders zugenommen haben. Potus in „mässigem Grade" zugestanden.

Stat. praes. Mittelgross, mittelkräftig. Etwas rigide Arterien, Herztöne etwas dumpfer. Sonst normale innere Organe. Starker Tremor der oberen Extremitäten. Sehr starke Schmerzhaftigkeit im Verlaufe des ganzen rechten Ischiadicus und Peroneus. Keine Sensibilitätsstörung, keine Atrophie. Gesteigerte Sehnenreflexe an den Armen, gesteigerte Patellarreflexe. Rechter Achillessehnenreflex fehlt auch mit *Jendrássik'schem Kunstgriff gänzlich, linker normal.

In der Nacht vom 22. auf den 23. October Ausbruch von Delirium tremens und Transferirung auf die psychiatrische Klinik.

Ueber die Sehnenreflexe bei der eitrigen Entzündung der Nerven durch Vereiterung von der Nachbarschaft aus enthält die Literatur keine Angaben. In einem von mir beobachteten Falle von Vereiterung der Cauda equina im Duralsacke fehlten dieselben. In den meisten Muskeln bestand Entartungsreaction. Bei tiefem Decubitus am Kreuze hat man solche Erkrankungen beobachtet. Ueber Sehnenreflexe bei Narbencompression der Nerven ist nichts bekannt.

Wir schliessen hier die *Landry'*sche Paralyse an. Die Sehnenreflexe waren stets sämmtlich oder zum grössten Theile erloschen.*)

---

*) Der Fall von *Kümmell* [398], in welchem sich bei der Obduction ein Typhus und Haemorrhagien in der Medulla oblongata fanden (Nerven nicht untersucht), und in welchem die „Reflexerregbarkeit" an den ersten 2 Tagen intact war, ist in seiner Stellung fraglich.

Literatur : *Eisenlohr* [180, 185], *Schulz* und *Schultze* [661], *Kahler* und
Pick [369], *Hoffmann* [322], *Westphal* [779], *Pitres* und *Vaillard* [572],
Iwanow [362], *Nauwerck* und *Barth* [516] etc.

d) Erkrankungen des spinalen Theils des Reflexbogens.

Die Erkrankungen treffen entweder, mehr localisirt, den
Reflexbogen in den Hintersträngen oder in den Vorderhör-
nern, oder, als diffuser wirkende Läsion, das ganze Reflexcentrum. Es kommen in Betracht:

I. Erkrankungen der Hinterstränge

1. Tabes und Taboparalyse
2. Toxische oder infectiöse Hinterstrangserkrankung
   durch
   Blei
   Secale cornutum
   Pellagra
   Lepra
   perniciöse Anaemie
   Diabetes
   Syphilis
3. Combinirte Systemerkrankungen (einschliesslich der *Friedreich*'schen Ataxie)
4. Vasculäre Sclerose der Hinterstränge
5. Multiple Sclerose
6. Myelitis
7. Chronische Meningitis mit Hinterstrangsdegeneration:
   einfache chronische
   tuberculöse
   syphilitische
8. Tumoren der Meningen mit Druck auf die Hinterstränge
9. Rückenmarksverletzung
10. Spina bifida

II. Erkrankungen der Vorderhörner

11. Spinale Kinderlähmung
12. Acute atrophische Spinallähmung Erwachsener
13. Poliomyelitis anterior chronica
14. Toxische Erkrankung der Vorderhornzellen

15. Gemischte Erkrankung der Nerven und Vorderhornzellen
    Diphtheritis
    Alkoholintoxication
    Bleiintoxication
    Arseniktoxication
    (Vielleicht die neurotische Muskel-
    atrophie von *Hoffmann)*

III. Ausgedehntere Rückenmarkserkrankungen

16. Myelitis
17. Caissonlähmung
18. Rückenmarksabscess
19. Hämatomyelie
20. Rückenmarkserschütterung
21. Neoplasmen des Rückenmarks
22. Syringomyelie
23. Hämatorrhachis
24. Compression des Rückenmarks.

Ueber die klinischen und anatomischen Verhältnisse bei diesen Erkrankungen einige Bemerkungen im Folgenden:

Der Verlust der Sehnenreflexe gehört zu den häufigsten Symptomen der Tabes und tabischen progressiven Paralyse. Am meisten studirt ist das Verhalten des Kniephänomens. Da der Process in beiden Hintersträngen häufig anfangs nicht ganz symmetrisch ist, kann die eine Wurzeleintrittszone im Lendenmark früher ergriffen sein als die andere, und daher das Kniephänomen auf der einen Seite früher beeinträchtigt, wie *Westphal* (Vgl. Cap. II), *Bernhardt* [53], *Vulpian* [746], *Goldflamm* [265], *Pick* [564] u. A. beschrieben haben. Es ist zu hoffen, dass uns fernere Untersuchungen nach dem Beispiele *Westphal's* belehren werden, ob, wie wahrscheinlich, die sensorischen Fasern für den Achillessehnenreflex und die Sehnenreflexe der Arme analoge Wege in dem lateralen Theile der Hinterstränge einschlagen. Das Fehlen des Kniephänomens gehört oft zu den allerersten Symptomen der tabischen Erkrankung, wie ein Fall von *Westphal* [787] zeigt, in welchem ein Mann sonst objectiv vollkommen normal erschien. Nach *Weiss* [769] und *Weir Mitchell* [766] geht dem Schwinden des Kniephänomens häufig Steigerung voraus; *v. Bamberger* pflegte in seinen Vorlesungen dasselbe zu betonen. Dass das Fehlen des Kniephänomens auch auf peripherer Neuritis bei Intactheit der Wurzelzone beruhen kann, ist S. 114 besprochen. Ueber Wiederkehr des geschwundenen Kniephänomens siehe im letzten Abschnitte des Capitels.

Bei Bleivergiftung beobachtete *Braun* [87] Hinterstrangsdegeneration systematischen Charakters. Die Sehnenreflexe an den Armen waren erloschen (Extensorenlähmung). Ausserdem bestand jedoch Degeneration der peripheren Nerven, so dass die Ursache des Verlustes der Sehnenreflexe hier nicht mit Sicherheit in's Rückenmark verlegt werden kann. Doch gilt das vielleicht für andere derartige Fälle.

Der Genuss von mit Secale cornutum verunreinigtem Mehle erzeugt, wie *Tuczek* [730, 731] nachgewiesen, Hinterstrangsdegeneration. Die Patellarreflexe schwinden häufig und fehlen oft noch Jahre lang, wenn alle anderen Vergiftungszeichen längst geschwunden sind.

Bei Pellagra hat gleichfalls *Tuczek* [732] Hinterstrangserkrankung nachgewiesen. Bei etwa 25% der schweren Pellagrakranken fehlt der Patellarreflex.

Die Rückenmarkserkrankung bei Lepra ist noch wenig studirt. Nach *Chassiatis* [132] finden sich Leprabacillen im Rückenmarke bei der anästhetischen Form. *Looft* [437] hat in 2 Fällen Neuritis und Hinterstrangsdegenerationen gefunden, welch' letztere er für secundär hält. In einem Falle fehlte der Patellarreflex. Er bezweifelt die in früheren Untersuchungen bei Lepra gefundenen Rückenmarksbefunde (Verwechslung mit Syringomyelie). Ausführliche Literatur bei *Sudakiewitsch* [710].

Bei perniciöser Anaemie ist von *Lichtheim* [429, 430] und dessen Schüler *Minnich* [490] Hinterstrangsdegeneration beschrieben worden. Die Patellarreflexe fehlten vielfach. Weitere Fälle bei *Eisenlohr* [186] und *v. Noorden* [522].

Bei Diabetes hat *Leyden**) neuestens Degenerationen in den Hintersträngen nachgewiesen, welche den Degenerationen entsprechen, die man bei multipler Neuritis im Rückenmarke findet. Es ist möglich, dass das Fehlen der Sehnenreflexe bei Diabetes in manchen Fällen auf einer solchen spinalen Erkrankung beruht.

Ueber die Stellung der bei syphilitischen Processen in den Meningen gleichzeitig vorhandenen systematischen Hinterstrangserkrankung, ob unabhängig, ob secundär, sind die Acten nicht geschlossen.

Bei den verschiedenen Formen der combinirten Systemerkrankungen fehlen die Sehnenreflexe, wenn der Process in den Wurzeleintrittszonen situirt ist. Auf die Anatomie dieser Krankheitsgruppe gehen wir hier nicht ein. (Siehe später.) Speciell bei der here-

---

*) *Leyden* [Deut. medicinische Wochenschr. 1893. S. 407].

ditären Ataxie *Friedreich's* gehört das Fehlen des Kniephänomens
zum Krankheitsbilde in der grossen Mehrzahl der Fälle.
Buzzard [111] und *Redlich* [588] haben eine von den Gefässen ausgehende Hinterstrangssclerose beschrieben. Die
Sehnenreflexe fehlen. Das klinische Bild ist der Tabes ähnlich,
unterscheidend ist der rasche Verlauf und der Umstand, dass die
Krankheit ältere Leute befällt.

Ganz leichte Degenerationen der Hinterstränge mit Verdickung der Pia und der mit den Gefässen eindringenden Septa,
Veränderungen, welche der bekannten Trübung und Verdickung der
Hirnhäute bei alten Leuten entsprechen, habe ich jedoch auch bei
senilen Individuen gefunden, welche bis kurz vor dem Tode starke
Sehnenreflexe hatten. Man muss daher in der Aufstellung von Beziehungen zwischen dem Fehlen der Sehnenreflexe und dem Rückenmarksbefunde mit der grössten Vorsicht zu Werke gehen und nur
möglichst reine Fälle wählen.*)

Bei multipler Sclerose kommen seltene Fälle mit Verlust
des Patellarreflexes ohne besondere sonstige Lähmungserscheinungen
noch Atrophien vor. Obwohl keine genauen Obductionsbefunde vorliegen, ist es wahrscheinlich, dass in solchen Fällen Plaques in den
*Westphal'*schen Wurzeleintrittszonen sassen. Literatur im Abschn. 9.

Die einfache chronische Leptomeningitis kann zu
pseudosystematischen Degenerationen des Rückenmarkes führen. Sie
verlaufen nicht selten ganz unter dem Bilde der Tabes und unterscheiden sich nur durch den kürzeren und manchmal etwas „atypi-
schen" Verlauf. Ich habe zwei solche Fälle beobachtet, in dem einen
bestand auch totale Atrophia nervi optici. Literatur: *Borgherini* [73],
Wolff [802].

Das Gleiche gilt von der syphilitischen Leptomeningitis,
welche der Tabes ausserordentlich ähnlich sein kann, wie im Falle
von *Ewald* [211]. Doch kommt es vor, dass die Kniephänomene bald
fehlen, bald vorhanden sind, wie im Falle von *Eisenlohr* [184].
Aehnlich der Fall von *Oppenheim* [536].

Ueber die chronische tuberculöse Meningitis habe ich
keine Angaben in Bezug auf die Sehnenreflexe gefunden, doch ist

---

*) Im Anfange meiner Untersuchungen, als mir die italienische und fran-
zösische Literatur und die Thatsache des febrilen Fehlens der Sehnenreflexe noch
nicht bekannt waren, fand ich bei einer an Pneumonie verstorbenen Greisin, der
im Leben das Kniephänomen gefehlt hatte, eine solche geringe senile Rückenmarkserkrankung, aus der ich längere Zeit Schlüsse dieser Art gezogen hatte.

anzunehmen, dass das Fehlen derselben an den Armen bei Pachymeningitis cervicalis in manchen Fällen nicht, wie man gewöhnlich
annimmt, der Wurzelläsion, sondern mit *Adamkiewicz* [3] der Rückenmarksaffection zuzuschreiben ist (pseudosystematische Degenerationen).

Tumoren der Meningen können die Wurzeln frei lassen und
durch Druck auf die Hinterstränge die Sehnenreflexe zum Verschwinden bringen. Das Bild kann dem einer Tabes sehr ähnlich sein, doch
ist der Verlauf ein rascher. So verhielt es sich in den Fällen von
Ormeford und *Hadden* [548]: diffuses Sarcom der Pia, und dem sehr
interessanten, auch mit Augenmuskellähmungen verbundenen, Falle von
Hirt [311]: Cysticerken der Pia (Dauer anderthalb Jahre!).

Es ist sehr gut möglich, dass eine Rückenmarksverletzung,
insbesondere ein Stich, die Fasern der Wurzeleintrittszone durchtrennt.
Doch sind solche Fälle bisher nicht beschrieben.

Die Missbildung des Rückenmarks bei Spina bifida ist in
manchen Fällen auf die Hinterstränge beschränkt. Dann sind die
Muskeln functionsfähig, die elektrische Erregbarkeit erhalten, die
Sehnenreflexe aber geschädigt. So war in einem von *Brunner**) beschriebenen Falle der Patellarreflex des einen Beines fast aufgehoben. In anderen Fällen dieser Erkrankung bestanden atrophische
Lähmungen. Literatur bei *v. Recklinghausen***).

Die acute Poliomyelitis, sowohl bei Kindern als bei Erwachsenen, setzt die Sehnenreflexe herab oder vernichtet sie bei intensiver
Lähmung gänzlich. Dass dies nicht Folge der Atrophie der Muskeln
oder Nerven ist, lehrt die Analyse frischer Fälle, wie des Falles von
Immermann (S. 37).

Zur chronischen Poliomyelitis anterior kann man nur
wenige, ziemlich reine Fälle rechnen. Die Sehnenreflexe schwinden
mit der Progression der Erkrankung. Literatur: *Nonne* [525], *Oppenheim* [542].

Einige Gifte, die in der Regel Neuritis erzeugen, verursachen
manchmal auch Vorderhornerkrankung, ohne Neuritis. Eine solche in
Folge von Blei, mit Fehlen der Sehnenreflexe in den gelähmten
unteren Extremitäten, hat *Oppenheim* [537] beschrieben.

In anderen Fällen combinirt sich die periphere toxische oder
infectiöse Neuritis mit Vorderhornerkrankung. Einen solchen Fall
von Arsenlähmung beschreiben *Erlicki* und *Rybalkin* [202], von

---

*) *Brunner* [*Virchow's* Archiv, 107. S. 494].
**) *v. Recklinghausen* [*Virchow's* Archiv, 105. S. 243].

diphtheritischer Lähmung P. Meyer [480]. Die Patellarreflexe
fehlten. Auch andere Processe kommen bei Neuritis im Rückenmarke
vor, wie Oppenheim [540], Pitt [553], Lorenz [447] u. A. gezeigt haben.

Hieher gehört vielleicht die progressive neurotische
Muskelatrophie von Hoffmann [326], bei welcher die Sehnenreflexe
mit dem Fortschreiten des Krankheitsprocesses schwinden.

Ob Myelitis durch directe Reizung des Reflexcentrums Steigerung der Sehnenreflexe erzeugen kann, ist nicht erwiesen. In einem be-
weisenden Falle müsste die Läsion ganz klein sein und die obere Grenze
des betreffenden Reflexcentrums nicht überschreiten. Sichergestellt ist
bei localisirter Myelitis im Reflexcentrum nur Beeinträchtigung der
Sehnenreflexe. Einen Fall von einseitig auf die Wurzeleintrittszone
beschränkter Myelitis mit Fehlen des einen Patellarreflexes hat Nonne
[523] beschrieben. Die vasculäre Necrose und ihren Einfluss auf die
Sehnenreflexe hat Herter [305] experimentell verfolgt. Andere Formen
der Myelitis bei Westphal [778], Küssner und Brosin [399] etc.

Die Myelitis der Taucherlähmung, in Lufteintritt (Luftem-
bolien) mit Necrobiosen bestehend, ist von Leyden [424], Schultze [645],
Reusselaer [599] und Nikoforoff [521] mikroskopisch untersucht worden.
Nach der eingehenden klinischen Studie von Catsaras [116] kommen
auch Fälle von Rückenmarksläsion mit Fehlen der Sehnenreflexe vor.

Von Rückenmarksabscess existiren nur 2 Fälle mit Angaben über die Sehnenreflexe in der Literatur. Der Fall von Nothnagel [531] ist durch Meningitis complicirt. Im Falle von Ullmann [733]:
Abcess im Lendenmarke, waren die Patellarreflexe erloschen.

Ueber die Bedeutung der von v. Kahlden [364] bei Phtisikern gefundenen geringfügigen Rückenmarksdegenerationen ist nichts bekannt.

Von Rückenmarksblutung sind zwei Formen zu unter-
scheiden. Eine grössere solitäre Blutung hat Leyden [426] beschrieben.
Die Sehnenreflexe fehlten. Multiple submiliare Blutungen bei perniciöser
Anaemie führen zum gleichen Resultate: Lichtheim [430], Minnich [490],
Eisenlohr [186].

Die Rückenmarkserschütterung bietet eine Combination
von functioneller Lähmung, primärer Necrose, Erweichung und wohl
auch Blutung. Nach Miles [487] fehlen dabei die Sehnenreflexe.
Schmaus [336] beschreibt als Folgen der Rückenmarkserschütterung

beim Menschen: einzelne Erweichungsherde, Gliose und Hinterstrangsdegenerationen.*)

Neoplasmen des Rückenmarkes selbst können unter Um-
ständen symptomenlos verlaufen. In einem Falle sah ich bei einem
Gliom im Halstheile Lähmung des rechten Armes mit Verlust der
Sehnenreflexe und Anaesthesia dolorosa bei Intactheit der elektrischen
Reaction. *Murray* [515] beschreibt einen Fall von Angiosarcom im
unteren Dorsalmark mit Verlust der Reflexe.

Bei den verschiedenartigen Krankheiten, die gegenwärtig unter
dem klinischen Begriffe der Syringomyelie zusammengefasst werden,
können die Sehnenreflexe sowohl durch Beeinträchtigung der grauen
Substanz als der Hinterstränge geschädigt werden. Es kommt oft
schon frühzeitig zum Verluste der Sehnenreflexe an den oberen
Extremitäten, welcher in den verschiedenen Muskeln nicht gleichzeitig erfolgt. Biceps- und Vorderarmreflex können erhalten bleiben,
wenn der Tricepsreflex bereits erloschen ist. An den unteren Extremitäten wird das Fehlen des Patellarreflexes etwas seltener
beobachtet. Es sind zwar zahlreiche Fälle mit Fehlen des Kniephänomens in der Literatur beschrieben, aber fast durchaus ohne
Sectionsbefund. Dies ist zu beachten, da sich die Syringomyelie mit
Tabes combiniren kann.**) Literatur: *Hoffmann* [325], *Redlich* [587],
Mann [456] etc.

Blutung in den Wirbelcanal hebt die Function des Reflexcentrums auf. *Hitzig* [315] hat einen solchen Fall mit Verlust der
Sehnenreflexe beschrieben.

Ganz langsam zunehmender Compression vermag sich das
Rückenmark durch Wachsthumsvorgänge zu adaptiren. Raschere
Compression des Reflexcentrums vernichtet den Sehnenreflex, wie
bereits *Erb* [193] in einem Falle von Kyphose des 1. und 2. Lendenwirbels beim Patellarreflexe gesehen. Tumoren ergreifen meist die
Wurzeln, bevor sie das Mark selbst comprimiren. Nur selten sind diese
in das Neoplasma blos eingebettet, ohne geschädigt zu sein, während
das Rückenmark schon comprimirt ist. Ein hierher zu rechnender Fall
ist von *Schulz* [660] beschrieben (Sarcom der Pia). Der rechte Patellarreflex fehlte, der linke war sehr schwach.

---

*) Der von letzterem mitgetheilte Fall combinirter Degeneration der PyS,
KHS und HS scheint jedoch in seinem ursächlichen Zusammenhange mit dem
Rückenmarkstrauma ein wenig zweifelhaft.
**) Ob dabei causaler Zusammenhang oder zufällige Coincidenz anzunehmen,
siehe bei *Hoffmann* [327].

Abschnitt 4.

Allgemeines über die indirecte Beeinflussung.

Die physiologischen Einflüsse, welche indirect auf den Reflexbogen wirken, haben, wie wir im Cap. IV. sahen, wahrscheinlich stets

Fig. 8.

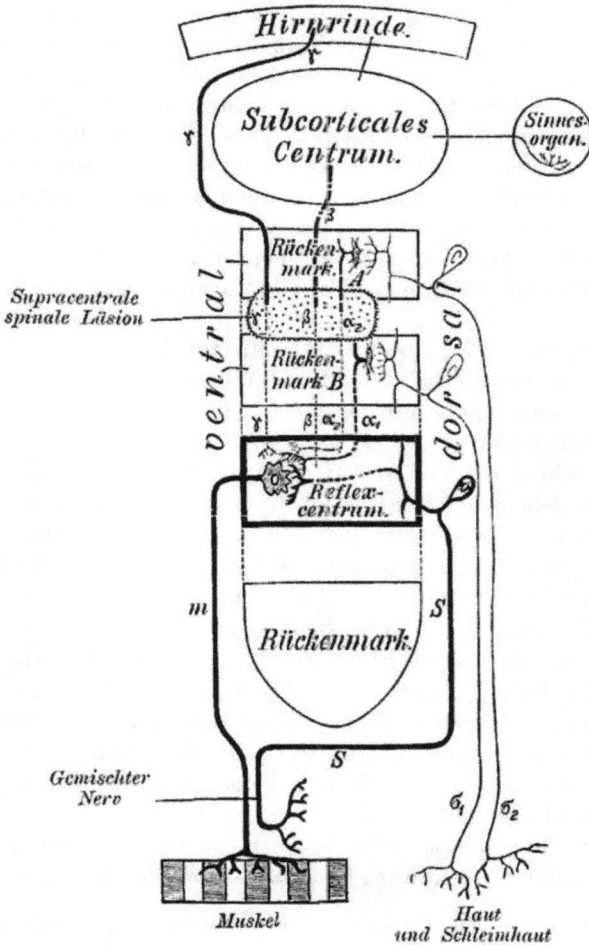

ihren ersten Angriffspunkt im sensorischen Nerven. Von da aus geht der Effect des beeinflussenden Reizes auf den „übergeordneten" Rückenmarksabschnitt, oder das cerebrale subcorticale Centrum über.   Auch von der Hirnrinde wird angenommen, dass sie nicht automatisch wirke, sondern veranlasst durch die Ergebnisse früherer Sinnesreize, die Vorstellungen. Experimentell können wir freilich auch die Central-organe direct angreifen, wobei wir allerdings vorläufig nicht unter-scheiden können, ob die centralsten Theile der zuführenden sen-sorischen Bahnen, oder die beeinflussenden Centralorgane, oder die von diesen abgehenden Bahnen α, β, γ getroffen wurden.

Unter pathologischen Verhältnissen können nun Läsionen in jedem Theile des Apparates das Reflexcentrum eines bestimmten Sehnenreflexes beeinflussen. Die im centralen Theile gelegenen Er-krankungen sind spinal oder cerebral. Jene, die über dem Centrum des betreffenden Sehnenreflexes gelegen sind,*) wollen wir kurzweg als „supracentrale" bezeichnen, während wir die im vorhergehenden Abschnitte sub d) betrachteten Erkrankungen des spinalen Theiles des Reflexbogens „reflexocentrale" nennen wollen. Die cerebralen Er-krankungen sind nach Möglichkeit in corticale und subcorticale zu sondern.

Eine jede solche Läsion wirkt nun auf die benachbarten Theile des Centralorganes, auf die ihren Wirkungskreis durchsetzenden Fasern und durch diese auf die caudalwärts gelegenen Theile, speciell das Reflexcentrum**).

Betrachten wir in Fig. 8, welche im Wesentlichen eine Wieder-holung des Reflexschemas Fig. 7 ist, die „supracentrale spinale Läsion." Sie trifft alle drei Fasergattungen α, β und γ. Von den Fasern α wird jedoch nur jener Theil $α_2$ getroffen, welcher von den oberhalb der Läsion gelegenen Rückenmarkstheilen A abgeht. Eine solche Läsion kann nun sowohl durch Unterbrechung der in den Fasern dem Reflex-centrum von oben zugeleiteten Einflüsse, als durch Reizung des unteren Theiles der Fasern α, β und γ und des an ihre untere Fläche angrenzenden Rückenmarkstheiles B wirken. Da diese Fasern und Rückenmarkstheile sowohl hemmende als bahnende Wirkung ausüben, so sind folgende Effecte auf die Sehnenreflexe möglich:

A) Unterbrechung:
1. Abschneidung hemmender Einflüsse — Resultat: Steigerung
2. Abschneidung bahnender Einflüsse — Resultat: Herabsetzung.

*) Es ist nach dem von anderen Reflexen Bekannten ganz wohl möglich, dass auch caudalwärts vom Reflexcentrum gelegene Läsionen auf dieses hemmend oder bahnend einwirken, doch ist für die Sehnenreflexe eine derartige Beeinflussung nicht erwiesen.
**) Von der mechanischen Fernwirkung sehen wir hier ab.

B) Reizung:
3. Hemmung des Reflexcentrum. — Resultat: Herabsetzung
4. Bahnung des Reflexcentrums. — Resultat: Steigerung.

Wir haben nun im Allgemeinen nicht zu erwarten, dass einer dieser 4 möglichen Effecte isolirt eintritt, sondern dass eine und dieselbe Läsion alle 4 Arten gleichzeitig hervorruft und dass deren Resultirende zum Ausdrucke kommt.

Es ist ja der Zusammenhang von Unterbrechung und Reizung schon in den physiologischen Grundeigenschaften des Nerven gegeben. Einerseits führt eine jede nicht elektrische Reizung eines Nerven — also thermische, chemische, mechanische etc. — zugleich eineSchädigung desselben herbei.*) Andererseits ist jede Vernichtung der Leitungsfähigkeit eines Nerven, insbesondere jede mechanische Trennung, wenn sie nicht unter ganz besonderen Cautelen durchgeführt wird, mit einer Erregung desselben verbunden, welche desto länger anhält, je gröber, quetschungsähnlicher, der Eingriff war. An motorischen Nerven documentirt sich diese Erregung durch Zuckungen, tetanische Contractionen, fibrilläres Wogen u. s. w., welche sehr lange nach dem Eingriffe anhalten können.

Wir können daher im Allgemeinen nicht erwarten, dass eine Läsion nur Ausfallserscheinungen im Bereiche des Mechanismus der Sehnenreflexe hervorruft, sondern müssen annehmen, dass sie sowohl unterbrechend als reizend wirkt. Dies wird durch die genaue klinische Beobachtung, wenigstens für die erste Zeit nach dem Eintritte einer Läsion, stets bestätigt. Bei vielen Erkrankungen gibt es aber gar keine solche „Zeit nach dem Eintritte der Läsion", weil die Läsionen progressiver Natur sind, oder sich die Erkrankung aus stets neu eintretenden Läsionen zusammensetzt (z. B. multiple Erweichungen).

Für das Hirn wird ein solcher enger Zusammenhang zwischen unterbrechender und reizender Wirkung einer Läsion, besonders seit *H. Jackson* [336] und den classischen Ausführungen *Nothnagel*'s [530], allgemein anerkannt. Es ist aber ein durchaus nothwendiges Postulat der Einheitlichkeit unserer Vorstellungen über Bau und Leistung des Centralnervensystems, dieselbe Annahme auch für das Rückenmark zu machen. Wir müssen daher von dem bisher allgemein üblichen Schema abgehen, das in den sogenannten Querschnittsläsionen

---

*) Vgl. *Hermann,* Handb. d. Physiologie II. 1. Leipzig 1879. — *Br. Werigo* [771].

des Hirnstamms und Rückenmarks nur die Unterbrechung der Leitung (und da wieder nur die der Pyramidenbahn) berücksichtigt.

Obwohl sich nun die verschiedenen möglichen Wirkungen einer Läsion combiniren können und gewiss thatsächlich combiniren, ist doch eine Analyse der Erscheinungen und Einreihung der Wirkung in gewisse Hauptrubriken möglich.

Wir können dies erstens dadurch, dass sich für das gegenseitige Verhältnis zwischen Hemmung und Bahnung bei Läsionen ein Gesetz ableiten lässt, welches durch alle pathologischen Erfahrungen bestätigt wird:

1. Innerhalb einer Bahn bedarf die Hemmung eines stärkeren Reizes zur Auslösung als die Bahnung.

2. Ist in einer Bahn eine Hemmung ausgelöst, so überwiegt ihre Wirkung über die etwa gleichzeitig ausgelöste Bahnung.

Solche Erkrankungen, von denen man auch sonst stärkere Reizwirkungen annehmen muss, also z. B. raumbeschränkende Geschwülste des Hirns, Quetschungen des Rückenmarks, zeigen demgemäss die hemmende Wirkung in ausgesprochener Weise.

Ein zweites Hilfsmittel bei der Analyse geben die Fälle von angeborenem Fehlen von Bahnen an die Hand, da sie die Möglichkeit gewähren, den Effect reiner Unterbrechungsläsionen zu studiren.

Schliesslich fördert der Vergleich mit den Thatsachen des Thierexperiments die Auflösung des Complexes der klinischen Erscheinungen, so dass wir den allermeisten derselben einen Platz in unserem Reflexschema werden anweisen können.

Was das anatomische Verhältnis von Hemmung und Bahnung in den Bahnen α, β und γ betrifft, so kann man entweder annehmen, dass hemmende und bahnende Fasern getrennt sind und verschiedene Erregbarkeit besitzen, oder, dass hemmende und bahnende Impulse auf derselben Faser geleitet werden und die Verschiedenheit der Effecte von der Art und Stärke des Reizes und dem Zustande der Centralorgane abhänge. Ohne auf eine Discussion dieser Angelegenheit, welche auf weitabliegende Fragen (specifische Energie u. Ä.) führen würde, einzugehen, sei nur bemerkt, dass die erste Annahme zwar bequemer wäre, die zweite jedoch eher den im Cap. IV. angeführten Thatsachen (verschiedene Wirkung eines Reizes zu verschiedenen Zeiten am selben Individuum u. Ä) der genauen Beobachtung am Menschen und des Thierexperimentes zu entsprechen scheint. Ich habe daher im Schema Fig. 7. u. 8. keine hemmenden und bahnenden Fasern, sondern nur „Beeinflussungsbahnen" verzeichnet. Ueber das Verhältnis dieser letzteren zu den „motorischen" Fasern siehe im nächsten Abschnitte.

Abschnitt 5.

Die Läsion der Pyramidenbahnen und die unterbrechenden Läsionen im Allgemeinen.

Bei der Analyse der indirecten Einflüsse auf den Reflexbogen sind die Pyramidenbahnen von besonderer Wichtigkeit, da sie von fast allen oberhalb des Reflexcentrums gelegenen Erkrankungen des Centralnervensystems betroffen werden. Bisher hat man sogar n u r sie allein berücksichtigt. Wenn dies auch, wie die folgenden Abschnitte ergeben werden, einseitig und unrichtig ist, so ist doch kein Zweifel, dass die Pyramidenbahnen eine sehr wichtige und in vielen Fällen die wichtigste Rolle unter den das Reflexcentrum beeinflussenden Bahnen spielen.

Wie bekannt, degeneriren die Pyramidenbahnen s e c u n d ä r, wenn die motorischen Rindenfelder geschädigt sind, oder die Bahnen selbst an einer Stelle eine unterbrechende Läsion erlitten haben. Die Ausbreitung der Degeneration auf dem Querschnitte der Bahn ist von der Zahl der geschädigten Fasern abhängig. Eine zweite Form der Erkrankung ist die einer mehr oder weniger s y s t e m a t i s c h e n A f f e c t i o n bei verschiedenen Rückenmarkserkrankungen. In diesem Falle erfolgt sie häufig aufsteigend. *)

Bereits *Bouchard* [76] hat auf den Zusammenhang der secundären Degeneration mit dem Fussklonus aufmerksam gemacht. *Erb* [193] und *Westphal* [778] haben in ihren ersten Publicationen auf die Steigerung der Sehnenreflexe bei Erkrankung der Pyramidenbahnen hingewiesen. In der That ist eine solche in der überwiegenden Mehrzahl der Fälle vorhanden. Die Ausnahmen beruhen entweder auf gleichzeitiger Unterbrechung im Reflexbogen (speciell bei combinirten Systemerkrankungen) oder im Reflexcentrum, oder auf gleichzeitiger Action von hemmenden Einflüssen. Ueber diese letzteren siehe in den folgenden Abschnitten.

---

*) Anatomische Ausführungen und literarische Angaben über die Pyramidenbahn sind hier wohl überflüssig. Es sei nur auf die Namen *Türk, Bouchard, Westphal, Flechsig, Charcot, Pitres, Schiefferdecker, Kahler* und *Pick, Bechterew, Homén, Strümpell, Lenhossék* u. s. w. hingewiesen.

Von **erworbenen Erkrankungen** kommen in Betracht:

I. Hirnerkrankungen mit absteigender Degeneration:

  a) Herderkrankungen :
    1. Vasculäre Erkrankungen
    2. Tumoren

  b) Erkrankungen mehr diffusen Charakters :
    3. Haematoma durae matris
    4. Tumoren der Dura und der Schädelknochen
    5. Hydrocephalus
    6. Diffuse Hirnsclerose

II. Rückenmarkserkrankungen :
  a) Rückenmarksherde mit absteigender Degeneration:
    7. Myelitis
    8. Rückenmarkstumor
    9. Syringomyelie
    10. Rückenmarksverletzung
    11. Taucherlähmung
    12. Multiple Sclerose
    13. Haematomyelie
    14. Rückenmarkserschütterung
    15. Compression der Rückenmarkes. (Tumor, Kyphose etc.)

  b) selbständige, nicht von Herden absteigende Pyramidenbahnerkrankungen :
    16. Progressive Paralyse
    17. Toxische Seitenstrangserkrankungen (Pellagra, Latyrismus)
    18. Combinirte Systemerkrankung
    19. Amyotrophische Lateralsclerose
    20. Meningitis spinalis :
      einfache,
      syphilitische,
      chronische tuberculöse
    (21. Spastische Spinalparalyse.)

Ueber die anatomischen und klinischen Verhältnisse bei diesen Erkrankungen einige Bemerkungen :

Nach vasculären Herderkrankungen ist Reflexsteigerung auf der Seite, auf welcher die Degeneration der PyS im

Rückenmarke auftritt, die Regel. Doch kommt, wie bereits *Westphal* [778] in seiner ersten Mittheilung hervorhob, nicht selten auch Reflexsteigerung (Fussklonus), auf der nicht gelähmten Seite vor. *Westphal* brachte dies zur ungekreuzten PyV-Degeneration in Beziehung. Spätere Beobachtungen von *Pitres* [568], *Hadden* und *Sherrington* [291], *Kahler* [366], *Rumpf* [619] und vielen Anderen haben indess erwiesen, dass sehr häufig beide Py-bahnen degeneriren, u. z. beginnt die Degeneration der anderen Bahn gewöhnlich an der Pyramidenkreuzung. Die Degeneration der Pyramidenbahn beginnt wahrscheinlich sofort nach dem Eintritte der Läsion, doch wirken in der ersten Zeit verschiedene cerebrale Einflüsse auf die Sehnen-reflexe (Abschn. 7.) so dass man den Einfluss der Degeneration auf die Sehnenreflexe nur aus alten Fällen erschliessen kann. Ausser den gewöhnlichen Blutungen und Erweichungen ist auf die multipeln kleinen Erweichungen bei Endarteriitis deformans und luetica auf-merksam zu machen, welche meist ohne apoplectische Erscheinungen eintreten und allmälig, wenn in grösserer Zahl die motorischen Bahnen treffend, zur absteigenden Degeneration führen. Ein solcher Fall bei *Becker* [31].

Hirntumoren verursachen im ganzen seltener Degeneration der Py-bahn, weil sie oft nur die Fasern zur Seite drängen, ohne den anatomischen Zusammenhang zu unterbrechen.

Das Hämatom der Dura über der motorischen Region führt bei längerem Bestande zur absteigenden Degeneration. Einen solchen Fall von mehrjähriger Dauer, mit sehr zahlreichen apoplectischen Anfällen, habe ich beobachtet.

Dieselbe Wirkung können Tumoren der Dura haben. Ein Fall bei *Blumenau* [69].

Von absteigender Degeneration bei chronischem Hydroce-phalus sind nur wenige Fälle beschrieben.*) Ein solcher bei *Schultze* [640].

Wirkliche absteigende Degeneration bei diffuser Hirn-sclerose ist selten, weil die Krankheit meist dem frühen Kindesalter angehört und sich eher unvollkommene Entwicklung der Py-bahn findet. Ein Fall bei *Schmaus* [635].

Nach myelitischen Herden verschiedener Genese in den Seitensträngen, nach Taucherlähmungsneerosen daselbst,

---

*) In Falle III. von *Anton* [12] scheint mangelhafte Entwicklung der Py-bahnen vorgelegen zu haben.

ebenso nach Rückenmarksblutungen, wenn sie überlebt werden, wie im Falle II. von *v. Krafft-Ebing*[392],und im Falle von *Minor* [492], folgt constant absteigende Degeneration.

Rückenmarkstumoren sind viel häufiger mit absteigender Degeneration verbunden als Hirntumoren.

Bei Syringomyelie ist absteigende Degeneration sehr häufig. Literatur bei *Hoffmann* [327].

Nach Rückenmarksverletzung muss ebenfalls absteigende Degeneration eintreten, doch sind hier die Verhältnisse complicirt (siehe später).

Die multiple herdförmige Sclerose erzeugt in der Regel keine absteigende Degeneration, wie *Vulpian* [747] nachwies. Dies hängt wohl mit der von *Charcot* gefundenen Thatsache zusammen, dass in den sclerotischen Herden die Axencylinder fast immer erhalten bleiben, die Secundärdegeneration aber, wie *Homén* [328, 329] nachwies, an den Axencylindern beginnt. Doch gibt es seltene Fälle von sonst typischer multipler Sclerose mit Erkrankung der Axencylinder und absteigender Degeneration. Ein solcher Fall bei *Werdnig* [770]. Die Patellarreflexe waren „beträchtlich gesteigert".

Rückenmarkscompression erzeugt, wenn sie zu beträchtlicherem Oedem und Erweichung führt, nach *Schmaus* [634] stets absteigende Degeneration. Dies ist der Fall bei Neoplasmen, syphilitischen, tuberculösen, eitrigen Processen an Meningen und Wirbeln. Rückenmarkscompression durch osteomalacische Kyphose hat *Renz* [597] angenommen, sie ist aber nicht anatomisch erwiesen.

Die Pachymeningitis cervicalis hypertrophica führt nach *Charcot* [123, S. 149] zu Myelitis mit absteigender Degeneration. Nach *Adamkiewicz* [3] ist die Pyramidenbahnerkrankung dabei als Degeneration der Seitenstränge in Folge des in den Meningen hinabreichenden Processes aufzufassen, also von der eventuellen cervicalen Myelitis unabhängig.

Die Erkrankung der Pyramidenbahnen bei progressiver Paralyse ist von *Westphal* [777, 788] als selbständige Erkrankung aufgefasst worden.*) Sie setzt sich nicht in die innere Kapsel fort, sondern endet an der Kreuzung, seltener im Pons. Tritt sie zu einer schon bestehenden Taboparalyse hinzu, so kann sie öfters wegen der Beschädigung des Reflexbogens durch diese keine Wirkung auf die

---

*) Andere Auffassungen siehe bei *Flechsig* [229] und *Anton* [13].

Sehnenreflexe ausüben. Weitere Literatur : *Zacher* [807, 808], *Fischer* und *Schultze* [227], *Fürstner* [254].

Die toxische Seitenstrangsdegeneration der Pellagra ist häufig mit Hinterstrangsdegeneration combinirt, wie *Tuczek* [732] erwiesen. Gleiches wird vom Latyrismus berichtet.

Von den eigentlichen combinirten Systemerkrankungen wären zu unterscheiden : die spastische Form, die ataxic paraplegia, die vasculäre Sklerose von *Dreschfeld* [162] und *Demange* [157], und die hereditäre Ataxie (im Beginne). Ist die Wurzeleintrittszone ergriffen, so tritt, wie *Westphal* [778] bereits erkannte, keine Reflexsteigerung ein. Literatur :*) *Kahler* und *Pick* [368], *Minkowski* [489], *Sioli* [685], *Wälle* [748], *Strümpell* [702, 703], *Möbius* [498], *Ormerod* [549], *Dana* [144], *Erlicki* und *Rybalkin* [201], *Aucher* [18] *Clark* [135], *Menzel* [477], *Blocq* und *Marinescu* [68], *Pick* [566], *Münzer* [514], *Arnold* [15], *Leyden* [428] u. s. w.

Bei amyotrophischer Lateralsclerose tritt Reflexsteigerung dann ein, wenn die Vorderhornerkrankung gering ist und der Zeit nach auf die Seitenstrangsaffection folgt. Ein mässiger Ausfall der Vorderhornzellen kann durch die Reflexsteigerung infolge der Seitenstrangsläsion übercompensirt werden. Nimmt aber die Vorderhornerkrankung zu, dann schwinden die Sehnenreflexe. Die Reflexsteigerung tritt gar nicht ein in jenen Fällen, in denen die Erkrankung in den Vorderhornzellen beginnt oder die Seitenstrangserkrankung überhaupt in den Hintergrund tritt, so dass die Fälle mehr den Typus der „progressiven spinalen Muskelatrophie" darbieten, wie sie *Leyden* [423] beschrieben hat. Das Gesagte gilt auch von der amyotrophischen Lateralsclerose, die manchmal bei progressiver Paralyse beobachtet wird, wie im Falle von *Wagner* [749]**). Literatur: *Vierordt* [739], *Strümpell* [173], *Kahler* [365].

Die chronische spinale Meningitis erzeugt, wie in den Hintersträngen, so auch in den Seitensträngen pseudosystematische Degenerationen. Doch kommen dabei auch kleine myelitische Herde mit wahrer absteigender Degeneration vor. Fälle bei *Borgherini* [73],

---

*) Ein ausführliches Eingehen auf die vieldiscutirten Fragen dieser Erkrankung kann hier füglich unterbleiben.

**) Die Einwände, welche *Erben* [197 S. 879] aus der Reflexsteigerung bei amyotrophischer Lateralsclerose gegen die Betheiligung der Vorderhornzellen am Reflexbogen abgeleitet hat, erledigen sich in obiger Betrachtung, insbesondere aus der Thatsache der Uebercompensirung.

— 134 —

Hochhaus [317], *Raymond et Tenesson* [586]. Auch die Pachy-meningitis cervicalis hypertrophica gehört nach *Adamkiewicz*, wie S. 132 erwähnt, hierher.

Ob es eine selbständige spastische Spinalparalyse, als primäre isolirte Erkrankung der Pyramidenbahnen, gibt, ist noch nicht sichergestellt. Die im Leben als solche diagnosticirten Fälle haben sich noch stets als andersartige Erkrankungen herausgestellt. Literatur: *Morgan* und *Dreschfeld* [162, 508, 509], *Westphal* [788], *Möbius* [497], *Schuele* [639].

Nach dem Dargelegten ist erwiesen, dass die Degeneration der Pyramidenbahnen, speciell der PyS, mit Steigerung der Sehnenreflexe verbunden ist.

Diese Steigerung ist nicht bei allen Processen gleich. Sie ist in der Regel wesentlich stärker bei absteigender Degeneration nach Rückenmarksherden (7—15), als bei solcher nach Hirn-herden (1—6) und bei selbständiger Pyramidenbahn-Degeneration im Rückenmarke (16—20). Im ersteren Falle sind viel häufiger die höheren Grade der klonischen Phänomene zu sehen als bei letzteren; die ausgebildete épilepsie spinale findet sich nur bei Rückenmarks-läsionen. Es ist nun, wie schon *Bouchard* [76] erkannte, das Feld der absteigenden Degeneration bei Rückenmarksläsionen grösser als das der Py-bahn. Ausser dem Areale der letzteren sind noch die „kurzen Commissurenfasern", unsere Bahnen α und β, mitdegenerirt. Auf den Zusammenhang zwischen diesen Thatsachen kommen wir gleich zurück.

Der causale Zusammenhang zwischen Pyramidenbahn-erkrankung und Steigerung der Sehnenreflexe muss auf Grund aller Fälle von Pyramidenbahnerkrankung gesucht werden.

Von den Theorien, die darüber aufgestellt worden sind, ver-legen zwei die Ursache der Reflexsteigerung an die caudalen End-punkte der Bahn, eine in den Verlauf, eine ans corticale Ende:

1. Der krankhafte Process der Degeneration übt und unterhält einen Reiz auf das spinale Reflexcentrum, in Folge dessen sich dieses in einem Zustande gesteigerter Erregbarkeit befindet, der der Strychninwirkung vergleichbar ist („strychninisation" nach *Charcot*). Literatur: *Vulpian* [745, SS. 81, 120, 613], *Lion* [431] und in früheren Arbeiten von *Charcot* und dessen Schülern.

2. Am caudalen Ende der Pyramidenbahn sind Hemmungs-apparate für die Sehnenreflexe, welche bei der absteigenden Degeneration gleichzeitig degeneriren: *Gowers* [282, I. S. 213].

3. Die absteigende Degeneration soll von Gefässerkrankungen begleitet sein, diese eine chronische Hyperämie des Rückenmarks und dadurch gesteigerte Erregbarkeit bedingen. *Erben* [197, S. 1915].

4. Die Erkrankung der Pyramidenbahnen hebt die Leitung der corticalen Hemmungseinflüsse auf: *Westphal* [778], *Erb* [190,191], *Berger* [47], *Meynert* [483], *Jendrássik* [350], *Strümpell* [703,706 S. 369], *Leube* [413], *Remak* [592], *Buzzard* [112], *Ter Meulen* [478], etc. *Charcot* und seine Schule nehmen in den späteren Publicationen eine vermittelnde Stellung zwischen 1. und 4. ein.

Die ersten drei Theorien suchen also die Ursache in spinalen Vorgängen, speciell 1. und 3. in spinaler Reizung, die letzte im Wegfall corticaler Hemmung. Discussionen sind hierüber vielfach geführt worden*).

Entscheidend in der Frage, sind die Fälle von **Agenesie der Pyramidenbahnen.**

Bei Läsionen der motorischen Rinde oder des cerebralen Antheils der Pyramidenbahnen, welche beim Erwachsenen absteigende Degeneration erzeugen, bleibt die normale Entwicklung der Pyramidenbahnen einfach aus, wenn die Läsion im Foetalleben oder in den 4 ersten Jahren nach der Geburt eintritt. Bei den congenitalen Veränderungen als: Mikrocephalie, Anencephalie u. s. w. fehlen die Pyramidenbahnen gänzlich oder doch zum grössten Theile, bei den später eintretenden sind sie in hohem Grade verkümmert. Das Gewebe ist aber histologisch stets durchaus normal, es besteht absolut keine Spur von secundärer Degeneration, Vermehrung des interstiellen Gewebes, Gefässalterationen und dgl., sondern nur unvollkommene Entwicklung. Die Erscheinungen während des Lebens sind aber dieselben, wie bei der absteigenden Degeneration der Pyramidenbahn an Erwachsenen. Die Sehnenreflexe sind bedeutend gesteigert, nicht selten besteht der Symptomencomplex der „spastischen Gliederstarre" (s. Cap. VI.). Fälle mit Angaben über die Sehnenreflexe bei *Schultze* [653], *Anton* [13], *Arnold* [14].

---

*) In Bezug auf die Theorie 3. ist zu bemerken, dass die Gefässveränderungen bei der absteigenden Degeneration wol ein häufiger, aber keineswegs ein constanter Befund sind. So beschreibt z. B. *Krauss* [394, Fall V. S. 751] einen Fall von cerebraler Hemiplegie mit Reflexsteigerung und starker Contractur im Beine, in welchem die Gefässe zwar im Halsmarke, nicht aber im Brust- und Lendenmarke verändert waren. Auch ist die Gefässalteration nicht stets gerade von der Art, dass eine Vermehrung der Blutzufuhr wahrscheinlich wird.

Die Erscheinungen bei Degeneration der Pyramidenbahn und bei Agenesie derselben sind also identisch. Die Degeneration der Pyramidenbahn kann möglicherweise verschiedene Wirkungen ausüben, sie kann eine Reizwirkung ausüben, jedenfalls aber bewirkt sie den Ausfall der Einflüsse, die früher in jenen Fasern geleitet worden waren, welche nunmehr degenerirt und functionsunfähig geworden sind. Die Agenesie der Pyramidenbahnen kann nur durch den Ausfall wirken, denn ein Organ, das gar nicht vorhanden ist, kann gewiss nicht reizen. Da die Wirkung dieser zwei Erkrankungen desselben Theiles des Centralnervensystems auf die Sehnenreflexe dieselbe ist, kann die Ursache nur in jenen Eigenschaften begründet sein, die beiden Erkrankungen gemeinsam sind. Das Gemeinsame beider Fälle ist aber der Ausfall des directen Einflusses der Pyramidenbahn.

Es kann also die Ursache der Reflexsteigerung bei der Erkrankung der Pyramidenbahnen nur in einem Ausfall hemmender Einflüsse liegen.*) Was nun den Ort dieser hemmenden Einflüsse betrifft, so ist die Gowers'sche Annahme selbständiger, ohne Einfluss des Grosshirns fungirender Hemmungsapparate unmittelbar am Ende der Pyramidenbahn, also in nächster Nachbarschaft des Reflexcentrums weder irgendwie physiologisch-experimentell erwiesen, noch anatomisch wahrscheinlich. Sicher ist dagegen die Existenz hemmender corticaler Einflüsse, sicher, dass die Pyramidenbahnen vom Cortex abgehen. Es kann daher kaum einem Zweifel unterliegen, dass die Ursache der Reflexsteigerung bei der Erkrankung der Pyramidenbahnen im Wegfalle der corticalen Hemmung zu suchen ist.

Wir haben uns vorzustellen, dass mit der dauernden Ausschaltung der corticalen Hemmung eine dauernde Verschiebung im Gleichgewichte der Einflüsse geschaffen ist, welche den Reflexmechanismus beherrschen. Nunmehr sind die physiologisch stets thätigen bahnenden Erregungen, die durch die spinalen sensorischen Nerven und die Sinnesorgane zufliessen, eines Gegengewichtes entledigt und stellen das Reflexcentrum dauernd auf einen Zustand erhöhter Erregbarkeit ein.

Nach diesem Standpunkte ist aber nicht die absteigende Degeneration bei Hirn- und Rückenmarksleiden die eigentliche Ursache der Reflexsteigerung, sondern die unterbrechende Läsion. Die Reflexsteigerung ist eine von den functionellen Folgen der Leitungs-

*) Sind nicht alle Fasern der Pyramidenbahn unterbrochen, so kann natürlich auch Bahnung durch die Läsion in den intact gebliebenen eintreten.

unterbrechung in der langen Bahn, die Degeneration die anatomische
Folge, und beide einander coordinirt. *Strümpell* [699, 703] hat dies urgirt.

Dem entspricht auch, dass nicht beide unabänderlich mit einander verknüpft sind. Ausser den hemmenden corticalen Einflüssen,

Wiederholung von Fig. 8

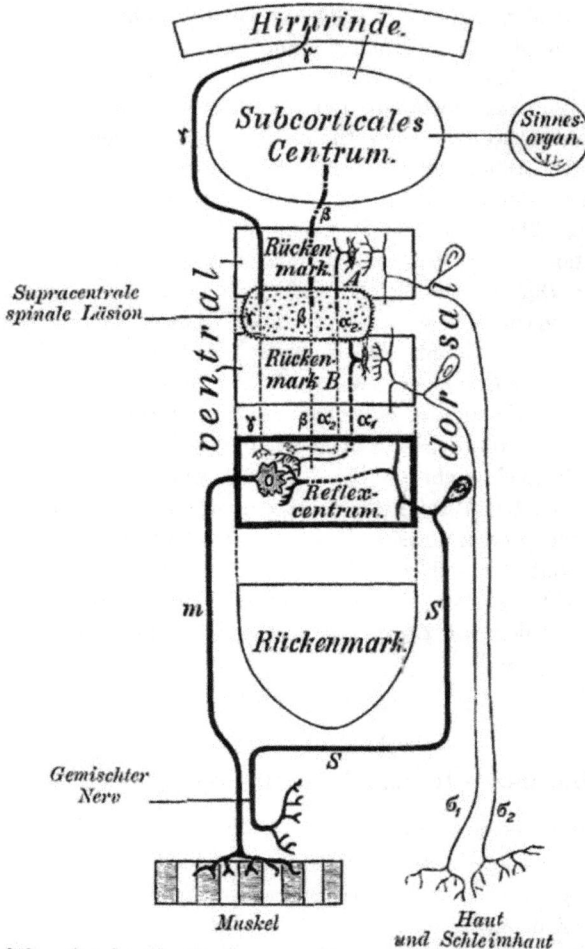

welche durch die Py-degeneration ausgeschaltet sind, existiren noch
gleichwirkende subcorticale und spinale supracentrale in den Bahnen
α und β, und diese können durch Erkrankungen erregt werden und

trotz der Py-degeneration die Sehnenreflexe verschwinden machen, wie wir in den nächsten Abschnitten sehen werden.

Es ist ferner ohne weiteres ersichtlich, dass der Ort der Unterbrechung, insofern nur die Abschneidung der Hemmungseinflüsse in den Bahnen α, β und γ in Betracht kommt, wesentlichen Einfluss auf das Mass der Reflexsteigerung hat. Je tiefer die Läsion liegt, desto mehr hemmende Einflüsse werden abgeschnitten, wie das Schema auf der vorhergehenden Seite zeigt. Läge die Läsion nicht, wie in der Abbildung, zwischen A und B („hohe" supracentrale Läsion), sondern zwischen B und dem Reflexcentrum, so würden auch die Hemmungen der Bahn $α_1$ wegfallen. Bei den Querschnittsläsionen des Rückenmarkes degeneriren ja auch thatsächlich die Bahnen α und β mit den Pyramidenbahnen (S. 76 und 134). Damit ist die meist grössere Steigerung der Sehnenreflexe bei Querschnittsläsionen des Rückenmarks gegenüber analogen Hirnläsionen erklärt.

Wie verhalten sich die bahnenden corticalen Einflüsse bei der Py-degeneration? Der *Jendrássik'*sche Kunstgriff pflegt keine wesentliche weitere Steigerung mehr hervorzurufen. Es ist daher anzunehmen, dass jene zugleich mit den Hemmungseinflüssen ausfallen*).

Die Leitung der corticalen Bewegungsimpulse wird oft nicht im gleichen Maasse, wie die der corticalen Hemmung für die Sehnenreflexe geschädigt. Gewöhnlich sind die Sehnenreflexe schon gesteigert, wenn die Motilität noch recht gut ist. Seltener findet sich das Umgekehrte (s. im nächsten Abschnitt). Ob das dadurch zu erklären ist, dass reflexhemmende und motorische Fasern getrennt verlaufen, oder ob die Leitungsfähigkeit für beiderlei Arten von Impulsen verschieden sein kann, ist nicht festgestellt, wie *Strümpell* [703] ausführt. Thierversuche in der Art der von *Lewaschew* (S. 77) ausgeführten könnten dies entscheiden.

Abschnitt 6.
Die indirecte spinale Beeinflussung.

a) Spinale Beeinflussung durch Wirkung auf periphere Nerven.

Wie unter physiologischen Verhältnissen Reizung der Hautnerven starke Bahnung hervorruft, so bewirken dies auch pathologische Hautreize. Dies ist insbesondere der Fall bei stark juckenden Haut-

---

*) Dies würde mit der Annahme einheitlicher „Beeinflussungsfasern" gut stimmen.

krankheiten. So findet man bei Scabies fast constant allgemeine
Steigerung der Sehnenreflexe. Ebenso bei reichlichen Pediculi capitis
(S. 95). Seltener finde ich Steigerung bei Prurigo, öfters wieder
bei ausgebreitetem Eczem.

Locale Reflexsteigerung in den benachbarten Muskeln bewirken
oft Abscesse, Contusionen und andere schmerzhafte, die
sensorischen Nerven reizende Erkrankungen. Besonders wirksam
sind sie, wenn in der Nähe der Gelenke gelegen, was dann unter
Abschnitt 3 b) fällt.

Die Hemmung durch Reizung sensorischer Nerven gehört zu
den am längsten bekannten Thatsachen der Beeinflussung der Sehnenreflexe.

Brown-Séquard [97] beschrieb im Jahre 1868 den Fall eines
jungen Mannes mit Paraplegie und Spinalepilepsie, dessen Diener
entdeckt hatte, dass durch kräftiges Hinabdrücken der grossen Zehe
der für den Kranken überaus peinliche Zitterkrampf sistirt werden
konnte. *Brown-Séquard* fand dieses Mittel auch in 6 anderen Fällen
wirksam, wenn auch nicht immer so prompt, wie in diesem Falle. Er
erklärte es durch Reizung der Nerven und dadurch bedingte Herabsetzung der Action des Reflexcentrums und verglich es mit der
Wirkung des Vagus auf das Herz. *Charcot* [121, S. 313] bestätigte
die Angaben.

Erb [193] und *Westphal* [778] suchten das Aufhören der Bewegung auf mechanischem Wege zu erklären.

Nothnagel [528] beschrieb dann unzweifelhafte Hemmung von
Sehnenreflexen. Druck auf den Nervus cruralis hemmte einen durch
Beklopfen der Patellarsehne entstandenen Schütteltremor sowohl auf
demselben, wie auf dem gekreuzten Beine.

Lewinski [418] beschrieb weitere Fälle von Hemmung klonischer
Phänomene durch Druck auf Hautstellen. Er erklärte nach seinen
Beobachtungen, dass bei der Hemmung durch Beugen der grossen Zehe
nach *Brown-Séquard* der kräftige Druck auf die Zehe das wesentliche Moment sei.

Erb [191] hat selbst später Fälle von Reflexhemmung durch
sensorischen Reiz veröffentlicht.

Man kann solche Erfahrungen sehr häufig machen. Es ist
aber bemerkenswerth, dass nur bei pathologisch gesteigerter Reflexerregbarkeit sich eine so intensive Hemmung der Sehnenreflexe
durch peripheren Reiz erzeugen lässt, während beim gesunden Menschen nach den Versuchen von *Bowditch* (Cap. IV.) Hemmung der

viel schwächeren Sehnenreflexe nur als besondere Ausnahme und
unter besonderen Cautelen beobachtet werden kann. Da es sich
gerade fast ausschliesslich um Fälle von Querschnittsläsionen des
Rückenmarkes handelt, so lässt sich denken, dass mit der Abschneidung der Einflüsse von übergeordneten Theilen des Centralnervensystems das Reflexcentrum für die „niedrigeren" spinalen Hemmungs-
reize zugänglicher geworden ist. Eine Analogie geben meine Thierversuche (Cap. IV.), bei welchen sich weitgehende Unterschiede im
Verhalten von Bahnung und Hemmung bei verschiedenen Thier-
species fanden. Das gesunde menschliche Rückenmark würde in dieser
Hinsicht dem des Hundes, das erkrankte dem des Kaninchens, bei
dem viel leichter Hemmung zu erzeugen ist, näher stehen.

b) Spinale Beeinflussung durch supracentrale Läsionen.

Wie im Abschnitte 5. besprochen, wirken alle Querschnittsläsionen des Rückenmarks, welche absteigende Degeneration erzeugen,
durch **Wegfall der Hemmung** steigernd auf die Sehnenreflexe.
Ebenso wirken eine Anzahl von Läsionen, welche zwar die Function in den reflexbeeinflussenden Fasern der übergeordneten
Theile aufheben, aber diese nicht soweit anatomisch schädigen,
dass sie secundäre Degeneration erzeugen würden. Das ist von der
Mehrzahl der Fälle von multipler herdförmiger Sclerose
anzunehmen. Ferner ist das bei manchen Neoplasmen der Fall,
z. B. in einer Beobachtung von Angiosarcom der grauen Substanz
von *Glaser* [264]. In diesen Fällen besteht gleichmässige, in ihrer
Intensität an verschiedenen Tagen nur wenig, innerhalb der normalen
Grenzen, schwankende Reflexsteigerung. Sie ist, ebenso wie die bei
Py-Erkrankung, dadurch zu erklären, dass das Reflexcentrum durch
die jetzt der Balance entbehrenden, stetig wirksamen bahnenden
Einflusse auf einen höheren Grad von Erregbarkeit dauernd einge-
stellt wird.

In anderen Fällen supracentraler Läsion haben wir **Bahnung**
anzunehmen. Die Sehnenreflexe werden mit der Zunahme der Lähmung
rasch zu bedeutender Höhe gesteigert. Das Ausmass der Steigerung
wechselt innerhalb relativ kurzer Zeit. Innerhalb einiger Stunden
findet man die Sehnenreflexe von sehr verschiedener Stärke, obwohl
stets gesteigert. Ein solches Verhalten lässt sich füglich nicht durch
Wegfall hemmender Einflüsse erklären, wovon man eine viel con-
stantere Wirkung zu erwarten hat. Wohl aber stimmt es recht gut
mit den Erscheinungen der Bahnung überein, welche erzeugt werden,

indem ein Inductionsstrom durch das Rückenmark eines Hundes geleitet wird (Cap. IV.).

Solche Bahnungserscheinungen werden namentlich bei Myelitis beobachtet. In ausgezeichnet schöner Weise sah ich sie in einem Falle von Abscess im Halsmarke, der sich nach Quetschung des Rückenmarks in Folge von Wirbelfractur als Metastase einer eitrigen Cystitis in dem zerstörten Gewebe entwickelt hatte. Der Kranke lebte eine Reihe von Tagen, das Verhalten der Sehnenreflexe (und der spastischen Erscheinungen) wechselte alle Augenblicke.*)

Dieses Verhalten findet sich sowohl in Fällen ohne absteigende Degeneration, als in solchen, in denen keine vollständige Querschnittsläsion vorliegt, also nicht alle abwärtsleitenden Fasern unterbrochen und degenerirt sind.

Endlich gibt es eine Reihe stark reizender supracentraler Läsionen, in welchen die Phänomene der **Hemmung**: Abschwächung oder Verlust der Sehnenreflexe, oft bei gleichzeitig vorhandener absteigender Degeneration, auftreten. Es müssen solche Erkrankungen sein, welche, der „hohen supracentralen Läsion" des Schemas Fig. 8 (S. 137) entsprechend, noch ein Stück Rückenmark zwischen der Läsion und dem Reflexcentrum intact lassen, in welchem durch die Reizwirkung der oben daran anstossenden Läsion hemmende Einflüsse in Thätigkeit gesetzt werden. Dann bleibt die Bahn α_1 von der Degeneration verschont, da die „Strangzellen", welche ihr trophisches Centrum bilden, unterhalb der Läsion liegen.

Obwohl die Bahnen β und γ unterbrochen und absteigend degenerirt sind, und dies durch Wegfall der von ihnen geleiteten Hemmung eine Steigerung des Sehnenreflexes bewirken würde, wird nun auf der intacten Bahn α_1 eine so starke Hemmung vom Rückenmarkssegmente B zugeleitet, dass sie diese Steigerung paralysirt. Dem entsprechend sind die hierhergehörigen Fälle in der Mehrzahl solche in welchen die Erkrankung das Halsmark betrifft, also ein beträchtliches Stück Rückenmark, welches dem Abschnitt B des Schemas entspricht, zwischen dem Lendensegmente und der Läsion liegt.

Die hierhergehörigen Thatsachen sind schon seit langem veröffentlicht. Da sie aber in die gangbaren Lehrbücher nicht aufgenommen worden sind, kommt es, dass immer wieder Publicationen

---

*) Ich verdanke diese Beobachtung der Güte des Hrn. Dr. *Julius Schnitzler*, Assistenten an der Klinik des Hrn. Hofrathes Prof. Dr. *Albert*.

erscheinen, welche darin ein neues noch unbekanntes Factum sehen*).
Wahrscheinlich sind sie häufiger zu beobachten, als man glaubt.

Von Erkrankungen kommen Rückenmarksverletzungen,
u. z. insonderheit die ganz groben Quetschungen, seltener die
Stichverletzungen, ferner einzelne Fälle von Myelitis und
Compression des Rückenmarks in Betracht.
Die erste Mittheilung datirt bereits aus dem Jahre 1876:

Kadner [363]. 48-jähriger Mann. Seit einigen Monaten Schmerz im
Rücken, in Arme und Beine ausstrahlend. Bei der Aufnahme: Kräftiger Mann.
Schmerzen im Nacken, linken Arm und linken Unterschenkel. Druck auf die
obersten Brustwirbel empfindlich. Am 1. Januar 1876 plötzlich Schwäche in
beiden Beinen, Gefühl von Pelzigsein. Sensibilität an den Unterschenkeln erlo-
schen. Keine Patellarreflexe. Schwache Achillessehnenreflexe.
Zunehmende Paraplegie motorischer und sensorischer Natur in den nächsten
Tagen. Sehnenreflexe fehlen. Harnretention und Harnträufeln. Parese der Thorax-
muskulatur. Decubitus. Tod.
„Carcinom" (Endotheliom?) der Pleura. „Carcinom" der vier obersten
Brustwirbel, wodurch der zweite zu einem Keil zusammengedrückt ist. Das
Rückenmark in der Höhe des 2. Brustwirbels comprimirt, sonst makroskopisch
und mikroskopisch normal.

N. Weiss [768] beschrieb zwei Fälle von Fractur der Halswirbel mit
Zerquetschung des Rückenmarks. Die Reflexe der unteren Extremitäten fehlten.

Schwarz [663] erwähnt einen Fall „von acuter Compression des Rückenmarkes in Folge von Wirbelcaries": Die Sehnenreflexe der unteren Extremitäten
fehlten. Der unterhalb der Läsionsstelle gelegene Rückenmarksabschnitt erwies
sich bei der mikroskopischen Untersuchung als intact.

Litwinow [433]. Ein 38-jähriger Soldat wird von einem Granatsplitter in
den Rücken getroffen. Danach Lähmung des rechten Beines.
Nach einigen Monaten: Narbe am Dornfortsatz des sechsten Brustwirbels.
Parese des rechten Beines und Hyperalgesie desselben. Absolute Anästhesie des
linken Beines und der linken Rumpfhälfte. „Die Sehnenreflexe fehlten links vollständig, waren rechts vollkommen erhalten." Links waren auch keine Hautreflexe
auszulösen. (Dorsalflexion des linken Beines erzeugte eine Andeutung von gekreuz-
tem Fussklonus im rechten Beine.) Elektrisches Verhalten normal.

Kahler und *Pick* [369] beschreiben einen Fall von Fractur der Halswirbelsäule mit letalem Ausgange. Die Patellarreflexe fehlten.

Thorburn [721] beschreibt Fälle von Fractur der Halswirbelsäule mit
anfänglichem Fehlen, dann aber Wiederkehr der Sehnenreflexe.

Francotte [240]. 26-jährige Frau. Seit einem Jahre Symptome von
„Myelitis". Alle Reflexe völlig erloschen. Obduction: Zwischen dem 3. und 4.

---

*) So *Bastian, Babinski, Bruns* (Referat in *Schmidt's* Jahrb. 230, S. 241)
und neuestens wieder *J. Wagner*. — Auch in der berühmten Arbeit über
Rückenmarkstumoren von *Gowers* und *Horsley* [283] ist nichts darüber erwähnt.

Dorsalwirbel ein das Rückenmark comprimirender Tumor, in dessen Niveau diffuse Myelitis. Absteigende Degeneration der PyS, aufsteigende der KHS und HS.

Bornträger [75] beschreibt einen Fall von Stichverletzung, in welchem die Sehnenreflexe anfangs normal, später gesteigert waren.

Bastian [26,27] beobachtete in zahlreichen Fällen von Rückenmarksverletzung mit totaler Durchtrennung Verlust der Sehnenreflexe und will daraus ein diagnostisches Merkmal für die völlige Durchtrennung des Rückenmarks im Gegensatze zur partiellen Läsion machen, bei der sie erhalten bleiben sollen.

Bowlby [83a,83b] bestätigt die Angaben von *Bastian*.

Babinski [21] theilt zwei Fälle von Compression des Rückenmarks mit, in welchen die Veränderungen des Markes selbst sehr gering waren. In dem einen Falle bestand nur leichte Compression und ganz leichte Degeneration der Py-Bahnen. Im zweiten Falle waren gar keine mikroskopischen Veränderungen. Im ersten fehlten die Patellarreflexe, im zweiten waren sie sehr schwach.

Kast [374]: Eine 35-jährige Frau wird im 7. Schwangerschaftsmonate plötzlich in den Beinen gelähmt, an Rumpf und Armen paretisch. Rechter Patellarreflex deutlich, linker schwach. Keine Achillessehnenreflexe. Keine Sohlenreflexe. Entzündliche Erweichung im Cervicalmarke, so scharf nach unten begrenzt, dass das Brustmark in der Höhe des ersten Brustnerven bereits ganz normal erscheint.

J. Wagner [750] bespricht einen Fall von fast vollständiger Durchtrennung des Rückenmarks durch Bruch des 7. Halswirbels mit Fehlen der Reflexe. Absteigende Degeneration der Py-Bahnen deutlich entwickelt.

Berndt [50]: Fractur des Atlas und Epistrophens. Lebensdauer 31 Tage. Rechtsseitige Lähmung. Sehnenreflexe rechts anfangs herabgesetzt, dann gesteigert.*)

Die wichtigsten in der Literatur enthaltenen Ansichten**) über das Zustandekommen dieser Reflexverminderung sind:

1. Sie ist derzeit nicht erklärbar *(Wagner)*.

2. Zur Unterhaltung der Reflexthätigkeit des Rückenmarkes beim Menschen ist die Unterhaltung einer Innervation desselben von Seite übergeordneter Centra nöthig. Die Abschneidung dieser Innervation vernichtet die Reflexaction. Die übergeordneten Centra liegen:

a) im Grosshirn *(N. Weiss, Schwarz)*.

b) im Kleinhirn *(H. Jackson* [340], *Bastian, Bowlby, Fergusson* [221])*.

3. Die Reflexminderung beruht auf „Fernwirkung" *(Kahler* und *Pick, Kast)* oder Hemmung.

---

*) Einige weitere Fälle noch im Cap. VI.
**) Es sind noch mehrere andere „Theorien" aufgestellt worden. Sie stehen aber entweder mit allgemein anerkannten Thatsachen im Widerspruche oder beruhen auf durchaus unbewiesenen, extra für die betreffenden Krankheitsfälle construirten Voraussetzungen über die Functionen des Nervensystems, so dass sie sich zu einer ernstlichen Erörterung nicht eignen.

Die zweite Theorie, entweder in der Form a) oder b), könnte genügen, wenn wirklich bei totaler Durchtrennung des Halsmarks stets die Reflexe fehlen würden, wie die Anhänger dieser Theorien behaupten. Insbesondere für die „Kleinhirntheorie" hat man zahlreiche Beweisgründe angeführt. Dass im Thierversuche die Durchtrennung des Rückenmarks im Brusttheile den Patellarreflex nicht aufhebt, sollte nichts dagegen beweisen, da das menschliche Centralnervensystem ganz anders beschaffen sein könne.

Entscheidend in der Frage ist nun die Beobachtung an Guillotinirten unmittelbar nach der Abtrennung des Rumpfes vom Kopfe. Eine solche Beobachtung ist von *Barbé* [24] mitgetheilt. Sie sei wegen der entscheidenden Bedeutung wörtlich wiedergegeben:

Die Beobachtung begann nach etwas mehr als einer Minute nach der Execution im Wagen, welcher den Körper von der Richtstätte wegführte.

„Les membres étaient en résolution complète. Je n'ai constaté aucune trace d'érection ni d'éjaculation. Soulevant alors la jambe droite, j'ai obtenu très manifestement le réflexe rotulien. Me rendant compte de l'importance qu'il y avait à constater avec certitude ce réflexe persistant après la décapitation, j'ai prié les étudiants qui m'accompagnaient de prêter la plus grande attention aux nouvelles tentatives que j'allais faire, et tous ont pu constater comme moi ce réflexe, qui a persisté jusqu'à huit minutes après l'exécution. Trois fois surtout il a été exagéré, l'amplitude du déplacement était d'environ trente centimètres. Ce réflexe existait aussi à gauche, mais y était beaucoup moins accentué."

Diese Beobachtung zeigt, dass nach scharfer Durchtrennung des Rückenmarks die Sehnenreflexe ebensogut wie beim Hunde oder Kaninchen erhalten bleiben und macht die Theorien sub 2. unhaltbar, weshalb wir auf die Discussion derselben nicht weiter eingehen.

Doch ist es gut, daran zu erinnern, dass vor der berühmten Arbeit von *Goltz* [273] über die Functionen des Lendenmarks des Hundes fast allgemein die Ansicht herrschte, die Harnentleerung sei eine Function des Gehirns. Der Annahme lag die an sich unantastbare Beobachtung zu Grunde, dass nach vollständiger Durchtrennung des Rückenmarks bei Menschen und Thieren Harnverhaltung eintritt. Aber diese Annahme beruhte, wie *Goltz* erwies, zwar auf richtiger, aber auf „unzureichender Beobachtung". Denn seine Experimente ergaben, dass das Blasencentrum im Rückenmarke gelegen ist, auf reflectorische Reize nach Abtrennung vom Hirne vollkommen prompt functionirt, dass aber seine Function durch die Abtrennung vom Hirn gehemmt wird und diese Hemmung sehr lange andauern kann.

Die Annahme einer Hemmung ist nun auch in unseren Fällen vollkommen geeignet, alle Erscheinungen zu erklären. Wir haben

Momente genug, welche eine lang andauernde Reizung hemmender
Einflüsse verursachen können.

Bei den traumatischen Läsionen zeigt die Analyse der Fälle,
dass es vornehmlich die gröbsten Traumen, ausgedehnte Zerquetschun-
gen des Rückenmarkes sind, welche am häufigsten den Verlust der
Sehnenreflexe herbeiführen. Viel seltener geschieht dies bei den
feineren Traumen, den Stichverletzungen. Unter den Fällen von
Remak, Schultze, Köbner, Revillout, Schulz, Ketli, Litwinow und *J. Hoffmann*, welche der letztgenannte Autor [323] zusammenstellt, waren
auf der gelähmten Seite*) die Sehnenreflexe stets gesteigert, nur
in dem S. 142 wiedergegebenen Falle von *Litwinow* fehlten sie noch
einige Monate nach der Verletzung. Dass die Herabsetzung der Sehnenreflexe parallel mit der „Grobheit" des Traumas geht, entspricht der
Reizung der Nerven bei Durchtrennung. Schon *Fontana**) hat gezeigt,
dass ganz scharfe Durchtrennung eines Nerven ohne Reizung desselben
möglich ist, stumpfe Gewalt aber einen Reiz ausübt. Je gröber
die Gewalt und je grösser die Strecke, auf die sie wirkt, desto
länger dauert die Reizwirkung an (S. Cap. IV). Im Rückenmarke
kommen nun noch entzündliche und reactive Vorgänge hinzu, welche die Reizwirkung fortdauernd unterhalten können, und zudem
hat die graue Substanz die Eigenschaft, durch einen einmaligen
Reiz ihre Thätigkeit längere Zeit zu modificiren. Dem entspricht
nun wiederum, dass in sehr vielen Fällen die Sehnenreflexe unmittelbar nach der Verletzung herabgesetzt sind oder fehlen, und
erst später gesteigert sind, wie im Falle III. von *Hoffmann*, in einigen
Fällen von *Thorburn*, im Falle von *Berndt* [50], in dem Falle einer
experimentellen Hemisection beim Affen von *Ferrier* [223] u. s. w.
Oder sie fehlen anfangs und kehren mit der Motilität zurück, wie im
Falle von *Gilbert* [263].

In den Beobachtungen von Rückenmarkscompression
haben wir alle Gründe, langdauernde Reizung des Rückenmarks anzunehmen, ebenso bei Myelitis.

Man bedenke nun noch, dass auch die anderen Reflexerscheinungen, deren Centren in dem unteren Theile des Rückenmarks liegen,
oft in gleicher Weise von Erkrankungen der höheren Partien geschädigt werden. Ausser dem Verluste der Blasen-, Mastdarm- und

*) Da die Verletzung der einen Rückenmarkshälfte meist überwiegt, treten
mehr oder weniger rein die Symptome der *Brown-Séquard*'schen Halbseitenläsion
hervor.

**) *L. Hermann*, Handb. d. Physiologie, Bd. II. 1. S. 95.

Zeugungsfunction können auch, was weniger bekannt ist, die Haut-reflexe verloren gehen. *Lauenstein* [408] hat einen derartigen Fall von acuter Myelitis im Halsmarke beschrieben. *Gowers* [282, S. I. 236] macht übrigens auf dieses Verhalten aufmerksam.

Bei acuten und namentlich traumatischen Läsionen haben wir uns somit vorzustellen, dass die Bahnen β und γ (Fig. 8) von der Läsion durchtrennt und gleichzeitig zur Erregung von Hemmungen gereizt werden, und dass auf den Rückenmarksabschnitt B ein Reiz ausgeübt wird, der darin Hemmungen für das Reflexcentrum erzeugt. Wie die Bahnen β und γ von der Unterbrechungsstelle abwärts de-generiren, schwindet die durch sie hinabgeleitete Hemmung. Nun hängt es davon ab, ob im Rückenmarksabschnitte B fortwährend ein Reizzustand unterhalten wird, oder nicht. Ist die Läsion weiter nicht reizend, so macht sich die Unterbrechung der Hemmung geltend und die Sehnenreflexe sind dauernd gesteigert. Ist aber eine reizende Läsion vorhanden, so kann die Wirkung des Abschnittes B mit Hilfe der Bahn α_1 dauernde Hemmung erzeugen.*) Waren die Fasern β und γ nicht durchtrennt, sondern nur temporär geschädigt, so wird die anfängliche Steigerung rasch zurückgehen.

Zu erwähnen wäre noch, dass die Steigerung der Sehnenreflexe, die sich nach Stichverletzung einstellt, nach Jahren wieder abnehmen kann, wie sich auch die Motilität bessert. Derartige Fälle bei *Neumann* [517]. Man muss wohl an suppletorische Innervation denken.

Abschnitt 7.
Cerebrale Beeinflussung.

Vor allem ist darauf zu achten, dass nicht etwa gleichzeitig vorhandene spinale Einflüsse oder Erkrankungen des Reflexbogens übersehen werden. Belehrend und warnend ist der Fall II. von *Wollenberg* [803], der deshalb an die Spitze des Abschnittes gestellt sei.

---

*) In einer jüngst erschienenen Arbeit sucht *Stieglitz* [694] die Hemmung aus einer Reizung der absteigend degenerirenden cerebralen Hemmungsfasern durch die in ihnen vor sich gehende Degeneration selbst zu erklären, ähnlich wie *Vulpian* und *Charcot* die Steigerung bei absteigender Degeneration der Py-bahnen. Die ersteren Fasern sollen vermöge ihrer specifischen Energie die Hemmung verursachen, während die hypothetischen cerebralen und cerebellaren Erregungs-fasern *(Jackson-Bastian)* ganz oder theilweise weggefallen sind. Dass diese gleichfalls degeneriren müssten und dass dieser Process nach dieser Anschauung wieder

Bei einer 30jährigen Frau bestehen Kopfschmerz und Schwindel seit längerer Zeit. Hiezu kommt Erbrechen. Es wird eine Stauungspapille und die Symptome eines Kleinhirntumors constatirt. Die Patellarreflexe fehlen. Obduction: Gliosarcom des Kleinhirns mit Compression des Pons und beginnende Tabes dorsalis mit Erkrankung der Wurzeleintrittszonen im Lendentheile.

Das Fehlen der Patellarreflexe war also hier ein spinales Symptom. Da aber auch bei Kleinhirntumoren die Patellarreflexe fehlen können (siehe später), so hätte der Fall ohne die mikroskopische Untersuchung des Rückenmarks, dessen Erkrankung sich im Leben nicht weiter manifestirte, leicht ganz falsch gedeutet werden können. Für die Erkenntnis der cerebralen Einflüsse sind daher Fälle, in denen Rückenmark und Nerven nicht untersucht wurden, nur mit grösster Vorsicht verwerthbar.

a) Corticale Einflüsse.

Zu der corticalen Beeinflussung durch Wegfall der Hemmungen gehören, wie aus Abschnitt 5. sich ergibt, in erster Linie alle Erkrankungen, welche absteigende Degeneration, Agenesie, oder primäre Erkrankung der Pyramidenbahnen bedingen. Ferner kann man mit mehr oder weniger Wahrscheinlichkeit diese Art von Störung im Gleichgewichte des Reflexmechanismus bei einer Reihe von Erkrankungen annehmen, bei welchen die anatomischen Veränderungen sich wesentlich auf die Hirnrinde beschränken.

Die functionellen Veränderungen bei Neurosen und Psychosen werden im Cap. VII. gesondert besprochen. Hier nur einige Bemerkungen über die folgenden Erkrankungen der Convexität, welche ohne absteigende Degeneration einhergehen:

1. ganz oberflächliche Erweichungen (plaques jaunes),
2. progressive Paralyse,
3. Faserschwund nach Sonnenstich,
4. senile Rindenatrophie (senile Demenz),
5. Hirnatrophie bei chronischem Alkoholismus,
6. diffuses Haematoma durae matris an der Convexität.

Dass ganz oberflächliche Erweichungen der motorischen Rinde keine absteigende Degeneration hervorrufen, hat *Charcot* wiederholt betont. Von *Binswanger* [63] ist ein derartiger Fall von aus-

---

Reizung und Steigerung verursachen müsste, dass übrigens die ganze Anschauung vom reizenden Einflusse der absteigenden Degeneration nicht stichhältig ist, dass die wichtigste Voraussetzung der *Jackson-Bastian*'schen Theorie nicht zutrifft, dass die Annahme specifischer cerebraler Hemmungsfasern nicht erwiesen ist, u. s. w. — bedarf nach den Erörterungen im Texte keiner Auseinandersetzung.

gedehnter Erweichung der linken vorderen Centralwindung beschrieben. Die Patellarreflexe waren beiderseits gesteigert.

Bei der progressiven Paralyse findet sich häufiger Steigerung als Herabsetzung der Sehnenreflexe.*) Namentlich die „klassische Form" zeigt, wie *Krafft-Ebing* [390, S. 658] betont, Steigerung. Auch *Fürstner* [255] hat den Werth der Steigerung der Sehnenreflexe für die frühzeitige Diagnose der Paralyse neuestens hervorgehoben. Nun ist nach den Untersuchungen dieses Autors (an 145 Fällen) in circa 10% der Fälle das Rückenmark frei von Veränderungen (gewöhnlich: Degeneration in den Seitensträngen und HS, vgl. Abschn. 3. und 5.). In diesen Fällen bestand Steigerung der Sehnenreflexe. *Zacher* [807, S. 166] hat einen derartigen Fall mit sehr bedeutender Steigerung der Sehnenreflexe beschrieben, auf den wir noch zurückkommen (Cap. VI.). In diesen Fällen muss die Steigerung der Sehnenreflexe auf die cerebrale Erkrankung bezogen werden. Ferner finden sich unter den Fällen mit anatomischen Veränderungen in den Seitensträngen solche, in denen der anatomische Befund im Vergleiche zur Steigerung der Patellarreflexe, dem Dorsalklonus etc., recht geringfügig war. Auch hier haben wir daher wohl den Einfluss der cerebralen Erkrankung, den Wegfall des corticalen hemmenden Einflusses, eventuell corticale Bahnung, als massgebend anzusehen.

Es scheint mir deshalb die Annahme von *Fürstner*, dass die Seitenstrangserkrankung häufig gleichzeitig mit den cerebralen Veränderungen einsetze, nicht nöthig, um die Steigerung der Sehnenreflexe im initialen Stadium der Paralyse zu erklären — eine Annahme, welche auch durch *Fürstner*'s eigene anatomischen Befunde keineswegs gestützt wird. Es ist vielmehr wohl möglich, dass die Steigerung der Sehnenreflexe bei der progressiven Paralyse öfter, als man im Allgemeinen derzeit anzunehmen geneigt ist, cerebral verursacht wird, und namentlich im Beginne.

Nach Sonnenstich kann sich das typische Bild der progressiven Paralyse oder einer einfachen zunehmenden Demenz entwickeln, wie *Fayrer* [216] gezeigt hat. *Cramer* [142] hat einen solchen Fall klinisch und anatomisch untersucht. Die Kranke war tief blödsinnig, die Patellarreflexe sehr gesteigert, rechts bis zum Klonus. Die Necropsie ergab ausgedehnten Faserschwund der Rinde, ferner auch Quellung der Neuroglia und Ausfall einzelner Markscheiden und Axen-

---

*) Es gibt eine umfangreiche Literatur über die Statistik der Sehnenreflexe bei der progressiven Paralyse. Da jedoch in den allerwenigsten Fällen der anatomische Rückenmarksbefund erhoben wurde, sind die Angaben für unsere Zwecke hier nicht verwerthbar. Eine Zusammenstellung dieser Literatur nebst eigenen Angaben bei *Ziehen* [813].

cylinder in den Seitensträngen und Hintersträngen. Die Seitenstrangserkrankung erscheint jedoch immerhin so gering, dass die Steigerung
der Reflexe wohl eher dem cerebralen Einflusse zuzuschreiben ist.
Die typische senile Demenz zeigt constant Steigerung der
Sehnenreflexe. Diese Angabe auch bei *Ziehen* [813].

Bei chronischem Alkoholismus bestehen in der Regel
gesteigerte Sehnenreflexe.*) Man findet das bei allen Formen, in denen
die Wirkung dieses Giftes zur klinischen Beobachtung kommt, als:
Lebercirrhose, allgemeine Obesitas mit Cor adiposum oder Necrose
des Pankreas (von Letzterem 2 Fälle eigener Beobachtung), chronischer
Magenkatarrh der Säufer, Morbus Brightii alcoholicus, Delirium tremens, chronische Alkoholpsychosen, Alkoholepilepsie, Alkoholneuritis
(S. 113) und Polioencephalitis. Bei diesen Individuen finden sich nun
intra vitam so häufig Symptome corticaler Schädigung, als: bedeutende
Herabsetzung der Intelligenz, Ungeschicktheit der Bewegungen (abge-
sehen von Tremor und neuritischer Ataxie), post mortem dann:
Verschmälerung der Hirnwindungen, Klaffen der Furchen, Sclerose der
Hirnsubstanz, — dass wohl mindestens ein Theil der Reflexsteigerung auf Wegfall der corticalen Hemmung bezogen werden kann.

Auch manche Fälle von allmälig sich entwickelnder Pachymeningitis haemorrhagica über der Convexität dürften hierher
gehören.

Bei verschiedenen Formen von Idiotie und Demenz finden sich gesteigerte
Sehnenreflexe. Bei manchen gehört die Steigerung unter die Rubrik „Wegfall
corticaler Hemmungen", da Mikrocephalie, Porencephalie, diffuse Hirnsclerose
etc. oft mit Agenesie der Pyramidenbahnen einhergeht. Ueber die anderen Formen
sind die anatomischen Kenntnisse zu gering, als dass man sie erörtern könnte.

b) Einflüsse, bei denen sich zwischen cortical und subcortical nicht unterscheiden lässt.

Die gröberen Hirnerkrankungen lassen eine Trennung zwischen
corticalem und subcorticalem Einflusse nicht zu. Wir lassen
vorläufig die Erscheinungen bei der Entstehung acuter Herderkrankungen — der apoplektischen Hemiplegie — bei Seite und beschränken
uns auf die chronischen, mehr oder weniger progressiven Hirnläsionen
(Neoplasmen, Abscesse etc.) und auf die ganz stationären Läsionen.

Man kann im Allgemeinen vier Grade der Wirkung von Hirnläsionen auf die Sehnenreflexe unterscheiden:

---

*) Man liest zwar fast überall die Angabe, dass die Reflexe oft bei Alkoholikern
fehlen. Aber diese Angabe entstammt, wenn man den Quellen nachgeht, den Fällen
von Neuritis.

Die Läsion wirkt:

I. **einfach unterbrechend.** Effect: Abschneidung der cerebralen
Hemmung = Steigerung,

II. **mässig reizend.** Effect: Erregung cerebraler Bahnung =
Steigerung,

III. **stark reizend.** Effect: Erregung cerebraler Hemmung =
Herabsetzung,

IV. **die ganze Hirnfunction aufhebend.** Effect: Abschneidung
aller cerebralen Einflüsse = Steigerung.

Die ersten drei Grade der Wirkung sind vollkommen analog
den entsprechenden Erscheinungen bei den supracentralen spinalen
Affectionen (Abschnitt 6.). Der vierte Grad ist durch die besonderen
anatomischen Verhältnisse des Gehirns (knöcherner Schädel) gegenüber dem Rückenmarke bedingt. Bei den ersten drei Graden ist die
Wirkung häufig auf eine Hirnhälfte beschränkt, was die Analyse sehr
erleichtert.

Zur „einfachen Unterbrechung", gehört die Steigerung der
Sehnenreflexe bei vasculärer Hemiplegie, welche bemerkbar ist, sobald die ersten, schweren Erscheinungen des Insults geschwunden sind. Sie tritt ein, ob nun die motorische Region direct
geschädigt wurde oder nicht. Im letzteren Falle schwindet sie wieder
allmälig, wie die Erscheinung der Hemisphärenläsion zurückgeht.
Weiteres später.

Ferner ist hiezu die hämorrhagische Encephalitis zu
rechnen, wie im Falle von *Strümpell* [705].

Tumoren und Abscesse wirken unterbrechend, ob sie nun
direct in der motorischen Bahn oder abseits von derselben gelegen
sind. Die Leitung der Hemmung ist meist viel empfindlicher als
die der motorischen Impulse (S. 138), so dass oft Reflexsteigerung
auf der einen Seite eintritt, während die Motilität noch nicht erkenn-
bar gestört ist. *Westphal* [778] hat auf diese Thatsache bereits aufmerksam gemacht und daraufhin bei Tumoren mit den Erscheinungen
allgemeinen Hirndrucks ohne deutliche Hemiparese aus der einseitigen
Reflexsteigerung den Sitz der Erkrankung in der contralateralen
Hemisphäre diagnosticirt. Doch werden wir alsbald sehen, dass
dies nicht allgemein giltig ist.

Schädigt die unterbrechende Läsion den Hirnstamm, so ist
meist die Steigerung der Reflexe beiderseitig. Doch kann sie auch
dann auf eine Seite beschränkt sein, und zwar ist das nicht immer
gerade jene Seite, wo der Haupttheil des Tumors sitzt. So z. B. in

einem Falle von *Krafft-Ebing* [391]: Tuberkel des r e c h t e n vorderen Vierhügels und der Haube des Hirnschenkels, indirecte Schädigung des linken Hirnschenkels, bedeutende Steigerung der r e c h t s - s e i t i g e n Sehnenreflexe.

Die Literatur der Hirntumoren hierüber anzuführen, ist wohl überflüssig, da die Sache bereits von *Westphal* erkannt worden ist.

In einigen Fällen von Hirnerkrankung kann man mit einer gewissen Wahrscheinlichkeit cerebrale **Bahnung** der Sehnenreflexe annehmen. Es sind das jene Fälle, in welchen rasch sehr bedeutende Steigerung der Sehnenreflexe, weit stärker als sie bei sicherem Wegfall von Hemmung beobachtet wird, auftritt, die ebenso rasch wieder schwindet, ohne dass in gleicher Weise die anderen Hemisphärenfunctionen leiden. Dazu gehören insbesondere Fälle von S c h ä d e l f r a c t u r mit Druck auf die Rinde, sowie A b s c e s s e, bei welchen Reflexsteigerung mit verhältnismässig geringer Lähmung auftritt und rasch nach der Entleerung schwindet. Ein solcher Fall bei *Adamkiewicz* [2]*), ferner dürften hierher jene Fälle gehören, die *Althaus* [10] „als syphilitische Hemiplegie" beschreibt.**)

Von besonderem Werte für die Erkenntnis der Abhängigkeit der Sehnenreflexe vom Gehirn sind die Fälle von d a u e r n d e r H e r a b s e t z u n g der Sehnenreflexe bei cerebralen Erkrankungen. Die Analyse ergiebt, dass die Erscheinung als die Wirkung **cerebraler Hemmung** aufzufassen ist. Dafür sind in erster Linie jene Fälle beweisend, in welchen eine bedeutende Schädigung der motorischen Function auf der e i n e n K ö r p e r h ä l f t e bestand, während die Sehnenreflexe dieser Seite nicht wie bei der gewöhnlichen Hemiplegie erhöht, sondern dauernd abgeschwächt waren oder gänzlich fehlten. Die Mittheilungen über solche Fälle sind in der Literatur sehr spärlich. Da ich nun, bei einem relativ geringen Materiale an „schönen Fällen" ziemlich viele derartige Beobachtungen machen konnte, so scheint mir die Vermuthung gerechtfertigt, dass die entsprechenden Daten in der Literatur nicht deshalb so gering an Zahl sind, weil die Fälle selten beobachtet worden sind, sondern eher darum, weil sie mit den allgemein angenommenen Theorie vom Ausfall der Hemmung durch die Hemisphärenerkrankung und der Eintheilung der Lähmungen

---

*) *Adamkiewicz* fasst seinen Fall allerdings als Unterbrechung der Hemmung auf.

**) Dieser Autor ist der Ansicht, dass eine colossale und ungewöhnliche, in keinem Verhältnis zum Grade der Lähmung und der Muskelstarre stehende Steigerung der Sehnenreflexe auf einen syphilitischen Ursprung der Hemiplegie hindeutet. Ich habe jedoch dergleichen auch bei hysterischer Hemiplegie gesehen.

in „spino-peripherische schlaffe" und in „cerebro-spinale spastische" nicht stimmen, und man in solchen Fällen lieber an der Genauigkeit der eigenen Beobachtung, als an der Richtigkeit eines bequemen Schemas zweifelt.

Bramwell [85] beschreibt einen derartigen Fall von Gliosarcom:

47-jährige Frau. Kopfschmerz, Erbrechen, apoplectiforme Anfälle, Parese der rechten Extremitäten, vorübergehende Parese des rechten Facialis, Articulations- und Deglutitionsstörungen, Zittern der paretischen Glieder bei willkürlichen Bewegungen, Neuritis optica auf dem rechten Auge. Das Kniephänomen war auf der paretischen Seite abgeschwächt. Obduction: Gliosarcom der linken Stirnwindungen und der weissen Substanz, aus welchem eine hühnerei-grosse Cyste in den Seitenventrikel hineinragt; der Tumor ging über die Medianlinie hinaus und erstreckte sich bis in das rechte Stirnhirn.

Orlow [547] beschreibt das gleiche Verhalten bei einem actinomycotischen Tumor:

29-jährige Frau. An verschiedenen Körperstellen actinomycotische Abscesse, welche chirurgisch behandelt wurden. Wiederholtes Auftreten von Schwindel, unwillkürlichen Bewegungen der rechten Hand, dann Krampfanfälle mit Bewusstlosigkeit, immer häufigere Krämpfe im rechten Arme, zunehmende Lähmung der rechten Körperhälfte. „Reflexe des Knies und des rechten Musculus triceps etwas abgeschwächt." Tod. Obduction: Von der Dura eine weiche grauliche Masse auf das Hirn übergreifend und zwar auf den oberen Theil der linken Centralwindungen sowie auf die rechte Kleinhirnhemisphäre. Ferner ein apfelgrosser Abscess im Innern der linken Hemisphäre.

Folgende eigene Beobachtung zeigt ein gleiches Verhalten bei Hirnabscessen, die sich im Verlaufe einer ulcerösen Endocarditis entwickelten, welche wieder höchst wahrscheinlich die Folge einer Pyometra war.

Beobachtung X. *Anna Bliml*, 59 Jahre, Handarbeiterin aus Mühlendorf in Ungarn gebürtig. Aufgenommen 3. Juli, gestorben 19. August 1889. (Zimmer 88 der Abtheilung Primarius *Redtenbacher*).

Anamnese. Patientin, früher angeblich immer gesund, litt in den letzten Jahren wiederholt an „rheumatischen" Schmerzen in den Armen und Beinen. Seit dem Frühjahre 1889 Kurzathmigkeit, Herzklopfen, mehrmals Oedem der unteren Extremitäten, allgemeine Schwäche. Vor 3 Tagen stürzte Patientin plötzlich ohne äussere Veranlassung zusammen, ohne jedoch das Bewusstsein zu verlieren.

Stat. praes. vom 4. Juli. Kleines, gracil gebautes, marastisches Individuum. Keine Oedeme. T. 37. P. 108. Radialis etwas rigide, nicht geschlängelt, Spannung gering, Welle niedrig. Respiration seicht, 28, gegenwärtig keine Athemnoth. Rechter Facialis etwas schwächer innervirt. Cataracta traumatica des linken Auges (Verletzung in der Kindheit). Suffusionen am Kinn von dem jüngsten Sturze. Hals mittellang, nichts Abnormes darbietend.

Thorax kielförmig nach vorne zugeschärft. Herzgegend etwas vorgewölbt.

Ueber den Lungen vorne allenthalben voller Schall, vesiculäres Athmen. RllU Exspirium etwas verlängert und etwas kürzerer Percussionsschall, schwächeres Athemgeräusch. Ueber der linken Thoraxhälfte von der 2. bis 6. Rippe systolische Erschütterung der Brustwand sichtbar, die aufgelegte Hand fühlt starkes systolisches Schwirren. Herzstoss im 5. Intercostalraum, 2 Finger breit innerhalb der Mammillarlinie, sehr stark hebend. Starke Pulsatio epigastrica. Absolute Dämpfung reicht rechts einen Finger breit über den rechten Sternalrand, links bis nahe an die Mammillarlinie, beginnt oben an der 3. Rippe. Ueber der Herzspitze ein lautes blasendes systolisches, ein leiseres diastolisches Geräusch und diastolischer Ton. Diese Geräusche pflanzen sich auf die Ostien fort, woselbst ausserdem überall 2 Töne zu hören sind.

Alte, mit leichter Knickung ausgeheilte, Fractur des unteren Endes der linken Ulna.

Bauch normal. Appetit gut, Stuhl etwas retardirt.

Im Harne eine geringe Menge Albumin.

Bis Anfangs August ausser merklich zunehmender Demenz keine Veränderungen. Temperatur öfter bis 38° erhöht.

6. August. Seit heute Morgens verworren und blöde. Lässt Koth unter sich und beschmutzt sich damit allenthalben. Gibt auf Fragen unzusammenhängende Antworten, spricht mitunter confuses Zeug vor sich hin. T. 37·5. P. 96.

Linksseitige Facialisparese. Augenbewegungen normal. Zunge wird gerade vorgestreckt.

Aufforderungen zu Bewegungen der linken Extremitäten werden erst nach mehrmaliger Wiederholung, und nachdem die verlangten Bewegungen vorgezeigt worden sind, befolgt. Es macht den Eindruck, als wenn die Kranke diese Glieder nur ungerne bewegte. Die Bewegungen selbst, wenn einmal im Zuge, erscheinen in keiner Weise eingeschränkt oder erschwert.

Bewegungen der rechten Extremitäten werden viel leichter von der Patientin erlangt.

Sensibilität bei grober Prüfung normal.

Patellarreflex und Bicepsreflex am Arme rechts sehr stark, links gering.

18. August. Andauernd somnolent, antwortet nicht auf Fragen, murmelt Unzusammenhängendes vor sich hin.

Ausgesprochene Lähmung der linken Gesichts- und Körperhälfte. Reflexe wie vorgestern.

Abends Temperatur 39·8.

19. August. Tief bewusstlos, lässt Harn und Stuhl unter sich, reagirt nicht auf Anrufen, noch auf Rütteln. T. 39·6, P. 170 klein, R. 48.

Passive Rückenlage, Gesichtszüge stark verfallen. Lider geschlossen. Linke Nasolabialfalte verstrichen, linker Mundwinkel herabhängend.

Beide Bulbi nach rechts oben gerollt, machen beim Oeffnen der Lider einigemal eine zuckende Bewegung nach links, um sofort wieder in die frühere Stellung zurückzukehren. Pupillen enge, reactionslos. Links kein Cornealreflex.

Haut trocken, am Halse, unter beiden Schlüsselbeinen, am Rücken, vereinzelt auch am übrigen Körper, kleine Ecchymosen.

Am Rücken mehrere kreuzergrosse, suffundirt aussehende Stellen. Beginnender Decubitus am Kreuzbeine.

RHU Dämpfung, Bronchialathmen, consonirende Rasselgeräusche. Herzbefund unverändert.

Sehnenreflexe und Hautreflexe links vollkommen erloschen. Rechts deutlich, aber gering.

5 Uhr Nachmittag: Exitus letalis.

Obduction 20. August 1889, 15 Stunden nach dem Tode. Obducent Docent Dr. *Kolisko.*

Körper klein, mässig kräftig gebaut, abgezehrt, allgemeine Decke blassgelb. Am linken Bulbus eine quer über die Hornhaut verlaufende weisse Narbe. Linse durchsichtig, grau. Hals kurz, schlank. Brustkorb kurz, sehr schmal, fast gekielt. Abdomen flach, Bauchdecken sehr schlaff. Rechte untere Extremität um 3 *cm* verkürzt, rechter Oberschenkel in seinem oberen Drittel ziemlich stark nach aussen gekrümmt, dem entsprechend die Verkürzung der Extremität im Oberschenkel gelegen. An der Haut der Brust und der Extremitäten hirsekorngrosse Ecchymosen. Ober dem linken Handgelenke eine leichte knorrige Verdickung der Ulna.

Kopfhaut blass. Schädel geräumig, ziemlich dickwandig, mit der Dura innig verwachsen, die Innenfläche dieser glatt und glänzend. Die inneren Meningen an der Convexität beider Hemisphären sehr stark ödematös durchtränkt, aber nur über dem Stirn- und Scheitellappen, daselbst die Windungen auffallend verschmälert. An der Basis die inneren Meningen zart. Basale Gefässe, namentlich die Carotis endarteriitisch verdickt. In der rechten Carotis knapp vor ihrer Theilung ein hirsekorngrosses, graugelbes kugeliges Gebilde, der Wand locker anhaftend, an welches sich ein lockeres Gerinnsel anschliesst. Im linken Praecuneus unter rostbraun pigmentirten Meningen ein bohnengrosser, gelbgrünlichen Eiter enthaltender Herd. In der unteren Wandung des oberen linken Scheitellappens sitzt in der Rinde ein hanfkorngrosser Eiterherd. In der Mitte der Convexität der zweiten rechten Stirnwindung unter rostbraun pigmentirten Meningen ein hanfkorngrosser Eiterherd. Ausserdem in der Rinde und dem Mark einzelne capillare Hämorrhagien. In der Spitze beider Stirnlappen die Marksubstanz geröthet, ebenso der hintere Schenkel der rechten Capsula interna lebhaft injicirt und etwas weicher. Uebrige Marksubstanz blass. Die Kammern leicht erweitert, beide Plexus stark verdickt. Pons, Medulla oblongata, Kleinhirn mässig mit Blut versorgt.

Im Herzbeutel 2 Esslöffel klare Flüssigkeit. Herz klein, schlaff, mässig mit Fett bewachsen. Im linken Ventrikel locker geronnenes, schwarzrothes Blut, am hintern Zipfel der Bicuspidalis findet sich der stark verdickte Rand der Klappe an einer 2 *cm* langen Stelle nach dem Vorhofe zu ausgebaucht und an seiner Ventrikelfläche daselbst mit grobwarzigen Excrescenzen besetzt, an welchen schwarzrothe Blutcoagula angefilzt sind. Die diesem Klappentheil entsprechenden Sehnenfäden etwas verdickt, einige auch mit einander verwachsen und an der Spitze des betreffenden Papillarmuskels ein 2 *mm* langen Stumpf eines durchrissenen Sehnenfadens sichtbar. Der ganze erwähnte Klappentheil steht 1½ *cm* in das Lumen des sonst normal weiten Ostium venos. sin. vor. An der gegenüberliegenden Stelle des Aortenzipfels und theilweise auch der Vorhofswand das Endocard oberflächlich erodirt, etwas rauh und von capillaren Blutaustritten durchsetzt, sonst die Klappen ebenso wie alle anderen Klappen zart. Herzfleisch braun, morsch. Intima aortae oberhalb der Klappen und im Bogen in leichtem Grade endarteriitisch verdickt.

Uterus atrophisch, seine Höhle zu Kirschengrösse erweitert, dicklichen gelblichen Eiter enthaltend, Vaginalportion vollkommen atrophirt, Cervixcanal mit Schleim verlegt, aber für eine Sonde durchgängig.

Anatomische Diagnose: Endocarditis ulcerosa valvulae bicuspidalis cum insufficientia valvulae. (Probabiliter post pyometram chronicam). Abscessus multiplices cerebri. Embolia recens arteriae carotidis dextrae. Abscessus lienis. Nephritis haemorrhagica. Pneumonia lobularis lobi inf. dextri. Haemorrhagiae cutaneae. Fractura vetus femoris dextri et ulnae sin. Cataracta traumatica.

Gleiches Verhalten beobachtete ich in folgendem Falle von metastatischem Hirntumor nach Carcinom der Schilddrüse:

Beobachtung XI. *Rosalia Steiner,* 77 Jahre, Private aus Veszprim in Ungarn gebürtig. Aufgenommen 17. März, gestorben 30. März 1891. (Zimmer Nr. 66 der Zahlabtheilung Primarius *Redtenbacher*).

Angaben der Tochter: Patientin war früher immer gesund. Seit 5 oder 6 Jahren besteht eine Struma. In den letzten Monaten nahm der Umfang des Halses zu. Seit 3 Wochen klagt Patientin über Kopfschmerz. Am 7. März bemerkte die Tochter, dass die Kranke das rechte Bein beim Gehen nachschleppe. Am 10. März konnte Pat. mit dem rechten Arme das Trinkglas nicht zum Munde führen. Am 11. März trat um 11 Uhr Vormittags bei erhaltenem Bewusstsein ein Anfall von klonischen Krämpfen im rechten Arme und im rechten Beine auf. Die Kranke rief dabei fortwährend: „Ich bin weg, mit mir ist es aus!" Sie antwortete dabei auf kurze Fragen. Der Anfall dauerte etwa 15 Minuten (?). Am 14. März um $1/_2$4 Uhr Nachmittags ein kürzerer Anfall mit schwächeren Zuckungen. Seitdem besteht vollständige Lähmung des rechten Beines, Lähmung des rechten Armes mit Ausnahme der Finger, welche bewegt werden können. Die Kranke soll bei vollständig klarem Verstande sein, doch soll sich gegen Abend etwas Aufgeregtheit einstellen.

Bei der Aufnahme am 17. März: Mittelgross, schwächlich. Sensorium frei. Zahlreiche Klagen über die Lähmung, Husten etc. In der Schilddrüse eine Geschwulst mit Knoten unter und hinter den Sternocleidomastoidei. Parese des rechten Facialis, geringe Abweichung der Zunge nach rechts. Der rechte Arm an den Stamm angelegt, im Ellbogengelenke leicht gebengt. Die Finger vermag die Kranke ein wenig zu bewegen, im Uebrigen schlaffe Lähmung der Extremität. Das rechte Bein liegt gerade gestreckt. Pat. vermag dasselbe absolut nicht zu bewegen. Biceps und Tricepsreflex an beiden Extremitäten deutlich. Beiderseits deutlicher Patellarreflex von mässiger Stärke; rechts sehr geringer, links prompter Achillessehnenreflex. Sensibilität der rechten Seite erhalten. Thorax beiderseits gut respiratorisch bewegt. Keine vasomotorischen Störungen rechterseits.

Arterie rigid. Puls 76. In den inneren Organen nichts besonderes ausser Bronchitis diffusa.

25. März. Seit heute schlafsüchtig, und etwas verworren.

26. März. Status praesens. Körper mittelgross. Schlechte Ernährung. Haut trocken, faltig, von erdfahler Farbe. Schlaffe Musknlatur. Knochenbau gracil. Passive Rückenlage. Sensorium getrübt. Sie schlummert fast den ganzen Tag, ist nur durch lautes Anrufen für ganz kurze Zeit zu erwecken. Sie weiss ihren Zunamen, nicht aber ihren Vornamen zu nennen, kann sich der Namen ihrer Kinder nicht mehr erinnern. Kein Kopfschmerz; überhaupt gibt sie, durch

laute Fragen aus ihrem Schlummer erweckt, keinerlei Schmerz oder Beschwerde an. Temperatur dem Gefühle nach erhöht,*) Puls klein, regelmässig, 80, Arterien rigide. Respiration angestrengt, 36.

Faltung der Stirne beiderseits gleich. Rechte Nasolabialfalte schwächer ausgeprägt. Rechter Mundwinkel steht tiefer. Die Bulbi nach aussen divergent, ihre Bewegung anscheinend stark eingeschränkt, besonders nach oben und unten. Pupillen maximal verengt, auf Licht wenig und träge reagirend. Zunge trocken, weicht beim Herausstrecken ein wenig nach rechts ab.

Hals kurz. In der Schilddrüsengegend eine gut apfelgrosse, knollige, derbe Geschwulst, gegen die Unterlage nur wenig verschiebbar, mit der Haut nicht verwachsen. Die Kopfnicker von der Geschwulst nicht zu isoliren. An beiden Seiten des Halses, namentlich aber links, Pakete geschwellter, harter, auf Druck nicht schmerzhafter Drüsen.

Thorax mässig breit, lang, die Supraclaviculargruben tief eingesunken. Athmung oberflächlich. Die rechte Supraclaviculargrube gibt gedämpft tympanitischen Schall, links daselbst höherer Schall als normal. Sonst vorne voller Lungenschall, rechts bis zur 6., links bis zur 5. Rippe. Trockene und feuchte Rasselgeräusche über beiden Lungen, Athmungsgeräusch ganz undeutlich. Herzstoss undeutlich unterhalb der 5. Rippe sichtbar. Herztöne schwach.

Bauch weich. Lebergegend etwas schmerzhaft. Leber und Milz nicht vergrössert.

Rechte obere Extremität absolut bewegungslos.

Linke obere Extremität wird gut bewegt, der Druck der linken Hand schwach.

Biceps- und Tricepsreflex am linken Arme merklich stärker als am rechten.

Rechte untere Extremität absolut bewegungslos. Das rechte Kniegelenk etwas geschwellt.

Linke untere Extremität wird gut bewegt.

Rechts fehlt der Patellarreflex, links derselbe prompt.

Sohlenreflex rechts schwach, links deutlich.

Bei Stechen, Kneifen und passiven Bewegungen der gelähmten Seite zuckt die Kranke schmerzlich zusammen, und zwar stärker als bei gleichen Reizen der linken Seite.

Harn und Stuhl werden ins Bett gelassen.

28. März. Die Kranke ist wieder freier, spricht mit den Aerzten, klagt über Schmerzen in den gelähmten Gliedern.

Patellarreflex fehlt rechts, ist links deutlich.

29. März. Ganz benommen, wirft sich öfters im Bette mit Hilfe der nicht gelähmten Extremitäten auf die eine oder die andere Seite, reagirt nicht auf Anrufen.

Patellarreflex fehlt rechts, links sehr schwach.

30. März. Tief benommen. Trachealrasseln; Sehnenreflexe fehlen.

2 Uhr Nachmittags. Exitus letalis.

Obduction am 31. März 1891, 18 Stunden nach dem Tode. Obducent Herr Dr. *Kretz.*

---

*) Die Temperaturtabelle ist leider verloren gegangen.

Körper klein, stark abgemagert, zart gebaut. Die allgemeinen Decken blass bräunlich mit ziemlich spärlichen Todtenflecken an der Rückseite, das Gesicht stark verfallen. Die rechte Pupille weit, die linke Pupille mittelweit. Rechte Nasolabialfalte verstrichen. Der Hals ziemlich schlank, im unteren Theile linkerseits durch die Haut durchscheinend ein fast faustgrosser, verschieblicher, derber Knoten.

Thorax mässig lang und breit, gut gewölbt. Brüste fast geschwunden. Das Abdomen stark eingesunken. An den unteren Extremitäten kein Oedem.

Weiche Schädeldecken blutarm. Das Schädeldach dünnwandig, seine Innenfläche, namentlich im Stirntheil, gerieft mit grubigen Vertiefungen längs des Sinus longitudinalis und mit tiefen, breiten Gefässfurchen. Die Dura fester, adhärent, verdickt. Ihre Innenfläche glatt. Die linke Hemisphäre leicht geschwellt. Process. falciformis etwa $\frac{1}{2}$ cm breit nach rechts abweichend. Die zarten Hirnhäute getrübt und längs des medialen Randes der Grosshirnhemisphären mit zahlreichen Pacchioni'schen Granulationen bedeckt.

Der linke Stirnlappen, die beiden Centralwindungen, der Lobus paracentr. links, ferner der Cuneus rechterseits, zeigen eine deutliche Abplattung der Hirnwindungen; die Sulci dort seicht und das Hirn consistenter. In die Markmasse eingestreut eine grössere Zahl von bis nussgrossen, scharf begrenzten, ziemlich reichlich vascularisirten, central verfetteten und erweichten Knoten. Der grösste derselben liegt im oberen mittleren Theil des Centrum semiovale und reicht bis knapp an die Rindensubstanz der Centralwindungen und des Paracentrallappens. Ein kleinerer, etwas über kirschgrosser, in der Spitze des Marks des linken Stirnlappens und ein ähnlicher gleichfalls bis in die Rinde reichender an der Innenfläche des rechten Occipitallappens. Ein ungefähr kirschgrosser in der rechten Kleinhirnhemisphäre, etwa in der Mitte der tiefsten Stelle der Incisura semilunaris. Ein kleiner, etwa bohnengrosser Knoten liegt im Kopf des Nucleus caudatus, den vorderen Schenkel der linken Kapsel nicht erreichend. Das Hirn sonst weich, mässig durchfeuchtet, die Centralganglien und die Rinde ziemlich pigmentirt, von mässigem Blutgehalt.

In der Luftröhre ganz wenig eitriger Schleim. Die Schilddrüse enthält im linken Lappen einen etwa gänseigrossen, central stark verfetteten und erweichten. in den peripheren Theilen ziemlich gleichmässig, stellenweise stärker vascularisirten, etwa centimeterdicken, reichlichen Saft gebenden, wie es scheint, allenthalben scharf begrenzten aus neugebildetem Gewebe bestehenden Knoten. Die Arteria carotis dext. und die Vena jugularis ziehen an ihm vorüber. Der rechte Schilddrüsenlappen klein, blass, braun, colloid. Der Mittellappen etwas vergrössert, unter die Incisura semilunaris sterni hinabreichend.

Alte Schwielen in den Lungenspitzen, rechts auch eine kleine Caverne. Atrophie von Herz, Leber, Nieren, Genitale. In der Gallenblase zahlreiche kleine Steine. Die Nieren in der Rinde erbleicht.

Das Rückenmark zeigt bei mikroskopischer Untersuchung etwas Verdickung der inneren Meningen, Centralcanal obliterirt, demnach nichts eigentlich Pathologisches.

Folgende Beobachtung von Tumorenhemiplegie zeigt eine Combination von Bahnung in der oberen mit Hemmung in der unteren Extremität.

Beobachtung XII. *Josef Herrgott*, 56 Jahre, Taglöhner, aus Lusen in Böhmen gebürtig. Aufgenommen 1. April 1889, gestorben 27. April 1889. (Klinik Hofrath *Meynert*.)

Pat. soll Typhus, Cholera und Dysenterie durchgemacht haben. Seit Mitte Februar besteht Schmerz im rechten Vorderarme. Im Laufe des Monates März stand Patient deswegen auf einer Abtheilung eines hiesigen Spitals in Behandlung mit „Neuritis". Am 24. März verliess er das Spital, die Schmerzen dauerten fort, der Arm war im Ellbogengelenke steif. Vier Tage vor seiner Aufnahme auf die Klinik wurde der Kranke verworren, schlaflos, leicht aufgeregt, hatte Angstgefühle, sprach von Halsabschneiden und Aufhängen. Die Sprache wurde schwerfällig und es bildete sich eine Lähmung der rechten Seite aus.

Bei der Aufnahme am 1. April war Patient ruhig, sprach nur auf Befragen.

2. April. Bei der Morgenvisite wird eine vollständige motorische Lähmung der rechten Körperhälfte constatirt. Der rechte Arm wird gebengt gehalten, ist contracturirt, passive Bewegungen erzeugen Schmerz. Die Sehnenreflexe am rechten Arme gesteigert, der rechte Patellarreflex fehlt. Einfache Fragen beantwortet Patient, doch die Sprache ist lallend, kaum verständlich.

Nach Angabe des Wärters war Pat. Nachts unruhig, versuchte aufzustehen, was ihm auch einmal gelang, wobei er jedoch niederfiel. Harn und Stuhl ins Bett gelassen.

4. April. Andauernd ruhig, apathisch. Schliesst auf Geheiss die Lider, folgt mit dem Blicke dem Finger des Arztes. Aufgefordert die Zunge zu zeigen, zieht er dieselbe mit den Fingern der linken Hand aus dem Munde. Bringt kein Wort hervor, sondern nur ein mattes Lallen.

5. April. Status praesens. Ueber mittelgross, von schlechter Ernährung, fahler Hautfarbe. Temperatur normal, P. 72. Passive Rückenlage. Rechter Facialis im Augenaste stark paretisch, im Mundaste gelähmt. Die Zunge kann nicht vorgestreckt, nicht bewegt werden. Einfache Aufforderungen versteht und befolgt der Kranke, z. B. die linke Hand zu erheben, das Auge zu schliessen u. dgl. Manchmal müssen jedoch solche Aufforderungen wiederholt und von entsprechenden Gesten begleitet werden, bis der Kranke sie begreift.

Rechter Arm im Ellbogengelenke auf ungefähr 150° gebeugt, Vorderarm leicht pronirt. Finger gebeugt. Streck- oder Pronationsversuche stossen nur auf mässigen mechanischen Widerstand elastischer Art, werden aber vom Kranken unter Zeichen des Schmerzes ängstlich mit der linken Hand abgewehrt. Bicepsreflex, Tricepsreflex, Periostreflex am Radius sehr gesteigert.

Linke obere Extremität wird frei bewegt. Bicepsreflex und Tricepsreflex stark (entsprechend der Abmagerung), doch geringer als rechts.

Die rechte untere Extremität liegt gestreckt in schlaffer Lähmung. Patellarreflex sehr schwach, eben merklich. Kein Achillessehnenreflex. Sohlenreflex gering, aber deutlich.

Linke untere Extremität wird frei bewegt. Patellarreflex sehr kräftig. Deutlicher Achillessehnenreflex.

Thorax lang, schmal. Athmung sehr oberflächlich, kein deutlicher Unterschied in der Grösse der Excursionen der beiden Thoraxhälften. Beiderseits vorne oben Dämpfung, Rasseln. Athmungsgeräusche nicht mit Sicherheit vernehmbar.

Sensibilität rechts deutlich herabgesetzt. Rechtsseitige Hemianopsie. Patient blieb apathisch, unrein, magerte immer mehr ab. Temperatur Abends oft erhöht. Die Lähmungserscheinungen blieben unverändert. Der rechte Patellarreflex war stets sehr schwach, an manchen Tagen nicht mit Sicherheit auszulösen.

24. April. Ganz apathisch; unrein. Vollständige motorische Aphasie, Hypoglossuslähmung, rechtsseitige Körperlähmung. Auf dem rechten Arme schuppt die Oberhaut stark in zarten, am Vorderarme in bis linsengrossen Plättchen. Ueber dem Epicondylus medialis des rechten Ellbogens Decubitus. Auf der Streckseite des rechten Vorderarms, etwa im unteren Drittel, ist mit zunehmender Abmagerung eine offenbar in der Tiefe der Muskeln gelegene Schwellung bemerkbar geworden, die für ein Blutextravasat in Folge des Sturzes aus dem Bette am Abend des 2. April gehalten wird.

Rechts ganz schwacher, links deutlicher Patellarreflex.

26. April. Sehr verfallen. Erbsengrosse, mit blutigem Serum gefüllte Blasen auf dem Rücken der rechten Hand. Radialpuls kaum fühlbar.

27. April. ³/₄ 4 Uhr Nachmittags Exitus letalis.

Obduction: 19 Stunden nach dem Tode. Obducent des Hirns Hofrath *Meynert*, des übrigen Körpers *Dr. Paltauf*.

Schädeldach eiförmig, von mittlerer Grösse. Die Innenfläche linkerseits etwas rauh. Gehirn stark geschwellt, besonders die linke Hemisphäre, wo die Windungen stark abgeplattet erscheinen, die mediale Fläche stark vorgewölbt ist und der hintere Theil des Gyrus fornicatus eine graugelbliche Färbung zeigt. Bei der Herausnahme des Gehirns zeigt sich in der rechten Kleinhirnhemisphäre ein taubeneigrosser Knoten im Sulcus posterior eingelagert, der innig mit der harten Hirnhaut verwachsen ist und an derselben haften bleibt. Die Hirnsubstanz ist comprimirt, sonst nicht verändert. Der Tumor besteht aus einer weissröthlichen Randpartie und einer erweichten centralen Masse mit Hohlräumen, welche eine trübe, gelbliche, fettig gelbe Flocken führende Flüssigkeit enthalten. Die Substanz der linken Hemisphäre sehr stark geschwellt, etwas gelblich gefärbt, besonders in der Umgebung der mehrfach eingelagerten Neubildungsknoten, u. z. findet sich ein kleinnussgrosser im Kopfe des Linsenkernes, ein taubeneigrosser in der Marksubstanz, entsprechend dem Gyrus praecentralis und der Basis der zweiten Stirnwindung, ein etwas kleinerer, weiter nach hinten und medialer, entsprechend jener durchscheinenden Stelle am Gyrus fornicatus. Sämmtliche sind scharf umschrieben und haben das Aussehen jenes im Kleinhirn eingelagerten. Die rechte Hemisphäre blutärmer, teigig, in den Ventrikeln klares Serum. Im Rückenmark in der Höhe des 6. Cervicalnerven eine Verschmächtigung und dunklere Färbung des rechten Vorderhornes bemerkbar.

Körper über mittelgross, von mässig kräftigem Knochenbau, abgemagert, allgemeine Decke blass, schmutzig-gelblich, über der rechten oberen Extremität stark abschilfernd, am Condylus internus daselbst ein länglicher, theilweise vertrockneter, im unteren Umkreise von schwarzer nekrotischer Haut begrenzter Substanzverlust. Am rechten Handrücken und den Fingern einzelne mit Serum gefüllte Blasen. Pupillen enge, rechts enger als links, Conjunctiven verklebt. Thorax breit, ziemlich gut gewölbt, Abdomen eingezogen, im rechten Leistencanale ein verschiebbarer, flacher, weicher, über nussgrosser Körper. Der Hodensack enthält nur den linken Hoden und es fehlt eine deutliche Raphe. An der Aussenseite der Mitte des rechten Vorderarmes eine längliche, über eigrosse Vorwölbung, der entsprechend sich unter der Muskulatur und mit ihr stellenweise verwachsen, ein dem vorderen äusseren Rande der Ulna aufsitzender, oberflächlich etwas lappiger Tumor von fast medullarer Beschaffenheit sich findet.

Diese Geschwulst wölbt sich in das Spatium interosseum und nach hinten zu vor und erscheint am Durchschnitte mit einer aus dem Mark ausgehenden radiären Structur versehen, während die peripheren Partien völlig medullare Beschaffenheit haben und weiss gefärbt sind.

Im rechten Schultergelenke und den beiden Hüftgelenken eine bräunliche Flüssigkeit, die Kapsel und das pericapsuläre Gewebe verdickt, die Gelenksflächen uneben, an den Knorpelrändern mit Excrescenzen besetzt.

Anatomische Diagnose: Sarcoma medullare ulnae dextrae. Metastases multiplices hemisphaerae sinistrae cerebri et durae matris ad hemisphaeram dextram cerebelli.

Die mikroskopische Untersuchung des Rückenmarkes zeigte eine offenbar angeborene Asymmetrie der Vorderstränge und theilweise auch der Vorderhörner. Die Breite des rechten Vorderstranges betrug nur etwa ein Viertel von der des linken. Das rechte Vorderhorn war etwas schmäler. Die Seitenstränge beiderseits ganz gleich. Leider war der Hirnstamm nicht aufbewahrt worden, so dass nicht zu bestimmen war, inwiefern die Anomalie etwa mit Anomalien der Pyramidenkreuzung zusammenhing. Sonst war das Rückenmark absolut frei von pathologischen Veränderungen, insbesondere bestand keine absteigende Degeneration, keine Hinterstrangserkrankung.

Das Neoplasma erwies sich als Sarcom von alveolärem Bau.

Häufiger als die angeführten Fälle von halbseitiger Herabsetzung der Sehnenreflexe finden sich in der Literatur Fälle, in welchen bei gröberen Hirnläsionen die Sehnenreflexe beiderseits herabgesetzt waren oder gefehlt haben. Die Localisation der Erkrankung ist nicht gleichgiltig.

Bei Tumoren und Abscessen im Grosshirn fanden *Senator* [670], *Mackenzie* [449], *Hamilton* [294], *Bernhardt* [55] u. A. die Patellarreflexe sehr schwach oder fehlend, ebenso *Manasse* [455] in einem Falle von Cysticercus des Sehhügels.

Von Fehlen bei Läsion des Pons habe ich nur den einen Fall von *Mieczejewsky* und *P. Rosenbach* [486] in der Literatur gefunden:

34jähriger Mann. Seit 6 Wochen Kopfschmerz und Erbrechen, seit 4 Wochen Lähmung der rechten Gesichtshälfte. Bei der Aufnahme: Vollkommene Lähmung des rechten Facialis. Grosse Schwäche, so dass Patient nur mit Mühe sich auf den Beinen erhalten kann. Lähmung des rechten M. rectus externus und des inken M. rectus internus. Neuroretinitis beiderseits. Die Kniephänomene fehlen beiderseits. Tod an rasch fortschreitender Lungentuberculose. Obduction: Gliom in der rechten Hälfte des dorsalen Theils des Pons, mit chronisch entzündlichem Process in der Umgebung. Die Py-bahnen mikroskopisch intact.

Häufiger fehlen die Sehnenreflexe bei Erkrankungen in der hinteren Schädelgrube. Diese gehen entweder direct von der Medulla oblongata oder vom Kleinhirn aus.

Von Erkrankungen der Medulla oblongata gehören die folgenden zwei Fälle hierher:

Joseph [360]: Mann von 22 Jahren. Seit 6 Jahren Anfälle von Kopfschmerz mit Erbrechen. Später Ohnmachtsanfälle beim Versuche zu stehen oder zu gehen. Keine Lähmungen, noch Coordinations- oder Sensibilitätsstörungen. Schwindel. Syncope beim Aufrichten. Patellarreflex fehlt beiderseits. Im weiteren Verlaufe die Kopfschmerzen wechselnd. Eintritt von Glossopharyngeus- und Abducensparese. Zwangstellung des Kopfes nach links, Patellarreflex fehlt dauernd. Tod an Phtisis pulm. Obduction: Im unteren Theile des IV. Ventrikels ein Angiosarcom mit sehr starker Compression der Medulla oblongata, so dass dieselbe ganz platt gedrückt ist. Mikroskopisch dieselbe ebenso wie das Rückenmark normal.

Warfwinge [757]: 41jähriger Mann. Vor 15 Jahren Schlag auf die rechte Parietalgegend. Seit 3 Monaten Schwindel, Kopfweh, Erbrechen, Doppeltsehen, später Schwäche des rechten Armes und Beines. Bei der Aufnahme: Abnahme der Intelligenz, Ptosis links, enge Pupillen, rechtsseitige „incomplete" Facialislähmung, Parese der rechten Extremitäten. Gang schlecht wegen Schwindel und Mattigkeit in den Beinen. Sehnenreflexe sehr schwach, Hautreflexe nicht zu erlangen. Plötzlicher Tod durch Erstickung. Tumor in der Medulla oblongata (welcher Art ist im Referate nicht gesagt), dessen obere Begrenzung am Uebergange von Medulla zum Pons liegt; der Tumor erreichte nirgends die Oberfläche. Bedeutender Hydrocephalus internus.

Bei Kleinhirnaffectionen wurde Abschwächung oder Fehlen von Sehnenreflexen in folgenden Fällen beobachtet.

Mendel [473]: „Geschwulst" im Oberwurm und in der rechten Kleinhirnhälfte. Rückenmark intact. Patellarreflexe fehlen.

Canfield [115] hat bei verschiedenen Kleinhirnerkrankungen den Patellarreflex fehlen gesehen.

Eskridge [203]: Spindelzellensarkom der oberen Fläche der rechten Kleinhirnhemisphäre. Beine paretisch. Patellarreflexe sehr schwach.

May [469]: Tuberkel der rechten Kleinhirnhemisphäre. Fehlen des rechten Patellarreflexes.

Booth [72]: 1. Angiosarcom der rechten Kleinhirnhemisphäre. Patellarreflexe fehlen.
2. Rundzellensarkom der linken Kleinhirnhemisphäre. Patellarreflexe fehlen.

van Hell [301]: „Tumor" im Oberwurme und der linken Hemisphäre. Anfangs die Patellarreflexe gesteigert, nach einem Anfall rechts sehr schwach, links stark. Sohlenreflexe fehlen.

Coxwell [141] Gefässreiches Sarcom im rechten Kleinhirnlappen. Patellarreflexe abwechselnd vorhanden und verschwunden.

Man hat für das Fehlen der Sehnenreflexe bei Kleinhirnerkrankung den Grund mehrfach in einer directen Beziehung des Kleinhirns zu den Sehnenreflexen gesucht.

Nach der Theorie von *H. Jackson* (Vgl. S. 143) ist das Kleinhirn für das Zustandekommen der Sehnenreflexe nöthig, indem es das Centrum des Muskeltonus ist, und die Sehnenreflexe auf diesem beruhen. [339, 340].

Nach der Theorie von *Gowers* [281] hat das Kleinhirn eine hemmende Wirkung auf die Functionen des Grosshirns. Dieses hemmt wieder die Sehnenreflexe. Erkrankungen des mittleren Kleinhirnlappens unterbrechen die Bahn vom Kleinhirn zum Grosshirn und geben somit die cerebrale Hemmung frei, welche die Sehnenreflexe verschwinden lässt.

Nach beiden Theorien wäre das Fehlen der Sehnenreflexe somit eine Ausfallserscheinung.

Gegen die Theorie von *Jackson* spricht nun die Thatsache, dass die Sehnenreflexe bei vollständiger Durchtrennung des Rückenmarks erhalten bleiben [S. 144], auf das schlagendste.

Gegen beide Theorien spricht ferner, dass ihnen zufolge bei A t r o p h i e des Kleinhirns die Patellarreflexe nach der Lehre mindestens in der der zugehörigen Grosshirnhemisphäre entsprechenden, also gleichseitigen Extremität f e h l e n müssten. Sie waren aber in den vorhandenen Beobachtungen g e s t e i g e r t. Siehe bei *Schultze* [650] und *Menzel* [477].

Ferner ist das Fehlen der Sehnenreflexe bei Kleinhirnaffectionen gar nicht einmal so häufig. Den citirten Fällen von Fehlen der Sehnenreflexe steht eine ganze Menge gegenüber, in denen die Patellarreflexe n o r m a l oder g e s t e i g e r t waren, wie die von *Buzzard* [108], *Jackson* [337], *Chvostek* [133], *Dreschfeld* [163], *Braddbury* [84], *Oliver* [533] (2 Fälle), *Beevor* [33], *Bruzelius* und *Wallis* [100], *Seguin* [669], *Daly* [143], *Ogilvie* [532], *Krauss* [395], *Hafner* [292], *Preston* [573], *Railton* [582], *Koenig* [386], *Wetzel* [796], *Böhm* [71], *Clarke* [136], *Leimbach* [409] u. s. w., u. s. w.

Ferner zeigen die T h i e r v e r s u c h e absolut keinen Zusammenhang der Sehnenreflexe mit dem Kleinhirn. Die Exstirpation des Kleinhirns lässt die Sehnenreflexe nicht verschwinden, wie es diese Theorien fordern würden. *Ich* habe eine Reihe von Versuchen über den Einfluss von R e i z u n g des Kleinhirns auf die Sehnenreflexe ausgeführt. Ich bediente mich dabei der in meiner Arbeit [692] über Hemmung und Bahnung im Rückenmarke beschriebenen graphischen Vorrichtungen.

Das Ergebnis war durchaus negativ. Es zeigte sich nur dann ein Einfluss auf die Sehnenreflexe, wenn ich Elektroden so tief ins Kleinhirn einführte, dass Stromschleifen die Medulla oblongata trafen und ich starke Ströme anwandte; dann gaben jedoch die Bewegungen des Thieres Kunde von der Reizung des verlängerten Markes.

Es muss daher angenommen werden, dass der Verlust der Sehnenreflexe bei Kleinhirnaffectionen eine indirecte Herderscheinung und auf Einwirkung auf den Pons und die Medulla oblongata zurückzuführen ist, wie auch *Ferrier* [224] annimmt. Thatsächlich ist auch in den meisten Berichten hochgradige Compression dieser Nachbargebilde angegeben.

Dass nun gerade doch bei Tumoren des Kleinhirns die Hemmungswirkung auf den Pons und die Medulla oblongata besonders hervortritt; das erklärt sich ganz einfach durch die Existenz des unnachgiebigen Tentoriums, welches die Fernwirkungen von Kleinhirntumoren auf die Organe der hinteren und theilweise der mittleren Schädelgrube beschränkt und darum hier um so intensiver zur Entfaltung kommen lässt.

Zur cerebralen Hemmung gehört wohl auch das Fehlen der Sehnenreflexe bei primärer nicht eitriger Encephalitis, wie im Falle von *Sharkey* [678] und im Fall II. von *Bücklers* [102].*)

Vernichtet eine Läsion die Leitung der gesammten vom Hirne kommenden Impulse, ohne zugleich nach abwärts hemmend zu wirken, so tritt wieder Steigerung der Sehnenreflexe ein. Hierher gehören die Fälle, in denen eine Cysticerkenblase im IV. Ventrikel. eingeklemmt wird und acut wachsenden Hydrocephalus ohne Reizerscheinungen erzeugt. (Voraussetzung ist, dass die Recessus ventriculi IV. verschlossen sind.) Ein solcher Fall ist vom anatomischen Standpunkte bei *Anton* [12] untersucht, die Patellarreflexe waren gesteigert. Einen gleichen Fall bietet folgende eigene Beobachtung:

Beobachtung XIII. *Marie Malcher*, 22 Jahre, Magd, aus Odrau in Schlesien gebürtig. Aufgenommen 9. April 1889, gestorben 16. April 1889. (Klinik *Meynert*.)

Patientin, zum ersten Male gravid, wurde im 7. Monate der Schwangerschaft in sich gekehrt, wortarm, allmälig immer stumpfsinniger und gleichgiltiger. Seit einigen Tagen vollständiger Stupor.

Status praesens. Mittelgross, mager, blass. T. 37·8, P. 100. Passive Rückenlage. Patientin ist ganz apathisch, antwortet auf Fragen mit kaum verständlichem Lispeln, am ehesten ist noch ihr Name zu verstehen, den sie auf

---

*) Doch wurde der letztere Fall nur 1 Tag vor dem Tode beobachtet.

Befragen hinhaucht. Manchmal folgt sie Personen oder bewegten Gegenständen mit dem Blicke. Auf tiefe Nadelstiche geringe Reaction. Nahrung lässt sich die Kranke ohne Widerstand einflössen und schluckt sie gut. Pupillen enge, reagiren träge auf Licht. Lautes systolisches Geräusch an allen Ostien. Gravidität im 8. Monate.

Sehnenreflexe sind allgemein gesteigert: Starker Bicepsreflex, Tricepsreflex, Vorderarmreflex. Sehr gesteigerter, klonischer Patellarreflex, starker Achillessehnenreflex. Andeutung von Fussklonus.

12. April. T. 38·2. Vollständiger Stupor.

Sehnenreflexe noch mehr gesteigert: Beim Beklopfen des äusseren Condylus am Ellbogen tritt Anziehen des Armes an den Stamm ein. Auf Schlag auf die Patellarsehne klonische Zuckung des ganzen Beines. Die Contractionen sind dabei deutlich im Quadriceps, Adductoren, Beugern, den Extensoren des Fussgelenkes und den rechtsseitigen Bauchmuskeln, bei stärkerem Beklopfen auch in den Adductoren und dem Quadriceps des anderen Beines. Front-tap-contraction von *Gowers*. *Weiss*'scher Knöchelreflex. Kurzdauernder Fussklonus. Neuritis optica.

13. April. Schüttelfrost. T. 39·5. RHU Dämpfung. Coma. Schluckt schlecht.

15. April. Rechtsseitige Pneumonie. Geburt einer 8 monatlichen Frucht. Sehr gesteigerte Sehnenreflexe. An den Beinen wie vorher. An den Armen heute sehr starker Bicepsreflex, wobei der Vorderarm heftig in die Höhe gerissen wird, sehr starker, deutlich aus mehreren Zuckungen bestehender Reflex am unteren Ende des Radius und der Ulna (Pronation), ebenso sehr starker Tricepsreflex, an dem auch die Schultergürtelmuskulatur sich betheiligt. Fussklonus.

16. April. Mittags Exitus letalis.

Oduction: 17. April 1889. (Docent Dr. *Kolisko*.)

Körper mittelgross, kräftigen Knochenbaues, mässig genährt; allgemeine Decke blass, mit einem leichten Stich in's Gelbliche. Pupillen weit, Gesicht etwas gedunsen, mit zahlreichen Epheliden, Lippen blass, cyanotisch, vertrocknet. Hals kurz, Brustkorb gewölbt. Brustdrüsen milchhältig, Warzenhöfe pigmentirt. Abdomen flach. Bauchdecken gespannt, bräunlich pigmentirt.

Schädel geräumig, dünnwandig, compact. Dura stark gespannt, blutreich, durchscheinend. Innenfläche glatt. Innere Meningen über der Convexität sehr zart, ziemlich blutreich, Venen strotzend gefüllt. Windungen stark abgeplattet. An der Basis die Cisternen strotzend mit klarer seröser Flüssigkeit erfüllt, die Arachnoidea derselben etwas verdickt. Nach Durchschneidung der Medulla und Herausnahme des Hirns zeigt sich an der hinteren Fläche der Medulla freiliegend eine etwa bohnengrosse Cysticercusblase mit hanfkorngrossem Scolex, an der sich eine kurzgestielte, etwa erbsengrosse secundäre Blase findet, in welche ein hanfkorngrosses scolexähnliches Gebilde eingeschlossen ist. Die Blase lag offenbar unter der Arachnoidea in der Fissura transversalis posterior den Eingang zum vierten Ventrikel verlegend und bei der Herausnahme herausschlüpfend. Die Gehirnkammern sehr beträchtlich erweitert, mit einer klaren, fast 100 *cm* betragenden Flüssigkeit gefüllt. Die Hinterhörner verwachsen, das Ependym in den Seitenventrikeln zart, im vierten Ventrikel ziemlich grob granulirt. Ganglien etwas abgeplattet. Hirnsubstanz ziemlich blutreich, weicher, feucht.

Anatomische Diagnose: Cysticercus ventriculi quarti cerebri subsequente hydrocephalo interno. Endometritis puerperalis cum thrombosi venae spermaticae dextrae. Gangraena et pneumonia pulmonis dextri. Eudocarditis recens.

In demselben Masse also, als der Hirndruck wuchs und die Aufhebung der allgemeinen cerebralen Functionen zunahm, in demselben Masse steigerten sich die Sehnenreflexe.

Analog diesen Fällen scheint die Wirkung des subacuten Hydrocephalus internus im Falle II. von *Schulz* [658] gewesen zu sein.

Sehr schön war die Wirkung der Hemmung und einer zeitweiligen Ausschaltung der cerebralen Function im folgenden Falle ausgesprochen, in welchem ein nahezu vollständiges Fehlen mit Steigerung der Sehnenreflexe wechselte.

Beobachtung XIV. *Franz Makowec*, 33 Jahre, Schneidermeister, aus Mähren gebürtig. Aufgenommen 4. April 1888, gestorben 11. Mai 1889. (Klinik *Meynert.)*

Die ausführliche Krankengeschichte dieses Falles hat Herr Assistent Dr. *C. Mayer* einer Publication aus der Klinik vorbehalten. Hier nur ein ganz kurzer Auszug, der wesentlich die von mir beobachteten Erscheinungen enthält.

Pat. ist seit längerer Zeit leidend. Die wichtigsten Klagen sind: Abnahme des Sehvermögens, Störungen der Sprache, Schwäche der rechten Körperhälfte, Abnahme des Gedächtnisse, unaufhörlicher heftiger Kopfschmerz.

Objectiv findet sich an dem gross gewachsenen, mageren, blassen Manne: Sehnervenatrophie nach Stauungspapille, Parese des linken Oculomotorius, „amnestische" Aphasie von sehr wechselnder Intensität, Parese des rechten unteren Facialisgebietes und der rechten Körperhälfte.

Die Patellarreflexe fehlen.

Im Monate December 1888 ein während mehrerer Tage besonders heftiger Kopfschmerz, grosse Schwäche, Erbrechen. Zeitweise tiefes Coma, und kurz dauernde Anfälle von Convulsionen. Während dieser Zeit waren die Patellarreflexe sehr gesteigert.

Hierauf eine ruhige Periode, in welcher die Parese der rechten Körperhälfte, die Aphasie, der Gedächtnisverlust allmälig zunahmen. Die Sehnenreflexe waren wieder fast vollständig geschwunden.

5. April. Sehnenreflexe. Sehr schwacher Bicepsreflex, kein Triceps-, kein Vorderarmreflex.

Patellarreflex erst durch mehrmaliges Klopfen und Reiben der Schenkelhaut aufweckbar, sehr schwach, wird durch den *Jendrássik'schen* Kunstgriff nur wenig verstärkt.

27. April. Wiederum furchtbarster Kopfschmerz, grosse Schwäche, Erbrechen; Pat. fühlt sich überaus elend.

Rechts starker Patellarreflex. Links erst nach „Aufwecken" durch Reiben und mehrmaliges Beklopfen.

28. April. Beschwerden des Pat. wie am Vortage. Beiderseits starke Patellarreflexe.

29. April. Kopfschmerz gering. Pat. hat sich erholt, steht vom Bette auf. Patellarreflexe sehr schwach, kaum auslösbar.

Dieses verhältnismässige Wohlbefinden dauerte bis einschliesslich den 6. Mai. Am 7. Mai um 1/2 7 Abends, verfiel der Kranke plötzlich, nachdem er kurz vorher mit dem Arzte gesprochen hatte, in Coma.

Rechte Pupille enge, linke weit, reactionslos. Links Ptosis, Bulbus nach aussen oben gedreht. Linker Facialis stark paretisch. Beiderseits starke Bicepsreflexe. Rechts gesteigerter Patellarreflex, links prompter Patellarreflex von normaler Intensität. Starke Achillessehnenreflexe, kein Fussklonus. Nach etwa 6 Minuten erwacht Patient zum Bewusstsein, ruft den Arzt, erklärt auf Befragen, es sei ihm sehr schlecht. Nun treten rhythmische Schüttelkrämpfe der oberen Extremitäten auf, welche auch den Rumpf ergreifen. Dieselben dauern 5—8 Secunden, setzen 10 bis 30 Secunden lang aus, treten wieder auf, und wiederholen sich so sehr oft im Verlaufe einer Stunde. Zeitweise tritt auch tonischer Krampf in der linken Gesichtshälfte auf.

Am folgenden Tage befand sich der Patient wiederum wohler, am Morgen des 9. Mai war der normale Zustand eingetreten, die Patellarreflexe wieder sehr schwach.

Nachmittags traten abermals sehr heftige Kopfschmerzen, grosse Prostration, Todesangst ein.

Am 10. Mai tiefes Coma, Pulsverlangsamung. Es wurde eine Trepanation ausgeführt, welche auch thatsächlich die Erscheinungen des Hirndruckes auf einige Zeit verringerte. In den Morgenstunden des 11. Mai Exitus letalis.

Obduction 12. Mai 1889. (Prosector Dr. *Zemann*).

An der linken Kopfseite eine am äusseren Ende der linken Augenbraue beginnende, nach hinten aufwärts bis zur Scheitelhöhe aufsteigende Schnittwunde, welche sich mit einer 3 Finger über dem Warzenfortsatz aufsteigenden winkelig vereinigt. Die Ränder der Schnittwunde leicht gerötet, durch zahlreiche Knopfnähte vereinigt. Beim Abheben des Hautlappens zeigt sich an demselben der Musculus temporalis fixirt; unter demselben liegen reichliche schwarzrothe, lockere Blutcoagula. Entsprechend dieser Stelle ein Defect in der Schädelkapsel, von einem feinzackigen Rande begrenzt.

Aus diesem Defecte quillt die Hirnsubstanz etwa bis 1·5 cm hervor. Die Meningen darüber blutig suffundirt, theilweise fehlend. Die Hirnoberfläche entsprechend dem Defecte fein zottig. Schädeldach mit der Dura leicht verwachsen, dünnwandig, ziemlich compact. Die Innenfläche rauh, Impressiones digitatae ziemlich tief. Dura sehr stark gespannt; innere Meningen zart, blass und trocken. Die erwähnte prolabirte Hirnpartie entpricht dem unteren Ende der vorderen und hinteren Centralwindung, dem hinteren Antheil der zweiten und dritten Stirnwindung und dem mittleren Antheil der ersten Temporalwindung. An der linken Grosshirnhemisphäre die vorderen Partien des oberen und unteren Scheitelläppchens fast fluctuirend weich. Der linke Grosshirnschenkel sehr breit, der linke N. oculomotorius dadurch zusammengepresst. In der linken Hemisphäre central gelegen eine zwei bis vier centimet. im Durchmesser haltende Höhle, von unregelmässig geformten membranösen Wänden begrenzt, mit seröser Flüssigkeit erfüllt. An ihrer äusseren Circumferenz wird ein Theil der Wand durch eine bis 2 mm dicke Schichte weichen, stark vascularisirten Gewebes gebildet. Nach aussen und oben lockeres, gelb und braungelb pigmentirtes Gewebe, von ziemlich grossen thrombosirten Gefässen durchsetzt. Theils sind daselbst frischere, theils ältere hämorrhagische Herde, die ersteren viel umfangreicher und zumeist nach oben zu gelagert. Die übrige Hirnsubstanz der linken Hemisphäre sehr weich und von einer bräunlichgelben Flüssigkeit durchtränkt. Die Hemisphäre durch diese Veränderungen ungemein geschwollen, die Ganglien der linken Seite von oben her und von links nach unten innen geschoben, zusammengepresst. Die Hirnhöhlen dieser Seite verstrichen. Rechtsseitig entwickelt sich vom Tegmentum und von der seitlichen Wand des Seitenventrikels unmittelbar unter dem Ependym eine weisse, sehr harte, auf der Schnittfläche homogene Aftermasse bis zu einer 2 bis 2·5 cm dicken Schichte, welche sich gegen die Hirnsubstanz durch einen harten Rand, weniger durch die Farbe, abhebt. Im vorderen Antheil beschränkt sie sich lediglich auf das Tegmentum und im mittleren Antheil auf den grössten Theil der Ventrikelwand, im Hinterhorn nimmt sie die laterale Wand in der Weise ein, dass sie höckerig gegen die Ventrikelhöhle vorragt, überall jedoch von stark vascularisirtem Ependym überkleidet erscheint. Die Ganglien dieser Seite bleiben von der Geschwulst fast vollständig frei, sind aber von oben etwas zusammengepresst, durch die die Ventrikelhöhle gänzlich ausfüllende Aftermasse. Die unter dem Ependym liegende Geschwulstschichte sehr blass, stellenweise ziemlich stark vascularisirt und von zahlreichen, dicht gedrängten, glattwandigen, mit klarem Serum erfüllten Cystchen durchsetzt. Die grösste derselben ist ungefähr bohnengross und von einem zarten spinnwebeartigen Reticulum durchsetzt. Die vorerwähnten harten Theile der Stirnrinde scheinen auf dem Durchschnitte von etwas dichterer Textur. Rinde blässer, deutlich gegen die Medullaris abgegrenzt.

Körper mager, blass. Brustkorb gut gewölbt. Bauchdecken eingezogen. Sonst nichts Besonderes ausser Anaemie der Organe.

Das Rückenmark erwies sich bei mikroskopischer Untersuchung vollständig normal.

Das dauernde Fehlen der Sehnenreflexe und ihre zeitweise Steigerung in den comatösen Zuständen erklärt sich genügend durch den Sectionsbefund. Der Tumor ist von Hämorrhagien verschiedenen Alters durchsetzt, die jüngsten ein paar Tage alt. Der Tumor hatte durch seine Reizwirkung eine stete Hemmung unterhalten, die Hämorrhagie jedesmal durch die Steigerung des Drucks in der Schädelhöhle das Hirn und seine Function ausser Thätigkeit gesetzt und damit die Sehnenreflexe freigegeben.

Die folgenden 2 Fälle aus der Literatur zeigen im Gegensatze zu dem eben berichteten, wie die in Folge von Hirntumor dauernd gesteigerten Sehnenreflexe zeitweise durch Zunahme der Reizwirkung bei Eintritt von Coma gehemmt werden können:

Thue [718]: 42-jähriger Mann. 1883: Vorübergehende Sehschwäche auf beiden Augen, mehr auf dem rechten, Einschränkung des Gesichtsfeldes.

Ende September 1887: Dumpfes Gefühl im rechten Beine, das sich im Laufe von 8 Tagen über die ganze rechte Körperhälfte verbreitet, gleichzeitig Abnahme des Sehvermögens, Kopfschmerz.

7. October. Zunge nach rechts abweichend. Parese des rechten Beines, Herabsetzung der Sehschärfe beiderseits. Herabsetzung des Hörvermögens rechts, Herabsetzung der Berührungs- und Temperaturempfindung. Schmerzempfindung erhalten.

Sehnenreflexe: „Der Patellarreflex fehlte rechts ganz, aber bei Schlag auf die rechte Patellarsehne stellte sich Contraction des linken Quadriceps ein, links war der Patellarreflex etwas erhöht.“

8. October. Heftiger Kopfschmerz und Erbrechen, Pulsverlangsamung.
15. October. Puls 42, Sensorium benommen, Delirien. Beide Patellar-reflexe waren verschwunden.
19. October. Kopfschmerz geringer, Erbrechen aufgehört. Pulsfrequenz nimmt zu.
20. October. Kein Kopfschmerz. Sehvermögen fast erloschen. Rechte Pupille weiter als die linke. Strabismus. „Die rechten Extremitäten begannen rigid zu werden, beide Patellarreflexe waren vorhanden und etwas verstärkt." Zunehmender Verfall. Puls 120—130.
29. October. Exitus.

Obduction: Ziemlich scharf begrenztes weiches Gliom, welches „die hintere Hälfte des linken Thalamus opticus und ungefähr das hintere Drittel des hinteren Schenkels der Capsula interna einnahm, doch einen schmalen Rand längs des hinteren Randes der Linse frei lassend."

Verstraeten [737] „beobachtete einen Mann, der an multipeln, wahrscheinlich sarcomatösen Tumoren und rechtsseitiger Hemiparese litt; beiderseits waren die Kniephänomene erhöht. Der Kranke verfiel in Coma und zeigte dann doppelseitige Lähmung: rechts war nun kein Kniephänomen, links war es herabgesetzt; Rückkehr der Phänomene mit Rückkehr der Motilität und Sensibilität."

Bei den acuten Herderkrankungen des Gehirns tritt mit dem apoplektischen Insulte, mit der Hemmung*) der Hautreflexe, der Blasenentleerung u. s. w., meist anfangs Herabsetzung der Sehnenreflexe auf der gelähmten Seite ein. In ganz schweren Fällen trifft die Hemmung beide Seiten. Seltener tritt unmittelbar nach dem Insulte Steigerung der Sehnenreflexe auf der gelähmten Seite ein, die dann wieder zurückgeht (Bahnung). In der Regel sind die Sehnenreflexe in den ersten Stunden auf der gelähmten Seite aufgehoben, um nach einiger Zeit (Stunden bis Tagen) gesteigert zu werden. Ist der Herd in der motorischen Bahn gelegen, tritt also secundäre Degeneration und dauernde Aufhebung der corticalen Hemmung ein, so bleibt die Steigerung bestehen, wenn nicht Atrophie der Muskulatur auf der gelähmten Seite sie wieder vermindert. Ist die motorische Bahn nicht direct geschädigt so geht die Steigerung wieder zurück, u. z. meist später als die Extremitätenlähmung. Diese dauernde Steigerung durch Ausfall der Hemmung, die von der vorübergehenden apoplektischen Bahnungs-Steigerung zu unterscheiden ist, beginnt oft sehr bald nach dem Insulte*), so war in einem Falle von *Pitres* [569] 11 Stunden nach dem Eintritte der Hemiplegie (Stichverletzung des Gehirns durch die Orbita), Fussklonus da. Dass die dauernde Steigerung oft doppelseitig ist, wurde schon bemerkt (S. 131). Sie ist in der Mehrzahl

---

*) Vgl. *Goltz* [274].
**) Es sind die Ausdrücke „primär" und „secundär" absichtlich vermieden.

der Fälle auf die Muskeln der Extremitäten beschränkt. Speciell der Sternocleidomastoideus ist, wie nach *Wernicke* [775] nicht an der Lähmung, so auch gewöhnlich nicht an der Reflexsteigerung betheiligt. Doch kommen Ausnahmen in dieser Beziehung vor.

In der Regel ist also bei der vasculären Hemiplegie im Anfange Hemmung oder auch Bahnung, später Ausfall der Hemmung massgebend.

Diese Regel gilt aber nur für die einfachen vasculären Processe. Sie kann zwei Ausnahmen erleiden, deren Beachtung in diagnostischer Hinsicht wichtig ist.

Erstens kommt es, wiewohl sehr selten, vor, dass die Insultirung der gesunden Hemisphäre und Reizung ihres Hemmungsapparates noch fortwirkt, wenn auf der gelähmten Seite sich bereits die Ausfallswirkung geltend macht. Es sind also dann die Sehnenreflexe auf der gelähmten Seite vorhanden, während sie auf der „gesunden" noch eine Zeit lang fehlen. So verhielt es sich im Falle von *Dreschfeld* [164]:

52-jähriger Mann. Vor „einigen" (wie viel?) Tagen linksseitige Hemiplegie ohne Bewusstseinsverlust. Danach linksseitige schlaffe Lähmung. Die Patellarreflexe fehlen beiderseits, kein Fussklonus.

Allmälig, im Verlaufe der Beobachtung, Besserung der Hemiplegie, Wiederkehr des linken Patellarreflexes, der rechte fehlt. Keine Contractur.

Tod in einem neuerlichen apoplektischen Insult. Obduction: Colossale Hämorrhagie, so dass man den Sitz der ersten und den Ausgangspunkt der zweiten Läsion nicht finden konnte. Keine absteigende Degeneration im Rückenmarke (mikroskopisch).

Ich sah einen analogen Fall, in dem der Patellarreflex der gesunden Seite 3 Tage nach dem Insult fehlte, während er auf der gelähmten Seite mittelstark war. Nach einigen weiteren Tagen war er auf der nicht gelähmten Seite normal, auf der gelähmten gesteigert.

Zweitens schwindet die durchs Einsetzen der Herderkrankung verursachte Hemmung nicht so bald, wenn es in dem Herd nachblutet, oder wenn die Erweichung fortschreitet oder wenn multiple Erweichungen eintreten. Insbesondere im letzten Falle kann dauernde Hemmung durch den immer wieder sich erneuernden Process unterhalten werden, so dass die Sehnenreflexe wie bei Tumorenhemiplegie dauernd auf der gelähmten Seite fehlen. Ein Beispiel im folgenden Falle.

Beobachtung XV. *Marie Kernjak,* 69 Jahre, Private aus Rosegg in Kärnten gebürtig. Aufgenommen 19. December 1892, gestorben 11. Januar 1893. Zimmer 88 der Abtheilung Primarius *Redtenbacher*).

Angaben der Tochter: Vor 5 Jahren „eine Operation" am linken Auge. Damals trat „eine Art Schlaganfall" ein, in Folge dessen Patientin durch 3 Tage schlecht sprach.

Ende November fühlte sich Patientin öfters unwohl und blieb deshalb meist zu Bette. Am 29. November (3 Wochen von der Aufnahme) stand sie auf, ihre Tochter, welche dabei behilflich war, merkte, dass sie zitterte. Sie setzte sich auf einen Sessel, stand wieder auf, als die Tochter das Zimmer verliess. Als diese nach einigen Minuten wieder eintrat, fand sie die Kranke am Boden liegen, die Sprache war „gestört", das Bewusstsein erhalten. Sie hob sie auf und brachte sie ins Bett, die Kranke konnte dabei gehen. Erst später wurde eine Lähmung des linken Armes und Beines deutlich.

Seitdem liegt die Kranke zu Bette, sie ist linksseitig gelähmt, die geistigen Fähigkeiten sind geschwächt.

Stat. praes. vom 19. December Abends. Mittelgrosses Individuum von bräunlich blasser Hautfarbe, mässigem Panniculus. Passive Rückenlage. Temp. 37·2. Arterien rigide, etwas geschlängelt, Puls 80.

Beiderseits Thränensackblennorrhoe, links dichte centrale Hornhautnarbe. Linker Mundwinkel hängt herab, linke Nasolabialfalte verstrichen. Zunge weicht nach links ab. Sprache lallend, sehr schwer verständlich. Patientin antwortet nur langsam und zögernd, erst nach wiederholtem Befragen, zeigt wenig Intelligenz.

Thorax breit, stark gewölbt. Linke Hälfte bleibt bei der Athmung ein wenig zurück. Percussion ergibt tiefen, vollen Schall rechts vorne bis zur 7. Rippe. Herzdämpfung klein. Reichlich trockenes Rasseln über der Lunge, rauhes Athmen. Zweiter Aortenton sowie zweiter Pulmonalton sehr laut, klappend. Am Bauche nichts Besonderes.

Linker Arm schlaff gelähmt, liegt in halber Beugung und Pronation. Rechter Arm wird gut bewegt.

Sehnenreflexe an den Armen: Tricepsreflex beiderseits gleich, Bicepsreflex links schwächer als rechts, Radiusreflex beiderseits gering.

Linkes Bein absolut gelähmt, ist im Kniegelenke gebeugt, im Hüftgelenke gebeugt, stark abducirt und auswärts rotirt. Passive Bewegung des Beines stösst auf keinen mechanischen Widerstand, aber verursacht der Patientin Schmerz und wird lebhaft abgewehrt. Chronisches Eczem des linken Unterschenkels.

Sehnenreflexe an den Beinen: Links kein Patellarreflex, rechts starker Patellarreflex. (Reiben und wiederholtes Beklopfen ändert nichts daran, ebenso wenig der Jendrássik'sche Kunstgriff, zu dessen Ausführung Patientin mit vieler Mühe veranlasst wird.) Links kein Gastrocnemiusreflex, rechts derselbe gering. Kein Fussklonus.

Hemianopsie wegen der Augenerkrankung nicht sicher zu constatiren. Sensibilität auf der linken Seite deutlich herabgesetzt (Stiche, Temperatur). Rechts starker, links kein Sohlenreflex. Im Harn Albumin, einzelne Epithelialcylinder. Nachts schlaflos, verworren, wähnt sich zu Hause, ist sehr unruhig.

20. December. Status idem. Es gelingt mit Händeklatschen einmal einen deutlichen, aber ganz schwachen Patellarreflex links hervorzubringen.

1. Januar. Patientin ist andauernd stark dement. Im Harne Albumen, spärliches Sediment. Das linke Bein ist noch immer gänzlich gelähmt, sie zieht es mit der rechten Hand in die ihr bequeme gebeugte und abducirte Stellung.

Heute ist ein deutlicher, ganz schwacher Patellarreflex links auslösbar rechts ist derselbe sehr stark.

3. Januar. Mittags Collaps, Schmerzen in der rechten Seite. Objectiv nur Bronchitis nachweisbar. Erholung auf Campherinjection.

Abends. Der linke Patellarreflex ist wieder erloschen.

8. Januar. Kein Patellarreflex links.

11. Januar. 7 Uhr Abends Exitus letalis.

Obduction 13 Stunden nach dem Tode. Obducent Prof. *Paltauf*.

Körper mittelgross, schwächlich gebaut, marastisch, am linken Unterschenkel ausgebreitete Pigmentirungen um ein grosses Fussgeschwür mit Verdickung der Haut.

Schädeldach mittelgross, eiförmig, Dura innig verwachsen, innen glatt. Die inneren Hirnhäute zart, die Windungen verschmälert. An der Aussenfläche der rechten Hemisphäre, an der Basis der Schläfenwindungen bis zum Occipitallappen und über den medialen Rand reichend die Hirnsubstanz eingesunken und tief gelb gefärbt, Meningen darüber stark injicirt und aufgedunsen. Das erweichte Gebiet greift auf die Unterseite des Occipitallappens theilweise über. Vom medialen Rand bleibt ein 2 Finger breiter Antheil frei. Die Erweichung reicht auf den Cuneus, und zwar auf dessen hintere Windung, über. Die Hirnwindungen am hinteren Rande der Sylvischen Grube, rechts auch die hintersten Windungen der Insel verschmälert. Die Arterien an der Basis hie und da verdickt und undurchsichtig, auch der Stamm der Carotiden und die hintere Commissur, während der Stamm der rechtsseitigen Profunda nur ein dünnes Reiserchen ist. Die Arteriae fossarum Sylvii zeigen in ihrem Verlaufe keinerlei Veränderungen. Die Ventrikel etwas erweitert, Ependym verdickt; Hirnsubstanz zäher, blutärmer. In der äusseren Kapsel links ober dem Linsenkern ein über erbsengrosser Erweichungsherd, ganz kleine graugelbliche Herde im Kerne selbst. An dem grossen Erweichungsherde rechts bemerkt man, dass die Windungen an der Basis des Occipitallappens mehr graulich und etwas härter sind als die an der Convexität. An Frontalschnitten sieht man bereits in der Höhe des Kopfes des Streifenhügels als einen erbsengrossen Herd die Erweichung in der weissen Markmasse beginnen, welche ausgedehnt nach hinten reicht und stellenweise auf die graue Substanz übergreift, letztere sonst entsprechend den fettgelben Herden in der Peripherie erweicht.

Anatomische Diagnose: Encephalomalaciae lobi occipitalis et parietalis inferioris lateris dextri. Rigiditas arteriarum. Hypertrophia ventric. sin. cordis. Atrophia renum ex arteriosclerosi.

Die mikroskopische Untersuchung des erhärteten Rückenmarkes ergab intensive absteigende Degeneration im linken PyS und rechten PyV; auch einzelne Fasern des rechten PyS waren degenerirt, was besonders an *Marchi*'schen Präparaten deutlich war. Die Degeneration des PyV reichte tief ins Lendenmark hinein — eine congenitale Abnormität des Faserverlaufes.

In diesem letzten Falle war die Pyramidenbahn degenerirt. Da bei intensiver absteigender Degeneration auch die Axencylinder betheiligt sind, so ist anzunehmen, dass die Leitung auf der Pyramidenbahn unterbrochen war. Die Wirkung der multiplen Erweichungen musste demnach vorwiegend die Bahn β unseres Schemas, d. i.

die indirecte cortico-musculäre Bahn *Flechsig*'s, treffen, musste in den subcorticalen Centren, vielleicht in dem erkranktem Linsenkerne, und in den cerebalen Segmenten der Bahn hemmende Einflüsse in Thätigkeit erhalten und durch diese Bahn ins Rückenmark hinabsenden.

In diesem Falle von Hirnerkrankung bestanden somit analoge Verhältnisse, wie in den S. 141 ff. besprochenen Fällen von Querschnittsläsionen des Rückenmarkes mit Fehlen der Sehnenreflexe in dem unterhalb der Erkrankung gelegenen Abschnitte des Körpers. Beidemal sind die Sehnenreflexe trotz der absteigenden Degeneration der Pyramidenbahnen herabgesetzt, indem die Gleichgewichtsstörung im Reflexmechanismus, welche der Ausfall der in den Pyramidenbahnen geleiteten Einflüsse bedingt, durch jene Hemmungen compensirt wird, welche die Läsion mit Hilfe anderer Bahnen ins Reflexcentrum hinabsendet.

Literatur über die Sehnenreflexe bei Hemiplegie: *Westphal* [778], *Moeli* [499], *ter Meulen* [478], *Brissaud* [91], *Lion* [431], *Gowers* [280], ferner in den bekannten Werken von *Nothnagel, Wernicke, Seeligmüller, Hirt, Strümpell, Eichhorst,* etc. etc. Über cerebrale Beeinflussung vgl. noch *Schwarz* [663] und *Rosenbach* [606], deren Angaben durch die obigen Erörterungen vielfach modificirt werden.

Abschnitt 8.

Toxische Einflüsse.

Im Abschnitte 2. sind bereits einige „allgemeine Einflüsse" besprochen, welche wahrscheinlich toxischer Natur sind.

Sehr viele Intoxicationen sind von anatomischen Veränderungen im Nervensysteme begleitet. Ob ein bestimmtes Verhalten der Sehnenreflexe in einem gegebenen Falle durch eine solche anatomische Läsion begründet oder als toxisch-functionelles Phänomen aufzufassen ist, kann vielfach gar nicht entschieden werden. Auch erweitern sich noch fortwährend unsere Kenntnisse über die feinen durch Gifte hervorgerufenen Veränderungen der histologischen Elemente. *Charcot* [126] hat ferner darauf aufmerksam gemacht, dass sich häufig auf dem Boden einer chronischen Vergiftung Hysterie entwickelt. Dann wird es fraglich, ob eine Anzahl von Phänomenen dieser Neurose oder der Vergiftung zuzuschreiben sind. Aus diesen Gründen ist bei der Beurtheilung der toxischen Beeinflussung der Sehnenreflexe derzeit die grösste Reserve geboten.

Uraemie. Nach *Rosenstein* [609] können die Sehnenreflexe im uraemischen Coma fehlen. Ich habe über Uraemie an 38 Fällen Erfahrungen gesammelt. Es lassen sich nach dem Verhalten der Sehnenreflexe und der Allgemeinerscheinungen gewisse Typen unterscheiden:

Cerebraler Typus:

1. Vorwiegend psychische Erscheinungen (Verblödung, Euphorie etc.): Steigerung der Sehnenreflexe,
2. Coma mit epileptiformen Anfällen: Steigerung der Sehnenreflexe,
3. Hemiplegie,
4. Epileptiforme Anfälle mit Aufregungszuständen: Abnahme der Sehnenreflexe;

Cerebrospinaler Typus:

5. Einfaches tiefes Coma: Abnahme der Sehnenreflexe.

Über die uraemischen Contracturen siehe Cap. VI. Beachtenswerth ist die Steigerung der Sehnenreflexe, die bei den Typen 1. und 2. oft trotz der colossalsten Oedeme zu sehen ist. Hatte man Gelegenheit, solche Kranke längere Zeit zu beobachten, so überzeugt man sich oft, dass die Sehnenreflexe vor dem Eintritte der Uraemie nicht auslösbar waren, dass mit dieser eine Steigerung eintritt, und dass sie mit eventueller Besserung wieder schwinden. Der Typus 1. wäre nach dem bisher Dargelegten als Ausfall der corticalen Hemmung, 2. als cerebrale Bahnung, 4. als cerebrale Hemmung, 5. als Intoxication des Reflexcentrums (und des ganzen Nervensystems) aufzufassen.

Ueber die Sehnenreflexe bei uraemischer Hemiplegie habe ich keine Angabe in der Literatur gefunden.*) In dem folgenden von mir beobachteten Falle, der im weiteren Verlaufe mit Delirien und Tobsucht complicirt war, bestand Herabsetzung auf der paretischen Seite.

Beobachtung XVI. *Wenzel Tichy*, 32 Jahre, Tischlermeister aus Gubacht in Böhmen gebürtig. Aufgenommen 22. April, gestorben 30. April 1889. (Klinik *Meynert*).

Vater litt an Epilepsie. Patient ist Potator, war immer sehr reizbar. Seit 6 Wochen Kopfschmerz. Am 20. März im Anschlusse an einen Alkoholexcess Bewusstseinsstörung mit tobsüchtiger Erregung und Krämpfen, danach kurze

*) Die Arbeit von *Florand* und *Carmiot* [235] war mir nur in kurzen Referaten zugänglich.

Zeit Schwäche der rechten oberen Extremität und Sprachlosigkeit. Die Sprache stellte sich unter Stottern wieder her. Seitdem mehrere epileptische Anfälle, nach jedem derselben Erbrechen.

22. April. Mittelgross, kräftig, sehr reichliches Fettpolster, namentlich am Bauche. Klagen über heftigen Kopfschmerz und grosse Mattigkeit. Oedeme bestehen nicht.

Pupillen gleichweit, reagiren gut auf Licht. Zunge wird gerade vorgestreckt, zeigt leichten Tremor. Facialis beiderseits gleich innervirt. Sprache lallend.

Herzdämpfung verbreitert. Systolisches Geräusch an der Spitze. Zweiter Aortenton verstärkt.

Obere Extremitäten zeigen geringen, aber deutlichen Tremor. Händedruck rechts schwächer als links.

Sehnenreflexe: Rechts kein Bicepsreflex, links normaler Biceps-, starker Radiusreflex.

Untere Extremitäten beiderseits von gleicher Kraft. Sehnenreflexe: Rechts sehr geringer, nur bei starkem Klopfen auslösbarer, Patellarreflex, links normal starker Patellarreflex. Beide Achillessehnenreflexe vorhanden. Kein Fussklonus.

Sensibilität normal. Bei längerem Stehen mit geschlossenen Augen und festgeschlossenen Füssen geringes Schwanken. Gang normal.

Im Harne Albumin, Rundzellen, hyaline, mit Fetttröpfchen besetzte Cylinder.

23. April. Kopfschmerz hat nachgelassen. Sprache noch etwas stammelnd. Tremor der Hände. Die einfachsten Kopfrechnungen (1866—1856 = ?) gehen überaus schwierig, was der Kranke selbst als ärgerlich empfindet.

Nachmittags während des Besuches seiner Frau sehr aufgeregt.

24. Cyanotisch, verworren, sucht am Boden umher, findet Fäden.

Abends leichte klonische Krämpfe.

25. April. Morgens ein Anfall heftiger Convulsionen, während dessen das Bewusstsein erhalten geblieben sein soll.

10 Uhr. Heftiger Kopfschmerz, grosse Mattigkeit. Sehnenreflexe: Rechts kein Patellarreflex, kein Bicepsreflex. Links schwacher Patellarreflex. Spur eines Bicepsreflexes. Hautreflexe: Rechts kein Sohlenreflex, links ganz schwach, nur in einer Contraction des Quadriceps bestehend. Keine Bauchreflexe, keine Cremasterreflexe, keine Glutealreflexe.

26. April. Subjectives Wohlbefinden, ging im Garten spazieren.

27. April. Nachmittags. Sehr cyanotisch, verworren, hat Gesichtshallucinationen. Er hält sich für ganz gesund und will morgen nach Hause gehen.

Sehnenreflexe: Keine Bicepsreflexe. Patellarreflexe auf einfaches Beklopfen gar nicht auslösbar, mit *Jendrássik*'schem Kunstgriff links deutlich, rechts nicht mit Sicherheit zu constatiren.

Gang taumelig, wie der eines Trunkenen.

Sprache stammelnd.

Abends total verworren, sehr aufgeregt, musste isolirt werden. Er entkleidete sich, brüllte Schimpfworte in czechischer Sprache, commandirte Truppen, stürzte mit „Hurrah!" auf die Thüre los. Die ganze Nacht schlaflos, tobt und brüllt.

28. April. Den ganzen Tag enorm aufgeregt, tobt zeitweilig, ist unnahbar.

29. April. Verworren, sehr matt. Gesicht livid, Schleimhäute bleigrau. Arterien enge, Pulswelle niedrig, Spannung normal. Respiration 40, sehr oberflächlich. Reichliche klein- und mittelblasige Rasselgeräusche am ganzen Thorax.

Patellarreflexe fehlen. Rechter Sohlenreflex fehlt, linker sehr schwach. Harn mittelst Katheters entleert: dunkelbraunroth, trübe, 1032, stark sauer. Albumin. Sediment: Harnsäure und harnsaures Natron, Cylinder verschiedener Art, Rundzellen, keine rothen Blutkörperchen.

Nachmittags ein epileptiformer Anfall.

7 Uhr Abends. Starke motorische Aphasie. Zuckungen in den oberen Extremitäten. Grosse Schwäche.

Beklopfen der rechten Patellarsehne erzeugt Contraction von Quadriceps und Adductoren, aber mit geringem Ausschlag. Links ruft sie Contraction des linken und in geringem Grade auch des rechten Quadriceps hervor.

Hierauf 5 epileptiforme Anfälle.

Seit 4 Uhr Morgens tiefes Coma, Trachealrasseln.

30. April. 9 Uhr Morgens Exitus letalis.

Obduction 22 Stunden nach dem Tode (Docent Dr. *Kolisko*).

Der Körper mittelgross, kräftig gebaut, muskulös, ziemlich gut genährt, an den Füssen leicht ödematös.

Oedem des Gehirnes (Hofrat *Meynert*). Aryepiglottische Falten stark ödematös, schlotterig. Lungen frei, gedunsen, anämisch, enorm ödematös. Herz mit Fett bewachsen, schlaff, sein Fleisch blass-braunroth, leichter zerreisslich. Leber fetthältig. Milz klein.

Nieren in mächtige Fettkapseln gehüllt, grösser, schlaff, in der Rinde geschwellt, verbreitert, graugelb, leicht fettgelb auf graugelbem Grunde gesprenkelt, von einzelnen kleinen verblassenden Hämorrhagien durchsetzt. Pyramiden braunroth, faserig. Kelche und Becken normal.

Blase contrahirt. Am Genitale nichts Auffallendes. Magen contrahirt, seine Schleimhaut blass. An den Gedärmen nichts Auffallendes. Netz und Gekröse sowie die Bauchdecken fettreich, das Fett schmutzig gelb.

Anatomische Diagnose: Nephritis subacuta cum degeneratione adiposa renum. Oedema cerebri. Oedema pulmonum. Oedema glottidis. Potator.

Diabetes. Ueber das Fehlen der Sehnenreflexe bei diabetischer Neuritis siehe S. 113, bei Rückenmarksaffection S. 120. *Nonne* [523] hat gezeigt, dass auch ohne eine solche, in Folge toxisch-functioneller Beeinflussung, der Patellarreflex fehlen kann. Vgl. auch bei *Maschka* [468]. Ob das Coma diabeticum Aenderungen der Sehnenreflexe herbeiführt, ist nicht sicher. Nach *Bouchard* [77] und *Rosenstein* [609] sollen sie dabei constant fehlen. Doch tritt Coma nur bei schwerem Diabetes auf und bei diesem fehlen sie auch ohne Coma (S. 113). Von diabetischer Hemiplegie hat *Redlich* [589] einen Fall mit Herabsetzung des Patellarreflexes auf der gelähmten Seite beschrieben.

Bei A c e t o n a e m i e ist das Verhalten nach *Lorenz**) sehr wechselnd.

Bei C h o l a e m i e fand ich keine Constanz des Verhaltens.

C a r c i n o m a t o s e. *Klemperer* [379] hat das Coma, das Krebs-kranke nicht selten sub finem vitae zeigen, als Folge einer Auto-intoxication aufgefasst. *Oppenheim* [538] beschreibt einen Fall von Hemiplegie ohne anatomischen Befund im Endstadium eines Magen-carcinoms. Tod nach 8tägiger Dauer der Lähmung. Die Sehnenreflexe der gelähmten Seite waren nicht erhöht.

Bei T u b e r c u l o s e werden im Endstadium häufig allerlei cere-brale Erscheinungen beobachtet, ohne dass sich entsprechende ana-tomische Zustände finden. Nicht selten sind Erscheinungen wie bei Meningitis: Nackenstarre, Verworrenheit, allgemeine Parese, u. z. von mehrtägiger Dauer. Auch H e m i p l e g i e ist beobachtet worden, so von *Senator* [670]. Die Sehnenreflexe waren in diesem Falle auf der gelähmten Seite nicht gesteigert.

Hier sei die p e r i o d i s c h e L ä h m u n g d e r E x t r e m i t ä t e n angereiht. Es handelt sich um eine, wiederholt ohne äussere Veranlassung eintretende, Parese oder Lähmung von stundenlanger Dauer. In den genauer untersuchten Fällen waren stets auf der Höhe des Anfalls die Sehnenreflexe und die elektrische Erregbarkeit herabgesetzt oder erloschen. L i t e r a t u r: *Gibney* [262], *Suckling* [709], *Cousot* [140], *Westphal* [790], *Oppenheim* [541], *Goldflamm* [266].

Bei der L y s s a sind die Sehnenreflexe gesteigert und schwinden beim Herannahen des Todes.

Das Verhalten der Sehnenreflexe bei **acuten Vergiftungen** ist ganz analog dem im Thierexperimente beobachteten. Im Collaps fehlen sie oder sind mindestens sehr herabgesetzt (S. 97). Im Fol-genden einige Daten über die wichtigsten.

Bei der artificiellen C h l o r o f o r m n a r k o s e sind die Sehnen-reflexe anfangs gesteigert, nehmen dann ab, sind bei genügender Erschlaffung der Glieder meist noch merklich. Das Verhalten zu dem Schwinden der anderen Reflexe ist kein vollkommen gesetzmässiges.

Bei der A e t h e r n a r k o s e hält die anfängliche Steigerung länger an als bei Chloroform.

Bei L u s t g a s bleibt nach *Horsley* [332] der Patellarreflex erhalten, wenn die Narkose bis zum Eintritte von Cyanose getrieben wird.**)

---

*) *H. Lorenz* [Zeitschr. f. klinische Meditin XIX. S. 19.]

**) Daraus ergibt sich, dass der von *H. Jackson* [341] neuestens angegebene Zusammenhang von Cyanose und Schwinden des Kniephänomens nicht strict zu nehmen ist. Dass hochgradige Circulationsstörung die Reflexe schädigen muss, ist klar.

Bei Codeinvergiftung fand *Medvei*]471] die Schnenreflexe im comatösen Stadium sehr bedeutend gesteigert.

Im Chloralschlafe fehlen die Sehnenreflexe.

Bei Cyankaliumvergiftung fand *Quintin* [580] die Patellarreflexe im tiefsten Coma fehlen. Der Fall wurde gerettet.

Bei Leuchtgasvergiftung machte *S. Berger* [49] die gleiche Beobachtung; nach einer lebensrettenden Kochsalzinfusion traten die Reflexe wieder auf.

Alkoholgenuss wirkt anfangs steigernd. Im tiefen Sopor des Alkoholrausches sind die Sehnenreflexe herabgesetzt oder erloschen.

Strychnin steigert sie, wie *Eulenburg* [205], *O. Berger* [47], *Schreiber* [638] angeben. Es wird sogar als diagnostisches Mittel zur Hervorrufung scheinbar fehlender Sehnenreflexe empfohlen. Doch können sie gerade bei schwerer Vergiftung fehlen. Einen solchen Fall siehe Cap. VI.

Morphin fand *O. Berger* [47] von herabsetzender Wirkung. *Baierlacher* [22] sah in einem Falle einen seit Monaten fehlenden Patellarreflex nach subcutaner Injection wiederkehren. Bei schweren Vergiftungen fehlen die Sehnenreflexe.

Man darf sich das Verhalten bei solchen Vergiftungen nicht allzu schematisch vorstellen. In nicht wenigen Fällen ist wohl der jeweilige Zustand der Sehnenreflexe noch von anderen Einflüssen ausser der Giftwirkung abhängig. So konnte ich in einem Falle sehr schwerer Opiumvergiftung deutlichen Effect von bahnenden Reizen sehen. Anfangs fehlten die Sehnenreflexe, nach energischen Hautreizen traten sie wieder auf. Während der Magenaushebung schwanden sie, nachher traten sie wieder auf, als das Coma schwand und blieben nun gesteigert.

Bei **chronischen Vergiftungen** finden sich Lähmungen cerebralen Charakters ohne anatomischen Befund. *Eichhorst* [178] beschreibt einen solchen Fall von Alkoholhemiplegie, der Patellarreflex der gelähmten Seite war lebhafter, die Sehnenreflexe der Arme beiderseits gleich. *Letulle* [412] beobachtete mercurielle Hemiplegie, das Kniephänomen der gelähmten Seite war herabgesetzt.

Das Alkoholdelirium zeigt gesteigerte Sehnenreflexe, wie überhaupt der chronische Alkoholismus (S. 149.) Ein Theil der Steigerung ist wohl rein toxischer Natur.

Bei Encephalopathia saturnina beschreibt *A. Westphal* [776, Fall III.] vorübergehendes Fehlen des Patellarreflexes nach epileptischen Anfällen. Ein selbst beobachteter Fall im nächsten Capitel. Die chronische Bleivergiftung zeigt übrigens im Allgemeinen stets gesteigerte Sehnenreflexe.*)

Bei chronischem Morphinismus sind die Sehnenreflexe öfters herabgesetzt. Literatur: *Burkart* [106], *Levinstein* [415], *v. Krafft-Ebing* [390, S. 628].

Bei habituellem Aethergenusse, wie er in gewissen Gegenden Irlands vorkommt, fand *Hart* [296] Steigerung.

Dasselbe beobachteten *Kornfeld* und *Bikeles* [387] bei habituellem Chloroformismus.

Ueber chronischen Mercurialismus siehe bei *Letulle* [412].

Abschnitt 9.
Analyse einiger complicirterer Erscheinungen.

a) Wiederkehr der Sehnenreflexe bei Tabes dorsalis. *Goldflamm* [267] und *H. Jackson* und *Taylor* [342] haben Fälle von Tabes beschrieben, in welchen nach apoplektischer Hemiplegie die geschwundenen Patellarreflexe wiederkehrten.

Das experimentelle Analogon enthält der Versuch *Westphal's* (S. 35), in welchem das Kniephänomen nach theilweiser Durchschneidung der hinteren Wurzeln geschwunden war, nach einer Strychnininjection jedoch wiederkehrte. Durch das Strychnin war nämlich die Erregbarkeit des Reflexcentrums so weit gesteigert worden, dass es die Impulse, welche ihm durch die noch erhaltenen Fasern zugeleitet wurden, in einen Reflex umsetzen konnte.

Bei wenig vorgeschrittener Tabes sind noch nicht alle Reflexfasern der Wurzeleintrittszone degenerirt. Trotzdem fehlt das Kniephänomen, weil seine Stärke abhängig ist von der theilweisen Erkrankung plus den auf das Reflexcentrum wirksamen Hemmungseinflüssen; fallen letztere durch die cerebrale Erkrankung zum grossen Theile weg, so wird dadurch das Gleichgewicht im Reflexmechanismus neuerdings verschoben u. zw. zu Gunsten des Reflexcentrums. Jetzt kann dieses die Impulse, welche ihm durch die noch übrig gebliebenen sensorischen Fasern zugeleitet werden, zu einem Reflexe verarbeiten.

---

*) Der Fall von *Brieger* [89] wird wohl toxische Hysterie im Sinne von *Charcot* gewesen sein.

In ähnlicher Weise, durch Wirkung von Bahnung bei noch
erhaltenen einzelnen Fasern, ist wohl die Rückkehr der Sehnenreflexe
im Falle von *Rumpf* [618], nach Behandlung mit dem faradischen
Pinsel, zu erklären. *)

b) **Die Steigerung der Sehnenreflexe bei Neuritis** ist wohl in
der Regel nicht durch directe Wirkung auf die peripheren Nerven,
sondern durch centrale Beeinflussung im Hirn oder Rückenmark zu
erklären. Hiefür spricht, dass die Steigerung bei Neuritis nur in
wenig oder gar nicht gelähmten Muskeln beobachtet wird, ferner dass
sie gerade fast nur bei solchen Neuritiden vorkommt, deren veranlassende Ursache auch sonst, ohne Neuritis, Reflexsteigerung hervorzurufen pflegt, wie Blei oder Alkohol. (Siehe S. 110—117.) Die
schweren Lähmungen zeigen dementsprechend auch die Sehnenreflexe erloschen.

Diese Fälle sind, wie die Wiederkehr der Sehnenreflexe bei
Tabes, nach dem Schema des *Westphal*'schen Versuchs zu erklären.
Wir haben anzunehmen, dass das Gift entweder durch eine supracentrale Läsion, sei sie nun anatomisch oder functionell-toxisch,
das Gleichgewicht der Hemmungen und Bahnungen im supracentralen
Beeinflussungsapparate verschoben, oder aber direct das Reflexcentrum in erhöhte Erregbarkeit versetzt hat. Dann kann die Wirkung des Ausfalls erkrankter reflexleitender Fasern durch die centralen
Vorgänge übercompensirt werden.

Diese Vorstellungsweise passt auf die meisten Fälle von Steigerung der Sehnenreflexe bei Alkoholneuritis, bei welcher ja auch oft
eine anatomische Veränderung, die Atrophie des Hirns (S. 149) vorhanden ist.

In anderen Fällen ist die Gleichgewichtstörung im Reflexmechanismus auf Bahnung zurückzuführen, welche die Reizung der
sensorischen Fasern im entzündeten Nerven verursacht. So z. B. in
den von *Strümpell* und *Möbius* beschriebenen Fällen [708], in welchen
heftige Schmerzen bei sehr geringer Lähmung bestanden.

In den letzterwähnten Fällen mag die Bahnung z. Th. auch
innerhalb des Reflexbogens, durch Reizung der eigentlichen
sensorischen Fasern für den Sehnenreflex (Fasern von Muskel, Periost
und Gelenk) erfolgt sein.

Auf die spinalen Veränderungen, die mit der Neuritis gleichzeitig vorhanden sind, dürfte wohl die Reflexsteigerung im Allge-

---

*) Dagegen scheint in zwei von *Webber* [762] mitgetheilten Fällen. Verwechslung mit Rückenmarkssyphilis vorzuliegen. (Vgl. S. 109 und 121).

meinen nicht zu beziehen*) sein. Denn die Rückenmarksveränderun-
gen, die bis jetzt bei Neuritis beschrieben sind (Erkrankungen der
Vorderhornzellen, Strangdegenerationen in den Hintersträngen und den
Gowers'schen Bündeln, Gefässalterationen etc.) sind meist nicht danach
beschaffen, um Reflexsteigerung zu motiviren. Literatur der spinalen
neuritischen Veränderungen bei *Campbell* [114].

c) **Gekreuzte Reflexe.** Im Allgemeinen folgen die Sehnenreflexe den *Pflüger*'schen Gesetzen der Reflexirradiation [561]. Die
gekreuzten Reflexe bilden eine Ausnahme vom III. Gesetze, wonach
die Contraction bei doppelseitigen Reflexen stets auf der gereizten
Seite stärker ist. Dieses Gesetz hat zur Voraussetzung, dass Leitungsfähigkeit und Erregbarkeit in beiden Rückenmarkshälften gleich gross
sind. Die Sehnenreflexe sind nun von vornherein darauf angelegt,
doppelseitig aufzutreten (Cap. I). Ist nun entweder

a) die Erregbarkeit auf der gekreuzten Seite erhöht (z. B. wegen
einseitigen Wegfalls cerebraler Hemmung), oder

b) die Leitungsfähigkeit oder Erregbarkeit im diesseitigen Theile
herabgesetzt,

so können gekreuzte Reflexe auftreten. Sie werden beobachtet:

1. Bei Hemiplegie. So ist bei vasculärer Hemiplegie eine gekreuzte Zuckung im Biceps, Deltoides und Supinator longus von
Westphal [778, S. 826] beschrieben, eine stärkere Zuckung der gekreuzten Adductoren bei Beklopfen der Patellarsehne von *Strümpell*
[705] bei hämorrhagischer Encephalitis. Aehnliches im Falle von *Thue*
(S. 167).

2. Bei Rückenmarksverletzung (Hemmung auf der einen
Seite stärker als auf der gekreuzten), wie in den Fällen von *Litwinow*
(S. 142), von *Schwarz* [663, S. 643] etc.

3. Experimentell erzeugt nach Durchschneidung der
Wurzeln der einen Seite bei guter Querleitung in den Beckenknochen, nach *Prévost* und *Waller* (S. 43).

4. In seltenen Fällen von Tabes, wie ich beobachtete.

---

*) Wie *Minkowski* [488], *Oppenheim* [540] u. A. gethan haben.

Dieser gekreuzte Patellarreflex, den ich in einem Falle von anscheinend typischer Tabes sah, ist hier schwer zu erklären. Die Ursache könnte in der motorischen Leitung, in der Wurzeleintrittszone, oder in der grauen Substanz liegen. An Schädigung der motorischen Leitung war nach dem Ergebnisse der Krankenuntersuchung nicht zu denken, die Kraft beider Beine war gleich. Eine Erkrankung der Wurzeleintrittszone könnte den gekreuzten Reflex nur dann erklären, wenn Fasern derselben sofort nach dem Eintritte ins Rückenmark in die andere Rückenmarkshälfte einstrahlen würden, und diese von der Erkrankung verschont geblieben wären, die gleichseitigen aber erkrankt. Eine solche Annahme steht aber mit den bekannten Thatsachen der Rückenmarksanatomie im Widerspruche. Die Ursache muss daher in die graue Substanz verlegt werden. Dann war aber das einseitige Fehlen des Reflexes nicht durch die bei Tabes gewöhnliche Ursache, die Erkrankung der Wurzelzone, bedingt. Sollte es sich um eine „latente" Syringomyelie gehandelt haben? Oder lag hier Querleitung in den Beckenknochen, wie im *Prévost-Waller*'schen Versuche vor?

Bei der Untersuchung auf gekreuzte Reflexe ist darauf zu achten, dass beide Extremitäten symmetrisch liegen, damit nicht die Muskeln der einen Seite sich in günstigeren Verhältnissen für die Contraction befinden, als die der anderen Seite.

d) **Dorsalklonus bei fehlendem Patellarreflexe.** Da die Reflexcentren der einzelnen Sehnenreflexe entsprechend den Ursprüngen der vorderen Wurzeln segmental angeordnet und von einander ziemlich unabhängig sind, kann der eine Reflexbogen durch eine locale Läsion unterbrochen oder sein Centrum in der Erregbarkeit herabgesetzt sein, während in einem benachbarten Reflexbogen erhöhte Erregbarkeit herrscht. So kann die auffällige Combination von Dorsalklonus und Fehlen des Patellarreflexes zu Stande kommen. Sie wurde beobachtet bei:

1. Trauma des Rückenmarks: *Westphal* [778, S. 829], *Oppenheim* [539],
2. Kyphose der Lendenwirbelsäule: *Erb* [193, S. 802],
3. multipler herdförmiger Sclerose: *Buzzard* [110],
4. verschiedenen „spastischen" Rückenmarkskrankheiten: *Oppenheim* [539], *Mendel* [474],
5. Typhus: *Fleury* [232],
6. proagonales Stadium der Tuberculose (Beobachtung I. S. 96),
(7. während und nach einem epileptischen Anfalle, vgl. Cap. VII.)

e) Bei **Meningitis** sind im Allgemeinen im Beginne die Sehnenreflexe gesteigert, später nehmen sie ab, schliesslich erlöschen sie. Man kann jedoch auch Steigerung bis ganz kurz vor dem Tode beobachten, in manchen Fällen einen wiederholten Wechsel zwischen Steigerung und Herabsetzung.

Rosenbach [606] erklärt die Abnahme der Reflexe aus der Zunahme des intraventricularen Hydrops, welche Hemmung veranlassen solle, *Erben* [197] aus der Ausbreitung der Erkrankung auf die Rückenmarkshäute. Letzterer will aus dem frühzeitigen Fehlen der Sehnenreflexe diagnosticiren, dass die Erkrankung in den spinalen Meningen begonnen habe.

Beide Erklärungen erweisen sich bei genauerer klinischer und anatomischer Untersuchung als nicht stichhältig. Die mechanische Zunahme eines intraventricularen Hydrops verursacht nicht Abnahme, sondern Steigerung der Sehnenreflexe (S. 163).

Was die **spinale** Meningitis betrifft, so ist sie, wie die anatomischen Untersuchungen von *Liouville* [432], später in Deutschland von *Schultze* [641, 642, 654], *Williams* [799], *J. Hoffmann* [322], *Hoche* [316] u. s. w. erwiesen haben, nicht etwa eine seltene Ausnahme, sondern **gewöhnlich** bei basilarer Meningitis gleichzeitig vorhanden. Es finden sich Infiltration und Knötchenbildung in den Rückenmarkshäuten, Perimyelitis entlang den Bindegewebsseptis, kleine myelitische Herde, Wurzelneuritis. Die genannten Autoren haben daher mit Recht darauf aufmerksam gemacht, dass gewisse Meningitissymptome, denen man cerebralen Ursprung zugeschrieben hatte, auf die Rückenmarkserkrankung zu beziehen seien. Allein bei genauerer Betrachtung zeigte es sich, dass keine Parallelität zwischen den klinischen Erscheinungen und dem anatomischen Befunde bestehe. So findet sich namentlich **Nackenstarre**, die gemeinhin auf die Betheiligung des Halsmarks an dem Processe zurückgeführt wird, in Fällen, in denen das Halsmark und seine Wurzeln bei mikroskopischer Untersuchung sich als intact erweisen, und umgekehrt fehlt mitunter die Nackenstarre gerade dann, wenn das Halsmark besonders intensiv betheiligt ist.*) Hiezu kommt noch, dass man ganz dieselben „meningealen" Symptome auch bei Infectionskrankheiten sieht (Typhus, Pneumonie), ohne dass Meningitis vorhanden ist. Man muss daher mit *Schultze* auch den Einflüssen der **Mikroparasiten** und ihrer **Stoffwechselproducte** einen bedeutenden Einfluss auf die Genese der Erscheinungen bei Meningitis zuschreiben.

---

*) Siehe die Fälle in den citirten Arbeiten.

Dasselbe muss man nun auch für die Sehnenreflexe annehmen. Ich habe wiederholt in Fällen, in denen bis zum Tode Steigerung der Sehnenreflexe vorhanden gewesen war, eine ganz besonders schwere Erkrankung der Meningen und Wurzeln an den entsprechenden Stellen vorgefunden. (Eine solche Beobachtung im Cap. VI.) Man kann daher dem spinalen Processe nicht wohl das Fehlen der Sehnenreflexe in anderen Fällen zuschreiben. Es ist nicht möglich, das Verhalten der Sehnenreflexe bei Meningitis aus einem Grunde zu erklären.

Es scheint nur die Auffassung zulässig, dass das Verhalten der Sehnenreflexe bei Meningitis das Resultat gleichzeitiger Einwirkung anatomischer, u. z. cerebraler und spinaler, und toxischer Einflüsse ist. Die schliessliche Abnahme ist einfach Ausdruck der Agone.

Capitel VI.

Sehnenreflexe und Contracturen.

> „Es gereicht jeder Wissenschaft zum
> grössten Nachtheile, wenn in dieselbe
> Ausdrücke sich einschleichen, deren
> Bedeutung nicht strenge festgestellt
> ist. Lockere Begriffe haben lockere
> Schlüsse zur nothwendigen Folge."
> *Heidenhain* [297].

Abschnitt 1.

Allgemeines über Contracturen und deren Untersuchung.

Charcot und seine Schüler hatten schon frühzeitig auf den Zusammenhang der klonischen Phänomene mit den Contracturen bei secundärer Degeneration und mit hysterischer Contractur hingewiesen.*) *Westphal* [778] hat das Zusammentreffen paraplegischer Rigidität mit Steigerung der gewöhnlichen Sehnenreflexe beschrieben, *Erb* [193] die Untersuchung der Beziehung der Sehnenreflexe zu den „Muskelspannungen" als ein für die nächste Zeit zu bearbeitendes Problem hingestellt.

Seitdem ist dieses Gebiet vielfach untersucht worden. Als allgemein anerkannt darf die Lehre gelten, dass das Verhalten der Läsionen des Nervensystems zu der Pyramidenbahn massgebend für die Sehnenreflexe und Contracturen sei. Ist Rinde oder Pyramidenbahn geschädigt, dann bestehe eine „cerebrospinale spastische Lähmung" mit Steigerung der Sehnenreflexe und Contractur, trifft die Erkrankung die Bahn von den Vorderhornzellen bis zum Muskel, dann bestehe „spino-peripherische schlaffe Lähmung".*)

---

*) Literatur im Cap. III.
*) Die Ausdrücke rühren von *Ross* [611] her. Literatur: Die bekannten Lehrbücher und Vorlesungen von *Charcot, Bramwell, Ross, Hirt* etc., ferner *Blocq* [67], *Bennet* [45], *Sharkey* [679], *Goldscheider* [271], *Seeligmüller* [668].

Es kann nicht bezweifelt werden, dass eine grosse Zahl alltäglich beobachteter Fälle mit dieser Lehre vollkommen im Einklange steht. Doch drängen sich bei genauerer Betrachtung gewisse Thatsachen auf, die damit nicht völlig übereinstimmen.

Nach diesem Schema müsste ein jeder Herd im Querschnitte der Pyramidenbahn die gleiche Contractur verursachen, in welcher Höhe er auch gelegen sei. Es kann aber nicht geleugnet werden, dass die Contractur bei Rückenmarkserkrankungen in der Regel einen anderen Charakter hat, als bei Hirnherden.

Ferner gibt es eine Anzahl von Beobachtungen, welche das Vorkommen von Contractur bei cerebralen Affectionen ohne Steigerung der Sehnenreflexe erweisen. Man könnte nun zwar mit *Blocq* [67] einwenden, das seien keine „wahren“ Contracturen gewesen, sondern tonische Krämpfe oder „Pseudocontracturen“. Die Frage wird sich also um den Begriff der „Contractur“ drehen. Da zeigt sich nun, dass in der Literatur darüber eine ganz ausserordentliche Verwirrung herrscht.

Die neueste Arbeit von *Blocq* [67] will nur eine einzige Gruppe von Erscheinungen, die mit Steigerung der Sehnenreflexe einhergeht, unter Contractur verstehen, alles andere sei tonischer Krampf, Muskelsteifigkeit u. s. w. Die früheren französischen Arbeiten, so noch *Brissaud* [91] nannten die von *Blocq* gemeinte Form „contracture permanente“. Allein schon *Benedikt* [37], später *Hitzig* [314] und *Strümpell* [699] haben darauf hingewiesen, dass eben diese Contractur nichts weniger als „permanent“ ist, vielmehr stark wechselt und nicht so selten im Schlafe gänzlich schwindet. In den systematischen Uebersichten von *Benedikt* [38], *Leyden* [422], *Erb* [192] wird die „Contractur“ als Unterart des „tonischen Krampfes“ beschrieben und das Hauptgewicht auf die lange Dauer gelegt. Andere sprechen aber bei ganz kurz dauernden Spasmen von „tonischem Krampf“ und „Contractur“ promiscue, wie *Friedreich* [250] und *Schultze* [646], oder *v. Frankl-Hochwart* [243]. *Seeligmüller* [667] stellt „spastische Contractur“ und „Reflexcontractur“ als Bezeichnung für verschiedene Formen einander entgegen, während *Leyden* [422] ebendieselben Ausdrücke als gleichbedeutend benützt. Während diese Publicationen in der Contractur ein musculäres Phänomen sehen, spricht die chirurgische Literatur auch von Gelenkscontracturen, Narbencontracturen u. s. w.

In der That unterscheiden sich nun gewisse cerebrale Contracturen in gar nichts von den gewöhnlichen „Contracturen der spastischen Lähmung“, als dadurch, dass die Sehnenreflexe eben nicht gesteigert sind. Sonst können sie ebenso lange dauern, die Extremitäten dieselben Stellungen einnehmen u. s. w. Auch Contracturen ganz anderen (peripheren) Ursprungs können ganz ähnlich aussehen.

Man kann daher den Begriff der „wahren“ Contractur nicht wohl fassen.

Solcher Beobachtungen, welche mit dem Schema von der cerebro-spinalen spastischen und der spino-peripherischen schlaffen Lähmung nicht stimmen, gibt es in der Literatur nicht wenige, nur ist den Autoren meist der Widerspruch mit der herkömmlichen Lehre nicht aufgefallen.

Scharf hervorgehoben hat diesen Widerspruch *Debove* [148]. Er theilt einen von *Ballet* beobachteten Fall mit:

Eine 53-jährige Frau erlitt vor 4 Jahren einen Schlaganfall. Seitdem rechtsseitige Lähmung und Contractur; geringe Intelligenz. Die rechte obere Extremität ist absolut gelähmt. Keine Rigidität in Schulter- und Ellbogengelenk. Die Hand stark gegen den Vorderarm gebeugt, die Finger sehr contracturirt, in die Palma eingeschlagen. Rechte untere Extremität fast vollständig gelähmt. Kniegelenk steif. Es besteht eine leichte Contractur, wodurch die Wade gegen den Schenkel und die Zehen gegen die Planta gebeugt sind. Die Sehnenreflexe fehlen sämmtlich absolut. Am 12. August 1880 neuerlicher apoplektischer Insult. Rechtsseitige Lähmung total. Contractur besteht fort. Tod am 17. August.

Obduction: Im Hirn: ein alter hämorrhagischer Herd mit Zerstörung des linken Linsenkerns und des grössten Theils der inneren Kapsel und eine frische Blutung im Sehhügel. Im Rückenmark: 1. typische absteigende Degeneration, 2. unerwarteter Weise eine Sclerose der Hinterstränge in ihrer ganzen Ausdehnung.

Es bestand also typische hemiplegische Contractur bei fehlenden Sehnenreflexen. *Debove* macht auf die Wichtigkeit solcher Fälle für die Theorie der Contracturen aufmerksam, zieht noch die Contracturen bei Paralysis agitans herbei, welche gleichfalls ohne Steigerung der Sehnenreflexe bestehen können und meint:

„Il est vraisemblable que le lien, qui unit l'éxaggération des réflexes tendineux et la contracture, est moins intime qu'on ne l'admet généralement."*)

Wenn wir nun die Beziehungen zwischen Sehnenreflexen und Contracturen erörtern wollen, müssen sämmtliche Formen der letzteren in Betracht gezogen werden. Dann muss man aber das Wort in seiner ältesten, weitesten Bedeutung nehmen.

Der Ausdruck „contractura" ist spätlateinisch und kommt zuerst bei *Vitruvius* für „Verjüngung einer Säule" vor. Die antike Medicin kennt ihn gar nicht, die römischen Schriftsteller gebrauchen für die Contractur im neuropathologischen Sinne: spasmus, convulsio, distentio nervorum.**) Diese Ausdrücke

---

*) Ueber die Erklärung des Falles siehe im Abschn. 6.

**) Siehe bei *Van Swieten*, Commentaria ad omnes aphorismos Hermanni Boerhave. Venetis MDCCLXXV. I. p. 269.

waren in der Facultätsmedicin in Deutschland stets ausschliesslich gebräuchlich, so lange sie sich der lateinischen Sprache bediente. Der Ausdruck „contractura" scheint erst im Mittelalter eingeführt worden zu sein. Ich finde ihn zuerst bei *Theophrastus Paracelsus* [554-556]. (*Guido von Chauliac* verwendet ihn nicht).

Paracelsus, der eine Monographie über Contracturen, das „liber de contractis membris" [556], geschrieben, gebraucht das Wort in der umfassendsten Bedeutung, etwa in dem Sinne, wie auch heute das Volk von einem Kranken zu sagen pflegt: „es hat ihm die Glieder zusammengezogen." Er versteht darunter alle Narbenschrumpfung nach Verletzungen, die Spasmen des Wundtetanus, Krampfzustände aller Art, eine „contractura ab ira genita" u. s. w. Er begründet diese Zusammenfassung verschiedener Arten damit, dass das schliessliche Endresultat dasselbe sei: Lähmung und Krümmung der Glieder. Diese Bezeichnungsweise des *Paracelsus* ist von den Chirurgen allgemein beibehalten worden und hat allmälig in die Facultätsmedicin Eingang gefunden u. z. ging die Einführung des Wortes von den Orthopäden aus. Man hat daher Unrecht, die in der Chirurgie gebräuchliche Verwendung des Wortes zu tadeln, sie ist die ältere, der Begriff ist von vornherein der weiteste. In Frankreich wurden beispielsweise die Krämpfe der Tetanie zuerst als „contractures essentielles" beschrieben und behielten diesen Namen bis auf *Corvisart* (1855) bei.

Die historisch berechtigte Bedeutung des Wortes „Contractur" ist die der „Fixation eines Gelenkes". Jeder Versuch, den Umfang des Begriffs enger zu fassen, die Bedeutung des Namens auf wenige Formen zu beschränken, ist eine Einschränkung, die zum Widerspruche mit dem traditionellen Sprachgebrauche führt. So kommt es, dass schliesslich ein Jeder unter dem Worte Contractur etwas Anderes versteht.

Anstatt daher nach einer physiologischen Definition des Wortes Contractur zu suchen, ist es am besten, das Wort in seiner historisch überkommenen, allgemeinen Bedeutung zu nehmen, die freilich ganz heterogene Erscheinungen unter einem Namen vereinigt — dafür aber diese Erscheinungen, die einzelnen Formen von „Contracturen", genauer zu studiren und in solche Gruppen zusammenzufassen, die wirklich gemeinsame Merkmale besitzen.

Wir sehen nur von jenen Formen ab, welche zu unserem Hauptthema absolut nicht in Beziehung stehen und leicht zu erkennen sind: Narbencontractur der Haut und des extramusculären Bindegewebes, Contracturen nach Entzündungen im Bereiche der Sehnenscheiden, mechanische Bewegungshindernisse durch Knochen- oder Gelenkserkrankung u. s. w. Wir verwenden also „C o n t r a c t u r" für: „F i x a t i o n v o n G e l e n k e n d u r c h M u s k e l s t e i f i g k e i t" und rechnen auch alle Formen von „tonischem Krampf" dazu, da sich absolut kein äusseres Kriterium für eine Unterscheidung angeben lässt, wie ja auch die Verwendung beider Ausdrücke in der Literatur zeigt.

Wir werden von diesen Contracturen nur die berücksichtigen, bei denen die Sehnenreflexe der betheiligten Muskeln auslösbar sind, daher die Contracturen der Rückenmuskulatur, der Augenmuskeln etc., hier bei Seite lassen.

Die Analyse der Contracturen ist dadurch erschwert, dass von den enorm zahlreichen, in der Literatur enthaltenen, Fällen der allergrösste Theil nur sehr mangelhaft untersucht oder wenigstens sehr lakonisch mitgetheilt ist. Dies betrifft oft gerade die interessantesten Fälle.

Soll im Allgemeinen ein Fall von Contractur nach allen Richtungen hin klinisch untersucht sein, so ist ausser dem gewöhnlichen internen und neuropathologischen Status besonders zu berücksichtigen:

I. Geschwindigkeit der Entstehung der Contracturen:
   allmälig (in Wochen oder Monaten)
   schnell (in Tagen oder Stunden)
   plötzlich (in Minuten).

II. Verlauf der Contractur:
   „permanent" (von wechselnder Intensität),
   Dauer von Wochen, Tagen, Stunden, Minuten.

III. Verhalten der Contractur
   bei psychischer Erregung
   bei activen Bewegungen
   bei Mitbewegungen
   bei passiven Bewegungen
   bei Haut- und Schleimhautreizen
   im Schlafe
   in Chloroformnarkose
   (nach Application von Strychnin)
   nach Anlegung der *Esmarch*'schen Binde
   bei Suggestion des Verschwindens oder Transfert
   (eventuell in Hypnose).

IV. Verhalten der Sehnenreflexe.

V. Elektrische Erregbarkeit der an der Contractur betheiligten Muskeln und ihrer Nerven.

VI. Mechanische Erregbarkeit der Muskeln und Nerven.

Von diesen Untersuchungen liefern die werthvollsten Aufschlüsse für die Bestimmung des Ursprunges: das Verhalten der Contractur bei sensorischen Reizen (Hautreiz und Gelenksreiz durch passive

Bewegung), bei Anlegung der *Esmarch'schen* Binde*), die elektrische Reaction, das Verhalten der Sehnenreflexe.

Von den Sehnenreflexen sind in erster Linie jene zu untersuchen, welche die an der Contractur betheiligten Muskeln liefern. Gegen diese selbstverständliche Regel ist oft gefehlt worden. So hat man bei der Tetanie auf die Untersuchung des Patellarreflexes das grösste Gewicht gelegt, während die Krämpfe doch vorzugsweise, oft ausschliesslich, an den Armen auftreten.

In der Regel wirken alle Muskeln eines Gelenks an der Contractur mit. Es wird ein Gelenk in einer bestimmten Lage gehalten und Excursionen nach verschiedenen Richtungen, bei Charnirgelenken Streckung wie Beugung, stossen auf Widerstand. So ist bei der „Adductorencontractur" der Oberschenkel nicht nur die Abduction, sondern auch die Kreuzung der Beine behindert. Freilich kann in dem Masse des Widerstandes nach verschiedenen Richtungen ein Unterschied bestehen. Zunächst sind daher die Sehnenreflexe jener Muskeln von Bedeutung, die am meisten Widerstand leisten, dann aber womöglich die aller das Gelenk beherrschenden Muskeln zu untersuchen.

Von Wichtigkeit ist die jeweilige Intensität der Contractur. Bei sehr vielen Contracturen wechselt sie einigermassen. Im Maximum derselben können in der Regel keine Sehnenreflexe ausgelöst werden. Fast immer gelingt es jedoch unter gewissen Cautelen ein Nachlassen der Contractur zu erzielen und alsdann wird es möglich, die Sehnenreflexe zu prüfen. Bei anfallsweise auftretenden Contracturen müssen die Sehnenreflexe auch in den Pausen zwischen den Anfällen geprüft werden.

Bei halbseitigen Contracturen ist der Vergleich mit den Sehnenreflexen der anderen Seite von Bedeutung.

Bei der Beurtheilung einer Untersuchung von Sehnenreflexen ist nicht auf allgemeine Einflüsse, die gleichzeitig vorhanden sein können, als Schlaflosigkeit, Abspannung, Fieber etc. zu vergessen.

Zur Einteilung der Contracturen und zur Benennung der einzelnen Gruppen sind die gewöhnlich gebrauchten Termini, wie „spastisch", „tonisch", „primär", „secundär" u. Ä. nicht verwendbar, da sie schon von verschiedenen Autoren in verschiedenem Sinne gebraucht worden sind. Ich möchte eine Einteilung nach dem Verhalten der Sehnenreflexe vorschlagen. Es wird sich aus der

---

*) Von *Brissaud* [91] eingeführt.

Besprechung der einzelnen Formen von Contracturen ergeben, dass damit nicht ein rein äusserliches Einteilungsprincip gegeben ist, sondern ein solches, das sowohl zur Erkennung der einzelnen Formen, wie zur Analyse ihrer Entstehung sich verwerten lässt.

Wir werden sehen, dass sich nach dem Verhältnisse der Contracturen zu den Sehnenreflexen dreierlei Gruppen unterscheiden lassen.

Erstens: Contracturen, welche nothwendigerweise mit Steigerung der Sehnenreflexe verbunden sind, wir wollen sie „reflexophile"*) nennen;

zweitens: solche, welche nach der Art der Entstehung nothwendigerweise mit Herabsetzung der Sehnenreflexe verbunden sind: „reflexodepressorische",

drittens: solche, welche die Sehnenreflexe unbeeinflusst lassen: „reflexoneglectorische" (negligere = vernachlässigen.)

Auf Grund der Beziehungen zu den Sehnenreflexen, diesem „feinen Reagens für das Nervensystem" (*Westphal*), und der Kenntnisse, die wir von der Abhängigkeit dieser von nervösen Vorgängen erlangt haben, wird es möglich sein, die Analyse der Contracturen und die Diagnose ihrer Ursachen etwas weiter zu führen, als es bisher geschehen ist. Wir wollen dabei jedoch alle, vielleicht naheliegenden, theoretischen Speculationen und Erklärungsversuche, die über die festgestellten Thatsachen weit hinausgreifen, möglichst vermeiden.

Die folgenden Abschnitte 2.—8. des Capitels erörtern die einzelnen Formen der Contracturen bei „organischen" Erkrankungen, wobei die Anordnung des Stoffes nach dem Schema des Mechanismus der Sehnenreflexe getroffen ist. Der Abschnitt 9. bringt eine Zusammenfassung, im Abschn. 10. sind die Contracturen bei toxischen Erkrankungen und bei der Meningitis besprochen.

Von den Contracturen, die nicht durch Muskelsteifigkeit bedingt sind, erfordert nur die sogen. *Dupuytren*'sche Contractur eine kurze Bemerkung. Man versteht darunter bekanntlich eine allmälig sich einstellende Beugestellung der Finger, welche meist am Ringfinger beginnt. Durch mehrere Sectionsbefunde**) ist die Ursache in einer Schrumpfung der Palmarfascie nachgewiesen. *Lange* [401] hat nun eine Frau beobachtet, bei welcher eine seit Jahren an beiden Händen

---

*) Der Ausdruck „spastische Contractur" lässt sich nicht mehr für einen bestimmten Begriff verwenden, da er bereits in verschiedenen Bedeutungen gebraucht worden ist.

**) Siehe bei *Vogt*, Die chirurgischen Krankheiten der Extremitäten. Deutsche Chirurgie, Lieferung 64. 1881, S. 96.

bestehende *Dupuytren*'sche Contractur nach einer Hemiplegie verschwand, so dass die Finger bis zum Tode gestreckt blieben. Er schliesst daraus auf einen nervösen Ursprung dieser Contractur. Ich verfüge über eine Beobachtung mit Obductionsbefund, bei welcher bei einem Manne mit *Dupuytren*'scher Contractur Hemiplegie eintrat. Es entwickelte sich im gelähmten Arme eine hemiplegische Contractur, die Finger dieser Hand waren n o c h m e h r gebengt als die der anderen. Ebenso sah ich in einem Falle von enormer Hirnatrophie nur Verstärkung einer *Dupuytren*'schen Contractur eintreten. Bei der Beobachtung von *Lange* muss wohl ein Irrthum unterlaufen sein, wie denn auch höchst auffällig ist, dass die Finger der gelähmten Hand g e s t r e c k t gewesen sein sollen.

Abschnitt 2.

Myogene Contracturen.

Die Contracturen, deren Ursprung im M u s k e l selbst liegt, lassen sich folgendermassen eintheilen:

I. Verkürzung des Muskels durch Veränderung in der contractilen Substanz:
  1. Physiologische Muskelcontractur
  2. Entzündliche Muskelcontractur
  3. Hämorrhagische Muskelcontractur
  4. Neoplasma des Muskels
  5. Starre des Muskels nach plötzlicher Ischämie;

II. Bindegewebige Schrumpfung des Muskels:
  1. Nach einfacher oder eitriger Entzündung
  2. Nach Absperrung der Blutzufuhr
  3. Dystrophia musculorum progressiva
  4. Nach Verlust der spinalen Innervation:
    a) Nervenverletzung
    b) Neuritis
    c) Compression der Nerven
    d) Rückenmarkserkrankungen;

III. Nutritive Verkürzung des Muskels bei habitueller Annäherung seiner Ansatzpunkte;

IV. Gemischte, sogenannte „paralytische" Contractur der Chirurgen:

V. Muskelverkürzung bei Paralysis agitans noch *Blocq*.

Wird ein unbelasteter Muskel durch einmaligen Reiz zur Contraction gebracht, so dehnt er sich nach der Contraction nicht wieder aus, sondern verharrt in dem durch diese erlangten neuen Gleichgewichtszustande. Auch bei belasteten Muskeln bleibt ein gewisser Verkürzungsrückstand übrig, der sich nur allmälig wieder löst. Nach heftiger Reizung und am ermüdeten Muskel ist diese physiologische Contractur besonders stark. *Schenck* [629] hat wahrscheinlich gemacht, dass es sich um chemische Veränderungen dabei handelt. Die Sehnenreflexe sind vermindert (Vgl. S. 81).

Bei acuter Myositis kommt es, wie *Hepp* [304] beobachtete, zu dauernder tonischer Starre. Sehnenreflexe und elektrische Erregbarkeit sind erloschen. Auch bei Trichinose kommt Starre vor.

Bei chronischer interstitieller Myositis, der sogenannten „rheumatischen Muskelschwiele" ist der Muskel bretthart gespannt, der Sehnenreflex erloschen. Ich beobachtete eine derartige, durch die Section bestätigte Erkrankung im linken Gastrocnemius bei einem Phtisiker. Literatur: *Hackenbruch* [286].

Bei Scorbut kommen Contracturen vor, die durch Blutungen in die Muskeln bedingt sind. Ueber die Sehnenreflexe ist nichts bekannt. Literatur: *Koch* [383].

Hierher ist auch die Starre der Muskeln bei Infiltration mit Geschwulstmasse, insbesondere carcinomatöser Infiltration, zu rechnen. Die Sehnenreflexe sind, entsprechend der Schädigung des Muskels, beeinträchtigt.

Plötzliche vollständige Absperrung der Blutzufuhr versetzt den Muskel öfters in einen der Todenstarre analogen oder mit ihr identischen Zustand von Starre, auf welche dann schlaffe Lähmung folgt. *M'Aldowie* [454] hat einen hierhergehörigen (jedoch von ihm anders gedeuteten) Fall von mehrtägiger Starre der Vorderarmmuskeln in Folge Embolie der Arteria axillaris beschrieben. Ueber die Sehnenreflexe ist dabei nichts angegeben, doch ist nach der S. 81 citirten Beobachtung von *Chvostek* und *meinen* Versuchen (S. 69) kein Zweifel, dass sie gefehlt haben müssen. Weitere Literatur bei *Leser* [411].

Dass bei jeder Form von bindegewebiger Schrumpfung des Muskels die Sehnenreflexe beeinträchtigt sein müssen, ist klar.

Langsame Schrumpfung des durch Absperrung der Blutzufuhr gelähmten Muskels ist von *Volkmann*, *Leser* [411], *Petersen* [560] beschrieben worden.

Bei der Dystrophia musculorum kommt meist schlaffe Lähmung, doch auch Schrumpfung der entarteten Muskeln vor, die zur Fixation der Glieder führt.*)

---

*) Die Frage war bereits in den Fünfziger-Jahren Gegenstand von Erörterungen, doch sind die damaligen Beobachtungen nicht verwerthbar, weil die Unterscheidung von Neuritis, spinaler Atrophie etc. nicht bekannt war. Literatur hierüber bei *Jaccoud* [335, S. 353].

— 193 —

Die Verhältnisse nach Verlust der spinalen Innervation sind keineswegs einfach. Sie haben zu zahlreichen und oft erregten Discussionen Anlass gegeben. Es lässt sich darüber Folgendes sagen.

Ob eine Contractur eintritt, hängt zunächst davon ab, welches die mechanischen Eigenschaften des gelähmten, bindegewebig entarteten und geschrumpften Muskels sind, ferner von dem Verhalten der anderen Muskeln. Die Festigkeit des Gewebes im gelähmten Muskel kann sehr verschieden sein. Bald bildet sich ein ganz schlaffes, von Fett durchsetztes, bald ein straffes Bindegewebe aus. Die Ursachen der Verschiedenheit sind nicht vollständig bekannt, wahrscheinlich ist die Ursache der Lähmung nicht ganz gleichgiltig, dann mag der anatomische Bau der betreffenden Muskeln, auch die Individualität eine Rolle spielen, schliesslich kommt viel darauf an, ob das Glied nach der Lähmung bewegt und das Gewebe gedehnt wurde, oder nicht. Daher die Heilwirkung von Massage und Bewegungen bei solchen Contracturen.

Ist nur eine Muskelgruppe gelähmt, und ihre Schrumpfung Ursache der Contractur, so liegt sie an der concaven Seite des fixirten Gelenks. Sind sämmtliche ein Gelenk beherrschenden Muskeln gelähmt, so kann sich sowohl ein Schlottergelenk als Contractur ausbilden. Nach der Ursache der Lähmung sind die Verhältnisse meist etwas verschieden.

Nach Nervenverletzung tritt narbige Retraction des alten und neugebildeten Bindegewebes im Muskel ein, wie die Untersuchungen von *Mantegazza* [457,458] und *Erb* [188, 192 S. 379] gezeigt haben. Versuche am Menschen geben jene Fälle, in denen der Trigeminus wegen Neuralgie am Foramen ovale resecirt wurde. *F. Salzer* [625] hat zwei solche Fälle mitgetheilt. Die Contractur begann circa 4 Wochen nach der Durchschneidung des Nerven. Die elektrische Erregbarkeit der Kaumuskeln war vollständig erloschen. Durch passive Bewegungen schwand die Contractur nach 6—8 Monaten. Auch nach Verletzung der Extremitätennerven kommt Contractur vor, doch ist diese meist anderen Ursprungs, vgl. später.

Lähmung nach Neuritis ruft oft Contractur durch Schrumpfung der gelähmten Muskeln hervor. Am längsten bekannt ist die bei „rheumatischer" Facialislähmung. An den Extremitäten wird sie meist nach langdauernder neuritischer Lähmung (Alkohol, Arsen, Typhus, Erysipel etc.) beobachtet.

Hitzig [313] will die Contractur nach Facialislähmung durch die gesteigerte mechanische Erregbarkeit der Muskeln erklären: Diese Steigerung nimmt jedoch eben dann ab, wann die Contractur beginnt: *Erb* [192, S. 394 und 462], *Herter* [305].

Compression der Nerven durch Bindegewebsnarben wird namentlich nach veralteten Luxationen beobachtet. An der Ausbildung der Contractur beteiligen sich ausser der bindegewebigen Schrumpfung der gelähmten Muskeln auch die Ischämie durch Verbanddruck und die „nutritive Verkürzung" der Muskeln (Siehe später).

Compression der Nerven durch Tumoren macht äusserst selten solche Contractur. Ein Beispiel der folgende Fall.

Harris [295]: Bei einem 38-jährigen Manne stellt sich Parese des linken Beines mit Schmerzen in demselben, dann Parese beider Beine ein. Hierauf schwindet der linke, dann beide Patellarreflexe.
Nunmehr gänzliche Lähmung beider Beine. Auftreten von Blasenstörungen. Atrophie der Muskeln. Im linken Beine ist die Lähmung schlaff. Im rechten Beine bildet sich eine Beugecontractur im Knie- und Hüftgelenke aus, so dass eine passive Streckung zwar möglich, aber schmerzhaft ist. Später schwillt das Knie noch etwas an. Patellarreflex bleibt verschwunden. Schliesslich kommt eine spastische Lähmung des linken Armes hinzu. Tod.
Obduction: Spindelzellensarkome der Cauda equina, in der Dorsalregion des Rückenmarkes und in der rechten Hälfte der Brücke. Keine absteigende Degeneration im Cervicalmarke. Vermehrung der Synovia, Röthung der Synovialzotten im Knie- und Hüftgelenke.
Es war also in den gelähmten atrophischen Muskeln allmälig Contractur eingetreten, welche wahrscheinlich durch die ruhige Lagerung des Beines wegen der Gelenksentzündung begünstigt wurde.

Von Rückenmarkskrankheiten kommen die S. 118 unter 11.—24. aufgezählten Affectionen in Betracht.

Praktisch am wichtigsten ist die spinale Kinderlähmung. Sind alle Muskeln eines Gelenkes durch sie gelähmt, so entsteht meist ein Schlottergelenk. Doch ist ein Fall von Contractur im Hüftgelenke mit Lähmung aller Muskeln, Erlöschen der faradischen Erregbarkeit und Verlust der Sehnenreflexe (mit nur ganz geringem Nachlassen der Contractur in Chloroformnarkose) von *Karewski* [371] berichtet.

Hierher gehören auch die Beobachtungen, die beim *Stenson'*schen Versuche (Compression der Bauchaorta) von *Ehrlich* und *Brieger* [174], sowie von *Herter* [305] gemacht worden sind. Die gelähmten Muskeln der Unterextremitäten sind anfangs schlaff, elektrisch und mechanisch erregbar, dann schwindet die Erregbarkeit und es beginnt am Ende der 2. Woche nach dem Versuche Beugecontractur mit gänzlicher Fixation der Gelenke und Atrophie der Muskeln. Die Sehnenreflexe sind spätestens am 6. Tage erloschen. „The muscles remain excitable to electricity and to mechanical stimuli until rigidity sets in "(*Herter*).

Dass bei dem Verluste der spinalen Innervation die Sehnen-reflexe in hohem Grade beeinträchtigt oder vernichtet sind, ist klar.

Alle Muskeln sind, wie *Weber* [763] gezeigt hat, bei einer jeden Lage ihrer Ansatzpunkte über ihre Länge gedehnt und haben ver-möge ihrer Elasticität permanent das Bestreben, sich zu verkürzen. Bleiben die Ansatzpunkte eines Muskels lange Zeit einander genähert, so tritt allmälig eine nutritive Verkürzung*) des Muskels ein, welche sich durch Zug nicht mehr ausgleichen lässt und auch an der Leiche fortbesteht. Es adaptirt sich in einem solchen Falle alsbald das Bindegewebe, weiterhin die Gelenksflächen der constan-ten Stellung, ja sogar die Architektur der Spongiosa der Knochen der constanten Richtung von Zug und Druck. Eine solche dauernde Annäherung der Ansatzpunkte kann auf 4 Arten verursacht sein:

a) Dauernde Lagerung einer Extremität in dersel-ben Stellung kommt namentlich bei spinaler Parese in Betracht. *Leyden* [423, 425] hat darauf aufmerksam gemacht, dass Kranke mit Bulbärparalyse und Muskelatrophie, bei welchen die Affection der Seitenstränge erst später und in geringem Masse hinzutritt, wegen der Atrophie der Muskeln oft sehr lange Zeit (bis zu Jahren) dieselbe sitzende Stellung einnehmen. Dann findet man die Kniee steif. Ein Gleiches erfolgt bei constanter Lage von Extremitäten, die wegen Ataxie unbrauchbar geworden sind. Dies geschieht namentlich bei heredi-tärer Ataxie, wie in den Fällen von *Friedreich* [250] und *Schultze* [646], *Rütimeyer* [615, 616, Fälle IX u. XI], *Sharkey* [679, S. 679].

b) Eine Contractur, welche ihren Ursprung in einer Erkrankung des Hirns oder Rückenmarkes hat, kann dauernde Näherung der Ansatzpunkte jener Muskeln veranlassen, welche an der Conca-vität des fixirten Gelenks gelegen sind. In diesen tritt dann die nutritive Verkürzung ein (Beugecontractur des Ellbogengelenks bei alter Hemiplegie). So addirt sich eine myogene Contractur zu einer central bedingten hinzu.

c) Ist eine Muskelgruppe irgendwie gelähmt, so wirkt erstens rein mechanisch die Elasticität der Antagonisten, welche nicht mehr durch andere Kräfte balancirt wird, um das Gelenk im Sinne der Antagonisten zu stellen und in dieser Stellung zu erhalten. Zweitens bleibt von jeder Contraction der noch thätigen Antagonisten, sei sie nun willkürlich, reflectorisch, oder durch Mitbe-wegung veranlasst, eine „physiologische Contractur" in diesen zu-

---

*) Der Ausdruck ist von *Volkmann* [742] eingeführt.

rück, welche nicht mehr durch die Arbeit der gelähmten Antagonisten ausgedehnt und beseitigt wird. So bleiben die Ansatzpunkte der nicht gelähmten Muskeln dauernd genähert, und es tritt in ihnen die nutritive Verkürzung ein. Darauf beruht nach *Charcot* [123, S. 149] die Klauenhand der Ulnarislähmung, der Pachymeningitis cervicalis hypertrophica, ebenso der grösste Theil der „paralytischen Contracturen.“

Experimentell hat *Alexander* [7, S. 76] eine solche Beugecontractur der hinteren Extremitäten beim Kaninchen durch Vergiftung mit Arsen erzeugt, welche auf vollständiger Atrophie der Streckmuskeln beruhte. Die Patellarreflexe waren erloschen.

d) Endlich wird angenommen, dass habituelle, während des grössten Theils des Tages willkürlich festgehaltene Stellung, durch welche die Ansatzpunkte gewisser Muskeln genähert sind, zu nutritiver Verkürzung dieser Muskeln führe. Hierauf führt *Hoffa* [320] den Spitzfuss bei Verkürzung des einen Beines zurück. Gewisse Formen des Scoliosis ischiadica könnten hierher gerechnet werden. Eine andere Hypothese, welche diese Contracturen erklären soll, ist von *Brissaud* [92] aufgestellt: functionelle Hypertrophie der besonders thätigen Muskeln, functionelle Atrophie ihrer Antagonisten. Eine dritte Hypothese ist die der „rétraction fibreuse“, wie sie *Charcot* [123, S. 420] vertritt und auch für die anderen Formen der nutritiven Verkürzung gelten lässt. (Vgl. auch bei *Blocq* [67]). Diese Annahme ist aber durchaus unerwiesen.

Werden durch fleissige passive Bewegungen nach der Lähmung die Ansatzpunkte der zur nutritiven Verkürzung tendirenden Muskeln immer wieder von einander entfernt, so bleibt die nutritive Verkürzung zum grossen Theile oder gänzlich aus. In gleicher Weise ist es oft möglich, eine schon bestehende wieder zu verringern, insbesondere aber dann, wenn die Lähmung der Antagonisten wieder zurückgeht.

Bei dieser Form der Contractur sind die Sehnenreflexe der verkürzten Muskeln durch die Verkürzung selbst nicht beeinflusst. Sie können, je nach dem sonstigen Zustande des Nervensystems normal oder gesteigert sein, eventuell, bei Atrophie der Muskeln, herabgesetzt. Die Sehnenreflexe ihrer Antagonisten sind wieder, je nach der zu Grunde liegenden Lähmungsursache, normal, gesteigert oder erloschen. Die elektrische Reaction richtet sich nach dem Zustande der Muskeln. Chloroformnarkose und *Esmarch'*sche Binde verringern diese Contractur ein wenig, heben sie aber nicht vollständig auf. Sie bleibt daher auch an der Leiche bestehen.

Zur Entstehung der „paralytischen Contracturen" trägt, wie man sich jetzt wohl geeinigt hat, der Einfluss der Schwere, der Belastung und der durch die theilweise Lähmung unbalancirten Antagonistenwirkung, endlich der Schrumpfung der gelähmten Muskeln bei. Die Sehnenreflexe sind, je nach dem Zustande der einzelnen Muskeln, in diesen normal bis erloschen. Literatur: *Hueter* [333], *Volkmann* [741, 742], *Seeligmüller* [664, 666], *Karewski* [371], *Lorenz* [444, 445], *Hoffa* [320, S. 36].

Die Muskelstarre bei Paralysis agitans wird von *Blocq* auf Affection der Muskelsubstanz selbst zurückgeführt. Seine anatomischen Befunde scheinen jedoch wenig beweisend.

Nach dem Verhalten der Sehnenreflexe zerfallen die myogenen Contracturen somit in zwei Gruppen. In die eine gehört die chemisch bedingte dauernde Muskelverkürzung, die Substitution des Muskels durch Neoplasma und die bindegewebige Schrumpfung. Diese beruhen auf Schädigung der contractilen Substanz, sind nothwendigerweise mit Herabsetzung der Sehnenreflexe verbunden, sind reflexodepressorische Contracturen. Die zweite Gruppe die nutritive Verkürzung, lässt die Sehnenreflexe an sich unbeeinflusst, sie ist eine reflexoneglectorische Contractur. Die „paralytische Contractur" ist eine gemischte Form.

Abschnitt 3.
Contractur bei Erkrankung der sensorischen Enden des Reflexbogens.

Krankhafte Reizung der Nervenendigung in Periost und Gelenk ruft Steigerung der Sehnenreflexe hervor. (S. 104.) Dieselbe Reizung gibt auch zur Entstehung von Contracturen auf reflectorischem Wege Veranlassung. Diese Theorie der „contractures d'origine articulaire", deren Aufstellung wohl seit der Kenntnis der Reflexphänomene überhaupt datirt*), ist von *Charcot* und seiner Schule ausgebildet worden: *Charcot* [119, 120, 124], *Brissaud* [91], *Blocq* [67], *Cousin* [139], *Wichmann* [708].

Eine Contractur mit Steigerung der Sehnenreflexe findet sich besonders in einzelnen Fällen von acutem Gelenksrheumatismus, bei chronischem Gelenksrheumatismus, bei Arthritis deformans,

---

*) Vgl. z. B. bei *Spiess* [687, S. 211].

bei tuberculösen Gelenkserkrankungen. So gehört die Contractur der tuberculösen Coxitis hierher. Dieselbe Contractur findet sich in manchen Fällen von Periostitis und bei gewissen Belastungsdeformitäten (Plattfuss etc.). Die Muskelstarre bei Fracturen und Luxationen, welche die Knochen und Gelenke der betroffenen Extremität fixirt, ist von derselben Art.

Alle diese Contracturen treten meist nur bei b r ü s k e n Bewegungen auf, also bei solchen, welche Sehnenreflexe auszulösen geeignet sind. Sie lassen in der Ruhe, wenn keine sensorischen Reize wirken, bedeutend nach, sie treten oft gar nicht ein, wenn das Gelenk sehr langsam und vorsichtig bewegt wird. Sie lassen im tiefen Schlafe nach und schwinden in der Chloroformnarkose. Besteht die Krankheit lange fort, so tritt nutritive Verkürzung der Muskeln und des Bindegewebes *) an der Concavität ein, hiezu kommt die Atrophie der Muskeln. Dadurch wird die Deformität festgehalten, auch wenn die Entzündung des Gelenks geheilt ist. So bestehen die anscheinenden Verdickungen der Gelenke im „knotenförmigen“ Rheumatismus nicht in Veränderungen der Gelenksenden, sondern sind durch die Stellung der Gelenke bedingt, welche anfangs durch active Muskelwirkung, später durch Verwachsungen und Bindegewebsentwicklung in den Muskeln und um diese festgehalten werden, während sich bei der Section die Gelenke selbst ziemlich normal und beweglich erweisen.

Während diese Contracturen anfangs constant mit Steigerung der Sehnenreflexe verbunden, also r e f l e x o p h i l e Contracturen sind, nehmen natürlich die Sehnenreflexe später, wenn die Contracturen lange bestehen und sich Atrophie der Muskeln**) ausbildet, wieder ab.

Eine neue wesentliche Stütze hat diese von *Strümpell* [704] angegriffene Anschauungsweise durch die Untersuchungen von *Lorenz* [446] über den „spastischen Plattfuss“ erhalten. Die Ueberdehnung des Ligamentum talo-calcaneo-naviculare erzeugt eine Reizung der Gelenksnerven, diese hat eine r e f l e c t o r i s c h e Contractur der Pronatoren zur Folge, welche die pathologische Stellung des Fussgewölbes herbeiführt und fixirt. Die Theorie wird durch die T h e r a p i e bestätigt: E i n s p r i t z u n g e i n e r 5% L ö s u n g v o n Cocain ins Gelenk

---

*) Schrumpfung der Fascia lata ist bei Coxitis von *Froriep* [252] anatomisch nachgewiesen worden.

**) Ueber die Quelle dieser Muskelatrophie bestehen eine Anzahl von Theorien. Siehe hierüber bei *Hoffa* [321].

lässt sofort den Spasmus verschwinden und ermöglicht das Redressement. Diese Contractur verschwindet also durch Cocaïnisirung der sensorischen Nerven ebenso wie der Sehnenreflex (S. 51).

Diese Form von Contractur verhält sich demnach wie ein wahres Reflexphänomen. Sie führt Fixirung des erkrankten Gelenkes durch Reizung seiner Nerven herbei, sie wird durch äussere Reize verstärkt (gebahnt), schwindet im Schlafe, in der Chloroformnarkose und bei Anästhesirung der sensorischen Aufnahmsorgane. Sie ist zugleich mit Steigerung einer anderen ebenfalls von den Gelenks- und Periostnerven auszulösenden Reflexerscheinung, der Sehnenreflexe verbunden : reflexophil.

Die Frage nach dem Wesen dieser Contractur zerfällt in zwei Fragen: Welche Vorgänge spielen sich dabei im Muskel ab? Auf welche Weise werden sie vom Centrum unterhalten? Die Beant. wortung der ersten Frage erfordert eine Analyse auf experimentellem (graphischem, mikrophonischem, elektrischem etc.) Wege. Eine solche Untersuchung ist bisher nicht durchgeführt worden, daher eine wirkliche Beantwortung dieser Fragen noch nicht möglich. Alle Deutungsversuche haben somit vorläufig nur die Bedeutung von sehr wenig fundirten Hypothesen.

Am wahrscheinlichsten ist gegenwärtig folgende Vorstellung : Unter den schützenden Reflexbewegungen haben wir Bewegungen von sehr verschiedener Geschwindigkeit. Eine sehr rasch eintretende und verschwindende Reflexbewegung ist z. B. das Blinzeln. Eine etwas langsamer verlaufende Reflexbewegung ist das gänzliche Zurückziehen eines Beines auf Hautreiz, die Contraction dauert viel länger und lässt viel langsamer nach. Die besprochene Form von Contractur bei Gelenks- und Knochenerkrankung wäre eine schützende Reflexbewegung, welche sehr rasch eintritt und sehr langsam abläuft.

Da die Contractur nicht in entsprechendem Masse ermüdet wie die willkürliche Contraction, welche eine Serie von Zuckungen ist, so ist die Annahme denkbar, dass es sich um eine besondere Form von Tetanus des Muskels handelt, der weniger discontinuirlich ist, als der der willkürlichen Contraction, ja es wäre denkbar, dass es sich um eine Serie einzelner abnorm langgestreckter Muskelzuckungen handelte, welche sehr rasch, analog der Zuckung eines quergestreiften Muskels bei maximaler Reizung, einsetzten, dann aber wie die Zuckung eines glatten Muskels verliefen. Die Rolle des Centrums bestände darin, in gesteigerter Erregbarkeit ein Einsetzen solcher abnorm verlaufender Muskelcontractionen zu veranlassen. Dass verschiedene Reize verschieden rasch verlaufende Muskelzuckungen erzeugen können, hat v. *Fleischl* [231] erwiesen. Dessen Arbeit enthält auch Versuche, in denen es gelingt, einen Muskel in einem beliebigen Contractionszustande zu erhalten, so dass innerhalb desselben noch weiter einzelne

maximale Zuckungen aufgesetzt werden können. Diese würden den Sehnenreflexen entsprechen, welche während der Contractur sich erzeugen lassen.

Die Beziehung zwischen dieser Contractur und der Steigerung
der Sehnenreflexe würde darin bestehen, dass die Reizung der sensorischen Enden des Reflexbogens für die Sehnenreflexe einerseits diese
durch Bahnung steigert, andererseits die Contractur erzeugt. Daher
ist diese nothwendig mit Steigerung der Sehnenreflexe verbunden.
Beiden Reflexbewegungen, der Contractur und den Sehnenreflexen,
wäre also der motorische und der sensorische Theil des Reflexbogens
gemeinsam. Dass die centralen Theile nicht ganz identisch sein
können, scheint aus einigen später anzuführenden Thatsachen hervor
zu gehen.

Über Contracturen bei Erkrankungen der motorischen Nervenendigungen ist nichts bekannt.

Abschnitt 4.

Contracturen bei Erkrankungen der peripheren Nerven und der Wurzeln.

Als Contracturen durch Reizung sensorischer Nerven sind
unzweifelhaft jene Fälle dauernden tonischen Krampfes aufzufassen,
in denen bei Nervenverletzung nicht nur die von den verletzten
Nerven versorgten Muskeln, sondern auch andere, selbst die der
anderen Körperhälfte betheiligt waren. Solche Fälle (Schussverletzung)
sind von *Weir Mitchell* [765] mehrfach berichtet.

Hierher gehört auch die sehr seltene Contractur während der
Neuritis. *Strümpell* und *Moebius* [708, Fall I.] haben einen solchen
Fall beschrieben. Die Neuritis war offenbar im Bereiche der sensorischen Nerven, es bestanden äusserst geringe Lähmungserscheinungen, aber sehr heftige Schmerzen, im Biceps brachii war starke Contractur vorhanden. Sein Sehnenreflex, wie überhaupt die aller
Muskeln, war über die Norm gesteigert.

Diese Form von Contractur ist offenbar mit der im vorigen
Abschnitte betrachteten identisch. Es ist eine reflectorisch erzeugte Contractur, der pathologische Reiz trifft in diesem Falle den
sensorischen Nerven in seinem Verlaufe.*)

---

*) Dass manche der in der Literatur berichteten Fälle von „traumatischer
Reflexcontractur" ins Gebiet der traumatischen Hysterie gehören, kann bei genauerer
Analyse der betreffenden Fälle nicht bezweifelt werden.

Schwierig ist die Frage der Contracturen bei **Erkrankung motorischer Nerven.** Bereits *Marshall Hall* [465, S. 395] warf die Frage auf, ob solche überhaupt existiren, oder ob sie nicht „ihren Ursprung immer tiefer im Centrum des Systems" haben. Es handelt sich hier um Contractur durch R e i z u n g der motorischen Nerven; die n a c h Lähmung haben wir im Abschnitte 2. erledigt. Die Mehrzahl der Lehrbücher und Abhandlungen beantwortet die Frage *Marshall Hall's* bejahend. So wird seit *Hugenin* [334] die Nackenstarre der Meningitis auf Reizung der vorderen Wurzeln des Halsmarks zurückgeführt. Ebenso liest man, dass Tumoren der Cauda equina häufig Contracturen erzeugen : *Leyden* [422, I. S. 467], *Erb* [191, S. 291].

Zu einem anderen Resultate kommt man, wenn man die Originalfälle in der Literatur studirt.

Es sind zunächst jene Fälle zu unterscheiden, in denen der motorische Nerv direct v e r l e t z t wurde. In solchen Fällen kommt es wie beim Thierversuche (S. 127) zu dauerndem tonischen Krampfe. Ueber das Verhalten der Sehnenreflexe in solchen Fällen *) ist nichts angegeben, doch ist kein Zweifel, dass sie herabgesetzt sein mussten oder gänzlich fehlten.

Eine „Reizung" der motorischen Nerven wäre am ehesten bei Geschwülsten zu erwarten. Doch sind Contracturen bei solchen nicht etwa häufig, sondern e n o r m s e l t e n.

Von der Scoliose bei Rückenmarkstumoren hat man mehrfach gemeint, dass sie auf Reizung der vorderen Wurzeln zu beziehen sei. Analysirt man jedoch solche Fälle genau, so ergibt sich als Grund der Körperhaltung der S c h m e r z, der bei Bewegungen und in anderen Stellungen eintritt, wie z. B. aus dem Falle 12. von *Traube **)* deutlich hervorgeht. Diese Haltung ist daher, wie auch *Leyden* annimmt, reflectorisch bedingt.

In anderen Fällen liegt offenbar Contractur durch nutritive Verkürzung oder Schrumpfung der Muskeln n a c h Lähmung vor, wie im Falle von *Braubach* [86] : Lipom der Rückenmarkshäute, Lähmung im 2. Lebensjahre eingetreten, Contractur im 5. Lebensjahre beobachtet. (Ueber die Sehnenreflexe keine Angaben, doch mussten sie nach dem Zustande des Rückenmarks geschädigt gewesen sein.)

---

*) Z. B. der von *Seeligmüller* [667, S. 310] citirte Fall von *Mollinelli* (eine aus Versehen um den Medianus geschlungene Ligatur), Fälle von *Weir Mitchell* [765, S. 138].
**) Siehe bei *Leyden* [422, I. S. 450].

In der Regel findet sich bei Tumoren an den vorderen Rückenmarkswurzeln s c h l a f f e atrophische Lähmung. So im Falle von
Jaccoud [335, S. 372], in den zwei Fällen von *Long Fox* [238], im Falle
von *Schultze* [647]. Unberechtigt ist daher die Verwunderung dieses
Autors, „dass im Anfange keine Reizsymptome von den vorderen
Wurzeln *) aus, in Gestalt von Zuckungen und K r ä m p f e n sich
gezeigt haben, trotzdem sonst gerade langsam wachsende Tumoren
leicht derartige motorische Phänomene hervorzurufen pflegen."

Was nun die C a u d a e q u i n a betrifft, so habe ich in der
Literatur folgende 14 Fälle von Tumor derselben gefunden: 1 Fall
von *Ch. Bell* [36], 1 Fall von *Simon* [681], 1 Fall von *Benjamin*
[41], 1 Fall von *Lange* [402], 1 Fall von *Leyden* [422 I. S. 468], 1 Fall
von *Gaillard* [260], 1 Fall von *Bristowe* [93], 1 Fall von *Harris* [295],
1 Fall von *Thorburn* [719], 1 Fall von *Osler* [551], 1 Fall von *Roth*
[613], 1 Fall von *Laquer* [407], 1 Fall von *Valentini* [736]. Hiezu 1
Fall, den Herr Geheimrath *Erb* auf meine diesbezügliche Anfrage mir
gütigst mitgetheilt hat. Macht 15 Fälle. Von diesen bestanden im
Falle von *Bristowe* geringe, im Falle von *Erb* starke Contracturen,
im Fall von *Harris* waren Contracturen n a c h peripherer Lähmung
vorhanden (siehe S. 194), in den übrigen Fällen s c h l a f f e L ä h m u n g.

Die Mittheilung des Herrn Geheimrathes *Erb* lautet:

„Meine, von Ihnen citirte Notiz über die Caudatumoren bezog sich
u. A. auf einen von mir selbst gesehenen Fall, dessen ich mich noch ganz gut
erinnere. Er betraf eine Dame, die mehrere (circa 4) Jahre an einer furchtbaren,
doppelseitigen Ischias litt, in deren Verlauf lange Zeit, wie ich mich bestimmt
erinnere, hochgradige Beugecontracturen der unteren Extremitäten bestanden,
ehe noch irgend etwas anderes nachweisbar war. So weit ich mich entsinne,
sind überhaupt Lähmungen und Anästhesien in dem Fall nicht eingetreten, der
schliesslich mit hochgradigem Marasmus endete. Die Section ergab ein Myxosarcom
an der Cauda. — Leider habe ich die fragliche Krankengeschichte nicht wieder
finden können, kann Ihnen also die genaueren Details nicht übermitteln. Die
Sehnenreflexe waren damals (die Dame starb im Februar 1874) noch nicht
bekannt."

Der Fall von *Bristowe* ist der folgende:

39jähriger Mann. Vor 14 Monaten Amputation des linken Arms wegen
Sarcom des Humerus. Seit 6 Wochen Schmerz in den Beinen, dann Schwäche,
Unvermögen, den Harn zu halten. Bei der Aufnahme schiessende Schmerzen in
der Beinen, Parese derselben. Z e i t w e i s e tritt Steifigkeit der Beine
a u f, namentlich im rechten Beine, welches auch manchmal zittert.
K n i e p h ä n o m e n beiderseits „brüsk", kein Fussklonus. Hautreflexe sehr
schwach. Unfreiwilliger Harn- und Stuhlabgang. Allmälige Zunahme der Lähmung.

---

*) Im Original steht durch einen offenbaren Lapsus calami „Muskeln."

Der linke Patellarreflex schwindet in den nächsten Wochen, der rechte bleibt stark. Das rechte Bein ist zeitweise steif. Abnahme der elektrischen Erregbarkeit links deutlich, rechts gering. Bei einem Versuche, sich umzudrehen, Spontanfractur des linken Femur. Decubitus, sehr starke Atrophie der Beine. Obduction: Eine sarconatöse Masse auf der Vorderfläche des 3.—5. Lendenwirbels, welche in die Körper der Wirbel hineinreicht, den des 4. fast vollständig substituirend, ferner von hier aus in den Wirbelcanal hineinwuchert, die vordere Hälfte des Canals erfüllend und die Cauda comprimirend. Die Nerven treten durch die Geschwulst auf der Ventralfläche der Wirbelkörper hindurch, sind rechterseits nicht beeinträchtigt, linkerseits von derselben stark comprimirt.

Wir haben also in 2 Fällen Contractur bei Nervencompression, von diesen ist sie in einem Falle sicher reflexophil, im anderen jedenfalls ohne Lähmung und bei sensorischen Reizerscheinungen aufgetreten.

Die meningitische Affection der vorderen Wurzeln ist, wie die Beobachtungen von *Schultze* u. A. erweisen (S. 182), nicht die Ursache der Nackenstarre, da sie bei vorhandener Nackenstarre fehlen und ohne das Bestehen von Nackenstarre intensiv entwickelt sein kann. *)

Nur ein Fall von chronischer meningitischer Affection der vorderen Wurzeln ist hier anzuführen.

Remak [596] und *Goldscheider* [270]: Bei einem 37-jährigen Phtisiker entwickelte sich seit einem Jahre eine immer zunehmende „Steifigkeit" der Arme. Die Untersuchung ergab Contracturen in beiden Extremitäten, welche bei Bewegungsversuchen gesteigert wurden, Nachts einigermassen, wiewohl nicht vollständig erschlafften, zeitweise unter dyspnoischen Anfällen zunahmen. Sehnenreflexe der Arme und des Sternocleidomastoideus abnorm gesteigert, der Beine nur wenig erhöht. Sensibilität normal. Obduction: Verdickung und Infiltration der Pia an der Ventralfläche des Rückenmarks in der Höhe der 4.—6. Cervicalnerven. Die Infiltration dringt zum Theile in den Vorderseitenstrang ein. Auch die vorderen Wurzeln etwas zellig infiltrirt. Geringe absteigende Degeneration bis ins Dorsalmark.

Wir haben also einen einzigen Fall von Contracturen bei Affection vorderer Wurzeln, zwei Fälle bei Affection der Cauda equina. Demgegenüber steht eine sehr grosse Zahl von Fällen, bei denen keine Contracturen vorhanden waren; alle Fälle von Nervencompression durch retroperitoneale Tumoren, die Mehrzahl der Fälle von Tumoren der Cauda equina, die Fälle von Tumoren der vorderen Wurzeln, — auch *Charcot* [121] gibt an, dass bei solchen nur schlaffe Lähmung besteht —, u. s. w.

---

*) Vergl. den Fall von *Hoche* [316].

Wären nun die Contracturen in diesen 3 Fällen Folge einer directen Reizung der motorischen Fasern, so wäre es höchst auffallend, dass sie so selten, dass sie nicht die Regel, sondern eine seltene Ausnahme bei Erkrankungen der motorischen Fasern sind. Nimmt man dagegen an, dass sie nicht durch Reizung motorischer Fasern, sondern reflectorisch durch Reizung sensorischer Fasern hervorgerufen sind, dann erklärt sich eben die Seltenheit bei den Erkrankungen der motorischen Wurzeln ganz natürlich, dann erklärt sich auch die Steigerung der Sehnenreflexe, die in den zwei Fällen, in denen diese Reflexe untersucht wurden, vorhanden war. Wir haben in diesen Contracturen reflectorische Contracturen zu sehen, ganz wie in den bei Gelenksentzündungen auftretenden (S. 197). Im Falle von *Remak-Goldscheider* sind mit *Bernhardt* [60] die Fasern der „sensibilité recurrente" als sensorische Fasern heranzuziehen.

Zur Steigerung der Sehnenreflexe und zur Enstehung der Contractur wirkt in diesen Fällen natürlich nicht nur die Affection der unmittelbar am Reflexbogen betheiligten sensorischen Fasern, sondern auch aller anderen getroffenen sensorischen Nerven mit. (Für die Sehnenreflexe „indirecte spinale Bahnung", siehe S. 81 und 104).

Die Entstehung von reflexophilen Contracturen als Reflexphänomenen durch Bahnung von benachbarten Rückenmarksabschnitten aus erklärt, dass Contracturen auch in solchen Muskeln zu Stande kommen, deren Nerven nicht getroffen sind. *Strohmeyer* [679] hat dies an der Hand eines traumatischen Falles, der jedoch in der Literatur nirgends citirt wird, schon vor langer Zeit auseinandergesetzt. Die gleiche Auffassung erklärt den Fall von *Henoch* [303]: Einbettung beider Ischiadici in schwielige Abscesswände, Contracturen aller 4 Extremitäten. Leider ist in diesem Falle über die Sehnenreflexe nichts angegeben, ebenso im Falle von *Remak* [595], der hierher zu gehören scheint*).

Abschnitt 5.

Contracturen bei reflexocentralen Läsionen.

Über Contracturen bei Erkrankungen, von denen man annehmen dürfte, dass sie sich auf das Segment des Reflexcentrums eines Sehnenreflexes im Rückenmarke beschränkten, gibt es keine Erfahrungen.

---

*) Von den „Reflexcontracturen" bei chronischen Nervenaffectionen dürfte übrigens nicht Weniges zur Hysterie gehören. So z B. wohl der Fall von *Pinto-Portella* [567]: Heilung nach Abtragung der Clitoris, oder die Contractur bei Schwefelkohlenstoffvergiftung im Falle von *Mendel* [472], mit Rücksicht auf den Fall von *Bernhardt* [58] und die Ausführungen von *Marie* [459].

Doch sind einige Beobachtungen hier mit gutem Rechte zu verwerthen, die bei Affectionen des Kernes eines motorischen Hirnnerven, des Trigeminus gemacht worden sind.

Wernicke [773] hat einen Fall von Ponstuberkel beschrieben, in welchem wochenlang eine Contractur des linken Masseter mit „brettharter Anspannung" bestand, also ein Zustand, der nach der Dauer, wie allen übrigen Eigenschaften, den Namen der „Contractur" auch im rigorosesten Sinne verdiente. Die sorgfältige Untersuchung des anatomischen Präparates zeigte das untere Drittel des linken motorischen Trigeminuskernes von der Geschwulst ergriffen, die zugehörige Wurzel normal. Es ist kaum zu zweifeln, dass die starre Mundsperre auf einer Reizung des Quintuskernes beruhte.

Ein in gleicher Weise zu deutender Trismus tritt ziemlich häufig bei vasculären Erkrankungen, Blutungen und Erweichungen, in Pons und Medulla oblongata auf. *Joffroy* [354] hat zuerst darauf aufmerksam gemacht. Weitere Fälle bei *Eisenlohr* [181], *Oppenheim* und *Siemerling* [544].

Leider ist in allen diesen Fällen von Masserencontractur keine Angabe über das Unterkieferphänomen zu finden.

Diese Lücke dürfte nun folgender von mir beobachteter Fall ausfüllen, der zwar nicht zur Obduction gelangte, in dem jedoch die Diagnose einer bulbären Erkrankung kaum zweifelhaft sein kann.

Beobachtung XVI. *Theresia Treitel,* 58 Jahre, Kindsfrau aus Steyr in Ober-Österreich gebürtig. Aufgenommen 14. April, entlassen 22. November 1890. (Z. 87b der Abtheilung Primarius *Redtenbacher*)

Patientin, welche früher immer gesund gewesen sein soll, stürzte auf der Strasse zusammen und wurde bewusstlos ins Spital gebracht. Der Mund war nach Angabe der Wärterin fest geschlossen.

Status praes. vom 15. April Morgens. Mittelgross, mittelkräftig. Passive Rückenlage. Tiefes Coma Schnarchende Respiration, Puls 90. Arterie stark geschlängelt und rigide.

Die Pupillen mittelweit, etwas träger auf Licht reagirend. Die Kiefer durch harte Anspannung der Masseteren fest aufeinander gepresst. Kein Reflex bei Beklopfen der unteren Zahnreihe. Rechter Mundwinkel hängt herab, Nasolabialfalte verstrichen, Tabakblasen rechts. Die Falten um das rechte Auge eine Spur weniger ausgeprägt als links. Rechte obere Extremität schlaffer als die linke. Sehnenreflexe an den Armen und Beinen mässig stark. Auf Nadelstiche überall Reaction.

16. April. Bewusstsein etwas wiedergekehrt. Facialis wie gestern. Trismus dauert fort. Kein Masseterenreflex beim Beklopfen des Unterkiefers.

Wird der Mund passiv geöffnet, so zeigt sich die Zunge ganz schlaff liegend, stark nach rechts abweichend. Sie kann nur kaum merklich bewegt werden. Das Gaumensegel hebt sich ganz wenig beim Versuche der Phonation. Die Kranke kann jedoch keinen Laut hervorbringen und macht sich nur durch Gesten verständlich. Sie schluckt nur schwierig.

Alle Sehnenreflexe sind sehr stark: so Biceps-, Triceps-, Radiusreflex, Patellar- und Achillessehnenreflex. Rechts kein Sohlenreflex, links deutlich. Beiderseits kein Bauchreflex.

17. April. Das Bewusstsein ist freier. Der Trismus ist geschwunden, starkes Unterkieferphänomen. Die rechte Hand wird ganz gut bewegt, der Händedruck ist rechts um eine Spur schwächer als links. Zunge kann nur ganz wenig bewegt werden. Patientin kann einige Laute grunzend hervorbringen, scheint alle Fragen zu verstehen. Schlucken ist sehr erschwert.

18. April. Patientin ist heute bereits versuchsweise aufgestanden. Es besteht keine Lähmung des Beines, nur eine kaum merkliche Parese der rechten oberen Extremität. Die Sprache ist gänzlich aufgehoben, sie kann nur einiges lallen. Das Gaumensegel hebt sich bei Phonation sehr wenig. Schlucken nur von festen Speisen gut möglich, deren Brocken sie sich mit den Fingern in den Rachen schiebt. Starkes Unterkieferphänomen, allenthalben starke Sehnenreflexe an den Extremitäten.

Die Kranke blieb andauernd in diesem Zustande. Die Zunge lag fast unbeweglich am Boden der Mundhöhle, mit dickem grauem Belage bedeckt, wurde allmälig atrophisch. Das Schlucken blieb immer erschwert, sie nahm die Bissen mit den Fingern und führte sie in den Rachen ein. Trinken ging nur bei besonderer Haltung des Körpers und Kopfes. Die Sprache beschränkte sich auf ein kaum verständliches Lallen und Gröhlen. Die Intelligenz war augenscheinlich ungetrübt. Die Sehnenreflexe blieben allgemein gesteigert.

Leider musste die Kranke auf Verlangen des heimatlichen Landesausschusses an die dortige Versorgungsanstalt abgegeben werden, wo sie nach kurzer Zeit einem neuerlichen apoplektischen Insulte erlag. Section wurde dort nicht gemacht.

Bei dieser Patientin bestand also im Anschlusse an eine acute vasculäre Bulbärerkrankung mehrtägige Contractur der Masseteren mit Fehlen ihres Sehnenreflexes. Nach Ablauf der Contractur zeigte sich das Unterkieferphänomen ebenso wie die anderen Sehnenreflexe gesteigert. (Eine ganz andere Form der Masseterencontracturen siehe im nächsten Abschnitte.)

Wir haben also bei reflexocentraler Läsion eine reflexodepressorische Contractur.

Es besteht also in einem Theile des Reflexcentrums in den grossen „motorischen" Ganglienzellen ein Reizzustand, der zur dauernden Innervation der Muskeln führt, ohne Steigerung der Sehnenreflexe, ja mit Herabsetzung derselben.

Einen gleichen Reizzustand werden wir als toxisch erzeugt kennen lernen.

Abschnitt 6.
Die Erkrankung der Pyramidenbahnen.

Secundäre Degeneration der Pyramidenbahnen, primäre Erkrankung und Agenesie derselben sind constant mit Steigerung der Sehnenreflexe verbunden, wenn nicht gleichzeitig Läsion des Reflexbogens besteht oder die Unterbrechungsläsion, welche die absteigende Degeneration veranlasst, gleichzeitig Hemmungseinflüsse nach abwärts ins Reflexcentrum sendet (Cap. V.).

In sehr zahlreichen Fällen kann auch C o n t r a c t u r bestehen. Es sind hier verschiedene Formen von Contractur zu unterscheiden. Erstens eine reflexophile Form, die in der Mehrzahl der Fälle von Pyramidenbahnerkrankung eintritt, gewöhnlich, der Zeit nach, der Steigerung der Reflexe nachfolgt und sich allmälig entwickelt. Ferner eine zweite reflexophile Form, welche rasch eintritt, ebenso rasch verschwinden kann und offenbar von der unterbrechenden Läsion, welche die Secundärdegeneration verursacht, abhängig ist, auch ohne Secundärdegeneration eintreten kann. Endlich Contracturen verschiedener Art, welche sich bald als reflexodepressorische, bald als reflexoneglectorische erweisen und gleichfalls zufällige Complicationen sind, nicht nothwendig mit der Pyramidenbahnerkrankung zusammenhängen.

Auch die erstere, am häufigsten bei der Pyramidenbahnerkrankung anzutreffende Form von Contractur ist nicht in allen Fällen gleich, sie ist zunächst verschieden, je nachdem es sich um absteigende Degeneration nach Hirnherden oder nach Rückenmarksherden handelt.

Die Contractur bei absteigender Degeneration nach supracentralen Rückenmarksherden tritt in den Fällen 7.—15. von S. 130 auf. Sie ist oft ausserordentlich stark, die Muskulatur dabei wohl erhalten, so dass die Contractur oft bei grösster Kraftanwendung nicht zu überwinden ist. Man hat diese Contractur als „permanente" Contractur beschrieben und darin eine dauernde Muskelaction sehen wollen.

Leyden [422, I. S. 461, II. S. 170], dann *Strümpell* [699] und *Talma* [713] haben nun erwiesen, dass die „Permanenz" der Muskelrigidität hiebei fast immer nur scheinbar ist. Geht man mit genügender Vorsicht und Geduld zu Werke, vermeidet es, sensorische Reize auf den Patienten wirken zu lassen, und hält ihn selbst von willkürlichen Bewegungen ab, so gelingt es, das anscheinend steife

Bein durch langsame und vollkommen gleichmässige Bewegung aus
der eingenommenen Lage leicht in jede Stellung zu bringen, ohne grös-
serem Widerstande zu begegnen, als bei normalen Personen. Dazu
ist es oft nöthig, die Hände, wenn man sie unter das Bein gebracht
hat, viele Minuten lang still zu halten, bis die durch den Reiz der
Berührung erzeugte reflectorische Spannung des Beines wieder geschwunden ist und man die vorsichtige passive Locomotion beginnen
kann. Bewegt man dagegen rasch, so tritt sofort die Contractur ein.
Diese Darstellung gilt von den starken Contracturen.

Diese Contractur entwickelt sich in der Regel ganz allmälig.
Den ersten Anfang erkennt man, wie *Westphal* [788, S. 238] betont
hat, nur bei brüsken Bewegungen.*) Dann tritt in jenen Muskeln,
welche hiebei gezerrt werden, die erste Andeutung der Rigidität auf,
während bei langsamen Bewegungen davon nichts zu bemerken ist.
In höheren Graden ist die Contractur bei den ersten Bewegungen nur
mässig, verstärkt sich dann aber.

Diese Contractur schwindet im Schlafe, sie schwindet in der
Chloroformnarkose und bei Anlegung der *Esmarch*'schen Binde.

Diese Contractur ist also im Wesentlichen ganz identisch mit
der Contractur, die wir bei Gelenksaffectionen kennen gelernt
haben. Sie hat ebenso wie diese die meisten Eigenschaften einer
Reflexbewegung. Die im Abschnitte 3. entwickelte Hypothese
lässt sich auch auf sie anwenden. Ihre Entstehung kann einigermassen erklärt werden durch den Wegfall der supracentralen, subcorticalen und cerebralen Hemmungen, was denselben Effect wie die
Bahnung von den Gelenken haben könnte.

Besteht eine solche Contractur bei Rückenmarkserkrankung
lange Zeit, so ändert sich ihr Verhalten — ein Stadium, das allerdings nicht von allen Rückenmarkskranken erreicht wird. Während im Beginne die Beine meist in Streckstellung sich befanden,
bildet sich nun Beugecontractur heraus. Zugleich wird allmälig
mehr und mehr die Contractur wirklich „permanent", es lässt
sich auch bei grösster Vorsicht nur eine ganz minimale Streckung
des Beines erzielen.

Es bestehen nämlich bei solchen Rückenmarkskrankheiten in
der Regel auch gesteigerte Hautreflexe in der unteren Körperhälfte.
Die Bewegung, die hiebei ausgelöst wird, ist fast stets die eine: An-

---

*) Zuerst scheint auf diese Contracturen, die nur bei Bewegungen nach-
weisbar sind, *Benedikt* [37] aufmerksam gemacht zu haben.

ziehen der Beine gegen den Stamm. Während diese Reflexbewegung im Anfange der Erkrankung die Wirkung hat, das Bein „beweglich" zu erhalten, einer Fixirung der Streckcontractur durch nutritive Verkürzung entgegenzutreten, hat sie im weiteren Verlaufe den entgegengesetzten Effect. Tag und Nacht wird diese Reflexbewegung um so häufiger ausgelöst, je länger die Krankheit dauert. Sie tritt bei jedem Versuche, den Körper zu bewegen, bei jedem Stuhlgange, Harnlassen etc. etc. ein. Schliesslich liegt der Kranke im Bette, in Rückenlage, mit etwas erhöhtem Kopfe, die Beine dauernd an den Stamm gezogen. Jetzt tritt nutritive Verkürzung der Muskeln an der Concavität der Gelenke ein, in diesen selbst gehen (trophische?) Veränderungen vor sich, welche einen Wechsel der gewohnten Stellung schmerzhaft machen und so die unbewegliche Lage der Beine begünstigen, und die fixirte Contractur ist fertig. Die Sehnenreflexe können nunmehr mit der Atrophie der Muskeln auf ein Minimum abnehmen. Speciell der Patellarreflex kann durch die starke Beugung des Knies unauslösbar werden (Vgl. S. 5).

Bei absteigender Degeneration nach Hirnherden tritt die Contractur oft erst nach Monaten ein. Manchmal scheint sie überhaupt auszubleiben. So fehlte sie in einem Falle von *Kahler* [366] noch 6 Monate nach dem Eintritte der Hirnläsion. Es scheint, dass bestimmte Momente hinzutreten müssen, um Contractur zu verursachen. *Brissaud* [91] hat Thatsachen gesammelt, welche zeigen, dass Traumen, namentlich der Gelenke, ferner Faradisation (*Duchenne*) zur raschen Ausbildung von Contractur in solchen Fällen Veranlassung geben können. *Charcot* spricht daher von „Contracture latente" und „opportunité de contractures", als deren Ausdruck er die gesteigerten Sehnenreflexe betrachtet. Sieht man in der Contractur eine Reflexerscheinung, so erklären sich solche Vorgänge als Bahnung.

Die Contractur nach Hirnherden unterscheidet sich in manchen Punkten von der bei supracentralen spinalen Unterbrechungsläsionen. Sie ist in der Regel viel weniger „beweglich", die Steigerung der Sehnenreflexe ist dabei geringer. Beides lässt sich nun leicht erklären. Die cerebrale Lähmung und die Contractur nach dieser trifft in der Regel vorwiegend die obere Extremität. Die obere Extremität wird nach cerebraler Lähmung viel weniger bewegt, als das Bein nach supracentraler spinaler Lähmung. Hiezu kommt nun noch, dass die Hautreflexe nach cerebraler Lähmung dauernd herabgesetzt sind. Es treten also keine Reflexbewegungen in der Extremität ein. Dieselbe

bleibt daher dauernd in derselben Stellung*). In Folge dessen
tritt sehr rasch zur reflexophilen Contractur eine nutrive Verkürzung hinzu und fixirt sie, während dies bei spinaler Erkrankung
erst im letzten Stadium auftritt. Dass zugleich die Sehnenreflexe
meist viel weniger gesteigert sind, erklärt sich, nach dem im Cap. V.
Auseinandergesetzten, aus der geringeren Zahl von Hemmungen, die
bei cerebralen Läsionen wegfallen. Ein Gleiches gilt für die Contractur des Beines nach cerebraler Lähmung. Hier wirkt der Verlust
der Hautreflexe mit der, dem Wegfall der cerebralen Innervation entsprechenden, reflexophilen Streckcontractur zusammen, um rasch eine
nutritive Verkürzung herbeizuführen, welche die Strecklage (eventuell
mässig gebeugte und abducirte Lage) des Beines fixirt. Affectionen
der Gelenke machen ferner passive Bewegungen der gelähmten Extremitäten oft schon frühzeitig schmerzhaft und begünstigen die dauernde
Ruhestellung derselben.

Trifft die cerebrale Lähmung jüngere Individuen, bei welchen die
andere Hemisphäre einen grossen Theil der Bewegung übernimmt
und die Extremitäten beweglich erhält, so bildet sich in der That
keine so „fixe" Contractur aus. Die Contractur bei cerebraler Kinderlähmung ähnelt daher meist viel mehr der bei Rückenmarksläsion. Sie ist einerseits „beweglicher", d. h. sie lässt sich, wenn man
vorsichtig vorgeht, überwinden, ohne dass man auf den wenig elastischen Widerstand des nutritiv verkürzten Muskels stösst, und andererseits zugleich „stärker", weil die nicht atrophischen Muskeln, wenn
eine brüske Bewegung oder ein sonstiger Reiz die Contractur auslöst, mit grösserer Kraft das Glied fixiren. Hiebei wird das Gelenk
nicht jedesmal in derselben Stellung fixirt, sondern diese kann innerhalb gewisser Grenzen etwas wechseln. So kann das Ellbogengelenk
eines Individuums, je nach der Stellung, in die man es eben durch
vorsichtige Bewegung gebracht, bald in stärkerer bald in geringerer
Beugung durch „Anreissen" am Biceps fixirt werden.**)

---

*) Eine Erörterung der Form der Stellung würde den Rahmen der Arbeit
überschreiten. Doch sei im Gegensatze zu den Theorien über verschiedene Lähmung
der Extensoren und Flexoren u. Ä. daran erinnert, dass die „typische Stellung
der Hemiplegie" von der oberen Extremität auch bei epileptischen, urämischen,
paralytischen etc. Krämpfen eingenommen wird, also eher die Stellung der „Total-
innervation" der Extremität zu sein scheint.

**) Diese Erscheinung ist nicht mit dem „Spasmus mobilis" zu verwech-
seln (siehe später).

In anderen Fällen entwickelt sich hier starke Contractur in fixer Stellung, deren Entstehung schon der so vielfach verkannte Orthopäde *Werner* [772, S. 140 ff.] richtig aufgefasst hat. Literatur über cerebrale Kinderlähmung bei *Freud* und *Rie* [245].

Eine ähnliche, beweglichere, Form der Contractur wird bei cerebraler Lähmung der Erwachsenen erhalten, wenn an den gelähmten Extremitäten durch fleissige passive Bewegungen der Eintritt nutritiver Verkürzung hintangehalten wird.

Einen derartigen Fall absoluter Lähmung des rechten Armes und Beines (mit hochgradiger Hemianopsie, fast vollständiger motorischer Aphasie etc.) beobachteten wir an der Abtheilung des Herrn Primarius *Redtenbacher* durch 2 Jahre. Die recht intelligente Kranke hatte fast unaufhörlich die Gelenke der gelähmten Extremität mit der gesunden Hand bewegt.

Ist der Reflexbogen an einer Stelle unterbrochen, so kann eine cerebrale Lähmung keine reflexophile Contractur hervorrufen, wohl aber kann sich nutritive Verkürzung ausbilden, wenn die Lähmung so stark ist, dass die Extremität dauernd in derselben Stellung bleibt. Eine solche Contractur wird sich von einer gewöhnlichen alten hemiplegischen Contractur nur durch den Mangel der Sehnenreflexe unterscheiden. Ein Beispiel gibt der S. 186 citirte Fall von *Debove*, der hiedurch erklärt ist.*)

Die primäre Erkrankung der Pyramidenbahnen führt zu ganz ähnlichen Contracturen, wie sie bei der Secundärdegeneration auftreten. Die Erkrankungen siehe S. 130, Nr. 16.—21.

Bemerkenswerth mit Rücksicht auf Abschnitt 5. ist die Contractur der Kaumuskeln, die bei Bulbärparalyse und amyotrophischer Lateralsklerose beobachtet wird, wenn die Erkrankung der Py-bahn sich cerebralwärts über die Medulla oblongata hinauf fortsetzt. Sie ist oft sehr stark, das Unterkieferphänomen dabei sehr gesteigert, manchmal klonisch. Sie schwindet im Schlafe, verhält sich überhaupt so, wie die gewöhnliche reflexophile Contractur der Extremitäten. Sie unterscheidet sich also durchaus von dem Trismus bei Affectionen des motorischen Trigeminuskerns. Fälle bei *Oppenheim* [542].

Entwickeln sich gleichzeitig mit der PyS-Erkrankung Läsionen des Reflexbogens (amyotrophische Lateralsclerose, combinirte Systemerkrankung), so tritt die reflexophile Contractur nicht oder nur in geringem Masse ein, wie *Vierordt* [739], *Strümpell* [700] und *Kahler* [365] erörtert haben. Insbesondere bleibt sie bei Erkrankung der

---

*) Wahrscheinlich ist im Falle von *Greidenberg* [285, Fall 8] Aehnliches vorgelegen. (Keine Obduction!)

Wurzeleintrittszone aus (*Westphal'sches* Gesetz*). Tritt eine solche Läsion später zur Erkrankung der Py-bahn hinzu, so schwindet die reflexophile Contractur wieder, eine mittlerweile etwa ausgebildete nutritive Verkürzung aber bleibt natürlich bestehen ; wie z. B. in dem von *Menzel* [477] beschriebenen Falle von hereditärer Ataxie. Die Entstehung einer solchen nutritiven Verkürzung wird auch durch eine schon von Anfang an vorhandene Hinterstrangserkrankung nicht gehindert, eher durch die erzwungene Ruhelage in Folge der Ataxie gefördert (S. 195**).

Bei A g e n e s i e der Pyramidenbahnen entwickelt sich die Contractur allmälig in der ersten Lebenszeit. Sie bleibt aus, wenn ein grösserer Theil der Bahn erhalten geblieben ist, wie im Falle von *Hervouet* [307]. Andernfalls ist sie sehr stark und giebt zu bedeutenden Deformitäten Veranlassung : „angeborene spastische Gliederstarre" nach *Little***). Literatur bei *Rupprecht* [621].

Alle die erörterten Formen reflexophiler Contractur zeigen identisches Verhalten im S c h l a f e, in C h l o r o f o r m n a r k o s e, bei Anlegung der *Esmarch'sch e n B i n d e*. Mit der letzteren überzeugt man sich bei hemiplegischer Contractur leicht von dem Masse der nutritiven Verkürzung, das in jedem Falle vorhanden ist ; der Rest der Contractur, der nicht durch die Binde gelöst wird, kommt auf Rechnung der nutritiven Verkürzung.

Nach *Brissaud* [91] soll j e d e hemiplegische Contractur mit ausserordentlich seltenen Ausnahmen der *Esmarch'schen* Binde g ä n z l i c h weichen. Es mag sein, dass ich zufällig solcher Ausnahmsfälle mehr gesehen habe — ich kann das nicht in vollem Umfange bestätigen. Die Contractur des Ellbogengelenks weicht nahezu immer. Anders verhält es sich jedoch mit der Beugecontractur der Finger und des Handgelenkes. Hier sah ich bei den schweren Fällen von Lähmung ziemlich oft (in circa 10% der Fälle), dass die Finger etwas beweglicher wurden, aber eine vollständige gleichseitige Streckung der Finger war nur bei B e u g u n g des Handgelenks möglich ; streckte man das Handgelenk gänzlich oder brachte es gar in leichte Dorsalflexion, so bogen sich die Finger alsbald ein. Versuchte man jetzt diese zu strecken, so begegnete das einem unüberwindlich starren Widerstand. Die vorzugsweise Ausbildung der nutritiven Ver-

---

*) [788].

**) Man braucht daher nicht mit *Rütimeyer* [616, S. 252] und *Bury* [107] die Giltigkeit des *Westphal'schen* Satzes anzufechten. Fall IX. von *Rütimeyer* kann dem späteren Stadium des *Menzel'schen* Falles entsprechen. Die Ausführungen von *Rütimeyer* beruhen auf Verwechslung von reflexophiler Contractur und nutritiver Verkürzung und beweisen eben die Schädlichkeit eines nicht genau definirten Ausdrucks wie „spastische Contractur", unter dem jeder Autor einen anderen Begriff versteht.

***) *W. J. Little*, Deformities of the human frame. London 1853. p. 113 u. 119.

kürzung am Ende der Extremität stimmt mit der Thatsache, dass die motorische und sensorische cerebrale Lähmung auch vorzugsweise dieses befällt.

Ueber den Zustand des Muskels bei reflexophiler Contractur sind elektrische Untersuchungen von *Mendelssohn* [475] und von *Edinger* [172] angestellt worden, Die Ergebnisse widersprechen einander in allen Punkten, so dass der Gegenstand einer neuen Bearbeitung dringend bedarf.

Mikrophonische Untersuchungen sind an der Klinik von *Charcot* [124, S. 321] angestellt worden. Man hört im contracturirten Muskel ein unregelmässiges Geräusch.

Auf Grund des vorliegenden Materials lässt sich eine wirkliche Theorie dieser reflexophilen Contractur noch nicht aufstellen. Es lässt sich nur als sicher annehmen, dass sie mit der Contractur bei Erkrankungen der Gelenke und sensorischen Nerven identisch, als sehr wahrscheinlich, dass sie ein Reflexphänomen ist.

Mit dieser Auffassung stimmen alle Erfahrungen über dieselbe zusammen. Sie kann bei dauerndem Wegfall cerebraler und supracentraler spinaler Hemmung und durch Bahnung von solchen Läsionen in Thätigkeit gesetzt werden. Sie ist bei Rückenmarksherden in der Regel stärker als bei Gehirnerkrankungen, weil bei ersteren mehr Hemmungen mit der Unterbrechung in den kurzen Bahnen α und β (Fig. 8) wegfallen.*) Sie ist am Abend stärker als am Morgen, weil sie durch alle sensorischen Eindrücke während des Tages gebahnt wird u. s. w.

Was die Beziehung zur Pyramidenbahn betrifft, so gilt dieselbe Ueberlegung wie im Cap. V. Abschn. 5. Es kann sich nur um die Wirkung der Abtrennung von supracentral gelegenen Theilen des Nervensystems handeln, nicht um Reizung durch irgend einen mit der absteigenden Degeneration verbundenen Process.

Die Annahme einer durch die Abtrennung herbeigeführten Steigerung der Erregbarkeit, wie sie *Charcot* [125, S. 467] vertritt, kann für sich allein nicht genügen, um die Entstehung der Contracturen zu erklären. Das erweist die Thatsache, dass Steigerung der Sehnenreflexe bei absteigender Degeneration viele Monate lang ohne Contractur bestehen kann (S. 209), ferner die im Abschnitt 5. mitgetheilten Thatsachen von Contractur durch reflexocentrale Reizung ohne Steigerung der Sehnenreflexe. Es muss daher irgend ein Moment noch hinzutreten und dies zeigen auch die Beobachtungen von *Brissaud* über Einfluss von Traumen. Die Vorstellung, dass es sich um gesteigerten Muskeltonus handle,

*) Bereits *Bouchard* [76] hat die stärkere Contractur bei Rückenmarksherden durch das grössere Areal der absteigenden Degeneration erklärt. Er suchte jedoch den Grund in der stärkeren Reizung durch den Degenerationsprocess.

verschiebt nur die Frage auf ein anderes Gebiet, ohne eine wirkliche Erklärung zu bieten. Sie genügt übrigens nicht der constanten Beziehung dieser Contractur zu den Sehnenreflexen (Vgl. Cap. VIII). Die Annahme *Jackson's* [337], dass die Unterbrechung der Pyramidenbahn die Balancirung des cerebellaren Einflusses aufhebe und dass dieser nun Steigerung des Tonus und der Sehnenreflexe verursache, entbehrt für die Sehnenreflexe mit Rücksicht auf S. 144 und 161 der Grundlage, widerspricht ausserdem der Thatsache, dass gerade die sogenannte „spastische Form" der combinirten Systemerkrankung ausser einer Degeneration der PyS, eben Degenerationen j e n e r Bahnen, welche die Verbindungen mit dem Kleinhirn herstellen (*Goll*'sche Stränge, KHS: *Strümpell* [703]) zur anatomischen Grundlage hat. Wäre die *Jackson*'sche Theorie richtig, so müsste in solchen Fällen, da die Verbindungen mit dem Kleinhirn ausgefallen sind, schlaffe Lähmung bestehen.*)

Abschnitt 7.
Supracentrale spinale Läsionen.

Unter den Contracturen bei supracentraler spinaler Läsion sind v i e r F o r m e n zu unterscheiden:

1. Die im vorigen Abschnitte besprochene r e f l e x o p h i l e C o n t r a c t u r, entstanden bei Läsionen, welche als U n t e r b r e c h u n g wirken. Sie ist dauernd, lässt aber unter Umständen einige Jahre nach dem Eintritte der Läsion wieder nach, ebenso wie die Steigerung der Sehnenreflexe. Dies wird speciell nach Stichverletzung beobachtet. (Ausbildung supplementärer Hemmungsinnervation.) Sie tritt, ebenso wie die Steigerung der Sehnenreflexe, auch bei Unterbrechungsläsionen o h n e absteigende Degeneration auf (multiple Sclerose, Tumor, S. 140.)

2. Eine r e f l e x o p h i l e C o n t r a c t u r, welche durch B a h n u n g entsteht. Als solche sind Contracturen bei acuter Myelitis im Dorsalmarke oder Halsmarke aufzufassen, bei denen die Contractur sich nicht allmälig entwickelt, sondern rasch m i t der Lähmung einsetzt, ja vor der Blasenlähmung beginnt. Solche Contracturen zeigen stark wechselnden Charakter. Der S. 141 erwähnte Fall von Abscess bildet ein Beispiel. Gleiches scheint bei Rückenmarkstumoren vorzukommen.

3. R e f l e x o d e p r e s s o r i s c h e Contracturen, welche mit gleichzeitiger H e m m u n g der Sehnenreflexe einhergehen. Wir werden solchen Contracturen reichlich bei c e r e b r a l e r Läsion begegnen. Bei Rückenmarkserkrankung habe ich nur folgenden Fall in der Literatur gefunden:

---

*) Dasselbe gilt von der Theorie von *Adamkiewicz* [1].

R. Volkmann [743]: Ein 66jähriger Mann leidet seit 4 Jahren zeitweise an
Schmerzen in den Waden- und Armmuskeln. Am 20. April 1886 plötzlich Parästhesien
in den Beinen, dann Schwäche derselben, Nachts „Krämpfe" im rechten Beine. Am
nächsten Tage legt er noch eine Viertelstunde Weges zurück. Dann Unvermögen
Harn zu halten und Stuhl zu lassen. Vollständige motorische Lähmung des rechten,
Anästhesie des linken Beines. Das rechte Bein zeigt „bei passiven Bewegungen leichte Starre." Patellarreflex fehlt rechts. Hyperalgesie. Am
linken Beine normale Motilität und Muskelsinn, normale Haut- und Sehnenreflexe.
Am 3. Mai sind die Reflexe ebenso. Am 14. Mai Tod. (Reflexe wurden zuletzt
wegen der Hyperalgesie nicht mehr geprüft.) Obduction: Gliosarcom vom
5.—9. Dorsalnerven im Marke selbst. Links geringe recente, rechts stärkere absteigende Degeneration.

Wir haben in diesem Falle: Contractur des rechten Beines
mit Verlust des Sehnenreflexes bei einer Läsion, welche einerseits unterbrechend wirkt, daher von absteigender Degeneration
begleitet ist, gleichzeitig aber als reizende Läsion Hemmungen
für den Sehnenreflex nach abwärts sendet. Es bestand also trotz
der absteigenden Degeneration eine reflexodepressorische
Contractur, indem die Hemmungen für die Sehnenreflexe auf der
Bahn der „Strangzellen" geleitet wurden.

4. Eine Gruppe verschiedenartiger Muskelspannungen, welche
nicht nothwendig mit Veränderungen der Sehnenreflexe verbunden
sind, sondern sowohl bei gesteigerten, als bei fehlenden Sehnenreflexen in gleicher Weise auftreten können. Diese reflexoneglectorischen Contracturen sind wohl meist als langsam verlaufende Reflexbewegungen aufzufassen. Hierher gehören:

a) Die „paradoxe Contraction" *Westphal's. Benedikt* [37]
hat zuerst bemerkt, dass bei Nervenkrankheiten mitunter durch passive Bewegungen reflectorische Spannung in jenen Muskeln verursacht
wird, deren Ansatzpunkte durch die Bewegung genähert werden.
Westphal [783] hat diese Erscheinung genau studirt und ihr obigen
Namen gegeben. Am häufigsten erfolgt sie in den Unterschenkelmuskeln.
Bei kräftiger passiver Dorsalflexion des Fusses contrahiren sich diese
Muskeln dauernd, so dass der Fuss in dieser Stellung fixirt bleibt. Sie
kann sowohl bei fehlendem Achillessehnenreflex, als gleichzeitig
mit Fussklonus eintreten. Ich habe sie in einem Falle von anscheinend „typischer" Tabes mit Fehlen aller Sehnenreflexe in den
Oberschenkelmuskeln gesehen. *Charcot* und *Richer* [131] haben den
reflectorischen Ursprung der Erscheinung erwiesen. Weitere Literatur: *Mendelssohn* [476], *Erlenmeyer* [198], *Westphal* [786, 791, 794],
Mendel [474], *Prince* [576].

b) Verschiedenartige, noch wenig studirte, Anfälle dauernden tonischen Krampfes, die sich sowohl bei Rückenmarkserkrankungen mit erhöhten Sehnenreflexen wie „Compressionsmyelitis", multipler Sclerose, combinirten Systemerkrankungen, als auch bei Tabes etc. einstellen. Bei Tabes haben *Oppenheim* und *Siemerling* [543, S. 125] derartiges beschrieben, bei multipler Sclerose mit gleichzeitiger Tabes *Westphal* [782], bei traumatischer Myelitis *Vorster* [744] u. s. w.

Abschnitt. 8.

Cerebrale Läsionen.

Bei Hirnerkrankungen lassen sich dieselben Arten von Contracturen wie bei Rückenmarkserkrankung unterscheiden: reflexophile Unterbrechungscontracturen, reflexophile Bahnungscontracturen, reflexodepressorische Reizcontracturen, und reflexoneglectorische Contracturen. Zwischen den ersten zwei Formen lässt sich jedoch derzeit nicht immer eine scharfe Grenze ziehen.

1. Reflexophile Contracturen durch Unterbrechung treten bei Hirnläsionen mit absteigender Degeneration (vasculäre Herde, Tumoren, Hydrocephalus etc.) und bei congenitalem Defect der Pyramidenbahn auf. Sie entwickeln sich stets allmälig.

Die wichtigste von ihnen ist die typische Contractur der vasculären Hemiplegie, von *Todd* [723 S. 173] zuerst als „late rigidity" von anderen Formen geschieden.*) Sie setzt sich, wie schon im Abschnitte 6. erörtert, aus der eigentlichen reflexophilen Contractur, der „activen Contractur" *Wernicke's* [744, I. S. 318], und der nutritiven Verkürzung zusammen.**) Verfallen die gelähmten

---

*) Sie war übrigens schon *Marshall Hall* bekannt und wurde von ihm auf fortwährende reflectorische Contraction der Extremitätenmuskeln bezogen, die „nimmer oder selten durch einen Act des Willens erschlafft werden" [465, S. 249]. Es führen nämlich nach *Marshall Hall* „die Extremitäten, denen früher ein Cerebrospinalleben zukam, gleichsam nur noch ein blosses Spinalleben" [464, S. 103].

**) *Hitzig* [314] und neuerdings *Beer* [32] haben grosses Gewicht auf die Mitbewegungen der gelähmten Extremität für die Entstehung der hemiplegischen Contracturen gelegt. Man findet aber oft gerade bei den schwersten Fällen von Contractur keine Mitbewegungen und andererseits sehr ausgesprochene Mitbewegungen ohne Contractur, wie z. B. *Seeligmüller* [665, Fall XIII] beobachtet hat. Die Mitbewegungen vermögen auch nicht die in alten Fällen eintretende paraplegische Rigidität zu erklären, wohl aber der Ausfall durch die absteigende Degeneration.

Muskeln der Atrophie, so schwinden die Reflexe, die myogene Contractur aber, mit consecutiven Veränderungen im Bindegewebe, bleibt bestehen.

In älteren Fällen von Hemiplegie tritt mit der Reflexsteigerung, im anderen Beine auch in diesem Rigidität auf, die wohl auf die gleiche Ursache: Ausfall der cerebralen Hemmung durch die beiderseitige absteigende Degeneration, zu beziehen ist. Literatur S. 131, ferner: *Nothnagel* [529, S. 111], *Kahler* und *Pick* [367, S. 32].

2. Als reflexophile Contracturen in Folge cerebraler Bahnung dürften jene Contracturen aufzufassen sein, welche gleichzeitig mit dem Eintritte der Lähmung einsetzen oder bei denen die Spannung der Muskeln der Lähmung vorausgeht, und bei denen keine absteigende Degeneration der Pyramidenbahnen die Thatsache der bestehenden Unterbrechung erweist.

Dahin gehören die Contracturen bei Hirnverletzung, die — wahrscheinlich schon von *Hippocrates* gekannt — von *Todd* [723, S. 224] zuerst analysirt und auf gesteigerte Reflexaction bezogen wurden.[*])

Ferner sind dazu viele von den Contracturen zu rechnen, welche beim Einsetzen von vasculären Hirnherden, insbesondere Blutungen, auftreten und rasch schwinden — „initiale Contracturen" nach *Gowers* [280, S. 65]. Fälle bei *Schwarz* [663], *A. Fraenkel* [239] etc.

Endlich gehören hierher viele Contracturen, die bei Tumoren und Abscessen beobachtet werden. Leider sind in den meisten der in der Literatur verzeichneten Fälle ganz ungenügende Angaben über die Sehnenreflexe gemacht, so dass sie für uns nicht verwerthbar sind. Beispiele solcher Contractur im Falle VII. von *Jastrowitz* [349], bei *Brooks* [95], unsere Beobachtung XII. (Contractur im Arme) auf S. 158, u. s. f.

3. Bei nicht wenigen reflexophilen Contracturen, die oft mit grosser Intensität auftreten, lässt sich zwischen cerebraler Bahnung und Verlust der cerebralen Hemmung derzeit nicht unterscheiden. Es sind das insbesondere jene Fälle ohne Degeneration der Pyramidenbahnen, die im Leben den Syptomencomplex der „spastischen Spinalparalyse" zeigen.

Zwei solcher Fälle sind von *Schulz* [658] beschrieben. In dem einen fand sich ein colossaler Hydrocephalus, im anderen ein Spindelzellensarcom im Pons. *Joseph* [360] theilt einen Fall von

---

*) „No doubt the same cause, which gives rise to the rigid condition of the paralysed muscles, contributes to produce the exaltation of the reflex actions."

Angiosarcom im 4. Ventrikel mit spastischem Gang, Steifigkeit der Muskeln, Steigerung der Patellarreflexe und Fussklonus mit. *Ich sah einen analogen Fall* von Psammom der Tela chorioidea des IV. Ventrikels, der, in den letzten Lebenstagen beobachtet, den Eindruck einer progressiven Bulbärparalyse mit Lateralsclerose gemacht hatte, indem die Parese und Contractur der Extremitäten beiderseits ganz symmetrisch waren. Die Untersuchung des Rückenmarks ergab nur in dem linken Py S und rechten Py V absteigende Degeneration, die gekreuzten Bahnen waren normal. Da die Symptome gleichwohl beiderseits dieselben waren, so zeigt diese Beobachtung evident, dass, ebenso wie für die Sehnenreflexe, so auch für die reflexophile Contractur nicht die Degeneration der Pyramidenbahn, sondern die Läsion, welche diese veranlasst, das massgebende Moment ist. In allen diesen Fällen von Tumor bestand bedeutender Hydrocephalus.

Einen sehr interessanten hieher gehörigen Fall von progressiver Paralyse beobachtete *Zacher* [807]:

50 Jahre alter Mann. Seit 2 Jahren Kopfschmerz, Abnahme des Gedächtnisses u. s. w. Zuletzt unnütze Einkäufe,. Wahnideen In der Anstalt entwickelt sich das typische Bild der Seitenstrangsclerose: sehr starke Muskelspannungen und „dauernde Starre" (S. 166); dabei die Sehnenreflexe sehr gesteigert. Das dauert von Juli bis Januar. Gegen das Lebensende hin werden die Contracturen schwächer, schwinden zuletzt in den Beinen vollständig. Obduction: Rückenmark normal, speciell die PyS vollkommen intact. Ebenso ist die Pybahn in der inneren Kapsel, Pedunculi cerebri, Pons und Medulla normal.

Ein vollkommen analoger Fall wurde in den Jahren 1888 und 1889 auf der Klinik *Meynert* betrachtet und von *Meynert* wiederholt in der Vorlesung demonstrirt; besonders interessant war, dass die „spastischen Erscheinungen" gleichzeitig mit den psychischen schwanden, so dass eine einer Heilung gleichkommende tiefe Remission eintrat und der Kranke, der früher tief stumpfsinnig mit „spastischem Gange" sich fortbewegt hatte, psychisch frei und normalen Ganges entlassen wurde.

4. Eine bisher ganz übersehene Gruppe bilden die reflexodepressorischen cerebralen Contracturen. *Schwarz* [663] gibt an, dass niemals Herabsetzung der Sehnenreflexe bei tonischer Starre durch Hirnblutung beobachtet wird. Diese Angabe scheint auch für alle anderen Formen cerebral veranlasster Contracturen ziemlich allgemein acceptirt worden zu sein. Wenigstens wird in allen Darstellungen ohne Kritik die Voraussetzung gemacht, dass Steigerung der Sehnenreflexe und cerebral veranlasste Contractur stets parallel gehen.

Sie findet eben ihren Ausdruck im Schema von der „cerebrospinalen spastischen" und der „spino-peripherischen schlaffen" Lähmung, in der Annahme von dem causalen Zusammenhange von Sehnenreflexen und Muskeltonus u. s. w. Doch finden sich wiederholt Fälle von reflexodepressorischer cerebraler Contractur in der Literatur verzeichnet, und ich habe deren eine so grosse Zahl beobachtet, dass sie gar nicht selten sein können.

Diese cerebral veranlasste Contractur mit gleichzeitiger Hemmung der Sehnenreflexe ist vollkommen analog der spinalen, im Absch. 7. unter 3. erörterten. Am deutlichsten ist sie bei hemiplegischer Form zu erkennen, da man den Vergleich mit den Sehnenreflexen der nicht afficirten Seite hat. Sie kann, ebenso wie die analoge Contractur bei supracentraler und spinaler Läsion, selbst dann auftreten, wenn die Pyramidenbahn in Folge Unterbrechung degenerirt ist. (Beobachtung XVII.) Es ist daher anzunehmen, dass der Reiz, der diese Contractur mit Hemmung der Sehnenreflexe veranlasst, auf der indirecten motorischen Bahn Flechsig's (β im Schema Fig. 7. S. 73.) fortgeleitet wird. Diese Contractur ist daher der „unbewusst willkürlichen" Muskelspannung der Aufmerksamkeit (S. 48) analog und es ist die Vermuthung gestattet, dass sie eine solche, aber durch die Hirnerkrankung ausgelöste subcorticale Muskelspannung ist.

Vielleicht darf man hier die Versuche von Ziehen [814] und Binswanger [64] heranziehen, nach welchen Reizung der hinteren Vierhügel tonischen Krampf verursacht, der minutenlang die Reizung überdauert und vorwiegend gleichseitig ist, daher nicht auf die Pyramidenbahn bezogen werden kann. Ob dies als Erfolg directer Reizung oder, nach Unverricht [734], als Reflexerscheinung aufzufassen ist, ist nicht entschieden.

Diese reflexodepressorischen Contracturen finden sich 1. vorübergehend beim Einsetzen von verschiedenen Hirnerkrankungen, 2. dauernd, und zwar oft tage- und wochenlang, bei Hirnläsionen stark reizenden, progressiven Charakters. Sie verstärken sich oft bei Versuchen activer Bewegung oder passiver Ueberwindung durch den Arzt, nehmen andererseits zeitweise etwas ab.

Dass man die Sehnenreflexe während des Nachlassens der Contractur zu prüfen hat, und nicht aus dem Fehlen der Sehnenreflexe bei maximaler Muskelspannung eine reflexodepressorische Contractur statuiren darf, ist klar. Vgl. Beobachtung XVIII und die Bemerkungen S. 189.

Wegen der diagnostischen Bedeutung scheint ein ausführliches Eingehen auf die Fälle nicht unangemessen.

a) Hirnhämorrhagie.

In der Literatur ist eine Beobachtung von *v. Pfungen* [563] verzeichnet.

67-jährige Pfründnerin. Um 6 Uhr Abends bewusstlos zusammengestürzt. 11 Uhr Nachts: Tiefes Coma. Die Extremitäten links und die rechte untere starr, Kopf und Bulbi nach rechts deviirt. Linker Mundwinkel tiefer stehend. Am folgenden Tage kann Pat. ihren Namen sagen. Deviation wie Abends. Die linken Extremtäten und die rechte obere starr. Keine Reflexe an beiden Extremitäten. Tod um 1 Uhr Nachmittags. Obduction: Hämorhagie in die Marksubstanz des rechten Centrum semiovale.

Ich habe Starre der Extremitäten, Spannung des Sternocleido-mastoideus und Trismus mit Herabsetzung oder Fehlen der entsprechenden Sehnenreflexe ziemlich oft gesehen. Es kann auch vorkommen, dass die Hemmung der Sehnenreflexe sich nur auf ein Muskelgebiet beschränkt, während in einem anderen der Reiz der Insultirung der Hemisphäre eine reflexophile Contractur bahnt. So kommt Trismus mit Fehlen des Unterkieferphänomens gleichzeitig mit reflexophiler Contractur im Arme vor. Einige Beispiele im Folgenden:

In dem ersten Falle bestand die Hemmung trotz vorhandener absteigender Degeneration, die von einem älteren Herde herrührte.

Beobachtung XVII. *Holzinger Franziska*, 69 Jahre. Aufgenommen 4. Juli, gestorben 7. Juli 1890. (Zimmer 88, Abtheilung Primarius *Redtenbacher*.)

Die Kranke wurde im Dornbacher Walde bewusstlos aufgefunden.

Stat. praes. Mittelgross, kräftig gebaut, Puls stark gespannt. Passive Rückenlage. Schnarchende Respiration. Tiefes Coma.

Kopf nach der rechten Seite gekehrt. Augen ganz nach rechts gedreht. Nach Zurücklegen des Kopfes dreht die Kranke denselben immer wieder nach rechts. Pupillen mittelweit, reagiren auf Licht.

Starker Trismus. Kein Unterkieferphänomen. Linker unterer Facialisast gelähmt. Tabakblasen.

Thorax breit, gut gewölbt. Percussion der Lungen normal. Reichliches Rasseln. Herzdämpfung normal. Töne wegen des Rasselns und Schnarchens nicht vernehmbar. Unterleib normal.

In beiden Armen bestehen Beugecontracturen von wechselnder Stärke. Absolut keine Sehnenreflexe an den Armen auslösbar.

Im rechten Arme erfolgen zeitweise deutliche Bewegungen. Erhebt man den linken Arm, wenn die Contracturen nachgelassen haben, so fällt derselbe schlaff zurück.

Keine Bauchreflexe.

In beiden Beinen bestehen Streck-Contracturen von geringer Intensität. Patellarreflexe fehlen vollkommen.

Links kein Sohlenreflex, rechts derselbe deutlich. Harn normal.

Abends. Contracturen der Beine fast gänzlich geschwunden. Patellarreflexe deutlich, links schwächer als rechts. Oefters treten Bewegungen der rechten Seite ein, auch die linken Zehen werden bewegt.

5. Juli. Andauernd tiefes Coma. Keine Reaction auf sensorische Reize. Respiration 46. Temp. 39. RHU Knisterrasseln und bronchiales Expirium.

Keine Bewegungen an den Extremitäten. Trismus geschwunden. Extremitäten schlaff.

Sehnenreflexe an den Armen kaum merklich. Patellarreflexe deutlich.

Sohlenreflex links vorhanden, wesentlich schwächer als rechts.

Harn dunkel braungelb, enthält reichlich Urobilin.

7. Juli. ½8 Uhr Abends Exitus letalis.

Obduction 12 Stunden nach dem Tode (Prof. *Paltauf*):

Körper mittelgross, kräftig gebaut, gut genährt, allgemeine Decke blass, mit umschriebenen röthlichen Todtenflecken an der Rückseite. Pupillen mässig weit, linker Mundwinkel tiefer stehend. Thorax schmal, Abdomen leicht aufgetrieben.

Schädeldach 16 ½ *cm* lang, 14·8 *cm* breit, seine Substanz im Stirntheile durch ·innere Hyperostose 1 *cm* dick, schwammig. Schädeldecken dick, blutreich. Im grossen Sichelblutleiter schwarze Blutcoagula. Innere Meningen an der Convexität serös durchtränkt. Die Sulci, besonders links, stark klaffend, beide Schläfelappen ein wenig blutig suffundirt. Die Arterien, besonders die Verzweigungen der Arteriae foss. Sylvi, stark rigid. Die linke Scheitelbeingegend etwas ausgebaucht, der linke Ventrikel stark erweitert Linkerseits in der äusseren Kapsel, einen Theil des Linsenkerns einnehmend, eine 4 ½ *cm* lange, fast 2 *cm* breite, mit klarem Serum gefüllte Cyste mit mehreren *mm* dicken rostfarben pigmentirten Wandungen. Der vordere Schenkel der inneren Kapsel enorm verschmälert. Rechterseits im hinteren Theil des Linsenkerns, gerade das Knie der Kapsel einnehmend und in das Hemisphären-Mark sich ausdehnend, ein hühnereigrosser Blutherd, welcher den Thalamus opticus zertrümmert hat und nach dem Ventrikel durchgebrochen ist. Letzterer vollständig comprimirt. Der III. Ventrikel etwas weiter·

Unterhautzellgewebe sehr fettreich. Lobulare Herde in den Unterlappen beider Lungen. Intima aortae rigide. Tiefstand der rechten Niere.

Anatomische Diagnose: Haemorrhagia gravis hemisphaerae dextr. Cystis apoplectica in capsula ext. et intern. sinistr. Degeneratio funic. pyramid. partial. Pneumonia dextra.

Die mikroskopische Untersuchung des Rückenmarks, ergab Degeneration des rechten PyS. und linken PyV.

In folgendem Falle traten die Contracturen mehr anfallsweise, als tonische Krämpfe auf.

Beobachtung XVIII. *Janda Magdalena*, 54 Jahre, Bedienerin, aus Loretti in Ungarn gebürtig. Aufgenommen 13. November, gestorben 22. December 1889. (Zimmer 88, Abtheilung, Primarius *Redtenbacher*).

Im Frühjahre 1889 stürzte Patientin eines Tages zu Boden, blieb ganz kurze Zeit bewusstlos, bemerkt seitdem eine Schwäche der rechten Körperhälfte. Seit einigen Wochen Husten. Oefters Kopfschmerz.

Stat. praes.: Sensorium frei. Unter Mittelgrösse, kräftig gebaut, von mittlerer Ernährung, blass. Temp. 36·8. Radialis rigide, etwas geschlängelt, Spannung etwas übernormal, 60.

Thorax flach. Beiderseits voller Schall bis zur 6., resp. 4. Rippe, hinten beiderseits bis zur 9. Rippe. Rauheres Athmen, hinten unten, besonders links, trockene Rasselgeräusche. Herzstoss im 7. Intercostalraum, einen Querfinger vor der vorderen Axillarlinie. Dämpfung reicht bis zum linken Sternalrand. Systolisches Geräusch an allen Ostien, zweiter Aortenton klappend. Abdomen normal.

Geringe Parese des rechten Facialis.

Die Extremitäten von normalem Aussehen. Motorische Kraft der linken oberen Extremität ist deutlich schwächer als der rechten. Dagegen ist das rechte Bein paretisch, wird beim Gehen nachgeschleppt. Die Sensibilität ist überall intact.

Die Sehnenreflexe beiderseits gesteigert. Kein Dorsalklonus. Harn: Hellgelb, klar, 1012, sauer, mässige Menge Albumin, hyaline und einzelne granulirte Cylinder, Rundzellen.

Bis zum 20. December keine wesentliche Veränderung.

20. December. $\frac{1}{2}$ 9 Uhr Abends klagt Pat. über heftigen Kopfschmerz, schläft indess bald ein.

$\frac{1}{2}$ 11 Uhr Nachts begann sie nach Angabe der Wärterin zu stöhnen, athmete beschleunigt mit laut hörbarem Rasseln. Gegen 11 Uhr wurde sie „am ganzen Körper steif."

21. December. Tiefe Benommenheit, auf Anrufen und Zureden sehr geringe Reaction. Der Aufforderung, die Zunge zu zeigen, kommt Pat. manchmal nach. Passive Rückenlage. Kopf nach links gewendet. Bulbi nach rechts oben gedreht, der Blick folgt einer vorgehaltenen Flamme öfters bis zur Medianlinie, niemals weiter. Ausgesprochene Parese des linken Facialis.

Der linke Sternocleidomostoideus und der untere Theil des linken Omohyoideus stark gespannt. Die Spannung lässt von Zeit zu Zeit nach. Die Sehnenreflexe beiderseits gleichmässig schwach, kaum merklich.

Linke obere Extremität eng an den Stamm gedrückt, im Ellbogengelenke rechtwinkelig gebeugt und pronirt, die Hand ulnarflectirt, Finger eingeschlagen und aneinander gedrückt. Alle Muskeln stark gespannt, Ueberwindung der Contractur nur mit grosser Kraft möglich.

Nach einigen Minuten lässt die Starre nach, so dass man den Arm mit Leichtigkeit strecken, über den Kopf erheben und herumführen kann. Nach 2—3 Minuten tritt wieder starke Contractur ein, die etwa 10 Minuten dauert und so wechselt die Starre im Laufe des Vormittags wiederholt.

Linke untere Extremtät in allen Gelenken in starrer Streckcontractur, alle Muskeln gespannt.

Auch hier erschlafft die Starre zeitweise und zwar ziemlich gleichzeitig mit der oberen Extremität und dem Halse.

Wenn die linken Extremitäten erschlafft sind, zeigen sie sich vollkommen bewegungslos.

Mit der rechten Hand kratzt und reibt die Kranke fast fortwährend die Haut des Gesichtes und Rumpfes. Wenig Abwehrbewegungen auf Nadelstiche, u. z. eher rechts häufiger als links.

Rechtes Bein wird nicht bewegt.

Sehnenreflexe: Auf der Höhe der Contractur sind links keine Sehnenreflexe auslösbar. Beim Nachlassen der Contractur und in den Pausen:

Linker Arm: Ganz schwacher Bicepsreflex, kein Vorderarmreflex, Tricepsreflex prompt, doch von geringem Ausschlage.

Linkes Bein: Patellarreflex deutlich, mit geringem Ausschlage.

Rechter Arm: Starker Bicepsreflex, deutlicher Vorderarmreflex, prompter Tricepsreflex von viel stärkerem Ausschlage als links.

Rechtes Bein: Sehr gesteigerter Patellarreflex, es erfolgt 20—30maliges starkes Schütteln auf einmaliges Beklopfen. Sohlenreflex fehlt links, ist rechts prompt.

Harn zeigt den früheren Befund einer Nephritis.

3 Uhr Nachmittags. Temp. 38·0. Cornealreflexe sehr schwach. Contracturen geschwunden, Alles schlaff. LHU Rasseln, Sehnenreflexe an den Armen fehlend, Patellarreflexe gering.

22. December. Armsehnenreflexe fehlen. Patellarreflexe kaum merklich· Exitus um 11 Uhr Vormittags.

Obduction 21 Stunden nach dem Tode (Docent Kolisko):

Körper klein, kräftig gebaut, ziemlich gut genährt, blass.

Schädeldach mit der Dura grösstentheils verwachsen, mässig geräumig, von mittlerer Dicke, compact. Die Dura stark gespannt, blutreich. Die inneren Meningen über der Convexität blass und zart. Die Windungen stark abgeplattet. Im Horizontalschnitt des Gehirns erscheint in der Gegend des rechten Thalamus opticus ein kleinhühnereigrosser, von schwarzrothen Blutcoagulis erfüllter Blutungsherd, der den Thalamus vollkommen und die hintere Hälfte des hinteren Schenkels der inneren Kapsel sowie das hintere Ende des äusseren Linsenkerngliedes theilweise zerstört, an der medialen Fläche des Thalamus nach dem Ventrikel zu durchgebrochen ist und den Linsenkern, den vorderen Schenkel der Kapsel, den Kopf des Schweifkernes nach vorne drängt. Die Kammern erweitert, die Hinterhörner mit locker geronnenem Blute erfüllt, das Ependym von zahllosen capillären Blutaustritten durchsetzt. Im äusseren Gliede des linken Linsenkerns ein von vorn nach hinten verlaufender Spalt mit braun pigmentirten Wänden. Von denselben reichen in den hinteren Schenkel der inneren Kapsel, der sonst intact zu sein scheint, einzelne bräunlich pigmentirte, streifige Verdichtungen hinein. Im äusseren Gliede des rechten Linsenkernes, im vorderen Schenkel der inneren Kapsel, und im Kopfe des rechten Schwanzkernes zahlreiche bis hirsekorngrosse, leicht einsinkende bräunlich pigmentirte Stellen. Die basalen Hirngefässe stark sclerotisch und verkalkt. Die inneren Meningen am Kleinhirn blutig suffundirt, der vierte Ventrikel mit einem schwarzrothen Blutcoagulum ausgefüllt, sein Ependym, namentlich das der Rautengrube von Blutungen durchsetzt, erweicht. Nach unten reicht der Blutungsherd in den Hirnschenkel, namentlich die Haubengegend betreffend. Gehirn im Allgemeinen etwas atrophisch.

Anatomische Diagnose: Nephritis chronica cum exacerbatione acuta. Hypertrophia excentrica ventric. sin. cordis Bronchitis.

b) Multiple Erweichungen.

Ueber den Mechanismus der dauernden Hemmung siehe S. 169. Im folgenden Falle bestand längere Zeit dauernde reflexodepressorische

Contractur der linken Extremitäten, gegen das Lebensende trat vorübergehend doppelseitige Contractur auf. Die bald links, bald rechts
auftretende Facialisparese deutete schon intra vitam auf beiderseitige
Hirnläsion.

Beobachtung XIX. *Katharina Meyer*, 59 Jahre alt, Anstreichersgattin,
aus Mühlleiten in Niederösterreich gebürtig. Aufgenommen 3. Februar, gestorben 26. März 1892 (Zimmer 88, Abtheilung Primarius *Redtenbacher*.)

Angaben des Mannes: Vor eineinhalb Jahren erlitt die Patientin einen
„Schlaganfall", ohne das Bewusstsein zu verlieren, von dem sie sich bald erholte.
Vor einem halben Jahre traf sie neuerlich der Schlag „auf die Red'"; sie konnte
einige Tage lang nichts sprechen, dann kehrte die Sprache wieder, während sich
die Intelligenz der Kranken als dauernd geschädigt erwies. Am Tage vor der
Aufnahme wurde sie „vom Schlag auf die Füss' gestreift." (ohne Bewusstseinsverlust) und deshalb ins Spital gebracht.

Status praes. bei der Aufnahme: Sopor. Wenig Reaction auf Anrufen
und Reize. Kopf nach rechts gedreht, beide Augen sehr stark nach rechts gedreht, so dass die Pupillen ganz in den Winkeln stehen. Bei Bewegungen und
in der Ruhe Lähmung des linken unteren Facialisastes.

Linker Arm im Ellbogengelenke in Bengecontractur.

Rechter Arm wird spontan bewegt.

Sehnenreflexe an beiden Armen gleich.

Beine ziemlich schlaff.

Augenhintergrund normal. Harn enthält reichlich Albumin; einige Rundzellen, vereinzelte hyaline Cylinder im Sediment.

4. Februar. Pat. stark apathisch. Lähmung unverändert, Harn eiweissfrei.

5. Februar. Etwas benommen, verworren, mittelgross, von kräftigem
Körperbau, mässiger Ernährung. Arterien rigide und geschlängelt. Passive
Rückenlage. Apathischer Gesichtsausdruck. Pat. spricht den ganzen Tag fast
nichts, liegt still, lässt Harn und Stuhl unter sich.

Augen nach rechts gedreht, folgen vorgehaltenen Gegenständen nach links
nicht ganz bis zur Medianstellung.

Zunge wird nicht über die Zahnreihen vorgestreckt, sie gibt an, dass sie selbe
nicht wieder zurückbringen würde. Linksseitige Facialisparese.

Rechte obere Extremität wird in allen Gelenken frei bewegt.

In der linken oberen Extremität besteht leichte Contractur im
Schulter- und Ellbogengelenke. Willkürliche Bewegungen sind möglich, erfolgen
jedoch langsam, ungeschickt und in geringem Ausmasse. Händedruck links schwächer
als rechts.

Sehnenreflexe: Bicepsreflex und Vorderarmreflex rechts prompt, links
merklich geringer. Tricepsreflex beiderseits gleich.

Rechte untere Extremität wird gut bewegt.

Linke untere Extremität zeigt leichte Bengecontractur im
Kniegelenke, fühlt sich kälter an als die rechte. Bewegungen derselben langsam,
namentlich an den Zehen deutlich.

Sehnenreflexe. Patellarreflexe wegen „Spannens" erst nach längerem
Bemühen auslösbar, beiderseits mässig stark. Achillessehnenreflexe fehlen.

Sensibilität wegen der Demenz nicht mit Sicherheit zu bestimmen.

15. Februar. Andauernd verworren. Steigt häufig unter läppischen Vorwänden aus dem Bette, obwohl sie sich nicht sicher aufrecht halten kann, spricht kindisches Zeug. Kopf meist nach rechts gewendet, Bulbi stark nach rechts gedreht.

Geringe willkürliche und respiratorische, starke — namentlich beim Weinen deutliche — mimische Facialisparese links.

Linkes Ellbogengelenk wird in halber Beugung und Pronation gehalten. Gegen weitere Beugung und Streckung bedeutender Muskelwiderstand.

Sehnenreflexe: Bicepsreflex links schwächer als rechts, ebenso Vorderarmreflex, Tricepsreflex beiderseits gering.

Linkes Bein wird gestreckt gehalten, Beugung stösst auf Widerstand und ruft Schmerzäusserungen hervor.

Patellarreflex rechts sehr stark, leicht klonisch, links weniger stark, ebenso Adductorenreflex links bedeutend schwächer als rechts.

Sohlenreflex links schwächer als rechts.

17. Februar. Stark verworren, Gehörshallucinationen.

19. Februar. Sehr aufgeregt, schreit fortwährend, so dass sie Morphininjectionen und Chloralhydrat erhält.

20. Februar. Matt, theilnahmslos, betet viel, gänzlich verworren.

5. März. Verworren, besudelt sich mit Koth, klagt dann, ihre Nachbarinnen hätten sie so verunreinigt, zeigt auch sonst Verfolgungsideen.

14. März. Andauernd verworren. Nunmehr hat sich Parese des rechten unteren Facialisastes ausgebildet, die auch in der Ruhe deutlich ist. Beim Oeffnen des Mundes steht der rechte Mundwinkel tiefer. Zunge kann nur ganz wenig vorgestreckt werden.

Der linke Arm wird fest an den Rumpf angelegt gehalten, die Hand liegt in der Nähe des oberen Sternalendes auf der Brust. Streckung des Ellbogengelenkes stösst auf bedeutenden Widerstand. Sie selbst kann das Ellbogengelenk activ nur bis zum rechten Winkel strecken.

Sehnenreflexe: Bei Beklopfen der rechten Tricepssehne findet sowohl Contraction des Triceps als des Biceps statt, es erfolgt eine leichte Beugebewegung (paradoxer Reflex). Links erfolgt bei Beklopfen der Tricepssehne überhaupt keine merkliche Contraction. Rechts starker Bicepsreflex, links viel schwächer, ebenso verhalten sich die Radiusreflexe.

Linkes Bein in Streckcontractur.

Rechtes Bein wird gut bewegt.

Patellarreflex rechts stark, links von geringerem Ausschlage und langsamerer Contraction. Achillessehnenreflexe nicht auslösbar.

23. März. T. 39·0. Benommenheit. Schnarchende Respiration. Rechter Mundwinkel hängt herab.

24. März. T. 39·5. Andauernd benommen. Kopf nach links gedreht. Augenaxen sagittal. Legt man den Kopf nach rechts, so wird er nach einigen Augenblicken wieder nach rechts gedreht. Bulbi machen dabei einige zuckende Bewegungen. Mund steht offen, ist nach rechts verzogen. Bei Kneifen der Haut des Gesichtes faltet sich die linke Gesichtshälfte weniger als die rechte. Beide oberen Extremitäten an den Leib gepresst in starker Contractur. Keine Abwehrbewegungen auf schmerzhafte Reize.

Sehnenreflexe der Arme rechts stärker als links.

Beide unteren Extremitäten in allen Gelenken gebeugt, die rechte stärker als die linke.

Hautreflexe vom linken Beine sehr stark, rechts heute schwächer.

25. März. T. 39·5. Tiefes Coma. Contracturen rechts wieder geschwunden, bestehen links fort. Bicepsreflex links schwächer als rechts. Patellarreflexe nicht auslösbar.

26. März. T. 39·2. Tiefes Coma. Keine Reaction auf sensorische Reize. Bulbi nach rechts gedreht. Contracturen links dauern fort, Sehnenreflexe geschwunden. Exitus.

Obduction: 27. März. Prof. *Paltauf.*

Mittelgross, mittelkräftig, mässig genährt. Allgemeine Decke blass, graulich, mit umschriebenen Todtenflecken auf der linken Seite, mit handtellergrossem, schwarzverfärbten Druckbrand über dem linken Trochanter, über welchem das Zellgewebe pulpös weich und röthlich imbibirt ist. Excoriationen über dem Kreuzbeine. Rechte untere Extremität im Kniegelenk etwas gebeugt. An der Aussenseite der Tibia zahlreiche pigmentirte, mit Krusten bedeckte, Narben und ein kreuzergrosses oberflächlich vertrocknetes Geschwür.

Schädeldach mehr länglich geformt, nicht ganz 50 *cm* im Umfange, von gewöhnlicher Dicke. Dura mater an der Innenfläche blass. Gehirn etwas zugespitzt, Meningen leicht getrübt, aber leicht abziehbar. Die Windungen sehr stark verschmälert, ihre Oberfläche feinhöckerig. Gefässe an der Basis zart, nur die Äste der Carotis etwas rigid. Die Insel beiderseits, namentlich links, stark klaffend. Hirnsubstanz zäher, dichter. In der weissen Substanz beider Hemisphären zerstreute erbsen- und darüber grosse streifenförmige Herde, in welchen die Gehirnsubstanz zu gelblichem, von etwas gerötheten Reticulis durchzogenen Brei zerflossen ist. Daneben auch kleinere geröthete oder gelblich gefärbte Erweichungsherde, so dass ein fast cribröser Zustand entsteht, der noch gesteigert ist durch die starke Erweiterung perivaculärer Räume. Beiderseits an der Basis der Schläfelappen etwas grössere Erweichungsherde. Sonst die Gehirnsubstanz zähe, Ventrikel sehr stark erweitert, Ependym verdickt, granulirt. Die basalen Ganglien, namentlich der Linsenkern, durchsetzt von zahlreichen erbsen- oder linsengrossen, spaltförmigen Erweichungsherden und Lücken, die etwas gelblich oder ockerbraun gefärbt sind. Im rechten Thalamus ein haselnussgrosser, central bräunlicher, peripher ockergelb verfärbter, Blutherd. Auch in der Brücke im ventralen Theil zahlreiche feinste Erweichungsherde als bräunlich pigmentirte Spalträume. Solche auch im Hirnschenkel und zwar in der Haube und an der Grenze der Substantia Soemmeringii namentlich in der linken Seite. Bronchitis. Atrophia renum ex arteriosclerosi. Hypertrophiá excentrica ventriculi sinistri cordis. Marasmus senilis.

Mikroskopische Untersuchung des Rückenmarkes. In beiden PyS fand sich geringe absteigende Degeneration.

c) Hämatom der Dura.

Das schubweise wachsende Duralhämatom kann in einzelnen Fällen Reizungscontractur mit dauernder Hemmung der Sehnenreflexe unterhalten. Ein Beispiel in folgendem Falle.*)

Beobachtung XX. *Johann Parer*, 65 Jahre, Geschäftsleiter aus Mailberg in Niederösterreich gebürtig. Aufgenommen 3. Mai, gestorben 21. Mai 1891. (Zimmer 87a, Abtheilung Primarius *Redtenbacher*.)

Angaben der Familie: Patient soll Typhus durchgemacht, dann immer gesund gewesen sein, trank ziemlich viel. Anfangs April klagte er über Schmerzen in der rechten Hand, die Finger zogen sich von selbst zusammen, so dass er sie nicht gerade strecken konnte. Einige Tage später war, wie die Tochter sah, der Mittelfinger der rechten Hand eingebogen und Patient konnte ihn erst nach einigen Minuten wieder strecken. Am 22. April Morgens allgemeines Unbehagen, Schwindel, musste zu Bette gehen. Als er Abends aufstehen wollte, waren Arm und Bein rechts „steif" und gefühllos, die Sprache undeutlich. Patient konnte jedoch mit Unterstützung gehen. Am 1. Mai wesentliche Verschlimmerung. Patient sprach nicht mehr, hatte einen auffallend rothen Kopf. Am 3. konnte er noch die Stiege von seiner Wohnung hinabgehen, brach aber dann zusammen, und wurde ins Spital getragen.

Stat. praes. Kräftiger, wohlgenährter Mann. Passive Rückenlage T. 36.6. Gesicht apathisch, auf Fragen reagirt Patient nur mit einem blöden Lächeln.

Pupillen gleich, mittelweit, reagiren normal. Rechtsseitige Facialisparese. Die herausgestreckte Zunge weicht nach rechts ab. Trübung und Verdickung des Trommelfells beiderseits, Gehör herabgesetzt.

Rechter Arm und rechtes Beim schlaff gelähmt. Sehnenreflexe an beiden Körperhälften gleich.

Sensibilität der rechten Körperhälfte fast gänzlich aufgehoben. Hemianopsie.

Empfindlichkeit gegen schmerzhafte Reize links entschieden über die Norm gesteigert. (Alkoholische Hyperalgesie).

10. Mai. Die rechtsseitigen Extremitäten haben sich in Beugecontractur gestellt. Die Sehnenreflexe sind beiderseits gleich. Die gelähmten Extremitäten fühlen sich wärmer an.

15. Mai. Andauernd stumpfsinnig. Die rechtsseitigen Contracturen haben zugenommen. Der rechte Arm ist im Ellbogengelenke gebeugt und pronirt, die Hand ulnarflectirt, die Finger in die Palma eingeschlagen. Streckung erfordert ziemliche Kraft.

Sehnenreflexe sämmtlich rechts schwächer als links: Rechts kein Radiusreflex, links derselbe deutlich, Bicepsreflex links stark, rechts gering. Beklopfen der Ulna löst linkerseits Anziehen des Armes an den Stamm aus, rechts kaum eine Bewegung.

Rechtes Bein im Kniegelenke gebeugt, im Hüftgelenke gebeugt und auswärts rotirt. Streckung begegnet ganz bedeutendem Widerstande.

Sehnenreflexe: Patellarreflex und Adductorenreflex rechts wesentlich geringer als links. Achillessehnenreflex fehlt rechts, ist links deutlich.

---

*) Aehnlich scheint es sich in dem von *Kocher* [384, S. 463] mitgetheilten Falle von traumatischer Meningealblutung verhalten zu haben.

Die linken Extremitäten werden bei Abwehrbewegungen gut bewegt. Gelegentlich treten beim Gähnen ganz langsam verlaufende Bewegungen im rechten Arme ein, die meist in Streckung bestehen.

17. Mai. Contractur wieder geringer, Sehnenreflexe der rechten Seite sind stärker geworden.

19. Mai. Neuerlicher apoplectischer Insult. Patient fast reactionslos, runzelt nur bei schmerzhaften Reizen die Stirne. Heute sind die linken Extremitäten in Contractur, während diese rechts sehr gering ist. Keine Sehnenreflexe. Starker Decubitus.

20. Mai. Andauernd Coma. T. 40.

21. Mai. 11 Uhr Vormittags Exitus letalis.

Obduction, 21 Stunden nach dem Tode (Professor *Paltauf*): Körper gross, kräftig gebaut, ziemlich gut genährt, abgemagert, die allgemeine Decke sehr blass mit umschriebenen lividen rothen Todtenflecken auf der Rückenseite. Pupillen beiderseits enger, der Hals kurz, Supraclaviculargruben tief. Thorax breit, gut gewölbt, Abdomen wenig gespannt.

Schädeldach mit der Dura verwachsen, nicht leicht abziehbar, weshalb durch einen Horizontalschnitt in der Sägeebene desselben auch das Gehirn getheilt wird. Auf diesem Querschnitt sieht man den linken Stirnlappen durch eine, bei $1^{1}/_{2}-2$ cm dicke, zwischen einer dicken, grau und orangegelb pigmentirten Pseudomembran der Dura mater abgesackte, braun oder grau entfärbte Extravasatmasse comprimirt, so dass er spitz keilförmig erscheint. Auch die basalen Ganglien derselben Seite erscheinen nach rechts verdrängt. Links die Ventrikel eng, der rechte etwas weiter. Hirnsubstanz mässig blutreich, das Extravasat lagert nur in der vorderen Schädelgrube und dem Parietaltheile der mittleren. Die zarten Häute darunter gelblich imbibirt. In der 1. und 2. Schädelgrube rechts die Dura mit einer dünnen Schichte Blutes und mit ockergelben zarten Pseudomembranen bedeckt. Arterien an der Basis etwas rigide.

Anatomische Diagnose Haematoma durae matris lateris sinistri cum compressione hemisphaer. sinistr. cerebri. Bronchopneumonia sinistra. Marasmus senilis.

d) Tumoren.

In der Literatur ist ein Fall von *Brieger* [90] verzeichnet, der hieher zu gehören scheint:

"76-jährige Arbeitersfrau. Allmälig sich entwickelnde Lähmung der linken Körperhälfte mit zunehmender Contractur der gelähmten Extremitäten. "Der linke Arm ist vollkommen gelähmt, die passive Bewegung erfährt einen Widerstand im Schultergelenke, ausserdem bestehen erhebliche Contracturen in den Ellbogen-, Hand- und Fingergelenken". "An der Tricepssehne des Armes keine Reflexsteigerung, auch rechts sind hier bei Klopfreflexe normal." Im linken Beine starke Contractur mit Beugung im Knie- und Hüftgelenk. Kniephänomene "beiderseits lebhaft."

Obduction: Sarcom der ersten und zweiten Hirnwindung und der Centralwindungen, ausgehend von der Pia.

Von *meinen* Beobachtungen seien die drei folgenden: ein Fall von metastatischem Adenocarcinom, ein Fall von Cysticer-

ken und ein Fall von Gliom der Centralwindungen mitgetheilt:

Beobachtung XXI. *Marie Linke*, 55 Jahre, Hausirerin aus Pankratz
in Böhmen gebürtig. Aufgenommen 5. März, gestorben 5. Mai 1891. (Zimmer
88, Abtheilung Primarius *Redtenbacher*).

Am 2. Februar stürzte Patientin bewusstlos zusammen. Sie erholte sich
bald, merkt aber seitdem eine Schwäche im linken Arme und Beine, die in den
letzten Tagen noch zugenommen hat. Kopfschmerzen.

Stat. praes Mittelgross, blass, mager. Active Rückenlage. Temp. normal. Radialis weich, Puls 80. Etwas Demenz.

Pupillen mittelweit, gleich, normal auf Licht und Accommodation reagirend.
Linke Nasolabialfalte verstrichen, linker Mundwinkel steht tiefer. Abweichen der
Zunge nach links. Keine Sprachstörung. Masseteren fungiren gut.

Thorax schmal, lang. Innere Organe ergeben nichts Bemerkenswerthes.

Linke obere Extremität ist paretisch. Sie kann zwar gehoben werden, doch nicht so hoch und nicht so rasch wie die rechte. Der Händedruck
bedeutend schwächer als der der rechten Hand. Dabei besteht eine mässige
Beugecontractur in Ellbogen-, Hand- und Fingergelenken des linken Armes.
Die Haut fühlt sich kühler an als rechts.

Sehnenreflexe sind an der linken oberen Extremität sämmtlich
schwächer als rechts: Biceps- und Tricepsreflex rechts prompt und von
starkem Ausschlage, links gering; Vorderarmreflex rechts deutlich, fehlt links.

Die unteren Extremitäten werden beide gut bewegt, zeigen keinen Unterschied in der Kraft. Keine Temperaturdifferenz. Patellarreflex erst nach
langem Bemühen wegen starken „Spannens" der etwas dementen Pat. zu
erhalten, mässig stark.

Sensibilität links nicht herabgesetzt.

19. März. Die Lähmung des linken Armes hat zugenommen, die Contractur ist wenig verändert. Parese der linken unteren Extremität deutlich.

Sehnenreflexe links sämmtlich schwächer als rechts.

Herabsetzung der Sensibilität links in Temperatur und Schmerz. Berührungsempfindung nicht gestört.

Stauungspapille (Docent *Dr. Königstein*).

2. April. Klagen über Schmerzen in den Beinen.

3. Mai. Abends 9 Uhr ein apoplectischer Insult, von dem sich
Patientin im Laufe der Nacht wieder erholte.

4. Mai. Passive Rückenlage. T. 38·2, Apathie. Auf schmerzhafte Reize
Abwehrbewegungen und unfläthiges Schimpfen. Kopf nach rechts geneigt und
nach links gedreht. Passive Änderung der Kopfhaltung begegnet bedeutendem
Widerstande.

Bulbi werden nach allen Richtungen gleichsinnig bewegt.

Linke obere Extremität im Ellbogengelenke rechtwinkelig gebengt,
der Vorderarm liegt auf dem Bauche. Das Handgelenk palmar- und etwas
ulnarwärts flectirt. Die Finger leicht gebeugt. Die Musculatur ist im Vergleiche
zum linken Arme etwas abgemagert. Die Contractur ist sehr stark.
Absolut keine Sehnenreflexe am linken Arme auslösbar.
Am rechten Arme mässig starker Biceps- und Tricepsreflex.

Beide unteren Extremitäten im Hüft- und Kniegelenk stark gebeugt. Streckung rechts ziemlich leicht, links schwer und nicht vollständig möglich. Muskeln links etwas atrophisch, Panniculus reichlicher und straffer als rechts. Patellarreflex rechts schwach, fehlt links vollständig. Sehnenreflexe der Beuger und Adductoren mässig stark, links schwächer als rechts. Sohlenreflex beiderseits schwach.

5. Mai. 1 Uhr Morgens Exitus letalis.

Obduction 31 Stunden nach dem Tode (Professor *Paltauf*): Körper mittelgross, schwächlich, abgemagert. Allgemeine Decke blass. Pupillen mässig und gleich weit. Rechte Halsseite etwas strumös verdickt. Thorax lang und schmal. Abdomen weich. Linke untere Extremität auswärts gerollt, im Knie gebeugt.

Schädeldach 18¹/₂ cm lang, 15¹/₂ cm breit, innig mit der harten Hirnhaut verwachsen, schwammig, Innenfläche etwas weich. Harte Hirnhaut sehr gespannt, das Hirn intensiv geschwellt, die zarten Häute diffus milchig getrübt, namentlich über dem Stirnlappen. Die Windungen rechts am Scheitel sehr verbreitert, die mediane Fläche stark vorgebaucht, die linke Hemisphäre eingepresst, das Septum verdünnt. Die Ventrikel erweitert, mit klarem Serum erfüllt. Der rechte Ventrikel weniger erweitert, seine Wandungen stark vorgewölbt. In der Markmasse des Scheitellappens lateral vom Unterhorn eine kleinapfelgrosse, scharf umschriebene Geschwulst eingebettet, die einen mit gelblicher Flüssigkeit gefüllten Hohlraum von Taubeneigrösse enthält und aus einem röthlichen stark vascularisirten, neugebildeten Gewebe von etwas körniger Structur besteht. Die Wandung der Höhle unregelmässig, theilweise von einem gallertigen Gewebe gebildet, das sich stellenweise auch innerhalb des Gewebes um weite Gefässe herum findet. Die umliegende Hirnsubstanz stark ödematös, von gelblich klarem Serum so durchtränkt, dass sich förmliche Cysten zwischen der enorm gelockerten Hirnsubstanz und einer kapselartigen Umkleidung der Geschwulst finden. Die äussere und innere Kapsel derselben Seite und das Knie stark geschwollen; der IV. Ventrikel kaum erweitert.

Der rechte Schilddrüsenlappen durch Einlagerung eines kleinapfelgrossen Tumors beträchtlich vergrössert, dessen Kapsel vascularisirt ist und röthliches Gewebe durchschimmern lässt. Der Knoten, im Centrum von mehreren enorm verkalkten Partien durchsetzt, zeigt an der Peripherie ein weissröthliches, etwas gallertiges, von bräunlich-weissen Cysten durchsetztes Gewebe, das an der vorderen Peripherie von einem fibrös-hyalinen Streifen seiner früheren Kapsel durchzogen ist. Der Rest der Schilddrüse ist nach aufwärts gedrängt, erhält einen nussgrossen, lappenförmigen Aufsatz von jener Geschwulst.

Anatom. Diagnose: Carcinoma glandulae thyreoideae metastaticum hemisphaerae dextrae cerebri cum oedemate cerebri enormi et hydrocephalo interno. Bronchitis, Bronchopneumonia.

Beobachtung XXII. *Johann Seifert*, 70 Jahre, Hausbesorger, aus Karthaus in Böhmen gebürtig. Aufgenommen 26. November, gestorben 13. December 1890. (Z. 87a, Abtheilung Primarius *Redtenbacher*)

Vor 5 Jahren soll Patient einen leichten Schlaganfall erlitten haben. Seit einigen Wochen Zuckungen im Gesichte und den Händen, zunehmende Verblödung. Seit einigen Tagen allgemeine Schwäche, vollständige Apathie, so dass der Kranke das Bett nicht verlassen kann und gefüttert werden muss.

Stat. praes. Gross, von kräftigem Knochenbau, ziemlich kräftiger Muskulatur, geringem Fette, trockener Haut mit schuppender Epidermis, fahler Hautfarbe. Periphere Arterien rigid. Temperatur normal. Links Glaucoma absolutum. Rechte Pupille mittelweit, träge reagirend, Cataracta incipiens.

Andeutung rechtsseitiger Facialisparese.

Volumen pulmonum auctum. Herzdämpfung verbreitet. Herztöne dumpf. Sonst in den inneren Organen nichts abnormes.

Der Kranke liegt in passiver Rückenlage vollständig teilnahmslos da, spricht sehr selten spontan und dann nur verworrenes und unzusammenhängendes Zeug, lacht manchmal ohne äussere Ursache. Er äussert keinerlei Verlangen, auch nicht nach Nahrung, muss daher gefüttert werden, was ohne Schwierigkeit vor sich geht. Hie und da gelingt es, Antwort auf eine Frage zu erhalten, es sind jedoch meistens ganz verworrene Reden.

Die oberen Extremitäten sind meist an die Brust fest angelegt, das Ellbogengelenk in etwa 130° gebeugt, der Vorderarm pronirt, die Finger mässig gebeugt. Diese Stellung wird mit grosser Kraft festgehalten; Versuche, sie zu ändern, stossen auf einen ausserordentlich starken Widerstand und zwar ist die Contractur links stärker als rechts.

Die unteren Extremitäten werden starr gestreckt gehalten. Beugeversuchen in Knie- und Hüftgelenk wird ein enormer Widerstand entgegengesetzt. Nackenstarre besteht nicht. Bewegungen des Rumpfes stossen auf geringen Widerstand.

Die Contracturen dauern längere Zeit, minuten- bis stundenlang. Dazwischen bestehen Ruhepausen von kürzerer Dauer, etwa bis zu einer Viertelstunde, in denen die Extremitäten passiv gut beweglich sind. In dieser Zeit zieht Patient gelegentlich an der Decke, sonst benützt er seine Hände nur, um mit denselben langsam im After zu bohren. Die wenigen spontanen Bewegungen erfolgen sehr ungeschickt, unter starkem Zittern, welches gröber als der gewöhnliche Tremor senilis ist.

Durch starkes Kneipen oder wiederholtes Stechen — wobei kein Unterschied zwischen verschiedenen Körpertheilen bemerkbar ist — einer Hautstelle gelingt es, den Kranken zu Abwehrbewegungen zu veranlassen. Es werden die Hände langsam und ungeschickt tastend bewegt, und es tritt starker Tremor hiebei ein. Öfters gelingt es durch starkes Stechen am Oberschenkel während einer Contracturperiode, den Kranken zu veranlassen, dass er das soeben noch eisenfest contractirirte Ellbogengelenk langsam streckt und mit der Hand den Eingriff zitternd abwehrt oder die gestochene Stelle kratzt. Nach wenigen Secunden tritt dann die Contractur wieder ein.

Sehnenreflexe: Die Patellarreflexe äusserst schwach, erst nach fünf- bis sechsmaligem Klopfen deutlich, im Zustande der Contractur ebenso. Achillessehnenreflex fehlt. Geringer aber deutlicher Bicepsreflex, kein Tricepsreflex, schwacher Vorderarmreflex. Im Zustande der Contractur sind Vorderarmreflex und Bicepsreflex eben deutlich auslösbar.

Wenn man versucht den Kranken auf die Beine zu stellen, so wird er ganz steif und es tritt zugleich heftiger allgemeiner Tremor ein.

Harn und Stuhl werden ins Bett gelassen.

Der Zustand blieb — mit ganz geringen Schwankungen — unverändert

Tod an hypostatischer Pneumonie am 13. December um ¹/₂6 Uhr Morgens. Obduction 28 Stunden nach dem Tode (Dr. *Kolisko*): Der Körper gross, kräftig gebaut, abgemagert.

Der Schädel mit der Dura verwachsen, sehr geräumig. An der Basis des Gehirnes in den grossen Cisternen ein blasig degenerirter, vielfach knollig verzweigter, vom Chiasma bis über den Pons und beide Hirnschenkel hin liegender Cysticercus, in dessen Blasen kleine Scolices nachweisbar sind. In der Gehirnsubstanz mehrere erbsen- bis haselnussgrosse, grossentheils verkreidete Cysticerken, welche zumeist in der Tiefe der Furchen und der peripheren Rinde liegen. Die Hirnventrikel sehr stark erweitert, ihr Ependym mit bis über hirsekorngrossen Granulis besetzt. Am wenigsten ist der vierte Ventrikel erweitert. Aquaeductus Sylvii normal.

Die hinteren Partien beider Lungen von pneumonischen Herden durchsetzt. Das Herz in seinem rechten Ventrikel etwas vergrössert.

Anatomische Diagnose: Cysticercus racemosus ad basim cerebri.

Beobachtung XXIII.*) *Marie Jahndl*, 64 Jahre, Handarbeiterin, aus Olmütz gebürtig. Aufgenommen 3. Februar, gestorben 18. März 1890. (Z. 87b, Abtheilung Primarius *Redtenbacher*).

Über die Anamnese der sehr dementen Patientin ist nichts zu erfahren, als dass sie seit einem Jahre bettlägerig und linksseitig gelähmt ist.

Status praesens. Mittelgross, blass und fahl, schlecht genährt, stumpfsinniger Gesichtsausdruck, bedeutende Demenz. Arterien mässig rigide und geschlängelt.

Parese des linken unteren Facialisastes. Zunge weicht nach links ab. Thorax mässig gewölbt. In den inneren Organen nichts Abnormes.

Linkere obere Extremität stark paretisch. Sehr rigide Contractur in typischer Beugestellung der Hemiplegie.

Sehnenreflexe sämmtlich links geringer als rechts. Rechts prompter, links schwacher Bicepsreflex, rechts deutlicher, links kein Vorderarmreflex, rechts mässig starker, links geringer Tricepsreflex.

Die unteren Extremitäten gut beweglich, die linke schwächer als die rechte. Patellarreflexe beiderseits gleich.

Patientin vermag das Bett nicht zu verlassen.

Decubitus am Kreuzbein. Harn normal.

Der Zustand änderte sich nicht wesentlich bis zu dem am 18. März, 6 Uhr Morgens erfolgten Tode.

Obduction 26 Stunden nach dem Tode (Professor *Kolisko*): Körper klein, kräftig gebaut, mässig genährt, blass.

Schädeldach klein, kurzoval von mittlerer Dicke. Dura gespannt, blutreich, über der rechten Hemisphäre, entsprechend dem unteren Ende der Centralwindungen, den zarten Hirnhäuten leicht adhärent. Dieser Stelle entsprechend die inneren Meningen weisslich getrübt, von erweiterten Gefässen durchzogen. An einem horizontalen Durchschnitt findet sich entsprechend der erwähnten Verwachsung ein etwa hühnereigrosser Tumor in die Hirnsubstanz eingelagert, der das untere Ende der hinteren Centralwindung und den oberen Schenkel des Gyrus supramarginalis substituirt, tief in das Mark der Hemisphäre bis in die

---

*) Siehe auch die vorläufige Mittheilung [691].

Stabkranzgegend eindringt und grösstentheils aus einer gelben, trockenen, derben Substanz besteht, an welche sich in den peripheren Theilen grau-röthliche stark vascularisirte, ebenfalls ziemlich derbe, nicht scharf von der angrenzenden normalen Hirnsubstanz sich abgrenzende Massen anschliessen. Diese letzteren substituiren das Mark der erwähnten beiden Windungen und auch deren noch kenntliche Rinde in der Weise, dass die Windungen auf 3—4 cm verbreitert sind. Die übrige Hirnsubstanz und die zarten Häute mässig mit Blut versehen, die Windungen stark atrophisch, an zahlreichen Stellen grobwarzig, an der Oberfläche uneben. Am Clivus Blumenbachii eine den inneren Meningen anhaftende erbsengrosse, bläschenartige Geschwulst. Die etwas erweiterten basalen Hirngefässe zartwandig.

Anatomische Diagnose: Gliomahemisphaerae dextrae cerebri. Marasmus.

Die mikroskopische Untersuchung von Pons, Medulla oblongata und Halsmark ergab keine absteigende Degeneration.

e) Hirnabscess.

Ich beobachtete den folgenden Fall, in welchem die Erscheinungen rasch wechselten. Vorübergehend (am 18. Mai) bestand in beiden Armen Contractur, an dem bedeutend rigideren rechten waren die Sehnenreflexe der an der Contractur vorzugsweise betheiligten Beuger schwächer als an dem linken Arme.

Beobachtung XXIV.[*]) *Ludmilla Seidl*, 34 Jahre alt, Kaufmannsgattin aus Wien, aufgenommen am 10. März 1890, gestorben 21. März 1890. (Z. 66, Abtheilung Primarius *Redtenbacher*.)

Anamnese: Angaben des Mannes und der Schwester: Patientin soll immer gesund gewesen sein, hat 3 gesunde Kinder geboren. Die dritte Entbindung am 16. November 1889, normaler Verlauf des Wochenbettes, das Patientin 9 Tage hielt. Am 29. November erkrankte Patientin an starkem Schnupfen mit heftigem Fieber. Der Erkrankung wurde anfangs keine besondere Bedeutung beigelegt. Anfangs December schwoll das linke obere Augenlid an, welche Anschwellung für Rothlauf gehalten wurde. Am 6. December trat plötzlich tiefe Ohnmacht ein und während derselben verfiel Patientin in klonische Krämpfe. Sie schrie auf, Schaum trat vor den Mund. Seitdem klagte Patientin öfters über Kopfschmerz. Es zeigte sich zugleich eine kleine Anschwellung in der behaarten Kopfhaut über der Stirne, die von einem bekannten Chirurgen für ein Atherom erklärt wurde. Am 21. December traten 4 epileptiforme Anfälle auf. Am 28. December das 3. Mal ein Anfall, derselbe war jedoch schwach und beschränkte sich auf die rechte Seite. Seitdem besteht Schwäche der rechten Körperhälfte. Die Geschwulst am rechten Auge wurde von Herrn Primararzt Dr. *Adler* als Abscess diagnosticirt und am 6. Jänner 1890 eröffnet. Die Wunde heilte nicht zu. Seit Mitte Jänner heftiger Kopfschmerz, öfters nervöse Zuckungen der rechten Hand und des rechten Beines. Patientin wurde gleichgiltig und theilnahmslos. Sie sprach öfters irre, insbesondere benannte sie Gegenstände falsch oder verlangte etwas Anderes, als sie eigentlich haben wollte. Seit 3 Wochen spricht sie sehr wenig, lässt Harn und Stuhl unter sich.

---

[*]) Ausführlich im Jahresbericht des k. k. allgem. Krankenhauses pro 1890.

Status praesens am 10. März 1890: Mittelgross, gracil gebaut, mässig genährt, von geringer Muskulatur, blass. Passive Rückenlage. Temp. 37·0, Puls 88. Arterie mittelweit, Welle von geringer Höhe und Spannung.

Ueber der linken Hälfte des Stirnbeines im Bereiche der behaarten Kopfhaut eine flache Geschwulst von der Grösse einer halben Wallnuss, über welcher die Haut geröthet ist. Ueber dem linken oberen Augenlide eine linsengrosse Fistelöffnung, aus welcher sich dicker Eiter ausdrücken lässt.

Die rechte Hälfte des Gesichtes schlaffer. Die Pupillen mittelweit, verengern sich sehr wenig und träge auf Licht. Die äusseren Augenmuskeln functioniren gut. Die Zunge wird gerade vorgestreckt.

Patientin ist nur mit Mühe zum Sprechen zu bewegen und gibt ganz kurze und wortkarge Antworten. Die Sprache ist sehr leise. Sie gibt nicht an, weshalb sie so leise spricht. Auf die Frage, worüber sie zu klagen habe, zeigt sie auf ihren Kopf und verzieht schmerzhaft das Gesicht. Gesicht und Gehör seien gut. Sie sei seit dem 16. December krank. Sie habe am 16. December entbunden. Keine Sprachstörung.

Der Nacken wird steif gehalten. Bewegungen desselben stossen auf Widerstand. Die Patientin nickt bejahend auf die Frage, ob sie Schmerzen im Nacken habe. Der Hals mager, 2 Töne in den grossen Arterien.

Thorax kurz, flach. Respiration mehr abdominal. Vorne beiderseits voller Schall bis zur 6., respective bis zur 4. Rippe, hinten voller Schall bis zur 10. Rippe. Rechts, hinten oben, kürzerer Schall. Rechts, hinten oben, verlängertes Exspirium, einzelne trockene Rasselgeräusche, sonst reines Vesiculärathmen. Herzstoss nicht wahrnehmbar. Die Herzdämpfung reicht bis zum linken Sternalrand. Systolisches Geräusch an der Spitze, sonst reine Töne. Leber und Milz normal Bauch mässig gespannt.

Die oberen Extremitäten werden gut bewegt. Der Händedruck ist kräftig, rechts etwas schwächer als links. Die unteren Extremitäten paretisch; Patientin erklärt, sie könne nicht gehen. Patellarreflexe gering, prompte Sohlenreflexe. Sensibilität allenthalben intact. Harn und Stuhl werden ins Bett gelassen.

Harn (mittels Katheters entleert) hellgelb, klar; kein Zucker, kein Albumin im Harne.

11. März: Status idem. Leichte Zuckungen in der rechten Hand.

13. März: Patientin spricht kein Wort mehr, verlangt nichts; scheint das meiste, was zu ihr gesprochen wird, zu verstehen. Sie hebt auf Aufforderung die Hände in die Höhe, streckt die Zunge heraus, folgt einer Flamme mit dem Blicke.

14. März: Eröffnung des Abscesses am linken Auge und des „Atheroms" am Schädel. Jodoformverband. Patientin ist stark stuporös.

17. März: Pat. ist wieder etwas freier, folgt den Aufforderungen des Arztes zu Bewegungen.

Die rechte obere Extremität wird weniger bewegt als die linke, kann auch nicht frei gehoben werden.

Sehnenreflexe an den Beugern rechts schwächer als links (Biceps- und Vorderarmreflex), dagegen der Tricepsreflex rechts viel stärker, auch auf den Pectoralis übergreifend, links mässig stark.

Das rechte Bein liegt vollkommen schlaff gelähmt.

Das linke Bein zeigt eine gewisse Steifigkeit, wird auf wiederholte Aufforderung im Kniegelenke gebeugt.

Sehnenreflexe: Links starker Patellarreflex, deutlicher Dorsalklonus.

18. März. Psychischer Zustand wieder etwas gebessert.

Die rechte obere Extremität an den Stamm gedrückt, Ellbogengelenk in etwa 150° gebeugt.

Versuche die Stellung zu ändern, stossen auf bedeutenden Widerstand in Schulter und Ellbogengelenk.

Linke obere Extremität zeigt ganz leichte Steifigkeit im Ellbogen.

Sehnenreflexe: Bicepsreflex an dem weniger gespannten linken Biceps stark, am rechten sehr gering, kaum merklich. Vorderarmreflex ebenso links deutlich, fehlt rechts. Dagegen der Tricepsreflex rechts stärker als links.

Rechtes Bein heute schlaff.

Flüssige Nahrung wird schlecht geschluckt.

19. März. Patientin wird behufs Operation des Hirnabscesses auf eine chirurgische Klinik verlegt. Daselbst Tod am 21.

Obductionsbefund: Körper mittelgross, von ziemlich kräftigem Knochenbau, schwacher Muskulatur, abgemagert. Allgemeine Decke blass, dunkel pigmentirt, mit ausgebreiteten Todtenflecken auf der Rückseite.

Kopfhaut von der behaarten Stirndecke abrasirt; links von der Mittellinie eine von der Gegend der Kranznaht nach vorne verlaufende, 4 cm lange, in der Mitte klaffende Schnittwunde, von der aus die Haut ringsum eine Strecke weit bis 3 cm abgehoben, blutig eitrig infiltrirt erscheint. Am Grunde dieser Wunde, und zwar im vorderen Winkel eine erbsengrosse Lücke im Schädeldache· Am oberen Augenlide eine quergelagerte 1 cm lange Schnittwunde, die linken Augenlider und ihre Umgebung etwas geschwellt.

Hals lang. Thorax schmal. Brustdrüsen welk. Gliedmassen starr.

Die Schädeldecken blass, in der Umgebung der Schnittwunde das subcutane Zellgewebe eitrig zerfallen. Die Beinhaut infiltrirt und gewulstet, verdickt, besonders in der Umgebung der angegebenen Lücke, aussen abgeschmolzene Ränder zeigend. Der Schädel lang, 4—5, im Stirntheile bis 7 mm dick, hier auch ziemlich compact, an seiner Innenfläche gewulstet und dabei rauh, fester mit der harten Hirnhaut, besonders am Stirnbein, verwachsen, bis auf eine von der linken vorderen Schädelgrube nach aufwärts bis zur Mitte der linken Stirnbeinschuppe reichende Stelle, an der die Dura theilweise vom Knochen abgelöst ist. Am Knochen daselbst eine fast $\frac{1}{2}$ cm lange, seichte Rinne, die bogig gekrümmt mit einem kurzen Ausläufer nach aussen versehen, von der Gegend linkerseits neben der Crista galli bis zu der Lücke sich erstreckt, welche ungefähr daumenbreit von der Mittellinie entfernt ist. Diese seichte Rinne von zerfallenem Granulationsgewebe ausgekleidet; rings um dieselbe der Knochen gewulstet, von platten Osteophyten warzig, von Gefässlücken porös, dunkel geröthet. Ausserdem finden sich kleinere, seichte Erosionen, an der inneren Fläche des Schädeldaches neben der angegebenen Furche und über dem linken Orbitaldache 2 Stellen, eine kleinbohnengrosse und weiter nach aussen eine halb so grosse, innerhalb welcher die den Sinus frontalis abschliessende dünne Knochenlamelle fahl entfärbt, sequestrirt erscheint. Linkerseits neben der Crista galli am Ende der angegebenen Furche eine halb-kaffeebohnengrosse, nach dem Sinus führende Lücke. In der Mitte des linken oberen Orbitalrandes, am Grunde des eröffneten Abscesses im Lide, ein bohnengrosser Substanzverlust mit einem halb so grossen dünnen Sequester und über der Nasenwurzel eine dreieckige, spaltförmige, quergelagerte, bei 4 *mm* lange und fast 2 *mm* breite Lücke, welche beide in den Sinus frontalis führen. Die Dura über der Spitze des linken Stirn-lappens gegen die mediale Fläche desselben und an diesem selbst mit der Arach-noidea durch zarte, vasculäre Pseudomembranen verwachsen. Die Hirnwindun-gen besonders am linken Stirn- und Scheitellappen enorm geschwellt, so dass ersterer weit die Mittellinie überragt, der linke Ventrikel vollständig verschlossen, der rechte hochgradig verengt, wodurch die linken Ganglien weit nach hinten verdrängt sind. An der Spitze des Stirnlappens ein erbsengrosser und linker-seits ein nussgrosser, mit dickem grünen Eiter erfüllter, von einer dicken fettgel-ben Granulationsschichte ausgekleideter und darüber hinaus von einer 1—1½ *mm* breiten Schwiele abgegrenzter, bis an die Rinde reichender Eiterherd, die umge-bende Hirnsubstanz in der linken Hemisphäre bis in den Scheitellappen und bis in die innere Kapsel hinein sehr stark ödematös geschwellt und gelockert. Sonst das Hirn blutarm, Schädel an der Basis usurirt.

Anatomische Diagnose: Abscessus cerebri subduralis in regione frontali sin. cum suppuratione sinus frontalis, perforatione multiplice huius et squamae ossis frontalis in vertice. Tuberculosis obsoleta apicum pulmonum.

f) Diffuse Hirnsclerose.

Strümpell [698] beschreibt folgenden Fall:

66-jähriger Mann, Potator, leidet seit December 1875 an Schwäche der rechten Extremitäten und verschiedenen anderen Beschwerden.

Juni 1876: Parese rechts. Delirium tremens.

Juli: Starke Parese rechts. Öfters Krampfanfälle mit klonischen Zuckun-gen in den paretischen Extremitäten. In der ruhigen Zeit oft leichte Con-tractur in dem rechten Arme. Keine Sehnenreflexe.

Manchmal aber, und das Verhalten ist sehr wechselnd, sogar Fussklonus und Handklonus hervorzurufen.

Ungenügend ist die Beschreibung eines vielleicht ähnlichen Falles von *Berg* [46], weil nur das Verhalten des Tricepsreflexes, nicht aber des zuerst in Betracht zu ziehenden Bicepsreflexes angegeben ist.

g) Die haemorrhagische Encephalitis

gehört wahrscheinlich auch hierher. In Fall I. von *Bücklers* [102] ist angegeben:

44 Jahre. Acute fieberhafte Erkrankung. Aufgeregtheit, dann Stumpf-sinn, Apathie. Coma. Nackenstarre. Die sämmtlichen Extremitätenmuskeln leicht gespannt. „Die Reflexe sind normal."

Zur reflexodepressorischen Contractur gehört auch die „Flexionscontractur der Kniegelenke bei Gehirnkrank-heiten", welche *Kernig* [375, 376] und *Bull* [103] beschrieben haben. Beim Aufsetzen der Kranken auf den Bettrand tritt „eine Beuge-contractur in den Kniegelenken, zuweilen auch in den Ellbogengelenken ein ... Versucht man an den sitzenden Kranken die Beine im Knie zu strecken, so gelingt das nur etwa bis zu einem stumpfen Winkel von 135°." (*Kernig.*) In schweren Fällen bleibt der Winkel sogar ein rechter. Im Falle 2. von *Bull* ist angegeben „Patellarreflexe fehlend." Daraus, wie aus der ganzen Beschreibung geht hervor, dass es sich um unsere reflexodepressorische Contractur handelt. Die genannten Autoren wollen darin ein specielles Meningitissymptom sehen, doch geht aus den mitgetheilten Fällen*) hervor, dass einfach ein „diffuses Hirnsymptom" vorliegt, das bei jeder Art reizender Hirnerkrankung auftreten kann. Speciell zu bemerken, weil im Vorhergehenden nicht angeführt, ist, dass diese Contractur sich auch bei

h) Sinusthrombose

wie im Falle 7. von *Bull* [103] findet.

5. Als reflexoneglectorische Contracturen cerebralen Ursprungs lassen sich, — wiewohl natürlich nur noch ganz provisorisch — eine Reihe von Erscheinungen von Muskelspannung abgrenzen, welche wohl am besten als pathologische Reflexbewegungen von verschiedener Schnelligkeit aufzufassen sind.

a) Aeusserst langsam verlaufende, aber dabei sehr kräftige Reflexbewegungen sind die sogenannten athetotischen Contracturen, von *Gowers* [282, II. S. 82] als „Spasmus mobilis" bezeichnet. Den Typus bildet die sich allmälig zu bedeutender Starre schliessende Faust der posthemiplegischen Athetose, die sich nur langsam wieder öffnet, sei es „spontan" oder als Mitbewegung mit Streckung der gesunden Seite. Diese athetotischen Contracturen treten sowohl bei gesteigerten Sehnenreflexen, als in Extremitäten auf, die ausserdem die gewöhnliche hemiplegische Contractur zeigen**) — „spastische Athetose" nach *Scheiber* [628] — als bei ganz normalen Sehnenreflexen. Literatur bei *Greidenberg* [285, S. 182]. Vgl. auch den Fall von *Dercum* [159].

b) Im Gegensatze zur eben beschriebenen tritt sehr rasch, „momentan", eine Form von Starre in gewissen Fällen „cerebraler Kinderlähmung" auf. Sie betrifft Kinder, deren Glieder oft ganz schlaff sind, beim geringsten Reize aber, oder auch anscheinend spontan,

---

*) Im Falle 5. von *Bull* bestanden beispielsweise multiple Hirntumoren und nur ganz leichte chronische Leptomeningitis.

**) Dann existirt also die Combination einer myogenen (nutritive Verkürzung der Beuger), spinalen (reflexophilen) und cerebralen Contractur in derselben Extremität.

sämmtlich in tonischen Spasmus verfallen, ohne dass die Sehnenreflexe gesteigert sind, weder im Zustande der Ruhe noch während
der Contractur. Der Krampf ist oft so stark, dass man die Kinder
wie eine Statue an einer Extremität aufheben kann. Diese Form tritt
bei intacter Pyramidenbahn auf. Sie unterscheidet sich daher
wesentlich durch die klinischen Symptome und die anatomischen
Merkmale von der „angeborenen spastischen Gliederstarre" (S. 212)
mit der sie bisher von einigen Beschreibern zusammengeworfen wurde.
Am instructivsten ist der Fall von *Otto* [552]:

3½ Jahre alter Idiot. Bald nach der Geburt wurde die eigenthümliche
Steifheit des Körpers bemerkt.

„In der Ruhe und im Schlaf sind die Muskeln schlaff, bei passiver Bewegung
aber fühlt man einen gewissen Widerstand, die betreffenden Muskeln werden ganz
rigide". Dasselbe bei den selten zu beobachtenden Abwehrbewegungen. Doch „besteht
nirgends eine dauernde Contractur." Aendert man etwas an der Lage des Körpers,
so wird er in der Stellung steif, in welcher er sich gerade befindet. So entsteht
beim Aufstellen eine Spitzfusstellung. „Das Kniephänomen ist beiderseits
sehr deutlich. Kein Achillessehnenphänomen. Kein Fussklonus."

Obduction: Porencephalische Defecte beiderseits. Die Centralwindungen selbst sehr wenig geschädigt, nur der rechte Py-Strang etwas kleiner als der
linke. Das Rückenmark normal, speciell keine Degeneration und kein
Fehlen der Pybahnen.

In den Symptomen vollkommen analog ist der Fall von *Money*
[507]: Arteriitis syphilitica der Hirngefässe und diffuse Sclerose des
Rückenmarks. Die Patellarreflexe vorhanden, nicht gesteigert.
Wahrscheinlich gehören auch Fall 2. und 3. von *Knapp* [381], in welchen die Störung posthemiplegisch war, hierher.

c) Durchaus anderer Art wieder sind die „Pseudocontracturen",
welche *Meynert* [481, 482, 484 S. 59] zuerst bei Erkrankungen des
Sehhügels beschrieben hat. Es sind Zwangshaltungen in
Folge gestörten Innervationsgefühls. Hierher gehört wohl auch der
Fall von *Edinger* [173]:

45jährige Frau. Vor 3 Jahren Endocarditis. Apoplectischer Insult mit
rechtsseitiger Lähmung. Rückgang der Lähmung. Es entwickelt sich leichte
Contractur im Arme, hie und da unwillkürliche Bewegungen in demselben.
Heftige Schmerzen in den rechten Extremitäten. Die Sehnenreflexe des
Armes nicht gesteigert, also „nicht die gewöhnliche Contractur."
Wegen der Schmerzen Suicidium. Obduction: Herd im linken Sehhügel mit
Betheiligung des sensorischen Theils der inneren Kapsel. Keine absteigende
Degeneration der Pyramidenbahn.

d) Endlich sind als reflexoneglectorische cerebrale Contracturen
wol jene Muskelspannungen zu betrachten, welche *Zacher* [808] bei
progressiver Paralyse beobachtet hat, und bei denen die Seh-

nenreflexe fehlten oder vorhanden, aber nicht gesteigert waren. Die
Spannung war theils permanent, theils trat sie im Anschlusse an
paralytische Anfälle auf. Im letzteren Falle kann wohl an der cerebralen Natur nicht gezweifelt werden.

Fall *Dobler* (S. 470): Seit 1 Jahre krank: Demenz, Sprachstörung, Pupillen-
differenz etc. „In den Extremitäten, und zwar speciell an den oberen, Neigung
zu Starre und Muskelspannung bei passiven Bewegungen"; Neigung zu
Tremor. Hautreflexe normal. Patellarreflexe fehlen. In einem paralytischen
Anfalle, am 23. November 1880, diese Spannung in der rechten Körperhälfte.

Fall *Zimmermann*: Seit 2 Jahren krank: Demenz, Sprachstörung etc.
Patellarreflexe fehlen. In einem paralytischen Anfalle am 15. November
1881 in der rechten Körperhälfte „Neigung zu Muskelspannungen", besonders
stark im Arme. Sehnenreflexe fehlen an den Beinen vollständig, sind
im contracturirten rechten Arme zwar vorhanden, aber gegenüber denen des
linken nicht gesteigert.

Auch der von *Fürstner* und *Zacher* [255] berichtete Fall, in
welchem halbseitige Starre in einem paralytischen Anfalle zwei Tage
vor dem Tode eintrat und fortdauerte, als die Sehnenreflexe in
der Agone schon geschwunden waren, gehört wohl hierher.

Unklar in ihrer Stellung ist die bei Kleinhirnaffectionen
gelegentlich auftretende Rigidität, auf welche *Hughlings-Jackson* [337,
340] aufmerksam gemacht hat. Dass die *Jackson*'sche Theorie dieser
Rigidität nicht stichhältig ist, haben wir S. 144, 161 und 214 erörtert. Sollte es sich als constant erweisen, dass, wie in den Fällen
von *Sepilli* [673] und *Koenig* [386], die Sehnenreflexe dabei gesteigert sind, so dürfte wohl die Annahme von *Nothnagel* [530, S. 74],
dass es sich um Wirkung auf Medulla oblongata oder Pons handelt,
Recht behalten und die Rigidität als gewöhnliche reflexophile Contractur wie in den S. 217 und 218 beschriebenen
Fällen von Tumoren dieser Regionen aufzufassen sein. Vgl. auch
bei *Ferrier* [222], sowie *Duret* [170, 171] und *Cossy* [137, 138].

Abschnitt 9.
Uebersicht der Contracturen bei organischen Läsionen.

Wir haben in den Abschnitten 2.—8. die einzelnen Formen der
Contracturen nach ihrer Beziehung zu den Sehnenreflexen betrachtet
und sie als reflexophile, reflexodepressorische und reflexo-

neglectorische unterschieden. Das jeweilige Verhalten der Sehnenreflexe der an einer Contractur betheiligten Muskeln gibt nun nicht blos ein rein äusserliches Kriterium ab, sondern es lässt vielfach Schlüsse auf die Vorgänge zu, welche dem Symptom der Muskelsteifigkeit zu Grunde liegen.

Eine Gruppe gleichartiger Erscheinungen bilden die **reflexophilen Contracturen.** Sie treten entweder bei Reizen auf, welche die sensorischen Enden der Reflexbogen der Sehnenreflexe betreffen (Bewegungen von Gelenken, Anreissen an Muskeln, Erkrankungen von Gelenken und Knochen), oder werden durch solche Reize wesentlich verstärkt. Sie lassen bei möglichster Ruhe sehr bedeutend nach, schwinden im Schlafe, in der Chloroformnarkose, bei Anlegung der *Esmarch'*schen Binde. Wir haben allen Grund, in ihnen Reflexerscheinungen zu sehen.

Ihr eigentlicher, centraler Ursprung ist daher im Rückenmarke zu suchen *), wiewohl sie von der Peripherie, wie vom Hirne aus zum Vorscheine gebracht werden können. Dass constant mit ihnen eine Steigerung der Sehnenreflexe verknüpft ist, beruht darauf, dass beide Reflexerscheinungen dieselbe sensorische Bahn benützen und wohl auch in gleicher Weise von den übergeordneten Theilen des Centralnervensystems abhängig sind. Daher deutet eine Steigerung der Sehnenreflexe bei centraler Erkrankung auf die Möglichkeit hin, dass sich eine Contractur ausbilden werde („opportunité de contracture", „contracture latente").

Die reflexophile Contractur entsteht:

I. Im Reflexbogen durch Reizung der sensorischen Nervenendigungen (Gelenkserkrankung) oder sensorischen Nerven (Neuritis);

II. Spinal supracentral: a) Reizung sensorischer Nerven. welche nicht ausschliesslich dem Reflexbogen angehören (Neuritis), b) Bahnung oder Wegfall von Hemmungen durch Rückenmarkserkrankungen.

III. Cerebral: Bahnung oder Wegfall von Hemmungen durch Hirnerkrankungen.

In den beiden anderen Gruppen von Contracturen sind ziemlich heterogene Vorgänge, blos nach dem Verhalten der Sehnenreflexe vereinigt, was aber von praktisch-diagnostischem Werthe ist. (Cap. IX.)

---

*) Was bereits *Marshall Hall* erkannt hatte.

Von den **reflexodepressorischen Contracturen** sind peripheren
Ursprungs und mit Schädigung der Sehnenreflexe durch
Schädigung des Reflexbogens verknüpft:

I. Myogene Contracturen: Physiologische Contractur;
entzündliche Contractur; Neoplasma des Muskels; ischämische Starre;
bindegewebige Schrumpfung.

II. Neurogene Contractur: Tonischer Krampf nach Verletzung des motorischen Nerven.

Bei diesen Contracturen sind Chloroformnarkose, Schlaf und
bei I. auch *Esmarch*'sche Binde begreiflicher Weise ohne Einfluss.

Centralen Ursprungs ist die Contractur bei Affection des
Reflexcentrums selbst (Trismus bei Bulbäraffection S. 204); die
Sehnenreflexe sind herabgesetzt, ob durch Schädigung des Reflexbogens oder durch Hemmung, lässt sich nach dem bis jetzt vorliegenden Material nicht erörtern.

Centralen Ursprungs, und mit gleichzeitiger Hemmung der
Sehnenreflexe verbunden, sind die Contracturen bei folgenden Erkrankungen:

I. Supracentrale spinale Läsion: Tumor (S. 215).

II. Cerebrale Läsionen progressiven Charakters:
Tumor, Abscess, multiple Erweichung, beim Einsetzen von Hämorrhagien etc.

Wenn man die im Abschn. 8. berichteten Fälle mit den entsprechenden des Cap. V. vergleicht, so ergibt sich, dass hier von der
supracentralen spinalen oder cerebralen Läsion ein Reiz in's Rückenmark hinabgesendet wird, der einerseits Hemmung der Sehnenreflexe,
andererseits Starre erzeugt.

Diese Contracturen können vorübergehend oder dauernd
sein. Im ersteren Falle wird man sie als „tonischen Krampf" leicht
erkennen, im letzteren Falle aber können sie den reflexophilen Contracturen und anderen Formen durchaus ähnlich sein. Das Verhalten
der Sehnenreflexe, das Verschwinden der Contractur im Schlafe, in Chloroformnarkose und unter der *Esmarch*'schen Binde lassen unterscheiden.

Reflexoneglectorische Contracturen: Peripheren Ursprungs
und ohne Einfluss auf die Sehnenreflexe ist die nutritive Verkürzung der Muskeln, insofern sie nicht mit Atrophie verbunden
ist. Sie tritt leicht zur reflexophilen Contractur hinzu, indem sie sich
in den Muskeln entwickelt, die an der Concavität der fixirten Gelenke
liegen, kann auch mit Veränderungen des Bindegewebes u. s. w. verbunden sein. Schlaf, Chloroformnarkose und *Esmarch*'sche Binde ver-

mindern sie etwas, heben sie aber nicht auf, lassen sie daher nachweisen, wenn sie sich zu reflexophiler Contractur gesellt hat (hemiplegische Contractur).

Nun bleiben eine Anzahl von Formen von Contractur und tonischem Krampf centralen Ursprungs übrig, die sowohl bei gesteigerten, wie bei fehlenden Sehnenreflexen auftreten können. Sie sind:

I. Spinal: „paradoxe Contraction" von *Westphal*, tonische Krämpfe bei Myelitis, Tabes etc.

II. Cerebral: athetotische Contractur; gewisse Formen von Starre bei cerebraler Kinderlähmung; Zwangshaltung bei Sehhügelerkrankung; gewisse Formen von Rigidität bei progressiver Paralyse.

Von den Contracturen, die man an Kranken findet, sind viele aus mehreren Formen gemischt, so die hemiplegische Contractur, die „spastische Athetose" (S. 237), die „paralytische Contractur" der Chirurgen.

Die Beziehungen der einzelnen Formen von Contracturen werden am besten durch die verschiedenen Arten von Trismus illustrirt. Wir haben kennen gelernt:

1. Myogenen Trismus durch bindegewebige Schrumpfung der Kaumuskeln nach Trigeminusdurchschneidung: reflexodepressorische Contractur peripheren Ursprungs (S. 193);

2. Trismus bei Affectionen des Quintuskerns: reflexodepressorische Contractur reflexocentralen Ursprungs (S. 205);

3. Trismus bei amyotrophischer Lateralsclerose mit Steigerung des Unterkieferphänomens: reflexophile Contractur supracentralen Ursprunges (S. 211);

4. Trismus bei Hirnhämorrhagie mit Verlust des Unterkieferphänomens: reflexodepressorische Contractur supracentralen Ursprunges (S. 220).

Weitere Formen von Trismus toxischen Ursprungs, die sich aber in diese Kategorie einreihen lassen, siehe im nächsten Abschnitte.

Unverricht [734] hat darauf aufmerksam gemacht, dass tonische Contractur im Muskel entweder durch gleichmässig interferirende Einzelzuckungen im Sinne von *Brücke* [98] entstehen oder aber vorgetäuscht werden kann — „Pseudotonus" — indem gleichzeitig klonische Krämpfe in allen Muskeln eintreten. Daher kann wieder Tonus, i. e. nicht erkennbare Discontinuität der Contraction, leicht in Klonus, i. e. erkennbare Discontinuität, übergehen. In praxi lässt sich diese Betrachtung jedoch nicht durchführen, die ja vom Autor eigentlich speciell für die epileptischen Krämpfe angestellt worden ist. Doch ist die Discontinuität der Contraction bei manchen reflexoneglectorischen Contracturen recht deutlich. Uebrigens kann zu einem „Tonus" ein „Klonus" anderen Ursprungs sich hinzuaddiren, wie bei dem Fussklonus in einer hemiplegischen Contractur, oder Fussklonus zu „paradoxer Contraction" (S. 215).

In obiges Contracturenschema sind eine Anzahl von Contracturen, über deren Verhalten zu den Sehnenreflexen nichts bekannt ist, nicht aufgenommen, so die von *Kussmaul* [400] und *Kast* [373] beschriebenen Krampfzustände bei Albuminurie, die „periodischen Contracturen" von *Leuch* [414], die Wadenkrämpfe der Cholera, gewisse congenitale Contracturen etc.

Abschnitt 10.

Contracturen toxischen und gemischten Ursprungs.

Bei Strychninvergiftung sind die Sehnenreflexe in der Regel gesteigert. Doch ist die Beobachtung von *Honigmann* [330] von Wichtigkeit, in welcher während des Stadiums der Streckkrämpfe die Patellarreflexe kaum merklich waren, später aber, nach dem Erwachen aus einem durch Chloralhydrat herbeigeführten Schlafe, gesteigert.

Während also von *Charcot* und *Blocq* [67] der Krampf der Strychninvergiftung für vollkommen analog der reflexophilen Contractur der Rückenmarksaffectionen, der Hemiplegie etc. erklärt wurde und auf diese Analogie die Lehre vom „Strychninismus" der Ganglienzellen als Ursache der Reflexsteigerung und Contractur gegründet ist, zeigt diese Beobachtung, dass gerade jene Contractur, welche dieser Lehre den Namen gegeben, nicht nothwendig mit Reflexsteigerung verbunden ist. Nimmt man hiezu den von mir ausgeführten Versuch (S. 91) von combinirter Vergiftung mit Chloralhydrat und Strychnin, in welchem die Sehnenreflexe gänzlich fehlten, aber Streckkrämpfe und dauernde Steifigkeit eintraten, ferner die Beobachtung von reflexodepressorischem Trismus bei Bulbäraffection (S. 205), endlich die gleich anzuführenden Beobachtungen beim Tetanus, so ergibt sich, dass eine Reihe von Contracturen, deren Ursprung höchst wahrscheinlich in directer Erregung der Centralorgane zu suchen sind, ohne gleichzeitige Steigerung der Sehnenreflexe, ja mit Herabsetzung derselben einhergehen können. Es ist daher wahrscheinlich, dass der centrale Apparat für die Contracturen mit dem für die Sehnenreflexe nicht ganz identisch ist.

Vom Tetanus geben *Charcot* und *Blocq* [67] ebenso an, dass die Muskelsteifigkeit desselben mit der gewöhnlichen reflexophilen Contractur identisch sei. *Remak* [593] hat jedoch bereits auf das Fehlen des Kniephänomens bei dieser Erkrankung hingewiesen. *Westphal* meinte nun allerdings in der Discussion, dass es bei maximaler

Muskelspannung „selbstverständlich" fehlen müsse. Allein es fehlt nicht nur der Patellarreflex während des Höhepunktes des tetanischen Krampfes, sondern er ist, ebenso wie die anderen Sehnenreflexe, auch sehr oft während der Zeit der dauernden geringeren Muskelsteifigkeit herabgesetzt, welche bei langsamer verlaufenden Fällen, namentlich aber bei solchen, die in Heilung übergehen, tagelang und wochenlang mit geringen Schwankungen andauert. Bei Fällen mit permanentem Trismus kann das Unterkieferphänomen fehlen, auch wenn die Masseterenspannung keineswegs maximal ist. Freilich kommen auch, wiewohl seltener, Fälle mit Steigerung der Sehnenreflexe vor, wie der von *Schäffer* [627] beschriebene. Daraus geht hervor, dass die Muskelsteifigkeit bei Tetanus zu den reflexoneglectorischen Contracturen zu rechnen ist. Die Entstehung der Contractur ist nicht nothwendig, wie etwa bei Gelenksaffectionen, an Steigerung der Sehnenreflexe geknüpft, es ist daher auch nicht wahrscheinlich, dass sie reflectorischen Ursprungs von Seite der Muskelnerven und dgl. ist. *) Am beweisendsten ist hiefür die folgende Beobachtung, in welcher kurze Zeit vor dem Tode, als alle Sehnenreflexe bereits erloschen waren, noch mässige Steifigkeit bestand und ein schwerer tetanischer Anfall durch Trinken ausgelöst werden konnte.

Beobachtung XXV. *Josef Brecher*, 28 Jahre, Eisengiesser aus Wien, aufgenommen 23. October 1890, gestorben 29. October 1890. (Abtheilung Prof. *Salzer.*)

Pat. stürzte am 22. October Abends im trunkenen Zustande aus einem Fenster des dritten Stockwerkes in den Hof. Mehrere Stunden Bewusstlosigkeit.

Bei der Aufnahme zeigten sich: Fractur des rechten Malleolus internus, eine Rissquetschwunde am rechten Oberschenkel, in welcher ein Stück Holz steckte, Hautemphysem am Thorax und Dämpfung RHU (Haematothorax). Die Rissquetschwunde ging tief in die Musculatur des Beines hinein. Es wurden zwei Tage später noch einige Holzstückchen aus derselben extrahirt. An dieser Stelle bildete

---

*) Auch die übrigen Reflexe sind nach *Bauer* [28] und *v. Jaksch* [344] keineswegs immer gesteigert, so dass der reflectorische Ursprung überhaupt bestritten wird.

Die Untersuchungen von *Autokratow* [Archiv. de méd. expér. IV. p. 700], welcher an Meerschweinchen experimentirte, die mit Tetanusgift vergiftet worden waren, sollen nach Ansicht des Autors beweisen, dass die Wirkung des Tetanusgiftes in einer Erregung der sensorischen Muskelnerven bestehe, die sich auf dem Wege des Reflexbogens durch das Rückenmark fortpflanze. Doch ist die Fragestellung des Autors schon von vornherein zu enge, da er a priori von der Ansicht ausgeht, es handle sich um „spastische Contracturen", deren Sitz die motorischen Ganglienzellen des Rückenmarkes seien.

sich ein jauchiger Abscess, von dem aus rasch eine ausgedehnte Verjauchung der Weichtheile entstand.

Am 27. October, 12 Uhr Mittags wurde zum erstenmal Trismus und Opisthotonus bemerkt.

28. October. Temp. 37·5. Bedeutende Cyanose, Puls klein, fadenförmig. Häufige tetanische Anfälle. Beim Versuche zu trinken jedesmal Schlundkrämpfe. Um 5 Uhr Nachmittags untersuchte ich den Patienten. Pat. sehr collabiert, hochgradig cyanotisch, Respiration 44. Puls 112, sehr klein. Extremitäten nur ganz wenig gespannt.

Keinerlei Sehnenreflexe auslösbar. Beim Versuche, Cognac zu trinken, heftiger Schlundkrampf, Trismus, starker Streckkrampf in allen Extremitäten.

5 Uhr 10 Minuten, wenige Minuten nach dem letzten tetanischen Anfall Exitus letalis.

Die Obduction, 29. October 1890, 19 Stunden nach dem Tode (Prof. *Paltauf*), ergab die in der Krankengeschichte beschriebene Verletzung, ferner Haematothorax dexter durch Ruptur der visceralen Pleura, Suffusionen in zahlreichen Muskeln, Zerreissung des Nervus popliteus externus dexter etc.

Uraemie. Meist wird *Jaccoud* [335, S. 721] als erster Beschreiber der dauernden uraemischen Contracturen citirt. Doch finde ich bereits im vorigen Jahrhunderte bei *Stoll* [695, I. S. 189] eine gute Beschreibung*) von permanentem Trismus bei einem an Anasarca leidenden Manne, welchen Krampf der Autor, ganz im Sinne der jetzt nach *Traube* benannten Theorie, durch eine „depositio subitanea ad cerebrum facta" der hydropischen Flüssigkeit erklärt. *Seeligmüller* [668] erklärt die uraemischen Contracturen für myopathischen Ursprungs. Ueber ihre Beziehung zu den Sehnenreflexen finden sich keine Angaben in der Literatur.

Nach *meinen* Erfahrungen kommt sowohl typische reflexophile, als auch reflexodepressorische Contractur vor. In beiden Formen ist das Verhalten ein derartiges, dass man nur einen centralen Ursprung annehmen kann. Die folgende Beobachtung gibt ein Beispiel von reflexodepressorischen Contracturen: Trismus mit fehlendem Unterkieferphänomen, Contracturen in den Extremitäten, in den stärker contracturirten die Sehnenreflexe geringer, als in denen der anderen Seite:

Beobachtung XXVI. *Carl Schöberl*, 50 Jahre, Vergolder, verheiratet, aus Wien gebürtig. Aufgen. 10. Juni, gestorben 11. Juni 1890. (Z. 87a, Prim. *Redtenbacher*.)

Seit längerer Zeit Nierenentzündung, seit 8 Tagen Bewusstlosigkeit mit zeitweiligen Krämpfen.

---

*) Auch die Zunahme des Krampfes bei Bewegungsversuchen wird besprochen.

Stat. praes. Mittelgross, mager, schwächliche Muskulatur, schmutzigfahle Hautfarbe, Oedem der Lider und der unteren Extremitäten. T. 36·6. Arterie enge, Spannung über der Norm. Puls 72.

Starre Rückenlage, tiefer Sopor, durch lautes Anrufen ist Pat. zu einzelnen kurzen correcten Antworten zu bewegen. Auf die Frage nach dem Namen seiner Frau antwortet er: „weiss ich nicht." Respiration mühsam, bei jedem Expirium Aechzen.

Kopf wird leicht nach rechts gedreht gehalten, Nacken starr, weniger gegen Neigung als gegen Drehungen des Kopfes Widerstand. Lidspalten geöffnet. Cornea uneben, getrübt, am Rande kleine Geschwürchen. Kein Cornealreflex. Pupillen enge, langsame Reaction auf Licht.

Starker Trismus. Kein Unterkieferphänomen.

Oberlippe ist constant in die Höhe gezogen, rechte Nasolabialfalte weniger ausgeprägt als die linke.

Thorax breit, gut gewölbt. Herzstoss im 6. Intercostalraum, diffus. Dämpfung reicht nach rechts bis zur Mitte des Sternums. Systolisches Geräusch an allen Ostien, zweiter Aorten- und Pulmonalton klappend. Rasselgeräusche über den Lungen.

Bauch gespannt, geringer Ascites.

Rechte obere Extremität in typischer Beugestellung der Hemiplegie und starker Contractur.

Linke obere Extremität weniger gebeugt, in leichter Contractur.

Von Zeit zu Zeit schüttelnde Bewegungen der Extremitäten.

Beim Aufsetzen zeigt sich deutlich Opistothonus.

Untere Extremitäten befanden sich bei Beginn der Untersuchung in starrer Streckcontractur, etwa 5 Minuten später rechts geringe, links starke Contractur.

Sehnenreflexe: Rechter Arm: mässig starker Radiusreflex, Bicepsreflex, geringer Tricepsreflex; linker Arm: sehr starker, klonischer Radiusreflex, starker Bicepsreflex, sehr starker Tricepsreflex; rechtes Bein: sehr starker Patellarreflex; linkes Bein: geringer Patellarreflex; Achillessehnenreflex beiderseits gering, kein Fussklonus.

Beim Versuche, die gestreckten Extremitäten gewaltsam zu beugen, tritt klonischer Krampf derselben ein.

Harn mittelst Katheters entleert; 80 cm^3, hellgelb, leicht getrübt, 1030, massenhaft Albumin, Cylinder verschiedenster Art, Nierenepithelien, Rundzellen.

Bald hierauf trat vollständiges Coma ein. Exitus um 3 Uhr Nachmittags.

Obduction 17 Stunden nach dem Tode (Prof. *Paltauf*):

Anatomische Diagnose: Atrophia renis granularis cum morbo Brightii chronico. Hypertrophia excentrica cordis, praecipue ventriculi sinistri. Anaemia et oedema cerebri.

Ueber die Contracturen im Coma diabeticum ist nichts Näheres bekannt.

Ueber Contracturen bei acut fieberhaften Krankheiten, die wohl offenbar toxischen Ursprungs sind, liegt auch nur spärliches Material vor.

Bei acuter gelber Leberatrophie sah ich einmal einen zwei Tage lang anhaltenden Trismus mit fehlendem Unterkieferphänomen, gleichzeitig waren die Sehnenreflexe der Extremitäten gesteigert.

Tuczek [730] beschreibt einen Fall (XXVIII), in welchem bei einem Kranken mit chronischer Mutterkornvergiftung, dem die Patellarreflexe in Folge von Hinterstrangserkrankung fehlten, während eines Typhus ein (schmerzhafter) tonischer Krampf des rechten Beines beobachtet wurde. Also reflexoneglectorische Contractur.

Ueber Contracturen bei chronischen Vergiftungen finde ich keine literarischen Angaben. Der folgende, auch sonst interessante Fall von Encephalopathia saturnina zeigte reflexodepressorischen Trismus und reflexophile Contractur der Extremitäten.

Beobachtung XXVII. *Schönthan Caroline,* 42 Jahre, ledig, Handarbeiterin aus Nied.-Wallsee in Nieder-Oesterreich gebürtig. Aufgenommen 9. Juni, entlassen 14. Sept. 1892. Neue Aufnahme 22. September 1892, gestorben 23. Sept. (Z. 87b, Abtheilung Primarius *Redtenbacher*.)

Stat. praesens 9. Juni 1892. Sehr mageres Individuum von fahler Hautfarbe, wenig gefärbten Schleimhäuten, geringer, etwas schlaffer Muskulatur. Panniculus adiposus fehlt gänzlich. Extremitäten lang, Rumpf durch Kyphoscoliose verkürzt.

Passive Rückenlage, der Nacken rückwärts gebeugt, die Musc. sternocleidomastoidei leicht vorspringend, die oberen Extremitäten in leichter Beugestellung, das rechte Bein ganz gestreckt, das linke Bein leicht gebeugt und über das rechte gelegt, so dass das Knie und der linke Fuss über den entsprechenden Theil des rechten Fusses gelegt sind. Augenlider geschlossen. Oeffnet man dieselben, so sieht man die Bulbi sich rasch nach oben wenden; sie stehen bei Oeffnung der Lider so weit nach oben, dass man die Pupillen nicht sehen kann. Der Mund geschlossen, bei Versuchen denselben zu öffnen, spannen sich die Kaumuskeln.

Auf Anrufen antwortet Patientin gar nicht. Auf tiefe Nadelstiche reagirt sie in keiner Weise, ebenso nicht auf Kneipen der Haut.

Der linke Arm lässt sich im Schultergelenk nach Belieben abduciren, bei Versuchen, das im rechten Winkel gebeugte Ellbogengelenk zu strecken, spannt sich die Muskulatur stark an. Manchmal gelingt es, durch sehr vorsichtige Bewegungen das Ellbogengelenk vollständig zu strecken.

Die rechte obere Extremität zeigt dieselbe Erscheinung, nur in verstärktem Maasse. Bei Versuchen, das rechtwinkelig gebeugte Ellbogengelenk zu strecken, sehr starke Rigidität der Muskeln am Vorder- und Oberarm.

Wirbelsäule hochgradig kyphotisch mit der Convexität nach rechts im mittleren Brusttheile. Respiration thoracisch, 28, regelmässig. Puls 104. Arterie leicht geschlängelt, mittelweit, etwas härter. Höhe der Pulswelle gering, Spannung etwas über der Norm. Athemgeräusch nicht hörbar, weil die Respiration sehr oberflächlich ist. Herztöne sehr laut. Herzstoss im 3. linken Intercostalraum, Herzdämpfung etwa kleinkinderflachhandgross. Der II. Aortenton klappend. Bauchmuskulatur sehr gespannt. Bauch eingezogen, Palpation unmöglich.

An den unteren Extremitäten sind die Adductoren sehr gespannt und erhalten dadurch die Beine an einander gedrückt, die Intensität der Spannung wechselt, manchmal bedarf es einer ganz bedeutenden Kraftanwendung, um die Beine ein wenig von einander zu entfernen. Zeitweise sind die Beine weniger gespannt. Versuche von Bewegungen an den Beinen steigert die Intensität der Spannung. Die Spannung der Adductoren ruft zugleich Streck-Contractur im Knie hervor. Zeitweilig tritt kleinwelliger Tremor der linken unteren Extremität auf von ca. 10 Secunden Dauer.

Sehnenreflexe: Ganz geringes Unterkieferphänomen. Wenn Patientin den Mund krampfhaft schliesst, verschwindet dasselbe. Starker Biceps-, Triceps- und Vorderarmreflex, ebenso starke Sehnenreflexe der Supinatoren beiderseits. Wenn zeitweise die Neigung zu Spasmen in den Armen stärker wird, ist der Biceps- und Tricepsreflex stärker. Starke Patellarreflexe, dieselben sind auch während der Spasmen noch auszulösen, nur während der ganz starken aufgehoben. Kein Fussklonus; kein Achillessehnenreflex.

Im Harn keine abnormen Bestandtheile.

Augenhintergrund normal (Docent Dr. *Königstein*).

10. Juni 1892. Pat. nimmt eine passive Rückenlage ein. Augen geschlossen. Lider zeigen leichte zuckende Bewegungen. Mund geschlossen; ruhige, gleichmässige costoabdominale Athmung. 28 Respirationen. Puls 96, über die Norm gespannt. Körpertemperatur nicht erhöht. Pat. nimmt Milch und Suppe zu sich.

11. Juni 1892. Pat. aus dem Coma erwacht, öffnete die Augen und sah starr vor sich hin. Pupillen zeigten deutliche Reaction auf Licht. Auf Befragen, wie es ihr gehe, verlangte sie mit schwacher, aber deutlicher Stimme Wasser, trank auch einen Löffel voll Wasser und klagte über Schmerzen. Darauf schloss sie wieder die noch immer starr blickenden Augen und lag wieder ruhig wie zuvor da.

17. Juni 1892. Patientin liegt ruhig im Bette, ist ruhig und sieht starren und theilnahmslosen Blickes vor sich hin. Gibt auf Befragen verständige Antwort.

30. Juni 1892. Pat. isst, trinkt die ihr gereichte Nahrung; verhält sich immer noch ruhig, aber sieht viel freundlicher und theilnahmsvoller als früher darein. Auch spricht sie mehr. Patientin lässt den Urin nicht mehr unter sich, sondern verlangt von der Wärterin immer das Gefäss.

1. Juli 1892. Im Harn trotz genauer Untersuchung keine Spur von Eiweiss.

9. Juli 1892. Nachträgliche Anamnese (Angaben der Mutter): Vor 3—4 Jahren litt Pat. an Bleikolik — sie war in einer Schriftgiesserei beschäftigt. Seit dem 3. Lebensjahre hat Patientin ihre Scoliose. Gehustet hat sie nie. Am 3. December erkrankte Patientin unter Stechen in beiden Seiten, sie fieberte mässig, lag zu Bette ungefähr bis Ende Juni. Dann wurde sie wieder krank, es wurde ihr reichliche Nahrung etc. angeordnet. Ende Mai verschlimmerte sich ihr Zustand, so dass sie einmal ihrer Mutter zurief: „Mutter, nimm mich in Schutz, ich weiss nicht, mir ist so schwindlig". Seit dieser Zeit ist sie stumm, sie redet so gut wie gar nichts. Sie legte sich zu Bette, wurde „steif" und in diesem Zustande hereingebracht; etwa 8 Tage vor dem Spitalseintritt begann der Anfall.

20. Juli 1892. Pat. liegt die ganze Zeit fast apathisch da, hat aber guten Appetit. Hie und da bekommt sie Angstanfälle. Beim Uriniren schreit sie vor Schmerz; kein objectiver Befund, der dies erklären würde. Kein Albumin.

30. Juli 1892. Patientin liegt regungslos im Bett, verlangt nicht Speise, noch Trank. Das Sensorium ist frei.

11. August 1892. Pat. ist seit einigen Tagen um vieles freier, sie spricht spontan, verlangt zu essen und zu trinken und ist im Stande, das Bett zu verlassen. Sie ist noch immer sehr wortkarg.

15. August 1892. Patientin in bequemer Rückenlage; Gesichtsausdruck gleichgiltig. Bewegungen des Stammes, Kopfes und der Extremitäten nach allen Richtungen hin frei, keine Spur von Steifigkeit. Die Pupillen mittelweit, die rechte etwas weiter als die linke, Reaction auf Licht etwas träge, ebenso auf Accommodation. Aeussere Augenmuskeln functioniren prompt. An den übrigen Hirnnerven nichts Besonderes. Vollständiger Mangel der Zähne; daher auch kein Bleisaum am Zahnfleische zu finden.

Patientin zeigt sich über Zeit und Ort vollkommen orientirt, ebenso über ihre Person. Sie gibt an, dass sie in einer Schriftgiesserei beschäftigt war, sie hat im Jahre 1878 an Bleikolik gelitten. In der Schriftgiesserei waren auch Mehrere an Lähmungen der Hand erkrankt. Ihre jetzige Erkrankung hat mit Stechen in der linken Seite begonnen. Daran haben sich Kopfschmerzen geschlossen. An die spätere Zeit hat sie nur undeutliche Erinnerungen. Sie sei plötzlich im Spitale gewesen und wisse nicht wie. Erst seit einer Woche sei sie wieder vollkommen klar und erinnere sich an Alles. Einen Arzt, welcher dieser Tage von einem Urlaub zurückkehrte und den sie nur während der Zeit der Verworrenheit sah, will sie sofort wieder erkannt haben.

Ernährungszustand ziemlich gering. Haut trocken, schuppend, Sehnenreflexe (Patellar- und Achillessehnenreflexe) stark, solche an den Armen gering. Pat. ist noch matt und ihr Gang unsicher. Appetit gut, Stuhl normal.

„Geheilt" entlassen am 14. September 1892.

Aufgenommen am 22. September 1892.

Pat. wurde nach neuntägigem Aufenthalt in häuslicher Pflege am Abend des 22. September wieder ins Spital gebracht. Die sie begleitende Mutter sagt aus, dass der Zustand der Pat. sich seit zwei Tagen wieder zum Schlechteren gewendet habe.

Pat. stöhnt und ächzt, Gesichtsausdruck benommen, doch erkennt sie den mit lauter Stimme sie anrufenden Arzt und nennt, wenn auch mühsam und mit ungelenker Stimme, seinen Namen. Blick starr, mit deutlichem Strabismus divergens. Die Beweglichkeit der Bulbi ist aber sonst nicht eingeschränkt. Parese der beiden Musc. recti interni geht nach dieser Prüfung wieder zurück. Pupillen etwas enge, reagiren prompt auf Licht.

Nachts schrie Patientin sehr heftig und anhaltend. Der dienstthuende Arzt fand sie in leichten Krämpfen klonischer und tonischer Art. Morphininjection.

23. September, Morgens 6 Uhr. Exitus letalis.

Die Obduction, von Herrn Prof. Dr. *Paltauf* ausgeführt, ergab im Wesentlichen einen negativen Obductionsbefund: Atrophie sämmtlicher Organe, Marasmus praecox.

Die Nieren wurden mikroskopisch untersucht. Professor *Paltauf* hatte die Güte meine Präparate durchzusehen und constatirte folgenden Befund: „Diffuse Zunahme des Bindegewebes, starke Füllung namentlich der Rindengefässe, auch Capillaren und Glomeruli. Vermehrung des Gewebes um die grösseren

Gefässe, daneben streifenförmige Herde von Verdichtung, wo das Bindegewebe auch in kleinen Herden von Granulationszellen durchsetzt ist, die Glomeruli theils vollständig entartet, theils in fibröser Degeneration begriffen sich finden (Verdickung der Bowman'schen Kapsel mit anschliessenden partiellen Verödungen). Ferner atrophische Harnkanälchen, auch solche mit hyalinen Cylindern. Sehr häufig parenchymatöse Degeneration der Epithelien anzutreffen. Die Arterien zeigen nur eine etwas dickere Intima, aber ohne Kernvermehrung, ohne Hypertrophie oder Degeneration in der Media. (An entsprechend behandelten Präparaten keine amyloide Degeneration nachzuweisen). Der Befund entspricht einer schleichenden, zur Induration führenden, chronischen Nephritis, hauptsächlich mit Verödung der Glomeruli".

Im Laboratorium des Herrn Hofrathes *Ludwig* verarbeitete ich 715 gr Leber und 1368 gr Gehirn zur Untersuchung auf Blei. Im Gehirn liess sich keines nachweisen. Dagegen ergab die Fällung des in verdünnter Salpetersäure gelösten Auszugs der Leberasche mit Schwefelwasserstoff einen schwarzen Niederschlag. Als dieser neuerdings ausgeglüht und in einer ganz kleinen Menge verdünnter Salpetersäure gelöst war, erhielt man mit Schwefelsäure einen weissen, mit chromsaurem Kali einen gelben Niederschlag. Es war also in der Leber Blei enthalten, allerdings in nicht wägbarer Menge.

Dass nur so geringe Mengen von Blei sich nachweisen liessen, ist wohl durch den Umstand zu erklären, dass der Tod der Patientin erfolgte, nachdem sie schon lange ihre Arbeit ausgesetzt hatte *).

Gemischten, toxisch-functionellen und organischen, Ursprungs sind die Contracturen bei Meningitis. Dieselben sind, von der Nackenstarre und dem Opisthotonus abgesehen, nach meiner Erfahrung nicht eben häufig. Vieles von dem, was man bei dieser Erkrankung unbedenklich „Contractur" zu nennen pflegt, erweist sich bei genauerer Betrachtung als verlangsamte willkürliche Bewegung, angeregt von normalen Bewegungsreizen, i. e. Vorstellungen. Dass solche auch bei weit vorgeschrittenem Process vor sich gehen, ist nicht zu bezweifeln, wenn man sieht, welche complicirten Abwehrbewegungen, wie sicheres Erfassen der Hand des Arztes und langsames Wegschieben derselben, von scheinbar „bewusstlosen" Kranken noch ausgeführt werden, wie der Blick einer vorgehaltenen Flamme folgt etc. Die „Starre" der Extremität löst sich bei genauerer Untersuchung oft in eine ganz langsam verlaufende Bewegung auf, analog der gehemmten langsamen Sprache, die gleichfalls auf abnorm langsamen Ablauf der centralen Innervationsvorgänge bezogen werden muss.

---

*) *Blyth* [70] hat bei zwei Fällen von Encephalopathia saturnina, in denen die Individuen während der Arbeit erkrankt und ziemlich plötzlich gestorben waren, grosse Mengen von Blei im Hirne gefunden. In anderen Fällen war dagegen der Befund, wie im obigen, negativ, so z. B. in dem bei *Todd* [723] mitgetheilten Falle.

Eine wirkliche Contractur bei gleichzeitigem Verlust der Sehnenreflexe beschreibt sehr prägnant *Heubner* [309, Fall III]: 2¹/₂-jähriger Knabe. Convulsionen, Aenderung der Stimme, Abmagerung, Nachts Zähneknirschen etc.

„28. Juni. Eigenthümliche Lage." Oberkörper nach links gekrümmt, Kopf nach links und seitlich gedreht. „Auch der linke Arm wird etwas in leicht contrahirter Beugestellung gehalten." Das Verhalten des Armes war nicht ein solches „welches etwa den Contracturen geglichen hätte, wie man sie bei secundärer Degeneration der Pyramidenbündel am Erwachsenen beobachtet, denn die Sehnenreflexe waren undeutlich und vor allem fehlte jede Störung der willkürlichen Motilität" (S. 601). Obduction: Mehrere Hirntuberkel und Meningitis tuberculosa.

Wir erkennen deutlich in dieser Beschreibung die reflexodepressorische Contractur.

Auch die von *Kernig* beschriebene Kniegelenkscontractur (S. 236) gehört hieher.

Ein Beispiel von anfallweise auftretender reflexophiler Contractur bei einem sehr weit vorgeschrittenen Falle von Meningitis (Thrombose der Meningealgefässe, regressive Metamorphose der zelligen Infiltrate) zeigt der folgende Fall.

Beobachtung XXVIII. *Wenzel Radolitska*, 41 Jahre, ledig, Dienstmann aus Kolin in Böhmen gebürtig. Aufgenommen 11. Januar, gestorben 14. Januar 1890. Z. 87a, Abth. (Primarius *Redtenbacher*.)

Seit eineinhalb Jahren Husten, seit längerer Zeit Kopfschmerz, Schwindel. Uebelichkeit, seit einigen Tagen zunehmende Körperschwäche und Verworrenheit.

Stat. praes. Mittelgross, schlecht genährt, blass. Temp. 37·6. Puls klein, 92.

Pupillen mittelweit, gleich, reagieren auf Licht. Linker Mundwinkel hängt ein wenig herab. Zunge wird gerade ausgestreckt, ist stark belegt.

Der Nacken wird steif gehalten, Bewegungen des Kopfes sind schmerzhaft.

Der Thorax breit, flach. Beide Supraclaviculargruben eingesunken. Beiderseits oben, vorne und hinten, Dämpfung, amphorisches Athmen, reichliche, klingende, mittel- und grossblasige Rasselgeräusche. An Herz, Milz und Leber nichts Abnormes.

Der Bauch etwas gespannt. Die Harnblase durch Harn stark ausgedehnt, welchen Patient nicht zu entleeren vermag. Der mittelst Katheters entnommene Harn ist trübe, von schwach saurer Reaction, enthält Spuren von Albumin.

Die Extremitäten sehr muskelschwach, sämmtlich leicht paretisch. Starker Bicepsreflex, starker Vorderarmreflex, geringer Tricepsreflex. Gesteigerte Patellarreflexe.

Der Kranke ist stark verworren, soporös, klagt über Husten und Kopfschmerz, wälzt sich unruhig im Bette hin und her.

12. Januar. Temp. 36·5. Puls 102. Patient ist fast vollständig verworren, sehr apathisch.

Die Hände werden meistens am Genitale gehalten, zeigen bei Bewegungen starken Tremor, namentlich die linke.

Augenhintergrund normal. Rechte Pupille etwas weiter als die linke, beide reagiren auf Licht.

Sehnenreflexe an den Armen wie gestern. Patellarreflexe äusserst schwach, fast nur im Vastus externus auftretend. Kein Achillessehnenreflex. Allenthalben starke mechanische Muskelerregbarkeit.

13. Januar, ½10 Uhr Vormittags. Temp. 39·0. Puls 100. Patient ist vollständig verworren, murmelt zeitweise vor sich hin, antwortet manchmal auf Fragen, aber vollständig verkehrt. Kratzt mit den Händen verschiedene Körperstellen.

Von Zeit zu Zeit treten in den schlaff daliegenden und spontan kaum bewegten Beinen Streckcontracturen auf, welche eine bis zwei Minuten dauern, und während welcher die Beine steif wie Holz sind. Unmittelbar nach Ablauf der Contractur sind die Patellarreflexe sehr gesteigert.

10 Minuten später wieder ganz schwacher, auf den Vastus externus beschränkter Patellarreflex.

Sehnenreflexe an den Armen sehr schwach.

Nachmittag. Tief soporös. Sehr schwache Patellarreflexe, geringe Sehnenreflexe an den Armen. Temp. 38·0. Puls 120.

14. Januar. Temp. 37·8. Puls 120. Coma. Reflexe wie gestern Nachmittags.

Exitus letalis 11 Uhr Vormittags.

Obduction, 23 Stunden nach dem Tode (Prof. *Paltauf*):

Körper mittelgross, mittelkräftig, abgemagert, allgemeine Decke blass. Thorax ziemlich breit, flach, Abdomen etwas gespannt.

Schädeldach eiförmig, 18·6 *cm* lang, 15·7 breit, sehr dick, im Stirntheil 1 *cm*, etwas schwammig. Die harte Hirnhaut mässig gespannt, ihre Innenfläche an der rechten Seite blassroth, linkerseits mit einer, einen etwa 4 *cm* im Durchmesser haltenden, flachen, cystischen Raum bergenden, ziemlich derben Pseudomembran, der Gegend des Operculums entsprechend, bedeckt, wodurch das Operculum und die nächste Umgebung desselben abgeplattet erscheinen. Die Meningen an der Convexität der rechten Hemisphäre diffus getrübt und verdickt und stark serös durchtränkt, linkerseits fast vollständig zart, jedoch über dem Operculum, der klaffenden Fossa Sylvii sinistra und der enorm verbreiterten Spitze des Schläfelappens durch fädige ödematöse Pseudomembranen sehr innig mit der verdickten Dura verwachsen. Die Meningen an der Basis, besonders um das Chiasma sulzig infiltrirt, daselbst und in der rechten Fossa Sylvii vereinzelte Tuberkelgranulationen wahrnehmbar.

Phtisis tuberculosa pulmonum.

Das Rückenmark zeigte sehr intensive tuberculöse Meningitis. In Schnitten aus dem unteren Brustmarke und dem Lendenmarke fand sich sehr starke Rundzelleninfiltration der Pia und Arachnoidea, welche sich entlang den Septis ins Rückenmark hinein erstreckte. Die Nervenwurzeln sehr stark zellig infiltrirt, mit fibrinösem Exsudate bedeckt und mit einander verlöthet. Die Infiltrate an manchen Nervenwurzeln um kleine Gefässe Knötchen bildend.

Die Zellkerne in den entzündlichen Infiltraten stellenweise sehr undeutlich, wenig Farbstoff aufnehmend, die Contouren der Zellen verwischt (Beginn von Verkäsung). Mehrere grössere und kleinere Gefässe in den Meningen sind thrombosirt, in einzelnen schon weit vorgeschrittene Organisation der Thromben. Die Substanz des Rückenmarkes selbst zeigt sich an Präparaten mit Pàl'scher, Carmin- und Adamkiewicz'scher Färbung mit Ausnahme der äussersten Randzonen normal, welche leicht erkrankte Nervenfasern enthalten.

In den Wurzeln sind die meisten Nervenfasern normal, nur wenige Wurzeln, welche sehr stark infiltrirt sind, enthalten gequollene Fasern, deren Markscheiden auch schlecht oder gar nicht Farbstoff aufgenommen haben.

Capitel VII.

Sehnenreflexe und Contracturen bei Psychosen und Neurosen.

In diesem Capitel sind die Beobachtungen über die Sehnenreflexe und die Beziehungen der Contracturen zu ihnen bei den „functionellen" Erkrankungen zusammengestellt. Auf eine Verwerthung der Beobachtungen für die Theorie dieser Erkrankungen kann hier nicht eingegangen werden, da ein solcher Versuch den sichern Boden der Thatsachen gänzlich verlassen müsste. Doch darf man wohl erwarten, dass, bei Vermehrung unserer Kenntnisse, auf Grund der Beziehungen der Sehnenreflexe zum Centralnervensystem eine weitergehende Analyse der Krankheitserscheinungen als bisher möglich sein wird.

Hysterie. Die bahnende Wirkung sensorischer Reize ist bei Hysterischen stärker als bei Gesunden. *Féré* [218] konnte Steigerung des Patellarreflexes nach Einfall rothen Lichtes nachweisen, während dies bei Gesunden nicht gelang. Damit hängt wohl zusammen, dass bei Hysterischen sich häufig allgemeine S t e i g e r u n g der Sehnenreflexe findet, in circa 20% der Fälle Fussklonus. Nicht selten schliessen sich an den eigentlichen Sehnenreflex verschiedene complicirtere Reflexbewegungen. Doch habe ich mitunter auch bei Fällen typischer convulsiver Hysterie, mit verschiedenen Stigmata, die Sehnenreflexe allgemein herabgesetzt, das Kniephänomen nur mit *Jendrássik*'schem Kunstgriff auslösbar gefunden.

Bei hysterischer Monoplegie oder Hemiplegie findet sich häufig ein Unterschied in den Sehnenreflexen der beiden Seiten, wiewohl *Althaus* [9] das bestritten hat. Meist sind auf der sensorisch oder motorisch gelähmten Seite die Sehnenreflexe gesteigert, doch kommt auch Herabsetzung vor. Im Falle von *Déjérine* [150]: Hemiplegie mit Hemianästhesie, fehlte beiderseits der Patellarreflex:

Hysterische Hemiplegie mit Fehlen der Sehnenreflexe. Hysterische Anfälle. Tod. Die Obduction ergibt anatomische Intactheit des Nervensystems.

Die C o n t r a c t u r bei Hysterie soll nach *Charcot* [125] und *Blocq* [67] stets mit Steigerung der Sehnenreflexe verbunden sein. Bei dauerndem Bestehen kann sich Verkürzung ausbilden, so dass die Contractur auch in der Narcose nicht schwindet*). Sie kann auch anfallweise auftreten, wie im Falle von *Bennet* [44].

Ausser dieser reflexophilen Contractur, kommt, was bisher übersehen wurde, auch r e f l e x o d e p r e s s o r i s c h e Contractur vor.**) Dass das Fehlen der Schnenreflexe dabei auf gleichzeitiger H e m- m u n g beruhe, ist nach dem oben erwähnten Falle von *Déjérine* sehr wahrscheinlich. Ein solcher Fall ist von *Determann* [160] mitgetheilt:

42jähriger Fabrikant fällt bewusstlos um, zeigt danach eine sensorische und motorische Lähmung des linken Beines mit Contractur, Gesichtsfeldeinschränkung etc. „Das Bein fühlt sich ganz hart an, alle Muskeln sind contrahirt und sprin- gen zum Theil vor." „Sehnenreflexe an der linken unteren Extremität n i r g e n d s a u s z u l ö s e n". Heilung nach zweimaliger Application des faradischen Pinsels mit starkem Strome.

Ein analoger Fall ist folgender von mir beobachteter, welcher auf den ersten Blick einem Tetanieanfalle zu gleichen schien.

Beobachtung XXIX. *Petronella Nemetz*, 22 Jahre, Magd, aus Rocket- nitz in Mähren gebürtig. Aufgenommen 21. März, entlassen 30. März 1892. (Zimmer 88, Abth. Primarius *Redtenbacher*).

A n a m n e s e. Hereditäre Belastung nicht eruirbar. Patientin hat als Kind Scarlatina überstanden, war danach viele Jahre „magenleidend". Im 15. Lebens- jahre Lungenentzündung. Sie leidet seitdem oft an stechenden Schmerzen zwi- schen den Schulterblättern. Sie ist sehr leicht erregbar und schreckhaft, oft ohne äussere Veranlassung zur Schwermuth geneigt. Menses regelmässig. Die jetzige Erkrankung begann vor 8 Tagen nach einer Erkältung mit Kopfschmerz, Hitzegefühl und Seitenstechen. Besonders quälte sie ein trockener Husten, sie mühte sich ab zu expectoriren, konnte aber nicht, arbeitete dabei fort. Die An- strengung „zog ihr die Hände zusammen" zu dem gegenwärtig bestehenden Krampfe.

S t a t u s p r a e s. 5 Uhr Abends. Mittelgross, von derbem Bau, kräftig und gut genährt. Frische rothe Gesichtsfarbe. T. 37·4. P. 72.

Patientin sitzt aufrecht im Bette. Beide Arme im Ellenbogen gebeugt, in den Händen der nachstehend beschriebene Krampf. Aengstlicher Gesichtsausdruck.

---

*) Siehe bei *Charcot* und *Blocq* [67].

**) Diese Eintheilung der hysterischen Contracturen in reflexophile und re- flexodepressorische deckt sich, wie es scheint, zum grössten Theile mit der, welche *P. Richer* [600] neuestens getroffen hat. Er unterscheidet eine „Contrac- ture hysterique permanente", bei welcher typische Stellungen der Glieder — ähn- lich den bei Contracturen nach organischer Hemiplegie — sich finden, und eine „Contracture de forme psychique," bei welcher die Glieder jede beliebige Stellung einnehmen können, welche nur kurze Zeit dauert, variabel ist etc. Unsere reflexodepressorischen Contracturen gehören der zweiten Form an, die reflexo- philen, soweit sich die in der Literatur eingehender beschriebenen Fälle beurtheilen lassen, der ersten.

Am Halse rechts geschwollene Lymphdrüsen, eine Narbe von Drüseneiterung in der Haut.

Beide Daumen sind abducirt und ad maximum gestreckt, unbeweglich starr. Der Zeigefinger rechts frei in seinen Bewegungen, wird jedoch gewöhnlich gestreckt gehalten. Der linke Zeigefinger in starrer Streckstellung, kann activ ein wenig gebeugt werden, was jedoch mässigen Schmerz bereitet. Passiv kann man ihn vollständig beugen, was starken Schmerz erzeugt. Der 3., 4. und 5. Finger beiderseits in allen Gelenken gebeugt, können unter mässigem Widerstande passiv gestreckt werden. Active Streckung derselben links unmöglich, rechts in geringem Grade möglich. Die Handgelenke mässig palmar- und ulnarflectirt, starr. Die Muskeln der Vorderarme stark gespannt, hart. Die Sehnen an der Beugeseite des Handgelenks springen stark vor, am stärksten die des Radialis internus. Im Verlaufe der Beobachtung, welche bereits über 10 Minuten dauert, ist der Krampf unverändert. Das Schultergelenk und Ellenbogengelenk sind frei von Contractur.

Sehnenreflexe: Kein Tricepsreflex. Geringer Bicepsreflex. Kein Ulnarreflex. Kein Radiusreflex.

Im Zeigefinger der rechten Hand, seltener auch im Daumen, treten zeitweise kleine zuckende Bewegungen ein. In dem Momente, da dieses dictirt wird, zeigen sich die Bewegungen auch links.

Sensibilität: Leichte Berührungen werden auf der Dorsalfläche der Vorderarme und Hände nicht wahrgenommen, auf der Beugeseite prompt. Nadelstiche werden überall gefühlt.

Kein *Chrostek*'sches Phänomen.

Patientin wurde nun mit sehr starkem faradischen Strome mit der trockenen Pinselelektrode auf den Armen bestrichen. Nach Verlauf von etwa 2 Minuten stellte sich unter dieser Behandlung, sowie auf den dabei wiederholten suggestiven Befehl „Jetzt können Sie die Finger schon gut strecken!" allmälig normale Bewegungsfähigkeit ein.

Um 6 Uhr ass Patientin, vom Arzte unauffällig beobachtet, ihr Nachtmahl, wobei die Hände ganz normal gebraucht wurden.

22. März. Von der gestrigen Contractur nichts mehr vorhanden. Leichter Catarrhus apicis sinistri nachweisbar. Therapie Morph. muriat. 0·02 : 200.

23. März. Hustenreiz gering. Die Sehnenreflexe an den Armen, die gestern vorsichtshalber nicht geprüft wurden, sämmtlich prompt. Starke Patellarreflexe. Wirbelsäule druckempfindlich.

Der Hustenreiz schwand.

Der Krampf kehrte nicht wieder.

Ausser den erwähnten allgemeinen Reflexen hat die Auslösung der Sehnenreflexe bei Hysterischen manchmal auch eigenthümliche auraartige Sensationen im Gefolge, die Angstzustände oder Krampfanfälle einleiten können. Im hypnotischen Zustande (siehe unten) kann die Auslösung eines Sehnenreflexes die Entstehung einer Contractur verursachen. Sehr selten kommt dies nach *Charcot* [125] im wachen Zustande vor. Ein solcher Fall, in welchem sich eine hyperästhetische Zone über der Patellarsehne befand und die Auslösung des Patellarreflexes eine Contractur zur Folge hatte, im Folgenden. Der Verlauf des Falles und die Ursache der Heilung entbehrt nicht eines gewissen Humors:

Beobachtung XXX. *Ida Jordan*, 29 Jahre alt, verwitwet, Wärterin aus Budapest in Ungarn. I. Aufnahme 7. Juni, entlassen 13. Juni 1889. II. Aufnahme 13. November 1889. entlassen 15. December 1889. (Zimmer 88 und 87b, Abth. Primarius *Redtenbacher*.)

Mutter der Patientin hat Jahre lang an Migräne gelitten. Die Kranke selbst war bis zum 22. Lebensjahre gesund und hat 4 Kinder normal geboren. Im 22. Jahre wurde sie von ihrem Manne mit Lues inficirt, verliess ihn, und hatte seitdem viel Kummer und Sorgen zu ertragen. Seit dieser Zeit Anfälle von allgemeinen Krämpfen. Seit dem Herbste des vorigen Jahres Schmerzen in der Kniescheibe und den Knöcheln des rechten Fusses. Einige Monate später trat Schwäche der Beine und der rechten Hand hinzu, ferner sehr heftiger Kopfschmerz und Abnahme des Sehvermögens.

Status praes. Mittelgross, schlecht genährt. Träumerischer, leidender Gesichtsausdruck. Auf beiden Augen concentrische Einschränkung des Gesichtsfeldes. Augenhintergrund normal.

Totale Anästhesie und Analgesie der rechten Körperhälfte, in welcher die Patella und die Knöchel des rechten Beines hyperalgetische Inseln bilden; die Hyperalgesie betrifft nur die tieferen Theile, eine Hautfalte kann über denselben ohne Reaction durchstochen werden. Beklopfen dieser Theile löst Abwehrbewegungen aus. Unter der linken Mamma und in der rechten Ovarialgegend ebenfalls hyperalgetische Punkte.

Die motorische Kraft des rechten Armes erheblich geringer als des linken. Beide Beine leicht paretisch. Gang unsicher.

LHO kürzerer Schall, verlängertes Expirium. Sonst normale innere Organe.

Sehnenreflexe links: Starker Biceps-, Triceps-, Vorderarmreflex. Lebhaft gesteigerter Patellarreflex mit mehrmaliger Zuckung auf einen Schlag. Starker Achillessehnenreflex.

Rechts sind die Sehnenreflexe sämmtlich viel schwächer als links.

Abends: Heftige Kopfschmerzen, Schlaflosigkeit.

Patientin wurde mehrmals hypnotisirt, wobei entsprechende Heilsuggestionen gemacht wurden. Der Zustand besserte sich auch thatsächlich, indem die Kopfschmerzen schwanden, der Gang um vieles sicherer wurde.

Am Vormittag des 12. Juni prüfte ich neuerdings die Sehnenreflexe. Das Beklopfen der rechten Patellarsehne — des hyperalgetischen Punktes — verursachte heftige Schmerzen und löste allgemeine Reflexbewegungen aus. Die Sehnenreflexe verhielten sich wie bei der Aufnahme.

Am Nachmittag des 12. Juni klagte die Kranke über Schmerzen und Steifigkeit des rechten Beines.

13. Juni. Das rechte Bein wird in Knie- und Hüftgelenk leicht gebeugt gehalten. Streckversuche werden als sehr schmerzhaft empfunden und begegnen starkem Widerstande. Eine genauere Untersuchung liess Patientin nicht zu.

Die Patientin, welche über die neuerliche Verschlechterung ihres Zustandes sehr unwillig war, wurde auf ihr Drängen entlassen.

Am 13. November wurde Patientin in gänzlich verändertem Zustande wieder auf die Abtheilung aufgenommen. Sie war im 5. Monate gravid, litt an einer leichten Cystitis und an Magenkatarrh, der Gang war vollständig normal, das Sehvermögen gut, bei sorgfältigster Untersuchung waren keinerlei hysterischen Stigmata nachzuweisen. Sehnenreflexe normal.

Hypnose. Ueber Sehnenreflexe und Contracturen haben *Charcot* und *Richer* [130] eingehende Studien angestellt. Im lethargischen Stadium sind die Sehnenreflexe gesteigert und zwar entweder in Bezug auf die Ausbreitung auf zahlreiche Muskeln („Diffusion"), oder indem sie grösseren Ausschlag, oder längere Dauer der Muskelzuckung besitzen, oder indem ein Schlag zur Entstehung von Contractur Veranlassung gibt. Eine solche Contractur kann auch durch Massage, Anlegung einer *Esmarch*'schen Binde etc. erzeugt werden. Sie ist eine reflexophile. Dasselbe gilt von der „Flexibilitas caerea" des „kataleptiformen" Zustandes. Im kataleptischen Stadium sind die Sehnenreflexe herabgesetzt oder fehlen. Weiteres bei *Charcot* [125], sowie *Tamburini* und *Sepilli* [714].

Neurasthenie. In der Regel findet sich Steigerung der Sehnenreflexe, welche einseitig oder doppelseitig sein kann, gelegentlich Fussklonus. Seltener sind die Sehnenreflexe herabgesetzt. Ich beobachtete dies meist in Fällen, in denen die neurasthenischen Symptome (Zwangsvorstellungen, Angstzustände etc.) schon seit frühester Jugend nachweisbar waren. Fast immer war durch Anwendung des *Jendrássik*'schen Kunstgriffs kräftiger Patellarreflex zu erzielen.

Einen Fall beobachtete ich jedoch, in welchem die Patellarreflexe bei Anwendung aller gewöhnlichen bahnenden Mittel absolut fehlten und nur durch den intensiven Hautreiz des kalten Bades hervorzurufen waren. Der Fall betrifft einen Collegen, der von mehreren anerkannten Fachmännern untersucht worden ist:

Beobachtung XXXI. Dr. A. P. 28 Jahre alt. Hervorragende körperliche und geistige Leistungsfähigkeit, welche es ihm wiederholt ermöglichte, in äusserst kurzer Frist sich zu schwierigen Examen vorzubereiten und sie mit glänzendem Erfolge abzulegen. Leidet öfters wochenlang an drückenden Kopfschmerzen. Manchmal Angstzustände, welche das Verweilen im Zimmer unmöglich machen. Gelegentlich überfällt ihn ein solcher Angstzustand in der Nacht, und zwingt ihn, eiligst das Haus zu verlassen und einige Stunden in den Strassen spazieren zu gehen.

Stat. praes. vom 7. Juni 1892: Gross, mager, von guter Muskulatur. Geringe habituelle Scoliose.

Sehnenreflexe: Rechter Arm: Andeutung von Tricepsreflex, kein Bicepsreflex, ganz geringe Radius- und Ulnarreflexe (Beugung).

Linker Arm: Kein Tricepsreflex, kein Bicepsreflex, ganz geringer Radius- und Ulnarreflex, wie am rechten Arme.

Patellarreflexe weder nach wiederholtem Klopfen, noch nach Reiben der Haut, noch mit *Jendrassik*'schem Kunstgriffe hervorzurufen.

Prompter und sehr intensiver Achillessehnenreflex beiderseits. Kein Fussklonus.

Mässige Sohlenreflexe.

Nach kaltem Bade, sowohl im Bassin, als nach Einwirkung kalter Douche, ist lebhafter Patellarreflex zu constatiren.

Literatur: *Beard* [29, S. 93], *Möbius* [493], *Arndt* [16, S. 69], *v. Ziemssen* [816, S. 10], *Hirt* [312, S. 415], *Ziehen* [813], *Joseph* [359], *Löwenfeld* [436].

Psychosen. Bei verschieden benannten Psychosen kommt ein tage- bis wochenlang andauernder Zustand von tiefstem Stupor vor, in welchem die Kranken ruhig daliegen, absolut nicht sprechen, gefüttert werden müssen etc. In diesem Zustande kommt es zu bedeutender Steigerung der Sehnenreflexe, wie auch *v. Krafft-Ebing* [390, S. 388] angibt. *Tanzi* [715] hat neulich einen solchen Fall beschrieben, in luciden Intervallen waren die Sehnenreflexe normal stark. Man kann hier an functionellen Wegfall der corticalen Hemmung denken.

Den Gegensatz bilden acute Psychosen, bei denen es zum Verluste der Sehnenreflexe kommt. *Schermer* [630] fand im Reconvalescenzstadium acuter Manie den Patellarreflex fehlen, *Tomlinson* [724] ihn bei acuter Melancholie auf dem einen Beine fehlen, auf dem anderen abgeschwächt.

Hieran schliessen sich die Fälle von traumatischer Verwirrtheit nach Kopfverletzungen. *v. Krafft-Ebing* [390, S. 395] beschreibt einen solchen Fall, in welchem der Patellarreflex in den ersten Tagen fehlte, später etwas gesteigert, schliesslich normal war. Ob man in solchen Fällen von einer functionellen cerebralen Hemmung sprechen darf, ist gegenwärtig fraglich, da die Beobachtung von *Friedmann* [249] wahrscheinlich macht, dass öfter anatomische Processe vorliegen. Ein derartiger Fall ist auch der folgende:

Beobachtung XXXII. *Karl Prihoda*, 28 Jahre, Fabriksarbeiter aus Nemassowitz in Böhmen gebürtig, aufgenommen am 28. März 1889 auf die Klinik *Billroth*, verlegt am selben Tage auf die Klinik *Meynert*, verlegt am 4. April auf Z. 108 der IV. medicinischen Abtheilung.

28. März. Patient wurde heute durch das Umstürzen eines mit Parquettbrettchen schwer beladenen Wagens, mit dessen Abladen er beschäftigt war, von den Brettchen verschüttet. Er kam im bewusstlosen Zustande auf die Klinik *Billroth*, kam dort zu sich, wurde aufgeregt, bedrohte Aerzte und Wärterinnen.

Nachmittags auf die psychiatrische Klinik überbracht, zeigte sich der Kranke vollständig verworren. Er entkleidete sich bis aufs Hemd, blieb nicht im Bette, sondern ging fortwährend im Zimmer umher. Kräftiger, hochgewachsener Mann. Leichter Strabismus divergens. Gesichtsausdruck schmerzlich. Patient spricht kein Wort, auch nicht auf eindringliches Befragen und Zureden, wehrt jede Berührung ab, kümmert sich im Uebrigen nicht um die Umgebung, sondern geht ruhelos auf und ab. Zeitweise greift er an den Kopf, als ob er dort Schmerzen hätte. Urinirt auf den Boden. Kein Erbrechen.

Um 12 Uhr Nachts schlief er ein.

29. März. Erwacht lucid und geordnet, weiss nichts' von dem Trauma, noch von den folgenden Ereignissen. Puls 72. Keine Sehnenreflexe auslösbar.

30. März. Seitenstechen beiderseits.

31. März. Seitenstechen. LHU pleurales Reiben (?), RHU trockene Rasselgeräusche. Sputum blutig gestreift. Schwache, aber deutliche Patellarreflexe, kaum merkliche Bicepsreflexe am Arme.

2. April. Patient erinnert sich heute daran, dass er verschüttet wurde; das Folgende ist ihm gänzlich unbekannt. Seitenstechen dauert fort. Bronchitis. Katarrhalisches Sputum. Geringe Patellarreflexe, geringer Bicepsreflex.

4. April. Kein Seitenstechen. Bronchitis dauert fort. Mässig starke Patellarreflexe. Patient wird auf eine interne Abtheilung verlegt.

Epilepsie. Im Anfalle selbst kann man die Sehnenreflexe aus begreiflichen Gründen nicht oft prüfen, meist nur gegen das Ende der Convulsionen. Sie können sowohl erloschen, als gesteigert sein. Auch können einzelne erloschen, andere gesteigert sein, so dass, wie im Falle von *Hadden* [288, Fall I.], der einen Knaben mit cerebraler Kinderlähmung betraf, Fussklonus bei fehlendem Patellarreflex vorkommen kann.

Auch für das Verhalten unmittelbar nach dem Anfalle gibt es keine Regel, beim selben Individuum kann es nach verschiedenen Anfällen verschieden sein, wie *Olliver* [535] bemerkt. Die Angabe von *Moeli* [500] und *Ziehen* [813], dass temporäres Erlöschen der Sehnenreflexe nur nach sehr schweren Anfällen vorkommt, ist nicht zutreffend, sie können auch nach ganz leichten fehlen, dagegen im schwersten Status epilepticus, da ein Anfall dem andern folgt, vorhanden sein. Bei hemiplegischen Epileptischen fehlen sie manchmal auf der gelähmten Seite, wie *Fürstner* [253] beobachtete. Auch nach dem Anfalle kann Fussklonus mit Fehlen des Kniephänomens gepaart sein. Vgl. auch S. 83.

In der anfallsfreien Zeit sind die Sehnenreflexe gewöhnlich gesteigert. Weitere Literatur: *Gowers* [278], *Beevor* [34], *H. Jackson* [338], *Sepilli* [674], *Wick* [797], *Agostini* [4], *Bechterew* [30].

Tetanie. Die literarischen Angaben über die Sehnenreflexe lauten verschieden. *Schultze* [649] fand in 4 Fällen keine Erhöhung, in einem Falle fehlte der Patellarreflex. *Mueller* [512] fand ihn in einem Falle einmal gesteigert, im selben Falle ein andermal nicht verstärkt, in einem zweiten fehlend. Nach *Vetter* [738, S. 2402] wären die Sehnenreflexe „bekanntlich" erhöht. *Maroni* [463] sah sie bei chronischer recidivirender Form im Anfalle fehlen, *Hoffmann* [324] gewöhnlich normal, einmal erhöht, einmal während des Anfalls herabgesetzt, einmal während des Anfalls fehlend. *V. Jaksch* [345] sah den Patellarreflex zweimal fehlen, beobachtete auch nie Patellarklonus, „auch nicht in den Perioden, wo durch Bestehen von Streckungscontracturen an den unteren Extremitäten das Krankheitsbild etwas an die Symptome der Seitenstrangsläsionen mahnen konnte." *Bernhardt* [59] konnte das Kniephänomen in 2 Fällen nur mit dem *Jendrássik'schen* Kunstgriff erzeugen, fand es in einem Falle dagegen gut ausgesprochen.

Ich habe in 16 Fällen von Tetanie das Verhalten der Sehnenreflexe genau verfolgt. Die verschiedenen Angaben in der Literatur erklären sich dadurch, dass nicht unter gleichen Bedingungen untersucht wurde. Zunächst hat man meist nur auf den Patellarreflex geachtet, während doch die Krämpfe hauptsächlich die Arme befallen. Ferner sind gleichzeitig wirkende allgemeine Einflüsse nicht berücksichtigt.

Untersucht man ganz frische Fälle von Tetanie, so finden sich nach meinen Erfahrungen, die bei Analyse der in der Literatur verzeichneten Fälle bestätigt werden, sowohl im Anfalle selbst, als in der Zwischenzeit die Sehnenreflexe sehr herabgesetzt. Auffällig contrastirt dies oft mit der gesteigerten mechanischen Erregbarkeit der Muskeln. Beklopft man den Bauch des Biceps bei supinirtem Vorderarm, so wird der letztere kräftig emporgeschleudert, während ein Schlag auf die Bicepssehne selbst nur eine ganz geringe Zuckung zur Folge hat. Die Contractur der Tetanie ist also reflexodepressorisch.

Sind nun die Anfälle sehr schmerzhaft, so dass die Patienten während der Nacht nicht schlafen können, stellt sich ein gewisser psychischer Erregungszustand ein, so können dadurch bei längerer Dauer der Krankheit die Sehnenreflexe gesteigert werden, und dies kann die Herabsetzung, welche der Krankheit an sich eigenthümlich ist, compensiren.

Beweisend hiefür sind jene Fälle, in denen man die ersten Anfälle beobachten kann, die also das Reflexcentrum im Zustande normaler Erregbarkeit treffen, ferner Fälle, die mit Tetanie zur Beobachtung kamen, in denen diese allmälig abgeklungen ist, und in welchen nun plötzlich Recidive eintritt. Man kann dann die Sehnenreflexe mit denen der vorgehenden, annähernd normalen, Periode vergleichen.

Im Folgenden einige Beispiele eigener Beobachtung. Im ersten Falle konnte der erste Anfall beobachtet werden, der durch eine Operation mit Anlegung eines Gypsverbandes ausgelöst wurde. Im zweiten Falle wurden die ersten Anfälle bei einer Magenaffection gesehen. Der dritte Fall war bei der Aufnahme ziemlich frisch, besonders deutlich aber ist die Herabsetzung mit dem Eintritte der Recidive.

Beobachtung XXXIII. *Anton Heida*, 19 Jahre, Schlossergehilfe, aus Brand in Niederösterreich gebürtig. Aufgenommen 26. Januar, entlassen 30. März 1891. (Zimmer 13, Abtheilung Prof. *Salzer*.)

Eine Schwester des Patienten soll an zeitweise auftretenden Krämpfen leiden. Pat. war nie ernstlich krank. Seit 3 Jahren zeitweise Anfälle von schmerzhaften Krämpfen in den Händen, welche sich nicht an eine bestimmte Jahreszeit binden. Der letzte Krampfanfall war vor 14 Tagen.

Stat. praes. Mittelgross, kräftig gebaut, doch von knabenhaftem Aussehen. Innere Organe normal. Links starkes Genu varum.

29. Januar, 10 Uhr Vormittags. Osteotomie am linken Unterschenkel in Chloroformnarkose. Gypsverband. Keine üble Nachwirkung der Narkose.

8 Uhr Abends. Schmerzhafter Krampf in Armen und Beinen.

8 Uhr 30 Minuten sah ich den Patienten. Passive Rückenlage. Beide Arme in den Ellenbogengelenken flectirt, die Hände in charakteristischer Tetaniestellung. Rechtes Bein in allen Gelenken gestreckt, Kniegelenk ziemlich leicht zu beugen, Sprunggelenk starr. Das linke Bein, von der Mitte des Oberschenkels bis handbreit über dem Sprunggelenke in Gypsverband, im Sprung- und den Zehengelenken durch starren Krampf fixirt.

Rechts geringes *Chvostek*'sches Phänomen, links nicht nachweisbar.

Mechanische Erregbarkeit der Muskeln, speciell Biceps und Brachialis internus, gesteigert.

Im rechten Beine lässt der Krampf nach wenigen Minuten nach. Auf Compression des Nervus cruralis tritt er nach wenigen Secunden wieder prompt ein. In den Armen dauert der Krampf fort.

Sehnenreflexe: Kein Bicepsreflex. Kein Tricepsreflex. Kein Vorderarmreflex rechts wie links. Rechts mässiger Patellarreflex. Kein Achillessehnenreflex.

Nachts schlaflos. Die Krämpfe hörten gegen Morgen auf.

30. Januar 9 Uhr Morgens. Keine Krämpfe. Rechts schwaches, links stärkeres *Chvostek*'sches Phänomen.

Sehnenreflexe: Rechts deutlicher Bicepsreflex. Kein Tricepsreflex. Links Andeutung von Bicepsreflex, kein Tricepsreflex, ganz geringer aber deutlicher Reflex der Fingerbeuger. Starker Patellarreflex rechts. Keine Achillessehnenreflexe.

31. Januar. Keine Krämpfe mehr. Allgemeine Mattigkeit. *Chvostek'sches* Phänomen eben noch an dem Oberlippenast nachweisbar. Starker Patellarreflex rechts. Prompte Bicepsreflexe beiderseits.

Im weiteren Verlaufe keine Anfälle mehr.

Beobachtung XXXIV. *Theresia Göschel,* 55 Jahre, Schuhmachersgattin, aus Aspern in Niederösterreich gebürtig. Aufgenommen 26. April, entlassen 28. Mai 1892. (Z. 88, Abth. Prim. *Redtenbacher.*)

Seit 8 Tagen krank. Beginn mit Fieber, das bis heute andauern soll, und gewöhnlich Vormittags zum Vorschein kommt. Auch klagt P. über Schmerzen im Abdomen und allgemeine Mattigkeit. Kopfschmerz besteht nicht. Gänzliche Appetitlosigkeit.

Status praesens. Haut dunkelbraun pigmentirt, die sichtbaren Schleimhäute normal roth. Zunge dick grau belegt. Lungen und Herz normal, Abdomen etwas meteoristisch aufgetrieben und auf Druck empfindlich. Auch Darmbein und Symphyse auf Druck sehr schmerzhaft. Stuhl seit einigen Tagen angehalten. Harn enthält kein Eiweiss und keinen Zucker. T. 37·5.

30. April. Patientin ist von einem Krampfanfall heimgesucht worden. Die Hände in typischer Geburtshelferstellung, die Muskeln der Ulnar-Gruppe krampfhaft zusammengezogen.

Chvostek'sches Phänomen nur in Spuren nachzuweisen. P. äusserte während des Anfalles heftige Schmerzen, insbesondere beim Versuche, die Contractur zu lösen. Auch die Beuger des Ellenbogengelenkes werden contrahirt.

6 h. N. M. Beide Hände in typischer Tetaniestellung, in den Sprunggelenken leichter Streckkrampf. Versuch, die Sprunggelenke zu strecken, schmerzhaft.

Links kein Tricepsreflex, Beklopfen des Triceps schmerzhaft, die mechanische Erregbarkeit nicht gesteigert. Bicepsreflex mässig, mechanische Erregbarkeit des Biceps gesteigert, so dass directes Beklopfen seines Bauches starke Contraction desselben mit Supination des Vorderarmes hervorruft, während Beklopfen der Bicepssehne mit gleich starkem Schlage schwächere Contraction des Biceps mit viel geringerer Supination erzeugt. Kein Vorderarmreflex. Die Vorderarm-Muskeln sind stark gespannt, die Ulnargruppe ist mechanisch übererregbar.

Rechts kein Vorderarmreflex, prompter Bicepsreflex, mechanische Erregbarkeit des Biceps mässig gesteigert. Geringer Tricepsreflex, mechanische Erregbarkeit mässig gesteigert.

Kein *Chvostek'sches* Phänomen. Durch Druck auf den *Erb'schen* Punkt keine Muskelcontraction auszulösen.

Linker Patellarreflex mässig stark, rechter ziemlich stark, kein Achillessehnenreflex rechts, links gut auszulösen.

1. Mai. Die Tetanie dauerte noch am selben Abend fort, war am anderen Morgen geschwunden. Heute starker Bicepsreflex, prompter Tricepsreflex links, ebenso rechts. Mechanische Erregbarkeit der Muskeln gering, so dass Beklopfen des Bicepsbauches viel weniger Contraction macht als Beklopfen der Sehne. Kein *Trousseau'sches*, kein *Chvostek'sches* Phänomen.

6. Mai. P. ist frei von tetanischen Anfällen und befindet sich verhältnismässig wohl.

Beobachtung XXXV. *Josef Chaloupka,* 18 Jahre, Weberlehrling. Aufgenommen 31. März, entlassen 14. April 1889. (Klinik *Meynert.*) Ausführliche Anamnese und psychischer Status bei *r. Frankl-Hochwart* [244, 2. Fall].

1. April. Patient sehr klein, schwächlich, blass. Pupillen mittelweit, reagiren träger auf Licht. Die Hände in typischer Tetaniestellung. Gesteigerter Patellarreflex. Patient überaus erregt und vollständig verworren.

2. April. Vormittags. Verworrenheit dauert fort. Keine Krämpfe mehr. Colossal gesteigerte mechanische Erregbarkeit der Nervenstämme. Kein Trousseau'sches Phänomen.

Beklopfen des Bauches des Biceps brachii ruft energische Contraction mit starkem Ausschlag des Vorderarmes hervor. Beklopfen der Bicepssehne manchmal eine Spur einer Reflexzuckung, meist gar keine. Patellarreflex prompt.

Nachmittags. Die mechanische Muskelerregbarkeit geringer. Deutlicher Bicepsreflex beiderseits. Rechts prompter Reflex am Triceps brachii, links fehlt derselbe. Patellarreflexe prompt.

Die Erscheinungen der Tetanie und der Psychose klangen allmälig ab. 10. April. **Recidive der Tetanie.** Typische Krämpfe in den Armen. Ueberaus gesteigerte mechanische Erregbarkeit der Nervenstämme.

Directes Beklopfen des Bauches des Biceps brachii reisst die Hand kräftig in die Höhe. Beklopfen der Bicepssehne verursacht ganz geringe Contraction mit ganz schwachem Ausschlag. Mechanische Erregbarkeit des Triceps brachii ebenso gesteigert. Kein Tricepsreflex. Patellarreflex nur mit *Jendrássik*'schem Kunstgriff deutlich.

Die **Thomsen'sche Myotonia congenita** hat, nach allen Berichten, keine erhöhten, öfters abgeschwächte Sehnenreflexe.

Normal waren die Sehnenreflexe bei den **Spasmen der Wettläufer,** die *Hadden* [290] beschrieben. Doch konnte durch wiederholtes Auslösen des Patellarreflexes schmerzhafter tonischer Krampf im Quadriceps erzeugt werden.

In einem von mir beobachteten Falle von **tonischen Intentionskrämpfen** (Maurer, Potator, im linken Arme nach einem wegen Fractur angelegten Gypsverbande entstanden) waren die Sehnenreflexe normal. Bei *r. Frankl-Hochwart* [243] findet sich keine Angabe darüber.

Für **Paramyoclonus multiplex** soll nach der Beschreibung von *Friedreich* [251] Steigerung der Sehnenreflexe charakteristisch sein, nach der Monographie von *Unverricht* [735] jedoch nicht nothwendig zum Krankheitsbilde gehören.

Bei **Chorea** lässt sich keine Regel für das Verhalten der Sehnenreflexe aufstellen. *Petitclerc* [559] hat mehrmals Steigerung beobachtet, Andere nicht. Nach meinen Erfahrungen können sich die Sehnenreflexe an den einzelnen Extremitäten sehr verschieden verhalten, und dies innerhalb weniger Tage wechseln.

Bei **Paralysis agitans** sollen die Spasmen nach *Blocq* [67] stets mit Herabsetzung der Sehnenreflexe verbunden sein. Nach Anderen, z. B. *Heimann* [299] soll aber gerade in solchen Fällen Steigerung vorkommen. Nach dem jetzigen Stande der Frage von dieser Krankheit überhaupt, ist die grösste Reserve geboten.

Capitel VIII.

Die Beziehungen der Sehnenreflexe zur mechanischen Muskelerregbarkeit, zum Muskeltonus, zum Tremor, zur Ataxie. — Zweck der Sehnenreflexe.

Nach *Westphal* sollten die Sehnenreflexe auf directer Muskelerregung durch den Schlag auf die Sehne beruhen, ebenso nach den Modificationen der *Westphal'*schen Theorie durch *Waller*, *de Watteville, Gowers, Ziehen* u. s. w. (Cap. II. Abschn. 2.) Voraussetzung für diese Annahme ist, dass die Grösse der mechanischen Erregbarkeit und die Stärke der Sehnenreflexe parallel gehen. Die klinische Erfahrung bestätigt jedoch diese Voraussetzung nicht. Nur bei mässigem Fieber und bei herabgekommenen Kranken sind beide Phänomene in gleicher Weise gesteigert. Bei hohem Fieber schwinden dagegen die Sehnenreflexe, während die gesteigerte mechanische Erregbarkeit bestehen bleibt (S. 100). Desgleichen kann der Reflexbogen unterbrochen und die Sehnenreflexe erloschen sein, die mechanische Erregbarkeit derselben Muskeln aber gesteigert, wie dies bei Tabes der Fall ist. Endlich können die Sehnenreflexe gehemmt, die mechanische Muskelerregbarkeit aber erhöht sein: Tetanie (S. 261). Umgekehrt geht mit Steigerung der Sehnenreflexe nicht nothwendig Steigerung der mechanischen Muskelerregbarkeit parallel, so nicht bei Hemiplegie.

Literatur über mechanische Muskelerregbarkeit: *Rudolphson* [614], Féré und *Lamy* [219].

Ueber die Beziehung zwischen Sehnenreflexen und Muskeltonus ist viel discutirt worden. Man hat einen innigen Zusammenhang zwischen beiden Phänomenen sehen wollen und entweder angenommen, dass die Sehnenreflexe ihren Ursprung dem, irgendwie reflectorisch erzeugten, Tonus verdanken oder dass der Tonus eine Folge der Sehnenreflexe sei. Die erste Annahme ist im Cap. II. erörtert und widerlegt. Die zweite Annahme stellt sich vor, dass jede Muskelcontraction durch Dehnung der Sehnen der entsprechenden Anta-

gonisten in diesen einen Sehnenreflex auslöst und so die Antagonisten
zur Zusammenziehung bringt. Auf diese Art soll eine automatische
Regulirung unserer Bewegungen erfolgen.

Diese Annahmen stützen sich auf Krankenbeobachtungen und
Experimente. Die Krankenbeobachtungen sollen beweisen, dass
Muskeltonus und Sehnenreflexe bei Erkrankungen stets im gleichen
Sinne wachsen oder abnehmen. Als experimentelle Beweise werden
angeführt: dass bei Durchschneidung der motorischen Nerven Tonus
und Sehnenreflex in gleicher Weise verloren gehen, dass nach Auslösung eines Sehnenreflexes öfter eine dauernde Verkürzung zurück-
bleibt und dass eine solche dauernde Verkürzung auch bei wiederholtem,
ganz schwachen Beklopfen der Sehne, welches keine reflectorische
Zuckung erzeugt, eintreten kann. Literatur hierüber : *Tschirjew* [726],
v. Basch [25], *Mommsen* [503, 504].

Was zunächst die viel umstrittene Frage des Muskeltonus selbst
anbelangt, so scheint sie durch *v. Anrep* [11] zu einem gewissen Ab-
schlusse gebracht worden zu sein. Er wies nach, dass der Muskel
des Frosches unter möglichst normalen Bedingungen wirklich „in einer
gewissen Art von fortwährendem Zusammenziehungsbestreben sich befindet, welches durch eine stetige mässige Erregung seiner motorischen
Nerven bedingt ist“, dass dieses Bestreben ein r e f l e c t o r i s c h e r
A c t ist, und durch Lähmung des motorischen Nerven, der sensorischen
Nerven, sowie durch Herabsetzung der Reflexerregbarkeit des Rückenmarks (Morphin) aufgehoben, beziehungsweise vermindert wird*).

Was nun den Zusammenhang der Sehnenreflexe mit dem Muskeltonus betrifft, so lehrt die genauere Analyse der Krankenbeobachtungen, dass die Veränderungen beider keineswegs stets im gleichen
Sinne erfolgen.

Im Cap. VI. und VII. haben wir gesehen, dass es eine Anzahl
von Zuständen dauernder erhöhter Spannung der Muskeln gibt,
welche zum Theile wenigstens, die Charactere reflectorischer Entstehung an sich tragen, die wir also, soweit man überhaupt ohne
Vivisection den Begriff des „Tonus“ anpacken kann, als „erhöhten
Tonus“ ansprechen müssten, bei denen aber die Sehnenreflexe keineswegs erhöht, vielmehr v e r m i n d e r t oder gleich denen der normalen
Körperhälfte sind. Nur e i n e Form erhöhter Muskelspannung ist mit
Steigerung der Sehnenreflexe verbunden : die reflexophile Contractur.

---

*) Ältere Literatur über Muskeltonus bei *Eckhard* in *Hermann's* Handbuch
der Physiologie II. B. S. 64, ferner *Adamkiewicz* [1].

Auf der anderen Seite ist die Herabsetzung des Tonus, die
Schlaffheit der Glieder, nicht stets von Verminderung der Sehnen-
reflexe begleitet. Am deutlichsten zeigt sich das bei apoplektischer
Hemiplegie. In der ersten Zeit nach dem Insulte, da von willkürlicher
Innervation noch keine Rede sein kann, findet sich fast stets ein
Unterschied im Verhalten der Muskeln der beiden Seiten. In einer
Anzahl von Fällen sind die Muskeln der gelähmten Seite — der Seite, auf
welcher der Facialis gelähmt ist, auf welcher die Hautreflexe herab-
gesetzt sind und Hemianopsie besteht, auf welcher die Extremitäten, wenn
passiv erhoben, hinabfallen — entschieden rigider als die der anderen
Seite, man findet viel grösseren Widerstand bei passiven Bewegungen.
Diese Fälle sind im Cap. VI., auf S. 217 u. 220, besprochen. In anderen
Fällen verhält es sich gerade umgekehrt: die Muskeln der gelähmten
Seite sind ganz schlaff, die Muskelbäuche hängen an den seitlichen und unteren Partien des Körpers hinunter, der Widerstand bei passiver Bewegung
ist viel geringer als auf der anderen Seite, deren „Tonus“ als normal
anzusprechen ist. Da kommt es nun gar nicht selten vor, dass gerade
auf der gelähmten Seite in den schlafferen Muskeln die Sehnenreflexe
bei weitem stärker sind als auf der nicht gelähmten*). Ja sie können
wie ich mehrmals gesehen, auf der „gesunden“ Seite nicht auslösbar,
auf der gelähmten ganz kräftig sein. Nur in einem Falle wieder
gehen Verlust der Sehnenreflexe und Verminderung des Tonus parallel,
d. i. bei Erkrankung der Hinterstränge (Tabes) und selbst da kommen,
wie die Beobachtungen von *Zacher* (S. 238) lehren, Ausnahmen vor.

Ebenso wie die Krankenbeobachtungen zeigen exacte Beobachtungen am gesunden Menschen und am Thiere, dass Tonus und Sehnenreflexe sich nicht stets in gleichem Sinne ändern.

Am Menschen hat *Lombard* [441] Versuche angestellt. Er sus-
pendirte Oberschenkel und Unterschenkel, verzeichnete die Excursionen
des Beines graphisch und untersuchte den Einfluss des *Jendrássik'*schen
Kunstgriffs auf das Kniephänomen. Nach Auslösung eines solchen oder
auch spontan änderte sich der Winkel zwischen Unterschenkel und Oberschenkel öfters in einer Weise, die man als Tonus-Aenderung ansprechen
musste. Die Grösse des Patellarreflexes änderte sich aber durchaus
nicht parallel damit, vielmehr konnte bei jeder Grösse der Muskelspannung, in sehr zahlreichen Versuchen, sowohl geringer als starker
Patellarreflex beobachtet werden.

---

*) *Schwarz* [663] hat darauf aufmerksam gemacht und die Thatsache mit
seiner Theorie (vgl. S. 143) zu vereinigen gesucht. Auch *Buzzard* [113] hebt die
angeführten Thatsachen hervor.

Dasselbe Resultat habe *ich* [693] bei Thierexperimenten erhalten, in denen ich durch sensorische Reize Bahnung oder Ermüdung der Sehnenreflexe hervorrief. Der Unterschenkel des Thiers war durch Federkraft in einem Winkel von etwa 150° gegen den unbeweglich fixirten Oberschenkel suspendirt. Nach Application von Reizen traten öfters Krämpfe ein, von denen längere Zeit eine gewisse Steifigkeit des Beines zurückblieb, welche eine geänderte Stellung des Unterschenkels zur Folge hatte. Wer überhaupt einen Tonus anerkennt, wird nicht umhin können, eine solche vom Rückenmarke abhängige, reflectorisch erzeugte Steifigkeit „erhöhten Tonus" zu nennen. Die Sehnenreflexe waren dabei nun vom Zustande des Tonus ganz unabhängig, sie waren bald schwächer, bald stärker als bei dem „normalen" Zustande des Tonus.

Diese Thatsachen entkräften die oben angeführten Deductionen der Autoren über die Sehnenreflexe als Ursache des Muskeltonus vollständig. Dass der Tonus und der Sehnenreflex eines Muskels nach Durchschneidung des motorischen Nerven schwindet, ist nach dem bisher Dargelegten selbstverständlich. Dass nach der Zuckung auf Beklopfen einer Sehne eine dauernde Verkürzung eines Muskels zurückbleiben kann, ist nichts Besonderes, findet ja dasselbe auch nach Zuckung auf elektrischen Reiz statt. Die Tonusänderung auf wiederholtes leises Beklopfen einer Sehne, o h n e dass ein Sehnenreflex entsteht, kann wohl als Argument für den reflectorischen Ursprung des Tonus überhaupt dienen, aber nicht für den Ursprung aus Sehnenreflexen.

Unter bestimmten krankhaften Bedingungen ist somit erhöhte Muskelsteifigkeit mit Steigerung der Sehnenreflexe (reflexophile Contractur), Schlaffheit der Muskulatur mit Verlust der Sehnenreflexe verbunden. Es geschieht aber n u r unter bestimmten krankhaften Bedingungen, dass „Tonus" und Sehnenreflexe im gleichen Sinne beeinflusst werden.*) Im Allgemeinen sind Tonus und Sehnenreflexe von einander unabhängig.

Ueberhaupt zeigen ja alle Versuche (Cap. I. und II.), dass die Sehnenreflexe auf Stoss oder brüskes Anreissen entstehen, nicht aber durch langsame Dehnung. Die übergrosse Mehrzahl unserer Bewegungen aber erfolgt allmälig und nicht ruckweise. Weder sind also unsere Bewegungen geeignet, Sehnenreflexe auszulösen, noch könnten wir bei den meisten Bewegungen ihre brüsken Zuckungen

*) Eine Hypothese über diesen Zusammenhang S. 272.

für den „Tonus" brauchen. Statt eine wohlthätige Regulirung zu bilden, würden sie vielmehr alle unsere Bewegungen in sehr unangenehmer Art zu intermittirenden und stossweise erfolgenden umgestalten. Nur bei ganz bestimmten Bewegungen kommt, wie wir später sehen werden, die Auslösung der Sehnenreflexe in Betracht.

Wie sehr die Auslösung von Sehnenreflexen der normalen Bewegung abträglich ist, zeigen die Fälle mit erhöhten Sehnenreflexen, in denen solche wirklich bei willkürlichen Bewegungen ausgelöst werden. *Strümpell* [699] hat darauf aufmerksam gemacht, dass gewisse Formen des Zitterns — so in manchen Fällen von multipler Sclerose — auf einer derartigen Auslösung von Sehnenreflexen bei energischen Bewegungen beruhen. *Debove* und *Boudet* [149] nehmen sogar an, dass alles Zittern auf Auslösung der Sehnenreflexe der Antagonisten durch die willkürliche Bewegung zurückzuführen sei. Selbstverständlich ist das viel zu weit gegangen. Die Verfasser ignoriren vollständig die Thatsache, dass durchaus nicht alle Formen des Tremors bei erhöhten Sehnenreflexen sich finden. Das physiologische Zittern bei sehr intensiver Anstrengung entsteht bei einem Zustande der Muskeln, in welchem ihre Sehnenreflexe meist durch physiologische Contractur etwas herabgesetzt sind (S. 192). Das Zittern der Paralysis agitans ist mit sehr geringen Sehnenreflexen verbunden. Das convulsivische Zittern mancher epileptischen Anfälle kann bei fehlenden Sehnenreflexen auftreten u. s. w. Man wird daher in vielen Fällen mit *Talma* [713] die gleichzeitige Steigerung der Sehnenreflexe als ein dem Zittern coordinirtes Symptom aufzufassen haben, und das Zittern selbst mit *Brücke* [98] auf die salvenartige Innervation zurückführen.

Etwas Anderes ist es natürlich mit den Fällen, in denen die willkürliche Muskelaction ein klonisches Phänomen einleitet, dann haben wir einen rein auf Sehnenreflexen beruhenden Tremor (Siehe S. 63).

Ebenso wie das gleichzeitige Fehlen von Muskeltonus und Sehnenreflex bei der Tabes die Lehre vom causalen Zusammenhange beider Phänomene begründet hat, war das Zusammentreffen von **Ataxie** und Verlust der Sehnenreflexe bei dieser Erkrankung Ursache, dass man Beides in causalen Zusammenhang gebracht hat, u. z. in fast ganz identischer Weise. *Westphal* [778] hat bereits auf die Möglichkeit der Annahme hingewiesen, dass bei jeder Bewegung die Sehnenphänomene der Antagonisten durch Dehnung der letzteren erzeugt und so eine Regulirung der Bewegung bedingt werde, deren Fehlen eben die Ataxie verursache. Der Gedanke ist dann wiederholt als neu vorgebracht worden. *Tschirjew* [726] hat einige Jahre später denselben wieder ausgesprochen, insbesondere bezieht er die werfenden Bewegungen der Tabiker auf das Fehlen dieser reflectorischen Regulirung, während die übrige Ataxie auf centraler Coordinationsstörung beruhe [729]. *Rieger* [602] hat sich dem angeschlossen. *Mader* [453] hat dieselbe Theorie, ohne seine Vorgänger zu kennen, vor einigen Jahren neuerdings aufgestellt.

Gegen diese Auffassung hat bereits *Westphal* [784] angeführt, dass in den Fällen von partieller Atrophie oder partieller Lähmung bei solchen Bewegungen, bei denen die gelähmten Muskeln als Antagonisten zu fungiren hätten, keine Ataxie eintritt.

Ferner hat schon 1878 *Grainger Stewart* [284], später *Senator* [671], darauf hingewiesen, dass spinale Ataxie und Fehlen der Sehnenreflexe keineswegs immer parallel gehen.

Nicht so selten fehlen die Sehnenreflexe gänzlich bei Tabikern, die keine Spur von Ataxie zeigen. Beispielsweise erwähnt *Bernhardt* [56] eines Patienten, der bei der ersten Untersuchung zeigte: hochgradige Ataxie der oberen Extremitäten mit schweren Sensibilitätsstörungen, bei intacter Gebrauchsfähigkeit der unteren Extremitäten und fehlenden Patellarreflexen. Der Patient tanzte damals und noch mehrere Jahre später ganze Nächte hindurch. Einen ähnlichen Fall, in welchem der Patient mit Fehlen des Kniephänomens ein „tüchtiger Bergsteiger" ist, erwähnt *Hirschberg* [310], einen dritten, mit Obductionsbefund, beschreibt *Schultze* [648]. Ebenso bestand in den Fällen von Pellagra, die *Tuczek* [732] beobachtete, bei Fehlen des Patellarreflexes keine Spur von Ataxie.

Gegen solche Fälle könnte man nun mit *Mader* immerhin einwenden, dass die Sehnenreflexe nur für unsere groben Prüfungsmethoden, also scheinbar, fehlten, in Wirklichkeit aber in einer zur Regulirung der Bewegungen ausreichenden Weise vorhanden waren.

Absolut beweisend sind dagegen diejenigen Fälle von Rückenmarkserkrankungen, in denen Ataxie, u. z. eine der tabischen gleichartige, gleichzeitig mit Steigerung der Sehnenreflexe besteht. Dies findet sich zunächst bei combinirten Systemerkrankungen. *Kahler* und *Pick* [369, S. 71.] theilen einen solchen Fall von hereditärer Ataxie mit. Dasselbe wird bei der sogenannten „atactischen Paraplegie" beobachtet. Ein derartiger Fall bei *Clark* [135]. Die Obduction ergab Degeneration der Goll'schen Stränge, der PyS, KHS, und des grössten Theils der Clarke'schen Säulen. Ein etwas anderer Fall bei *Dana* [144]. Ferner wird Steigerung der Sehnenreflexe und

Ataxie bei Querschnittsläsionen des Rückenmarkes beobachtet.*) In einem Falle von *Kast* [372] hatte acute transversale
Myelitis totale Lähmung herbeigeführt, die allmälig wieder zurück-
ging. Als Patient sich wieder bewegen konnte, zeigte sich hochgradige typische Ataxie der Beine, gleichzeitig waren die Sehnenreflexe
an ihnen gesteigert. In einem zweiten Falle des Autors trat dieselbe
Erscheinung bei der Wiederkehr der Bewegungsfähigkeit nach Fractur
der Wirbelsäule auf.

Auf Grund dieser Thatsachen muss die Ataxie für unabhängig von den Sehnenreflexen erklärt werden. Das Coordination
der Bewegungen und Sehnenreflexe so oft eine gemeinsame Schädigung
erleiden, rührt offenbar davon her, dass jene sensorischen Bahnen
für die Bewegungsempfindungen und die Empfindungen, aus denen
die Lagevorstellungen resultiren, in ihrem peripheren Verlaufe mit
dem sensorischen Theile des Sehnenreflexbogens zusammenfallen.**)
Es verhält sich mit beiden Phänomenen wohl ähnlich, wie mit dem
Verluste der Pupillarreaction und der Opticusatrophie bei Tabes.***)

Was ist nun der **Zweck der Sehnenreflexe?** Sollten sie wirklich,
wie *Mommsen* [503, 504] meint, überhaupt keine physiologische Bedeutung haben? Es scheint mir doch erweisbar zu sein, dass
ihnen eine ganz werthvolle Rolle für den Organismus zukommt. Will
man diese erkennen, so darf man allerdings nicht, wie das bisher
fast immer geschehen ist, den Sehnenreflex eines einzigen Muskels
isolirt betrachten. Man muss sich vielmehr die in dieser Arbeit
wiederholt hervorgehobene Thatsache vor Augen halten, dass beim
Beklopfen einer Muskelsehne nur selten ein Muskel allein zuckt, —
mit Sicherheit ist eine auf einen Muskel beschränkte Zuckung nur
bei künstlicher Isolirung zu erhalten — dass vielmehr meist die gesammten Muskeln zucken, die zu jenem die nächsten Synergisten oder
Antagonisten sind, dass ferner mit der Erschütterung der Sehne in

*) Vgl. bei *Vulpian* [745, I. S. 244].

**) Nehmen wir an, wie in unserem Reflexschema Fig. 7. (S. 73) und 8.
(S. 125) ausgeführt, dass die erste Collaterale der Hinterstrangsfaser für die
Vermittlung des Sehnenreflexes bestimmt ist, so ist auch eine Verbindung beider
Vorgänge im Rückenmarke denkbar. Die aus der hinteren Wurzel eingetretene
Faser würde im weiteren Verlaufe die Bewegungsempfindungen etc. aufwärts leiten,
durch andere, höher abgegebene Collateralen etwa spinale Coordinationen ver-
mitteln, vielleicht auch Reflexe besorgen, die in den Bereich des Tonus gehören.
So würde es sich erklären, dass ein und dieselbe Läsion alle diese Functionen
stören kann.

***) Literatur über Ataxie: *Kahler* und *Pick* [369], *Goldscheider* [268].

der Regel eine Erschütterung des Knochens verbunden ist und diese wieder eine reflectorische Contraction sämmtlicher den Knochen bewegender Muskeln auslöst. So wird mit jedem Sehnenreflex ein rasches gleichzeitiges Zusammenwirken sämmtlicher die Gelenke des betreffenden Knochens beherschenden Muskeln hervorgerufen, wodurch jedesmal eine reflectorische Feststellung dieser Gelenke geschieht. Die Einwirkungen aber, welche die Sehnenreflexe hervorrufen, sind Stösse oder brüske Zerrungen, also Einflüsse, welche ohne das prompte Eingreifen einer solchen Feststellung in hohem Grade geeignet wären, die Gelenke zu beschädigen. Die Sehnenreflexe bilden also einen Apparat zur reflectorischen Fixation der Gelenke bei Stössen und Zerrungen, eine Schutzvorrichtung des Organismus, um seine Gelenke unversehrt zu erhalten.

Der erste Apparat zur Befestigung eines Gelenkes besteht aus den ihm eigenen fibrösen Gebilden und den knöchernen Hemmungen. Aber diese allein genügen schon für gewöhnlich nicht, denn die Durchtrennung der sämmtlichen, ein Gelenk beherrschenden Muskeln am Cadaver macht dieses sofort schlottern; für gewöhnlich wirkt daher die rein mechanische Elasticität der Muskeln zur Befestigung des Gelenks als zweiter Apparat. Gegen die schädlichen Folgen von Stössen und Zerrungen besteht noch ein besonderer dritter Schutzapparat in den Sehnenreflexen. Jedes Gelenk ist von einem Gitter gespannter Sehnen als ebenso vielen Wächtern für seine Unversehrtheit umgeben, von denen jede einen dagegen gerichteten Stoss einerseits durch die reflectorische Contraction ihres eigenen Muskels auffängt, anderseits alle anderen Muskel des Gelenks sofort zur Abwehr des Feindes eintreten lässt. Damit die Hilfe nicht zu spät komme, muss der Reflex mit der grössten möglichen Schnelligkeit erfolgen, über die der Organismus verfügt, und so erklärt es sich, dass die Sehnenreflexe thatsächlich die kürzeste Reflexzeit unter allen Reflexen im Körper besitzen. Bei Erkrankungen der Gelenke, bei Verletzungen der Knochen u. s. w. tritt dementsprechend sofort eine Steigerung der Sehnenreflexe, eine Verstärkung dieses Schutzapparates ein. Für diese Gelenke, die einer erhöhten Schonung bedürfen, verfügt nun der Organismus noch über einen vierten Schutzapparat, der nur unter den besonderen Bedingungen, welche die Krankheit setzt, in Action tritt: die reflexophile Contractur. Sie tritt, wie wir im Cap. VI. gesehen haben, in der Regel nach oder sogar gleichzeitig mit der Steigerung der Sehnenreflexe auf, und fixirt das Gelenk gegen alle Bewegungen, die nicht besonders vorsichtig erfolgen.

Wie durch die Erkrankungen der Gelenke der Schutzapparat der Sehnenreflexe zu erhöhter Thätigkeit angespornt und die Contractur in Erscheinung gerufen wird, so kann auch beides geschehen, wenn durch Erkrankung des Nervensystems das Gleichgewicht der Hemmungen und Bahnungen verschoben wird. Unter diesen veränderten Bedingungen fungiren dann beide Apparate in abnormer Weise, ohne dass ein Bedürfnis der normalen Oekonomie des Organismus vorliegt. Dann wird es eine, gegenwärtig erst annähernd lösbare Aufgabe der Heilkunst, aus der Art der abnormen Function die ursächliche Störung zu erkennen und diese zu beseitigen.

Während die Gelenke durch die Sehnenreflexe und Contracturen mit Hilfe ihrer Sensibilität auf spinalem reflectorischen Wege geschützt werden, wirkt die Sensibilität der Gelenke bei schmerzhaften Erkrankungen auch auf dem Wege über die Hirnrinde und subcorticalen cerebralen Apparate, indem ein solcher Kranker sowohl „instinctmässig" alle Bewegungen des übrigen Körpers so ausführt, dass das Gelenk geschont werde, als auch „absichtlich" alle fremden Eingriffe abwehrt, die zweckmässigste Lagerung aussucht etc. Das wäre dann der fünfte Schutzapparat.

Die reflectorische Fixation der Gelenke durch die Sehnenreflexe kommt nicht nur bei Stössen durch äussere Gewalt zur Wirkung, sondern auch in jenen Fällen, in denen die eigenen energischen Bewegungen auf plötzlichen Widerstand stossen. Dies ist beim Gange des Fall. Hier erfahren die langen Knochen der Beine bei jedem Auftreten einen Stoss in der Richtung ihrer Längsaxe. Ein solcher Stoss ist aber (S. 48) vorzugsweise zur Auslösung des Knochenreflexes geeignet. Dieser besorgt daher bei jedem Auftreten eine automatische Fixation der Extremität. Diese Function der Sehnenreflexe hat *Exner* [214] hervorgehoben und betont, dass sie sich namentlich bei Fehltritten, wenn man unvermuthet auf einen Stein auftritt, bemerkbar macht.

Da wir durch das Gehen beständig Sehnenreflexe in den unteren Extremitäten hervorrufen, halten wir deren Reflexcentren durch Bahnung immer wach. Daher sind die Sehnenreflexe an den Beinen beim Gesunden in der Regel stärker als an den Armen. Bei lange bettlägerigen Kranken gleicht sich dieser Unterschied aus; so sind bei herabgekommenen Typhuskranken die Sehnenreflexe der Arme in gleicher Weise wie die der Beine gesteigert (S. 95). Dasselbe ist der Fall, wenn Erkrankungen im Centralnervensysteme hinzutreten.

Es ist nicht unwahrscheinlich, dass die besondere Häufigkeit schwerer Gelenkserkrankungen bei Tabes dorsalis mit dem Verluste der Sehnenreflexe in directem Zusammenhange steht, indem die central veranlassten trophischen Störungen sich an den ihrer Schutzwehr beraubten Gelenken leichter mit dem Effecte mechanischer Traumen combiniren können und dadurch um Vieles wirksamer werden.

Cap. IX.

Schlussfolgerungen.

Abschnitt 1.

Physiologische und allgemein-pathologische Ergebnisse.

Die wichtigsten theoretischen Resultate unserer Untersuchungen sind:

I. Die Sehnenreflexe sind wahre Reflexe. Sie bestehen aus Knochenreflexen und Muskelreflexen. Beide sind anatomisch und physiologisch mit einander verbunden, so dass die Auslösung eines Reflexes der einen Art in der Regel die Auslösung von Reflexen der anderen Art zur Folge hat.

II. Jeder Sehnenreflex ist von einem Mechanismus abhängig, welcher aus dem Reflexbogen mit dem spinalen Reflexcentrum und einem in drei Stockwerken darüber aufgebauten supracentralen Beeinflussungsapparate besteht. (Schematische Darstellung in Fig. 7. S. 73). Die einzelnen Abschnitte des supracentralen Apparates sind im Rückenmarke, in den grossen subcorticalen Centren und in der Hirnrinde gelegen, und stehen beziehungsweise mittelst der Fortsätze der spinalen Commissurenzellen und Strangzellen, mittelst der „indirecten cortico-musculären Bahn" und der Pyramidenbahn mit dem Reflexcentrum in Verbindung. Sie senden durch diese Bahnen hemmende und bahnende Einflüsse ins Reflexcentrum hinab. Der Apparat wird in Thätigkeit gesetzt und erhalten durch sensorische Erregungen, welche ihm von der Peripherie her zugeleitet werden und während des Wachens beständig zufliessen. Das Gleichgewicht aller Einflüsse bedingt das „normale Verhalten" eines Sehnenreflexes. Die physiologischen und die pathologischen Variationen der Sehnenreflexe lassen sich sämmtlich theils aus Vorgängen innerhalb des Reflexbogens, theils aus einer Störung dieses Gleichgewichtes erklären.

III. Die Sehnenreflexe stehen weder mit der mechanischen Erregbarkeit der Muskeln, noch mit dem Tonus, noch mit der Coordination
der Bewegungen in directem ursächlichen Zusammenhange. Ihre physiologische Rolle im Organismus ist die eines Schutzapparates zur
Sicherung der Gelenke gegen Stösse und Zerrungen.

IV. Das Schema von der „cerebrospinalen spastischen" und der
„spino-peripherischen schlaffen Lähmung", welches auf ausschliesslicher
Berücksichtigung der Pyramidenbahnen beruht, genügt nicht, um die
Beziehungen zwischen Lähmungen, Sehnenreflexen und Contracturen
auszudrücken. Es muss durch die Einfügung der „kurzen Bahnen"
und durch die Erkenntnis erweitert werden, dass eine Läsion von
reizendem Charakter gleichzeitig sowohl Hemmungen für die Sehnenreflexe, als Impulse für Contracturen ins Rückenmark hinabzusenden
vermag.

Abschnitt 2.

Diagnostische Schlussfolgerungen.

Nach Erörterung der physiologischen und pathologischen Variationen der Sehnenreflexe und der Beziehungen zwischen diesen und
den Störungen der Motilität fragt es sich vom praktisch-klinischen
Gesichtspunkte, welches Verhalten der Sehnenreflexe als p a t h o -
l o g i s c h zu bezeichnen ist, und welchen d i a g n o s t i s c h e n W e r t h
es dann besitzt.

Wie wir gesehen, unterliegt die Stärke der Sehnenreflexe in
physiologischer Breite grossen Schwankungen. Einerseits kann die
Reflexerregbarkeit so gering sein, dass selbst die häufigsten Sehnenreflexe, die Patellarreflexe, nur mit Hilfe des *Jendrássik*'schen Kunstgriffs auslösbar sind.

Es fragt sich nun, ob es g e s u n d e Menschen gibt, denen die
Sehnenreflexe g a n z f e h l e n.

Die Untersuchungen hierüber haben sich wesentlich auf den
P a t e l l a r r e f l e x beschränkt. Die v o r Kenntnis der bahnenden Einflüsse
angestellten statistischen Ermittelungen von *Eulenburg* [204, 209], *Berger*
[47], *Bloch* [66], *Feilchenfeld* [217] u. A. sind nicht zu verwerthen.
Pelizaeus [557, 558], sah, wie S. 94 erwähnt, unter 2403 gesunden Kindern n i e den Patellarreflex fehlen. *Jendrássik* [351] fand unter 1000
nicht nervenkranken Personen nur bei e i n e r den Patellarreflex fehlen und diese erwies sich als diabetisch (Vgl. S. 175). *Zenner* [810]
fand unter 1000 Geistesgesunden nur bei zwei anscheinend vollkom-

men Gesunden den Patellarreflex fehlen, von diesen war das eine Individuum 94 Jahre alt. Ausser diesen beiden, bei Massenuntersuchungen gefundenen Fällen, sind von anscheinend Gesunden, denen der Patellarreflex fehlte, in der Literatur erwähnt: 1 Fall von *Lombard* [441, S. 124], 1 Fall von *Walton* [756].*) *Ich* habe bei meinem grossen Material von circa 6000 Fällen nur einmal alle Sehnenreflexe bei einem Individuum fehlen gesehen, bei dem absolut kein Symptom einer Erkrankung des Nervensystems bestand. Es war eine 34jährige Frau, die wegen leichter Verdauungsbeschwerden das Spital aufgesucht hatte (durchaus keine crises gastriques oder intestinales).

Danach würde es scheinen, als ob die Sehnenreflexe ab und zu bei wirklich gesunden Personen fehlten. Man muss sich jedoch vor Augen halten, dass keine Diagnose so schwer ist, als die der Gesundheit. Es kommen Fälle vor, in denen kein objectives Zeichen eine Erkrankung des Rückenmarks verräth, als nur das Fehlen der Patellarreflexe, und die sich doch nach Jahr und Tag als Hinterstrangsdegeneration erweisen, wie der von *Westphal* [787] beschriebene Fall zeigt. Ferner kann, wie in unserer Beobachtung XXXI, bei Neurasthenie der Patellarreflex selbst mit dem *Jendrássik'*schen Kunstgriff nicht auslösbar sein, wohl aber nach der Einwirkung eines mächtigen Hautreizes, des kalten Bades. (Das betreffende Individuum besitzt übrigens kräftige Achillessehnenreflexe.) In dieser Weise sind aber die angeführten, angeblich gesunden, seltenen Fälle nicht untersucht worden. Es steht also bis jetzt der Nachweis aus, dass bei irgend einer völlig gesunden Person — mit Ausschluss von Neurasthenie — die Sehnenreflexe sämmtlich bei wiederholter**), unter allen Cautelen angestellter, Untersuchung wirklich dauernd gefehlt hätten und sich das Nervensystem bei dem schliesslichen Tode intact erwiesen hätte.***)

Das absolute Fehlen aller Sehnenreflexe ist daher vorläufig als entschieden pathologisch zu betrachten. Das Symptom des Fehlens des Patellarreflexes wird nach dem Vorschlage von *Mendel*†) „Westphal'sches Zeichen" genannt.

---

*) Der Fall von *Bernhardt* [54] ist dem Autor selbst nicht ganz beweisend. — Der Fall von *Spitzka* [688] ist, wie der Referent in „Brain" ausführt, sehr zweifelhaft.

**) Auch *Westphal* [789] hat betont, dass man wiederholt den Patellarreflex untersuchen müsse, ehe man sich entschliessen dürfe, ihn als fehlend anzunehmen.

***) Im Falle von *Déjérine* [152]: Fehlen der Sehnenreflexe bei einem Phtisiker, negativer anatomischer Befund, — sind keine bahnenden Mittel angewendet worden.

†) *Mendel* [Neurol. Centralbl. 1883. Nr. 21].

Für die Steigerung der Sehnenreflexe ist es schwer eine Grenze zwischen Normalem und Krankhaftem zu ziehen. Patellarreflex von leicht klonischer Form der Contraction kommt auch bei Gesunden, namentlich bei stärkerer Ermüdung, öfters vor. Die eigentlichen klonischen Phänomene (Fussklonus etc.) sind beim Erwachsenen entschieden pathologisch.

Geringere Ungleichheit der Sehnenreflexe auf beiden Seiten kommt beim Gesunden nicht selten vor. Gewöhnlich zeigt sich hiebei keine Uebereinstimmung zwischen den sämmtlichen Sehnenreflexen der einen Seite. Ist das der Fall, sind alle Sehnenreflexe einer Seite stärker als die der anderen, so ist der Verdacht auf eine pathologische Ursache begründet.

Dass man die specielle Diagnose nicht auf das Verhalten der Sehnenreflexe allein gründen wird, ist selbstverständlich, doch kann die Untersuchung der Sehnenreflexe in vielen Fällen rasch orientiren.

Wir stellen im Folgenden die diagnostisch wichtigsten Punkte zusammen. Auf die Differentialdiagnose der einzelnen Erkrankungen kann natürlich hier nicht weiter eingegangen werden, da dies den Rahmen der Arbeit weit überschreiten würde. Eine kurze Charakteristik der einzelnen Formen und die einschlägige Literatur enthalten die Cap. V.—VII.

Wenn in einem concreten Falle **die Sehnenreflexe fehlen**, so empfiehlt es sich, die Ursachen nach folgendem Schema zu überlegen:

I. Der Kranke ist comatös.

Das Fehlen ist

1. einfach agonal,
2. toxisch (Vergiftung, Coma diabeticum etc.),
3. Folge von cerebraler Hemmung (Haemorrhagia cerebri, Meningealhämorrhagie, Tumor etc.),
4. Folge von Coma nach epileptischem oder paralytischem Anfall,
5. Folge von Spinalerkrankung mit Coma (spinale Meningealapoplexie),
6. Folge zufälliger Combination mit spinaler oder peripherer Erkrankung,
7. Folge von Meningitis.

II. Der Kranke fiebert.

Das Fehlen ist

1. einfach febril,

2. Folge von Combination mit Erkrankung des Nervensystems.

III. Der Kranke ist bei Bewusstsein und fieberfrei.
Das Fehlen ist Folge von

1. hochgradiger Erschöpfung,
2. cerebraler Hemmung,
3. spinaler supracentraler Hemmung,
4. Läsion des Reflexbogens,
5. Psychose (oder Reconvalescenz nach solcher),
6. toxischer Erkrankung (Diabetes),
7. Neurasthenie.

Von den unter III. aufgezählten Erkrankungen, bei denen die
sämmtlichen Sehnenreflexe fehlen können, zeigen eine Anzahl noch
weitere gemeinsame Symptome, welche ihre Zusammenstellung zu
diagnostischen Zwecken erwünscht erscheinen lassen.

Man kann sie zu diesem Behufe in zwei Gruppen ordnen. Bei
den einen handelt es sich um Hemmung oder vorwiegend um Läsion
im sensorischen Theile des Reflexbogens: „Typus Tabes" — bei den
anderen walten die Symptome einer Läsion im motorischen Theile
des Reflexbogens vor: „Typus der atrophischen Lähmung."

Dem „Typus Tabes" entsprechen mehr oder weniger die folgenden
Erkrankungen mit fehlenden Sehnenreflexen:

I. Cerebrale Hemmung (S. 151):
  1. Grosshirntumor mit Ataxie*) und Hemmung der
     Sehnenreflexe,
  2. Tumoren der Vierhügelregion mit Ataxie,
  3. Kleinhirntumoren mit Ataxie;
II. Spinale supracentrale Hemmung: Querschnittsläsio-
    nen des Rückenmarks mit Ataxie (S. 141 und 272),
  4. Rückenmarksverletzung,
  5. Rückenmarkscompression;
III. Reflexocentrale Erkrankungen:
   a) Hinterstrangsaffectionen:
     6. Tabes und Taboparalyse,
     7. Toxische Hinterstrangserkrankung (Blei, Secale cor-
        nutum, Pellagra, Lepra, perniciöse Anämie, Diabetes),
     8. Combinirte Systemerkrankungen (einschliesslich
        der hereditären Ataxie),

---

*) Vgl. den Fall von *Kahler* und *Pick* [369, 56.]

9. Vasculäre Hinterstrangssclerose,
10. Multiple Sclerose,
11. Chronische Meningitis mit pseudosystematischer Hinterstrangsdegeneration (und Affection der hinteren Wurzeln)
    a) einfache,
    b) syphilitische,
    c) tuberculöse (mit Pachymeningitis),
12. Spina bifida (eventuell occulta),
13. Tumoren der Meningen mit Druck auf die Hinterstränge (Cysticerken, Sarcom, S. 122);

b) Diffusere Rückenmarksaffectionen:
14. Myelitis verschiedener Art,
15. Taucherlähmung,
16. Syringomyelie,
17. Rückenmarkserschütterung,
18. Hämatomyelie,
19. Compression des Rückenmarks,
20. Neoplasma des Rückenmarks;

IV. Erkrankungen der Wurzeln:
21. Multiple Neoplasmen der Meningen mit Läsion der hinteren Wurzeln (Fall von *Bennet* S. 106),
22. Erkrankungen der Cauda equina (Tumoren, Vereiterung);

V. Multiple Neuritis:
23. (Alkohol, Blei, Arsen; Diabetes; primäre infectiöse Neuritis; Diphtheritis, Typhus, Gonorrhoe, Parotitis, Keuchhusten, Malaria, Erysipel, Puerperalprocess, Scharlach, Masern, Blattern, Pneumonie, Gelenksrheumatismus; Beriberi, Lepra, Tuberculose;)

VI. Toxische Erkrankung:
24. Diabetes;

VII. Functionelle Erkrankung:
25. Neurasthenie.

Dem „**Typus der atrophischen Lähmung**" entsprechen:
I. Muskelerkrankungen:
1. Dystrophia musculorum progressiva,
(2. Diphtheritische myogene Lähmung?),
3. Atrophie der Muskeln bei Gelenkserkrankung;

II. Erkrankungen der peripheren Nerven:
    4. Neoplasmen der peripheren Nerven,
    5. Multiple Neuritis (Siehe oben);
III. Erkrankungen der Wurzeln:
    6. Multiple Tumoren der vorderen Wurzeln (Fall von *Jaccoud* [335, S. 372]), auch Cauda equina;
IV. Reflexocentrale und gemischte spinoperiphere Erkrankungen:
    7. Poliomyelitis acuta anterior,
    8. Typische Poliomyelitis chronica anterior,
    9. Amyotrophische Lateralsclerose im vorgerückten Stadium oder als „spinale progressive Muskelatrophie"),
   10. Syringomyelie,
   11. Hämatomyelie,
   12. Myelitis,
   13. Spina bifida (eventuell occulta),
   14. Compression des Rückenmarks (und der Wurzeln, wie namentlich bei Tumoren),
   15. Erkrankung der Vorderhornzellen und Nerven (Diphtheritis, Alkohol, Blei, Arsen),
   (16. Progressive neurotische Muskelatrophie von *Hoffmann.*)

Aus der Lähmung einer Extremität und dem Fehlen oder der Herabsetzung der Sehnenreflexe in ihren Muskeln, darf man nicht, wie bisher angegeben wurde, einen supracentralen spinalen oder cerebralen Sitz der Lähmungsursache ausschliessen.

Fehlen die Sehnenreflexe in einem Falle, in welchem eine **cerebrale Hemiplegie** anzunehmen ist, dauernd auf der gelähmten Seite, oder sind sie mehrere Wochen nach Eintritt der Lähmung nicht gegenüber denen der nicht gelähmten Seite gesteigert, so hat man keine gewöhnliche vasculäre Herderkrankung, sondern eine progressive Läsion (multiple Erweichungen, Tumor, Abscess, Haematom der Dura etc.) oder eine hysterische Hemiplegie oder eine toxische Hemiplegie (Uraemie, Diabetes, Quecksilber etc.) anzunehmen.

Steigerung der Sehnenreflexe kann nur mit grosser Vorsicht diagnostisch verwerthet werden. Die wichtigsten Ursachen sind:
    1. Physiologische Ermüdung,
    2. Schwächezustände,

3. mässiges Fieber,
4. Iutoxication (Alkohol, Blei, Uraemie etc),
5. Wegfall speciell corticaler Hemmung (progressive Paralyse, senile Demenz, Alkoholdemenz etc.),
6. Wegfall cerebraler Hemmung im Allgemeinen oder Hemmung in der Medulla oblongata,
7. Cerebrale Bahnung,
8. Wegfall supracentraler spinaler Hemmung,
9. Supracentrale spinale Bahnung,
10. Bahnung durch periphere Reize (Neuritis, Gelenkserkrankungen etc.),
11. Hysterie,
12. Neurasthenie.

Steigerung der Sehnenreflexe spricht nicht absolut gegen Erkrankung im peripheren Theile des Reflexbogens (Neuritis etc).

Besteht Contractur mit Steigerung der Sehnenreflexe, „reflexophile Contractur" so handelt es sich zunächst darum, ob sie auf eine Extremität beschränkt, hemiplegisch, paraplegisch oder als allgemeine tetanische Steifheit auftritt.

Reflexophile Contractur einer Extremität kann bedingt sein durch:

I. Periphere Erkrankung im sensorischen Theile des Reflexbogens (Bahnung):

    1. Gelenkserkrankung (Caries, Rheumatismus, Luxation etc.),
    2. Knochenerkrankung (Periostitis etc.),
    3. Nervenerkrankung
        a) Neuritis (auch der Wurzeln)
        b) Compression durch Tumor (Cauda equina);

II. Spinale supracentrale Erkrankung (Bahnung oder Wegfall von Hemmung), kann nur an einem Beine isolirte Contractur bedingen :

    4. Kleiner myelitischer Herd,
    5. Taucherlähmung,
    6. Syringomyelie,
    7. Rückenmarksverletzung,
    8. Rückenmarkscompression von der Seite her (Tumor),
    9. Multiple Sclerose.

Ob halbseitige Hämatomyelie und chronische Meningitis mit einer auf einen Seitenstrang beschränkten pseudosystematischen Degeneration vorkommt, ist fraglich.

III. Hirnerkrankung (Bahnung oder Wegfall von Hemmung):
  10. Umschriebene Erweichung,
  11. Tumor,
  12. Abscess,
  13. Kleines Hämatom der Dura;
IV. Toxische und gemischte Erkrankung:
  14. Uraemie,
  15. Encephalopathia saturnina,
  16. Meningitis;
V. Hysterie.

Differentialdiagnostisch ist zu bemerken, dass die Erkrankungen sub I. schmerzhaft, bei den sub II. angeführten mehr oder weniger deutlich die Symptome der Halbseitenläsion vorhanden sind. Die Diagnose der übrigen Erkrankungen ist nicht immer leicht, insbesondere hat die Unterscheidung, ob eine isolirte Contractur einer Extremität durch Hirntumor oder Hysterie bedingt ist, schon oft grosse Schwierigkeiten geboten, wie mehrfache Beispiele in der Literatur zeigen.

Reflexophile Contractur in hemiplegischer Vertheilung findet sich
I. Bei den soeben sub II. aufgezählten spinalen Erkrankungen, wenn sie im Halsmark gelegen sind;
II. Bei cerebralen Erkrankungen:
      1. bei Läsion einer Hemisphäre durch die verschiedensten Erkrankungen,
      2. bei halbseitigen Läsionen im Hirnstamme;
III. Bei toxischen und gemischten Erkrankungen (Uraemie, Tuberculose, Meningitis etc.);
IV. Bei Hysterie.

Bestehen reflexophile Contracturen in paraplegischer Anordnung und von längerer Dauer, so gibt das den „Typus der spastischen Spinalparalyse." Er kann bedingt sein durch:
I. Cerebrale Erkrankung:
      1. Progressive Paralyse,
      2. Einseitige vasculäre Herderkrankung mit beiderseitiger absteigender Degeneration,
      3. Beiderseitige vasculäre Hirnherde,
      4. Hydrocephalus (mit oder ohne absteigende Degeneration),
      5. Diffuse Hirnsclerose (mit oder ohne absteigende Degeneration),

6. Angeborene oder in frühester Kindheit erworbene
Läsionen beider Hemisphären mit Agenesie der
Pyramidenbahnen (Porencephalie, Mikrocephalie,
encephalitische Herde, Geburtstraumen etc.),
7. Tumoren oder Abscesse in einer Hemisphäre mit
Druck auf die andere oder in beiden Hemisphären,
8. Haematom der Dura über beiden Hemisphären,
9. Tumoren in Pons oder Medulla oblongata (Kleinhirn);

II. Spinale Erkrankung:
10. Myelitis in verschiedenen Formen,
11. Taucherlähmung,
12. Rückenmarksverletzung,
13. Rückenmarkserschütterung,
14. Hämatomyelie,
15. Rückenmarkscompression,
16. Rückenmarkstumor,
17. Syringomyelie und Hydromyelie,
18. Multiple Sclerose,
19. Selbständige Seitenstrangserkrankung bei progressiver Paralyse,
20. Combinirte Systemerkrankungen,
21. Toxische Seitenstrangserkrankung (Pellagra, Latyrismus *),
22. Amyotrophische Lateralsclerose,
23. Meningitis spinalis chronica mit pseudosystematischer Seitenstrangsdegeneration
   a) einfache
   b) syphilitische
   c) tuberculöse
24. Selbständige Seitenstrangsclerose?);

III. Hysterie;

IV. Paralysis agitans in manchen Fällen.

---

*) Auf S. 133 ist vergessen worden, beim Latyrismus Literaturangaben
zu machen. Es wäre zu verweisen auf *Brunelli* [Transact. of the Seventh Session
of the International Medical Congress of London 1880 II. Medicine p. 45] und
Bourlier [Le Lathyrisme, „Alger médical", 1882 Septembre]. Neuere Angaben
habe ich nicht gefunden.

Die spastische syphilitische Spinalparalyse von *Erb* [169] ist nach *Kuh**) eine von den Gefässen ausgehende Myelitis (Infiltration, meist im Dorsalmarke). Zur Differentialdiagnose einiger der genannten Erkrankungen vgl. namentlich: *Schulz* [658] und *Strümpell* [701].

Allgemeine tetanische Steifigkeit mit erhöhten Sehnenreflexen der Extremitäten und der Kaumuskeln findet sich bei

I. Cerebraler Erkrankung:
1. Meningealblutung (auch wenn sie nur halbseitig ist),
2. Blutung mit Durchbruch in die Ventrikel**),
3. Grosse Tumoren mit diffuser Wirkung,
4. Kleinhirntumoren mit Druck auf die Medulla oblongata,
5. Hydrocephalus internus (namentlich bei Kindern);

II. Toxischen Erkrankungen:
6. Tetanus (selten),

(Möglicherweise, obwohl bisher nicht beschrieben, bei: Uraemie, Encephalopathia saturnina, Meningitis);

III. Hysterie.

Fehlen in einem Falle von Contractur die Sehnenreflexe der betheiligten Muskeln oder sind sie doch entschieden herabgesetzt, so handelt es sich entweder um eine ihrer Natur nach reflexo-depressorische oder um eine reflexoneglectorische Contractur. Zur Diagnose der Erkrankung ergibt sich folgendes Schema.

I. Periphere Erkrankung:
   a) *Esmarch*'sche Binde und Narkose ohne Einfluss auf die Contractur, elektrische Erregbarkeit der starren Muskeln erloschen oder äusserst herabgesetzt:
   1. Volum der Muskeln normal: Myositis, Trichinose, Neoplasma, ischämische Starre,

---

*) *S. Kuh* [Deut. Zeitschr. f. Nervenheilk. III. S. 359]. — Ob nicht auch Fälle von pseudosystematischer Degeneration der Seitenstränge durch chronische gummöse Meningitis das *Erb*'sche Krankheitsbild geben, müssen doch wohl erst weitere Obductionsbefunde lehren.

**) Nach den Versuchen von *Cossy* [137] kommt es bei der Entstehung von allgemeiner tetanischer Steifigkeit sehr wesentlich auf die Geschwindigkeit an, mit der die Flüssigkeit in die Ventrikel eingespritzt wird; nur brüske Injection erzeugt Contracturen. Wenn man das auf den Menschen anwenden darf, so ist nur bei raschem Durchbruch Starre zu erwarten. Vgl. hierüber auch bei *Greidenberg* [285] und *v. Pfungen* [563].

2. Volum der Muskeln reducirt: Bindegewebige Schrumpfung:

b) Esmarch'sche Binde und Narkose von geringem Einfluss auf die Contractur, elektrische Erregbarkeit normal oder ganz wenig verändert:

3. Volum der Muskeln normal oder wenig reducirt: Nutritive Verkürzung,

4. Volum der Muskeln stark reducirt: Muskelatrophie bei „gewesener" reflexophiler, durch nutritive Verkürzung fixirter, Contractur,

c) Tonischer Krampf nach Verletzung des motorischen Nerven;

II. Centrale Erkrankung:

Verschwinden der Contractur unter *Esmarch'scher* Binde (und tiefer Narkose), elektrische Reaction normal oder wenig alterirt:

a) organische Läsionen mit Hemmung der Sehnenreflexe:

5. Hirnerkrankung progressiven Charakters (S. 219 ff.),

6. Supracentraler spinaler Tumor (S. 215),

7. Reflexocentrale Erkrankung (S. 204),

b) Neurosen:

8. Tetanie, (mit den bekannten Veränderungen der elektr. Reaction),

9. Hysterie,

10. Thomsen'sche Krankheit und Intentionskrämpfe,

11. Paralysis agitans (in manchen Fällen);

c) Toxische Erkrankungen:

12. Uraemie,

13. Dauernde Steifigkeit des Tetanus (S. 244),

14. Encephalopathia saturnina;

d) Verschiedenartige reflexoneglectorische Contracturen:

15. Paradoxe Contraction von *Westphal* (S. 215),

16. Tonische Krämpfe bei spinalen Erkrankungen,

17. Athetotische Contractur (S. 237),

18. Eine gewisse Form von Starre bei cerebraler Kinderlähmung,

19. Zwangshaltung bei Sehhügelerkrankung,

20. Gewisse Rigidität cerebralen Ursprungs bei Paralysis progressiva,

21. Zwangshaltung bei Meningitis.

Die charakteristischen Merkmale der einzelnen Formen 8.—21. sind an den entsprechenden Stellen in Cap. VI. und VII. besprochen.

Es wird nach dem Erörterten keine Schwierigkeiten haben, in einem gegebenen Falle die Ursache einer Contractur zu bestimmen und eine gemischte Contractur, wie die „paralytische" der Chirurgen, die „spastische Contractur" der Hemiplegie, aufzulösen. Sehnenreflexe, Muskelvolum, Elektricität, Esmarch'sche Binde, eventuell Narkose, sind die wichtigsten Hilfsmittel.

Zur Unterscheidung von **Simulation** sind die Sehnenreflexe wie jedes andere objective Symptom zu verwenden. Nur erinnere man sich an die Thatsache (S. 85), dass psychische Erregung die Sehnenreflexe steigern kann und dass gerade Hysterische und Neurasthenische, also Individuen, deren Sehnenreflexe einerseits steigernden Einflüssen besonders zugänglich sind (S. 86 u. 254), andererseits von vornherein abnorm sein können, besonders gerne zu Übertreibungen geneigt sind, daher manche Erscheinungen auch trotz der erhöhten Sehnenreflexe simulirt sein können.

Zur Unterscheidung eines echten e p i l e p t i s c h e n A n f a l l s von einem simulirten ist das Verhalten des Patellarreflexes n i c h t zu verwenden, weil er sowohl normal, als gesteigert, als erloschen sein kann. Es ist wichtig, das zu betonen, weil die Ansicht, dass der Patellarreflex im epileptischen Anfalle ebenso wie die Pupillarreaction erloschen sein müsse, wie ich mehrfach erfahren habe, in Laienkreisen verbreitet ist, die öfters mit der Frage simulirter Epilepsie zu thun haben (wie Officiere etc.)

Umfassendere Publicationen über Sehnenreflexe, namentlich mit Berücksichtigung der diagnostischen Verwendung: *N. Weiss* [769], *Ollive* [534], *Vetter* [738], *Petitclerc* [559], *Marinian* [462], *Sharkey* [679], *Vulpian* [745, II. S. 121.], *Knapp* [380], *Zenner* [809], *Ziehen* [812, 812], *Buzzard* [109, 112], *Sepilli* [673], *Möbius* [495, 496] u. s. w. Ferner Zusammenstellungen in vielen Lehrbüchern.

Alphabetisches Literaturverzeichnis.

Das Literaturverzeichnis reicht bis zum Beginne des Jahres 1893. Eine absolute Vollständigkeit war selbstverständlich nicht zu erreichen. Einige Angaben, die ich bei seiner Zusammenstellung übersehen hatte und die mir nachträglich zu Gesichte gekommen sind, sind an den entsprechenden Stellen in Anmerkungen unter dem Texte citirt, ebenso einige wichtige Arbeiten, die später erschienen sind.

1. **Adamkiewicz A.** Die normale Muskelfunction als das Resultat eines Gleichgewichtes zweier antagonistischer Innervationen. *Zeitschr. f. klinische Medicin.* III. S. 450.
2. — Die Lehre vom Hirndruck und die Pathologie der Hirncompression. *Sitzungsber. d. kais. Akademie d. Wissensch. in Wien.* 1883. Bd. 88. Abth. III. S. 231.
3. — Pachymeningitis hypertrophica und der chronische Infarct des Rückenmarkes. Anatomisch und klinisch bearbeitet. Wien 1890.
4. **Agostini C.** Sulle variazioni della sensibilità generale, sensoriale e reflessa nelli epilettici. *Rivista sperimentale.* XVI. 1890. S. 36.
5. **Albertoni P.** Expériences sur les centres nerveux inhibitoires du crapaud. *Archives italiennes de biologie.* IX. p. 19.
6. **Alexander C.** Ein Fall von atrophischer Lähmung der Beine nach Typhus. *Deut. medicin. Wochenschrift.* 1886. S. 529.
7. — Klinische und experimentelle Beiträge zur Kenntnis der Lähmungen nach Arsenvergiftung. Habilitationsschrift. Breslau 1889.
8. **Alms H.** Die Wirkung des Cocains auf die peripheren Nerven. *Du Bois-Reymond's Arch. f. Anat. u. Physiologie.* Physiol. Abth. 1886. Supplementbd. S. 293.
9. **Althaus J.** Ein Fall von syphilitischen Geschwülsten der Gehirnhäute. *Archiv f. Psychiatrie u. Nervenkrankh.* XVI. S. 541.
10. — Ueber syphilitische Hemiplegie. *Deut. Archiv f. klinische Medicin.* Bd. 38. S. 186.
11. **Anrep B. v.** Studien über Tonus und Elasticität der Muskeln. *Pflüger's Archiv f. d. gesammte Physiologie.* Bd. 21. S. 226.
12. **Anton G.** Zur Anatomie des Hydrocephalus und des Gehirndruckes. *Med. Jahrb. d. Gesellsch. d. Aerzte.* Wien 1888. S. 125.
13. — Ueber angeborene Erkrankungen des Centralnervensystems. Wien 1890. (Sammlung medicinischer Schriften hrsgegeb. v. d. Wiener klin. Wochenschr. Nr. XV).

14. **Arnold J.** Gehirn, Rückenmark u. Schädel eines Anencephalus. *Ziegler's Beiträge z. patholog. Anatomie u. z. allg. Pathologie.* Bd. XI. S. 407.
15. — Ueber combinirte Erkrankung der Stränge des Rückenmarks. *Virchow's Archiv.* Bd. 127. S. 18.
16. **Arndt R.** Die Neurasthenie. Wien u. Leipzig 1885.
17. **Auché B.** Des altérations des nerfs périphériques chez les diabétiques. *Archives de médecine expérimentale.* 1890. Nr. 5.
18. **Aucher.** Sur un cas de maladie de Friedreich. *Compt. rend. d. l. Soc. de Biologie.* 1890. Nr. 28.
19. **Axenfeld D.** Ueber das Fussphänomen. *Archiv f. Psychiatrie und Nervenkrankh.* Bd. XVI. S. 824.

20. **Babinski J.** Atrophie musculaire d'origine cérébrale avec integrité des cornes antérieures de la moëlle et des nerfs moteurs. *Compt. rend. d. l. Soc. de Biologie.* 1886, p. 176.
21. — Paralysie flasque par compression de la moëlle. *Archiv. de médecine expérimentale.* 1891. p. 228.
22. **Baierlacher.** Eine Beobachtung über das Kniephänomen. *Centralbl. f. Nervenheilkunde.* 1884. S. 490.
23. **Ballet.** Contribution à l'étude des réflexes tendineux. *Progrès médical.* 1881. Nr. 41.
24. **Barbé.** Expériences faites sur le supplicié Heurtevent. *Compt. rend. d. l. Soc. de Biologie.* 1885. p. 533.
25. **v. Basch.** Zur Frage von der Entstehungsweise des Kniephänomens. *Wiener medicin. Wochenschr.* 1883. S. 33.
26. **Bastian C.** Symptomatology of Total Transversal Lesions of the Spinal Cord. *Lancet.* 1890. I. p. 466.
27. — On the Symptomatology of Total Transverse Section of the Spinal Cord. *Med. Chirurg. Transactions.* Vol. 73 (1890) p. 151.
28. **Bauer.** Tetanus, in *Ziemssen's Handb. d. speciell. Pathologie u. Therapie* XII. 2. Leipzig 1877. S. 335.
29. **Beard.** Die Nervenschwäche, übers. v. M. Neisser. Leipzig 1887. S. 93.
30. **Bechterew.** Ueber eine neue Untersuchungsmethode der Sehnenreflexe und über die Veränderungen letzterer bei Geisteskrankheiten und bei Epileptikern. *Neurolog. Centralbl.* 1892. S. 34.
31. **Becker.** Zur Lehre von der ächten cerebralen Glosso-labio-pharyngeal-Paralyse. *Virchow's Arch.* Bd. 124. S. 334.
32. **Beer B.** Ueber Mitbewegungen bei Contracturen. *Wiener medicin. Blätter.* 1891. S. 573.
33. **Beevor.** On a case of Tumour of the Cerebellum. *Brain.* Vol. IV. p 250.
34. — On the Condition of the Knee-jerk, Ancle-clonus and Plantar Reflex after. Epileptic Fits. *Brain.* Vol. V. p. 56.
35. — A case of Amyotrophic Lateral Sclerosis with Clonus of the Lower Jaw *Brain.* Vol. VIII. p. 516.
36. **Bell.** *Philosoph. Transactions.* 1840. p. 246 (cit. bei *Marshall Hall* [465]).
37. **Benedikt M.** Ueber spontane und reflectorische Muskelspannungen. *Deutsche Klinik.* 1864. S. 281.
38. — Nervenpathologie und Electrotherapie. Leipzig 1874.

39. — Einige qualitative Varietäten des Kniephänomens. *Neurolog. Centralbl.* 1889. Nr. 17.

40. — Einige qualitative Varietäten des Kniephänomens. Nachträgliche Mittheilung. *Neurolog. Centralbl.* 1889. Nr. 19.

41. **Benjamin.** Neurom innerhalb der Rückenmarkshäute. *Virchow's Archiv.* Bd. 11. S. 87.

42. **Bennet, Hughes.** Locomotor Ataxy without Disease of the Posterior Columns of the Spinal Cord. *Clinical Society's Transact.* 1885. (ref. *Brain* Vol. IX. p. 573.)

43. — Locomotor Ataxy without Disease of the Posterior Columns of the Spinal Cord. *Brit. Med. Journal.* 1885. March 7.

44. — Case of Remarkable Hyperexcitability of all the Muscles and Tendons. *Brain.* Vol. IX. p. 228.

45. — Muscular Hypertonicity in Paralysis. *Brain.* Vol. IX. p. 289.

46. **Berg.** Zur Casuistik der diffusen Hirnsclerose. Diss. Dorpat. 1886.

47. **Berger O.** Ueber Sehnenreflexe. *Centralbl. f. Nervenheilkunde.* 1879. S. 73.

48. — Ueber Pseudohypertrophie der Muskeln. *Archiv f. Psychiatrie u. Nervenkrankh.* Bd. XIV. S. 625.

49. **Berger S.** Ein Fall von intravenöser Kochsalzinfusion bei Leuchtgasvergiftung. *Therapeutische Blätter.* Wien 1893. S. 23.

50. **Berndt.** Beitrag zur Casuistik der Verletzungen an den obersten Halswirbeln. *Deut. Zeitschr. f. Chirurgie.* Bd. 35. S. 554.

51. **Bernhardt M.** Ueber die Beziehungen des Kniephänomens zur Diphtherie und deren Nachkrankheiten. *Virchow's Arch.* Bd. 99. S. 393.

52. — Ueber die multiple Neuritis der Alkoholisten. *Zeitschr. f. klin. Medicin.* Bd. XI. S. 363.

53. — Beitrag zur Pathologie der Tabes dorsalis. *Zeitschr. f. klin. Medicin.* Bd. XIV. S. 289.

54. — Fall von idiopathischem Muskelkrampf im Bereiche der rechten oberen Extremität. *Archiv f. Psychiatrie u. Nervenkrankh.* Bd. XIX. S. 515.

55. — Berliner Gesellsch. f. Psychiatrie. *Archiv f. Psychiatrie u. Nervenkrankh.* Bd. XIX. S. 521.

56. — Verein f. innere Medicin. *Deut. medicin. Wochenschr.* 1888. S. 165.

57. — Gesellsch. der Charitéärzte. *Berl. klin. Wochenschr.* 1890. S. 598.

58. — *Neurolog. Centralbl.* 1890. S. 499.

59. — Ueber das Vorkommen der idiopathischen Tetanie in Berlin. *Berlin klin. Wochenschrift* 1891. S. 613.

60. — *Berl. klin. Wochenschr.* 1891. S. 1000.

61. — Facialislähmung und Facialiskrampf. *Berl. klin. Wochenschr.* 1892. S. 1297.

62. **Biedermann.** Ueber die Erregbarkeit des Rückenmarkes. *Sitzungsber. der kais. Akad. der Wissensch. in Wien.* Bd. 87. Abth. III, S. 210.

63. **Binswanger O.** Ueber die Beziehungen der sogenannten motorischen Rindenzone des Grosshirns zu den Pyramidenbahnen. *Arch. für Psychiatrie und Nervenkrankh.* Bd. XI. S. 727.

64. — Kritische und experimentelle Untersuchungen über die Pathogenese des epileptischen Anfalls. *Arch. für Psychiatrie und Nervenkrankh.* Bd. XIX. S. 759.

65. **Bloch A. M.** Expériences sur la contraction musculaire provoquée par une percussion du muscle chez l'homme. *Journal de l'anatomie et de la physiologie* 1885. p. 19.

66. **Bloch E.** Neuropathische Diathese und Kniephänomen. *Arch. für Psychiatrie und ?Nervenkrankh.* Bd. XIII. S. 471.

67. **Blocq.** Des contractures. Paris 1888.

68. **Blocq et Marinescu.** Sur l'anatomie pathologique de la maladie de Friedreich. *Archices de neurologie.* Vol. XIX. (1890) p. 331.

69. **Blumenau.** Ein Fall multipler Geschwülste in der Schädelhöhle. *Wratsch* 1889. Nro. 8 (ref. Neurol. Centralbl. 1889. S. 585.)

70. **Blyth.** The Distribution of Lead in the Brain. *Journ. of Med. Science.* 1888. January. (ref. *Virchow-Hirsch* Jahresber. pro 1888. II. S. 139.)

71. **Böhm.** Cerebellare Ataxie, nebst einem Falle von Kleinhirntumor. Diss. Strassburg 1891.

72. **Booth A.** Two Cases of Tumour of the Cerebellum. *Journ. of. New, and Mental. Diseases* 1890. p. 684.

73. **Bcrgherini.** Die pseudosystematischen Degenerationen des Rückenmarkes in Folge von chronischer Leptomeningitis. *Med. Jahrb. der Gesellsch. der Aerzte. Wien* 1887. S. 21.

74. — Schlafähnlicher Zustand bei Thieren, denen das Kleinhirn entfernt wurde. *Neurolog. Centralbl.* 1891. S. 649.

75. **Bornträger.** Halbseitenläsion des Rückenmarkes. *Deut. medicin. Wochenschr.* 1890. S. 1116.

76. **Bouchard.** De dégénerescences secondaires de la moëlle épinière. *Archices génerales de médicine* 1866. II. p. 290.

77. — Sur la perte des réflexes tendineux dans le diabète sucré. *Progrès médical.* 1884. Nro. 41.

78. **Bourneville et Voulet.** De la contracture hystérique permanente. Paris 1872.

79. **Bowditch H. P.** Note on the Nature of Nerve-Force. *Journ. of Physiology.* Vol. VI. (1885) p. 133.

80. — The Reenforcement and Inhibition of the Knee-Jerk. *Boston Medical Journ.* 1888. Nro. 22. (ref. *Virchow-Hirsch.* Jahresber. pro 1888. II. S. 85.)

81. — Ueber den Nachweis der Unermüdlichkeit des Säugethiernerven. *Du Bois-Reymond's Arch. für Anat. und Physiolog.* Physiol. Abth. 1890. S. 505.

82. — and **Warren J. W.** The Knee-Jerk and its Physiological Modifications. *Journ. of Physiology* XI. (1890) p. 25.

83 *a)* **Bowlby.** Condition of the Reflexes in Cases of Injury to the Spinal Cord. *Lancet* 1890. I. S. 1071.

83 *b)* — *Lancet* 1890. II. S. 467.

84. **Braddbury.** Case of Cerebellar Tumour. *Lancet* 1882. Novemb. 11.

85. **Bramwell.** Clinical and Pathological Memoranda. *Edinburgh. Med. Journ.* 1887. p. 616. (ref. *Virchow-Hirsch.* Jahresber. pro 1887. S. 127).

86. **Braubach.** Ein Fall von Lipombildung der Rückenmarkhäute. *Arch. für Psychiatrie und Nervenkrankh.* Bd. XV. S. 489.

87. **Braun H.** Ueber einen eigenthümlichen Fall von combinirter Erkrankung des Rückenmarkes und der peripheren Nerven. *Deut. Arch. für klin. Med.* Bd. 42. S. 459.

88. **Bregmann.** Ueber experimentelle aufsteigende Degeneration motorischer und sensibler Hirnnerven. *Jahrbücher für Psychiatrie.* Bd. XI. S. 73.

89. **Brieger.** Beitrag zur Lehre von der spastischen Spinalparalyse. *Charité-annalen.* Bd. XII. S. 141.

90. — Beitrag zur Kenntnis der Erkrankung der Hirnoberfläche. *Berl. klin. Wochenschr.* 1887. S. 882.

91. **Brissaud.** Recherches anatomo-pathologiques et physiologiques sur la contracture permanente des hémiplégiques. Paris 1880.

92. — Des scolioses dans les névralgies sciatiques. *Archives de neurologie.* Vol. XIX. (1890) p. 1.

93. **Bristowe J. S.** Clinical Remarks on So-Called „Painful" Paraplegia. *Saint Thomas's Hospital Reports.* XII. 1883. p. 137.

94. — An Adress on Diphteritic and Related Forms of Paralysis. *Brit. Med. Journal.* 1888. Feb. 4.

95. **Brooks W. Tyrell.** Notes on a Case of Cerebral Abscess. *Lancet.* 1889. I. S. 216.

96. **Brown-Séquard E.** Note sur des faits nouveaux concernant l'épilepsie consécutive aux lésions de la moëlle épinière. *Journal de physiologie de l'homme et des animaux.* Vol. I. (1858) p. 472.

97. — Sur l'arrêt immediat des contractions violentes par l'influence de l'irritation des quelques nerfs sensitives. *Archives de physiologie normale et pathol.* I. (1868) S. 157.

98. **Brücke E.** Ueber willkürliche und krampfhafte Bewegungen. *Sitzungsber. der kais. Akad. der Wissensch. in Wien.* Bd. 75. III. Abth. (1877) November.

99. **Bruns L.** Ueber neuritische Lähmungen beim Diabetes mellitus. *Berl. klin. Wochenschr.* 1890. S. 509.

100. **Bruzelius och Wallis.** Ett Fall af Tumör i lilla hjernan. *Svenska läkaresällsk. förh.* 1884. (ref. Neurol. Centralbl. 1884.)

101. **Bubnoff und Heidenhain.** Ueber Erregungs- und Hemmungsvorgänge innerhalb der motorischen Hirncentren. *Pflüger's Arch. für die gesammte Physiologie.* Bd. 26. S. 137.

102. **Bücklers.** Zur Kenntnis der acuten primären hämorrhagischen Encephalitis. *Arch. f. Psychiatrie u. Nervenkrankh.* Bd. XXIV. S. 731.

103. **Bull.** Ueber die Kernig'sche Flexionscontractur der Kniegelenke bei Gehirnkrankheiten. *Berl. klin. Wochenschr.* 1885. S. 772.

104. **Burckhardt,** Ueber Sehnenreflexe. *Festschrift, dem Andenken an Albrecht von Haller dargebracht.* Bern 1877. S. 7.

105. **Burdon-Sanderson.** Photographische Darstellung der mechanischen und elektrischen Veränderungen in der Latenzzeit des Muskels. *Centralbl. für Physiologie.* 1890. S. 185.

106. **Burkart.** Die chronische Morphiumvergiftung und deren Behandlung durch allmälige Entziehung des Morphiums. Bonn 1880. S. 36.

107. **Bury J. S.** A Contribution to the Symptomatology of Friedreich's Disease. *Brain.* Vol. IX. p. 145.

108. **Buzzard.** Patellar Tendon Reflex and Cerebellar Disease. *Med. Press.* 1880. Nov.

109. — On „Tendon Reflex," as an Aid to Diagnosis in Diseases of the Spinal Cord. *Lancet.* 1880. II. p. 842.

110. — Medical Society of London. *Brit. Med. Journ.* 1885. November 7.

111. — On Posterior Spinal Sclerosis, Consecutive to Disease of Blood-Vessels. *Brain.* Vol. VI. p. 461.

112. **Buzzard.** An Address on the Significance and Value of Tendon Reflex. *Lancet*. 1888. I. p. 159.

113. — Neurological Society of London. *Brain*. Vol. X. p. 318.

114. **Campbell.** Ein Beitrag zur pathologischen Anatomie der sogenannten Polyneuritis alcoholica. *Zeitschrift für Heilkunde, Prag*. Bd. XIV. S. 11.

115. **Canfield.** Remarks on Locomotor Ataxia. *Lancet*. 1885. II. p. 110.

116. **Catsaras.** Recherches cliniques et expérimentales sur les accidents survenants par l'emploi des scaphandres. *Archives des neurologie*. Vol. XVI. (1888) p. 144. et Voll. XVII, XVIII, XIX.

117. **Cattaneo,** Sugli organi nervosi terminali muscolo-tendinei. *Acad. Reale delle Scienze di Torino.* 1887. Janvier.

118. — Organes nerveux terminaux musculo-tendineux, leurs conditions normales et leur manière de se comporter après la section des racines nerveuses et des nerfs spinaux. *Arch. ital. de biologie*. I. X. (1888). p. 337.

119. **Charcot J. M.** Études pour servir à l'histoire de l'affection décrite sous le nom de goutte asthénique primitive, nodosités des jointures, rhumatisme articulaire chronique. Thèse de Paris. 1853.

120. — Maladies des vieillards. *Oeuvres complètes*. VII. Paris 1890. p. 243.

121. — Klinische Vorträge über Krankheiten des Nervensystems. Deutsch von B. Fetzer. Stuttgart 1874.

122. — Vorlesungen über Krankheiten des Nervensystems. Uebersetzt von S. Freud. Wien. 1886.

123. — Leçons sur les maladies du système nerveux. *Oeuvres complètes*. III. Paris. 1890.

124. — Leçons sur la localisation des maladiés du cerveau. *Ouvres complètes*. IV. Paris. 1890.

125. — Metalloscopie, Metallothérapie, Hypnotisme etc. *Oeuvres complètes*. IX. Paris 1890.

126. — Hémianesthésie saturnine et hémianesthésie alcoolique. *Gazette des hôpitaux*. 1886. p. 958.

127. — Leçons du mardi à la Salpêtrière. Paris 1889.

128. — Sur un cas de paraplegie diabétique. *Archives de neurologie*. XIX. (1890). p. 305.

129. — et **Joffroy.** Deux cas d'atrophie musculaire progressive. *Archives de physiologie norm. et pathol*. II. 1869.

130. — et **Richer.** Contribution à l'étude de l'hypnotisme chez les hystériques. *Compt. rend. d. l. Soc. de Biologie*. 1881. p. 133.

131. — On a Muscular Phenomenon Observed in Hysteria, and Analogous to the „Paradoxical Contraction". *Brain*. VIII. p. 289.

132. **Chassiatis.** Ueber die bei der anästhetischen Lepra im Rückenmarke vorkommenden Bacillen. *Monatshefte für prakt. Dermatologie*. VI. 1887. S. 1039.

133. **Chvostek** sen. Zwei Fälle von Kleinhirntumor. *Med. Jahrb. der Gesellschaft der Aerzte in Wien*. 1882. S. 381.

134. — **F.** (jun.) Ein Fall von ischämischer Lähmung in Folge von Embolie der Arteria femoralis. *Jahrbücher für Psychiatrie*. X. 1892. S. 255.

135. **Clark.** A Case of Ataxic Paraplegia with Autopsy. *Brain*. XIII. p. 356.

136. **Clarke.** Tumour of Left Optic Thalamus. *Brit. Med. Journ*. 1891. June.

137. **Cossy.** De la contracture dans les lésions des ventricules latéraux. *Compt. rend. Soc. de Biologie.* 1879. p. 47.
138. — Sur les effets des injections coagulables dans les ventricules latéraux Ibid. p. 65.
139. **Cousin C.** Des quelques symptomes communes au rhumatisme chronique et aux affections nerveuses. Paris 1890.
140. **Cousot.** Paralysie périodique. *Revue de médecine.* 1877. p. 190.
141. **Coxwell.** Tumour in the Right Lobe of the Cerebellum. *Brit. Med. Journ.* 1883. May 19.
142. **Cramer.** Faserschwund nach Insolation. *Centralblatt für allg. Pathologie u. patholog. Anatomie* 1890, S. 185 und *Allg. Zeitschrift für Psychiatrie.* Bd. 46. S. 692.

143. **Daly.** A Case of Syphilitic Disease of Cerebral Arteries. *Brain.* VIII. p. 392.
144. **Dana.** A Case of Ataxic Paraplegia with Autopsy. *Brain.* XI. p. 490.
145. **Danillo.** *Compt. rend. d. l. Soc. de Biologie.* 1882. p. 595.
146. **Darkschewitsch.** Affection der Gelenke und Muskeln bei cerebraler Hemiplegie. *Arch. für Psychiatrie und Nervenkraukh.* XXIV. S. 534.
147. — Ueber die Veränderungen in dem centralen Abschnitt eines motorischen Nerven bei Verletzung des peripheren Abschnittes. *Neurolog. Centralbl.* 1892. S. 658.
148. **Debove.** De l'hémiplégie des ataxiques. *Progrès médical.* 1881. p. 1021.
149. — **et Boudet.** Recherches sur la pathogénie des tremblements. *Archives de neurologie.* 1880. Octob.
150. **Déjerine.** Note sur un cas d'hémianesthésie de la sensibilité générale et des sens spéciaux avec hémichorée post-hémiplégique chez une femme des 49 ans, ancienne hystérique. Autopsie. Intégrité absolue du cerveau. *Progrès médical.* 1880. p. 809.
151. — Étude sur le nervo-tabes périphérique. *Archives de la physiologie norm. et path.* 1884. p. 231.
152. — Sur un cas d'abolition du réflexe patellaire avec intégrité de la moëlle épinière et des racines postérieures. *Compt. rend. d. l. Soc. de Biologie.* 1886. p. 181.
153. — Contribution à l'étude de la névrite alcoolique. *Archives de la physiologie norm. et pathol.* 1887. X. p. 248.
154. — De la névrite périphérique dans l'atrophie musculaire des hémiplégiques. *Compt. rend. d. l. Soc. de Biologie.* 1889. p. 523.
155. — **-Klumpke.** Des polynévrites en générale et des paralysies et atrophies saturnines en particulier. Paris 1889.
156. **Delorm-Sorbé J.** De la trépidation épileptoide provoquée. Bordeaux 1885.
157. **Demange.** De la contracture tabétique progressive ou sclérose diffuse d'origine vasculaire simulant la sclérose fasciculée observée chez les vieillards athéromateux. *Revue de médecine.* 1885. p. 545.
158. — Ataxie symptomatique ou hémiataxie bilatérale par lésions symmetriques du cerveau. *Revue de médecine.* 1888. p. 150.
159. **Dercum.** Tumor of the Thalamus, more especially of the Pulvinar, Presenting Wernicke's Pupil Reaction. *Journ. of Nerv. and Mental Diseases.* 1890. p. 506.

160. **Determann.** Hysterische Monoplegie. *Neurolog. Centralbl.* 1890. S. 424.

161. **Dinkler.** Ueber die Localisation und das kliniche Verhalten der Bauch-reflexe. *Deut. Zeitschrift für Nervenheilkunde.* II. S. 325.

162. **Dreschfeld.** A Contribution to the Pathological Anatomy of Primary Late-ral Sclerosis. *Journ. of Anatomy and Physiology.* XV. 1881. p. 510.

163. — Cases of Cerebellar Disease. *Med. Times and Gazette.* 1881. Dec., 1882. Jan.

164. — A Further Contribution on the Course of the Optic Fibres in the Brain. *Brain* V. p. 118.

165. — On a Case of Diffuse (Syphilitic) Sclerosis of the Spinal Cord. *Brain* X. p. 441.

166. **Dreyfous.** De l'exagération du réflexe rotulien dans la glycosurie. *Revue de médecine* 1886. p. 1028.

167. **Dubois.** Étude sur quelques points de l'ataxie locomotrice progressive. Thèse. Paris 1868.

168. **Dünges.** Ueber das Verhalten der Sehnenreflexe bei Abkühlung der Körper-oberfläche. Diss. Bonn 1889.

169. **Du Cazal.** Un cas curieux d'amyotrophie consécutive à une arthrite traumatique avec phénomènes médullo-bulbaires consécutifs. *Compt. rend d. l. Soc. de Biologie* 1890. p. 81.

170. **Duret.** Études expérimentales sur le traumatisme cérébral. Paris 1878. p. 211 und p. 248.

171. — Notes sur les contractures dans les hémorrhagies intraventriculaires des hémisphères cérébraux. *Compt. rend d. l. Soc. de Biologie* 1879. p. 70.

172. **Edinger L.** Untersuchungen über die Zuckungscurve des menschlichen Muskels im gesunden und kranken Zustande. *Zeitschrift f. klin. Med.* VI. p. 139.

173. — Gibt es central entstehende Schmerzen? *Deutsche Zeitschrift f. Nerven-heilkunde* I. p. 262.

174. **Ehrlich u. Brieger.** Ueber die Ausschaltung des Lendenmarkgrau. *Zeit-schrift f. klin. Med.* Suppl. z. Bd. VII. p. 155.

175. **Eichhorst H.** Beiträge zur Pathologie der Nerven und Muskeln. I. Blei-lähmung. *Virchow's Archiv* Bd. 120. p. 217.

176. — Beitr. z. Pathologie der Nerven und Muskeln II. Das Verhalten des Patellarsehnenreflexes bei Tabes dorsalis cervicalis. *Virchow's Arch.* Bd. 125. p. 25.

177. — Beitr. z. Pathologie der Nerven und Muskeln III. Neuritis diabetica und ihre Beziehungen zum fehlenden Patellarreflex. *Virchow's Arch.* Bd. 127. p. 1.

178. — Beitr. z. Pathologie der Nerven und Muskeln. IV. Beobachtungen über apoplectische Alkohollähmung. *Virchow's Arch.* Bd. 129. p. 140.

179. — Paradoxer Patellarsehnenreflex. *Centralbl. f. d. med. Wiss.* 1892. p. 641.

180. **Eisenlohr C.** Ein Fall von Paralysis ascendens acuta. *Virchow's Arch.* Bd. 73. p. 20.

181. — Ueber acute Bulbär- und Ponsaffectionen. *Archiv für Psych. und Nervenkrankheiten.* Bd. IX. p. 1 und Bd. X. p. 31.

182. — Ueber acute Polyneuritis und verwandte Krankheitsformen. *Berl. klin. Wochenschr.* 1887. p. 781.

183. — Aerztl. Verein zu Hamburg. *Münch. med. Wochenschr.* 1888. p. 685.

184. **Eisenlohr C.** Zur Pathologie der syphilitischen Erkrankung der Hinterstränge des Rückenmarks. *Festschr. z. Eröffn. d. neuen allg. Krankenhauses z. Hamburg-Eppendorf* 1889 (ref. *Canstatt* 1889. p. 95).

185. — Ueber Landry'sche Paralyse. *Deutsche med. Wochenschr.* 1890. p. 841.

186. — Ueber primäre Atrophie der Magen- und Darmschleimhaut und deren Beziehung zu schwerer Anämie und Rückenmarkserkrankung. *Deutsche med. Wochenschr.* 1892. p. 1105.

187. **Engel-Reimers J.** Beiträge zur Kenntnis der gonorrhoischen Nerven- und Rückenmarkserkrankungen. *Jahrbücher d. Hamburgischen Staats-Kranken-anstalten.* II. 1890. Leipzig 1892.

188. **Erb W.** Zur Pathologie und pathologischen Anatomie peripherischer Paralysen. *Arch. f. klin. Med.* IV. p. 533 und V. p. 42.

189. — Ueber einen wenig bekannten spinalen Symptomencomplex. *Berl. klin. Wochenschr.* 1875. Nr. 26.

190. — Ueber die spastische Spinalparalyse (Tabes dorsal spasmodique). *Virchow's Arch.* Bd. 70, p 293.

191. — Krankheiten des Rückenmarks und seiner Hüllen, in *Ziemssen's* Handbuch der speciellen Pathologie und Therapie. XI, 2. Leipzig 1878

192. — Krankheiten der peripheren cerebro-spinalen Nerven. Ibid. Bd. XII. 1. Leipzig 1884.

193. — Ueber Sehnenreflexe bei Gesunden und Rückenmarkskranken. *Archiv f. Psychiatrie.* Bd. V. p. 792.

194. — Zur Casuistik der bulbären Lähmungen. *Arch. f. Psych.* Bd. IX. p. 325.

195. — Dystrophia muscularis progressiva. *Deutsche Zeitschr. f. Nervenheilk.* I. p. 13.

196. — Ueber syphilitische Spinalparalyse. *Neurol. Centralbl.* 1892. p. 161.

197. **Erben S.** Neue Beiträge zur Kenntnis der Reflexe. *Wiener med. Wochenschr.* 1890. p. 879.

198. **Erlenmeyer A.** Ueber die paradoxe Muskelcontraction. *Centralbl. f. Nervenheilk.* 1880. p. 345.

199. — Ueber statische Reflexkrämpfe. Leipzig 1885. S. 20.

200. — Referat. *Centralbl. f. Nervenheilk.* 1887. p 647.

201. **Erlicki A. u. Rybalkin J.** Zur Frage über die combinirten Systemerkrankungen des Rückenmarks. *Archiv f. Psychiatrie und Nervenkrankh.* XVII. p. 693.

202. — Ueber Arseniklähmung. *Arch. f. Psychiatrie und Nervenkrankh.* XXIII. p. 861.

203. **Eskridge J. T.** Tumor of Cerebellum with Monocular Hemianopsia. *Journ. of Nerv. and Ment. Dis.* 1885. XII. p. 1. (ref. Neurol. Centralbl. 1885. p. 348).

204. **Eulenburg A.** Ueber Sehnenreflexe bei Kindern. *Deutsche Zeitschr. f. prakt. Medicin.* 1878. Nr. 31. (cit. Eulenburg, Neurol. Centralbl. 1882. p. 169).

205. — Ueber Zeitmessung und graphische Darstellung der Sehnenreflexe. *Zeitschr. f. klin. Medicin* IV. S. 179.

206. — Ueber reflexhemmende und reflexsteigernde Wirkungen der Anästhetica und Hypnotica. *Deutsche med. Wochenschr.* 1881. p. 181.

207. — Ueber die Latenzdauer und den pseudoreflectorischen Charakter der Sehnenphänomene. *Neurol. Centralbl.* 1882. p. 3.

208 — Zum Verhalten des Kniephänomens bei Cruralisdehnung. *Neurol. Centralbl.* 1882. p. 35.

209. **Eulenburg A.** Ueber einige Reflexe im Kindesalter. *Neurol. Centralbl.* 1882. p. 169.

210. — Latenzdauer des Fussphänomens (Achillessehnenreflexes). *Neurol. Centralbl.* 1882. p. 313.

211. **Ewald C. A.** Ein unter dem klinischen Bilde der Tabes verlaufener Fall von syphilitischer (?) Rückenmarkserkrankung. *Berl. klin. Wochenschr.* 1893. p. 284.

212. **Ewald J. R.** Das Kopfschwingen. *Pflüger's Archiv f. d. ges. Physiologie.* Bd. 44. p. 326.

213. **Exner S.** Zur Kenntnis der Wechselwirkung der Erregungen im Centralnervensystem. *Pflüger's Archiv f. d. ges. Physiologie.* Bd. 28. p. 487.

214. — Ueber Sensomobilität. *Pflüger's Archiv f. d. ges. Physiologie.* Bd. 48. p. 592.

215. **Faragó J.** Ueber das Verhalten einiger Reflexe der neugeborenen Kinder. *Archiv f. Kinderheilkunde* 1887. Bd. VIII. p. 385.

216. **Fayrer J.** Sunstroke and Some of its Sequelae. *Brain.* II. p. 296.

217. **Feilchenfeld.** Experimentelle Untersuchungen über das Kniephänomen. *Deutsche med. Wochenschr.* 1884. S. 403.

218. **Féré Ch.** Sensation et mouvement. Contribution à l'étude du transfert de la force musculaire chez les hystériques. *Compt rend. d. l. Soc. de Biologie* 1885. p. 590.

219. — **et Lamy.** Note sur la contraction idiomusculaire chez les épileptiques. *Arch. de Physiol. normale et pathol.* 1889. p. 570.

220. **Féré Ch.** Note sur les réflexes tendineux du genou, et en particulier sur la contraction réflexe successive. *Compt rend. d. l. Soc. de Biologie* 1889. p. 530.

221. **Fergusson J.** On the Diagnostic und Prognostic Value of Tendon Reflexes. *Brit. Med. Journ.* 8 *March.* 1890. (ref. Neurol. Centralbl. 1891. S. 152.)

222. **Ferrier D.** Glioma of the Right Optic Thalamus and Corpora Quadrigemina. *Brain* V. p. 123.

223. — Hemisection of the Spinal Cord. *Brain* VII. p. 1.

224. — Neurological Society of London. *Brain* X. p. 323.

225. **Fick A.** Mechanische Arbeit und Wärmeentwicklung bei der Muskelthätigkeit. Leipzig. 1882. S. 114.

226. **Finger E.** Ueber nervöse Störungen in der Frühperiode der Syphilis. *Wiener med. Wochenschr.* 1881. S. 1482.

227. **Fischer F. u. F. Schultze.** Ueber die elektrische Erregbarkeit bei den Rückenmarkserkrankungen der Dementia paralytica. *Arch. f. Psychiatrie und Nervenkrankh.* 11. S. 777.

228. **Fischer G.** Semestralbericht der Heilanstalt Maxbrunn. München. 1879. (ref. Centralbl. f. d. medicin. Wissensch. 1880. S. 379.)

228a. — Ueber eine eigenthümliche Spinalerkrankung bei Trinkern. *Arch. f. Psych.* 13. S. 33.

229. **Flechsig P.** Ueber „Systemerkrankungen" im Rückenmark. *Arch. d. Heilkunde.* 1877. Bd. 18. S. 101.

230. **Fleiner W.** Ueber die Veränderungen des sympathischen und cerebro-spinalen Nervensystems bei zwei Fällen Addison'scher Krankheit. *Deutsche Zeitschrift f. Nervenheilkunde.* II. S. 265.

231. **Fleischl, E. v.** Ueber die Wirkung linearer Stromschwankungen auf Nerven. *Sitzungsber. d. kais. Akad. d. Wissenschaften in Wien.* 1880. Bd. 82. III. Abt. S. 133.

232. **Fleury, M. Maurice de.** Note sur les rapports de la trépidation épileptoide du pied avec l'exagération des réflexes rotuliens. *Revue de méd.* 1884. p. 656.

234. **Fliess.** Das Piperidin als Anästheticum und die Beziehung desselben zu seinem Homologon Coniin. *Du Bois-Reymond's Archiv f. Anat. u. Physiol.* Physiol. Abth. 1883. S. 190.

235. **Florand A. et Carmiot.** Apoplexie et hémiplégie urémiques. *Gazette méd.* 1886. Nr. 45. (ref. Canstatt. 1886. S. 176.)

236. **Förster R.** Mitteilungen über die im Dresdener Kinderhospitale in den ersten beiden Jahren zur Beobachtung gekommenen Lähmungen. *Jahrbuch f. Kinderheilk. und physische Erziehung.* XV. (1880.) S. 261.

237. **Fornario.** Contributo allo studio della localisazione del riflesso patellare nell midollo spinale. *La Psichiatria.* 1887. S. 276. (ref. Neurol. Centralbl. 1888. S. 580.)

238. **Fox, G. Long.** Two Cases of Compression of the Spinal Cord by Sarcomatous Growths from the Soft Membrans. *Bristol Med.-Chir. Journal.* July 1883. (ref. Brain VIII. p. 142.)

239. **Fraenkel A.** Zur Diagnostik der Oberflächenerkrankungen des Gehirns. *Berl. klin. Wochenschr.* 1891. S. 666.

240. **Francotte X.** Un cas de fibrome de la dure mère spinale. *Annales de la Soc. méd. de Liège.* 1888. (ref. Canstatt. 1888. II. S. 123.)

241. **Frankl v. Hochwart, L.** Ueber De- und Regeneration von Nervenfasern. *Med. Jahrb. d. Gesellsch. d. Aerzte. Wien.* 1887. S. 1.

242. — Ueber mechanische und elektrische Erregbarkeit der Nerven und Muskeln bei Tetanie. *Deutsches Arch. f. klin. Med.* 43. S. 20.

243. — Ueber Intentions-Krämpfe. *Zeitschr. f. klin. Med.* 14. S. 424.

244. — Ueber Psychosen bei Tetanie. *Jahrb. f. Psychiatrie.* IX. 1889. Heft 1. u. 2.

245. **Freud S. u. O. Rie.** Klinische Studie über die halbseitige Cerebrallähmung der Kinder. Wien. 1891.

246. **Freusberg A.** Reflexbewegungen beim Hunde. *Pflüger's Arch. f. d. gesammte Physiologie.* IX. S. 358.

247. — Ueber die Erregung und Hemmung der Thätigkeit der nervösen Central-organe. *Pflüger's Archiv f. d gesammte Physiologie.* X. S. 174.

248. — Ueber das Zittern. *Arch. f. Psych. u. Nervenkrankh.* VI. S. 57.

249. **Friedmann M.** Ueber eine besondere schwere Form von Folgezuständen nach Gehirnerschütterung. *Arch. f. Psych. u. Nervenkrankh.* Bd. 23. S. 230.

250. **Friedreich N.** Ueber Ataxie mit besonderer Berücksichtigung der hereditären Formen. *Virchow's Archiv.* Bd. 68. S. 145.

251. — Neuropathologische Beobachtungen X. Paramyoclonus multiplex. *Virchow's Archiv.* Bd. 86. S. 421.

252. **Froriep.** Chirurgische Kupfertafeln. Weimar. 1820. ff. Tfl. 448.

253. **Fürstner.** Ueber einige nach epileptischen und apoplectischen Anfällen auf-tretende Erscheinungen. *Arch. f. Psych. u. Nervenkrankh.* 17. S. 518.

254. — Zur Pathologie und pathologischen Anatomie der progressiven Paralyse. *Arch. f. Psych. u. Nervenkrankh.* 24. S. 83.

255. **Fürstner** und **Zacher.** Ueber eine eigenthümliche Bildungsanomalie des Hirns und Rückenmarkes. *Arch. f. Psych. u. Nervenkrankh.* 12. S. 373.
256. **Fuller, G. E.** Pseudo-Bulbar Paralysis. *The New-York Med. Record.* 1884. Nov. 1. (ref. Virchow-Hirsch. Jahresber. 1884. S. 89.)
257. **Gad J.** Ueber einige Beziehungen zwischen Nerv, Muskel und Centrum. *Festschrift zur Feier des 300-jährigen Bestehens der Julius-Maximilians-Universität zu Würzburg.* Leipzig 1882.
258. — Ueber Trennung von Reizbarkeit und Leitungsfähigkeit des Nerven, nach Versuchen des Herrn Sawyer. *Du Bois-Reymond's Arch. f. Anatomie u. Physiologie.* Physiologische Abtheilung 1888. S. 395.
259. — Ueber Leitungsfähigkeit und Reizbarkeit der Nerven in ihrer Beziehung zur Längs- und Quererregbarkeit. *Du Bois-Reymond's Archiv f. Anat. u. Physiol.* Physiol. Abth. 1889. S. 350.
260. **Gailliard.** Carcinome du testicule ectopié dans la fosse iliaque gauche. *Progrès médical.* 1881. p. 199.
261. **Gergens E.** Ueber gekreuzte Reflexe. *Pflüger's Archiv f. d. ges. Physiol.* Bd. XIV. S. 340.
262. **Gibney.** *American Journ. of Neurology and Psychiatry.* 1882. I. 1. (cit. bei *Westphal.* Berl. klin. Wochenschr. 1886. Nr. 11.)
263. **Gilbert.** Un cas d'hémilésion de la moëlle épinière. *Archives de neurologie.* 1882. Bd. III. p. 273.
264. **Glaser G.** Ein Fall von centralem Angiosarkom des Rückenmarks. *Archiv f. Psychiatrie u. Nervenkrankheiten.* Bd. 16. S. 87.
265. **Goldflam S.** Ueber die Ungleichheit der Kniephänomene bei Tabes dorsalis. *Neurolog. Centralblatt.* 1888. S. 529.
266. — Ueber eine eigenthümliche Form von periodischer, familiärer, wahrscheinlich autointoxicatorischer Paralyse. *Wiener medicinische Presse.* 1890. S. 1418.
267. — Ueber das Wiedererscheinen der Sehnenreflexe bei Tabes dorsalis. *Berliner klinische Wochenschrift.* 1891. S. 203.
268. **Goldscheider A.** Untersuchungen über den Muskelsinn. *Du Bois-Reymond's Archiv f. Anat. u. Physiol.* Physiol. Abtheilung. 1889. S. 369. Suppl. S. 141.
269. — Ueber die Empfindlichkeit der Gelenkenden. *Du Bois-Reymond's Arch. f. Anat. u. Physiol.* Physiol. Abth. 1890. S. 380.
270. — Ueber Myelomeningitis cervicalis anterior bei Tuberkulose. *Berl. klin. Wochenschr.* 1891. S. 935.
271. — Diagnostik der Nervenkrankheiten. Berlin. 1893.
272. **Goltz F.** Beiträge zur Lehre von den Functionen der Nervencentren des Frosches. Berlin 1869.
273. — Ueber die Functionen des Lendenmarkes des Hundes. *Pflüger's Archiv f. d. ges. Physiol.* Bd. VIII. S. 460.
274. — Ueber die Verrichtungen des Grosshirns. *Pflüger's Archiv f. d. ges. Physiol.* Bd. 13. S. 1. u. 14. S. 412.
275. **Gombault A.** Note sur l'état du nerf collatéral externe du gros orteil chez le vieillard. *Mercredi médical.* 1890. (ref. Centralblatt f. d. med. Wissenschaften. 1891. S. 320.)
276. **Gowers, W. R.** A Study of the So-Called Tendon-Reflex Phenomena. *Medico-Chirurgical Transactions.* Bd. 62. p. 269. (ref. Virchow-Hirsch's Jahresbericht. 1879.)

277. **Gowers.** The Diagnosis of Diseases of the Spinal Cord. London. 1880. p. 24.
278. — Epilepsy and Other Chronic Convulsive Diseases; their Causes, Symptoms and Treatment. London. 1881.
279. — Diagnostik der Rückenmarkskrankheiten, übers. v. K. Bettelheim u. M. Scheimpflug. Wien. 1886.
280. — Vorlesungen über die Diagnostik der Gehirnkrankheiten, übersetzt von Mommsen. Freiburg i/B. 1886. S. 63.
281. — Die Function des Kleinhirns. *Neurol. Centralblatt.* 1890. S. 193.
282. — Handbuch der Nervenkrankheiten. Uebers. v. K. Grube. Bonn. 1892.
283. — u. **V. Horsley.** Ein Fall von Rückenmarksgeschwulst mit Heilung durch Exstirpation. Uebers. von B. Brandis. Berlin 1889. (Aus den Med.-Chirurg. Transactions. Bd. 71).
284. **Grainger Stewart.** Tendon Reflex. A Clinical Lecture. *Medical Times and Gazette.* London 1878. Febr. 2.
285. **Greidenberg B.** Ueber die posthemiplegischen Bewegungsstörungen. *Archiv für Psychiatrie und Nervenkrankheiten.* Bd. 17. S. 131.
286. **Hackenbruch P.** Ueber interstitielle Myositis und deren Folgezustand, die sogenannte rheumatische Muskelschwiele. *Beiträge zur klinischen Chirurgie.* Bd. X. S. 73.
287. **Hadden W. B.** The Nervous Symptoms of Myxoedema. *Brain.* Bd. V. p. 188.
288. — On Infantile Spasmodic Paralysis. *Brain.* Bd. VI. p. 302.
289. — Note on the Knee-Jerk in Diphteria. *Lancet.* 1889. I. p. 12.
290. — Paraplegic Rigidity in a Pedestrian, Associated with a Remarkable Degree of Neuro-Muscular Irritability. *Brain* XII. S. 525.
291. — and **C. S. Sherrington.** On a Case of Bilateral Degeneration in the Spinal Cord. *Brain.* VII. p. 502.
292. **Hafner K.** Ein Fall von Gehirntumor. *Berl. klin. Wochenschrift.* 1889. Nr. 31.
293. **Hallopeau.** Des accidents convulsifs dans les maladies de la moëlle épinière. Thèse d'aggrégation. Paris 1871.
294. **Hamilton D. J.** Destruction of Occipital Lobe accompanied by Blindness. *Brain.* VII. p. 89.
295. **Harris Th.** On a Case of Multiple Spinal and Cerebral Tumours (Sarcomata), with a Contribution to the Pathology of Syringomyelia. *Brain.* VIII. p. 447.
296. **Hart E.** An Adress on Ether Drinking. *Brit. Med. Journal.* 1890. Oct 18. p. 885.
297. **Heidenhain.** Physiologische Studien. I. Historisches und Experimentelles über Muskeltonus. Berlin. 1856. S. 11.
298. — Mechanische Leistung, Wärmeentwicklung und Stoffumsatz bei der Muskelarbeit. Leipzig 1864. S. 108.
299. **Heimann A.** Ueber Paralysis agitans (Schüttellähmung). Berlin 1888. S. 82.
300. **Heinrichs J.** Ueber das Verhalten der Reflexe, insbesondere des Patellarsehnenreflexes in der artificiellen (toxischen) Narkose. Diss. Greifswald 1880. (ref. Centralblatt für Nervenheilkunde. 1881. S. 81.)
301. **Hell, W. F. van.** Geval van tumor cerebelli. *Geneesk. Tijdschr. r. Need. Ind.* 1891. XXXI. (ref. Neurolog. Centralblatt. 1891).
302. **Heller J.** Zur diagnostischen Messung des Kniephänomens. *Berl. klin. Wochenschrift.* 1886. S. 903.

303. **Henoch.** Neuropathologische Casuistik. Fall X. Doppelseitige Neuritis, ein Spinalleiden vortäuschend. *Charitéannalen.* Bd. V. S. 475.

304. **Hepp P.** Ueber Pseudotrichinose, eine besondere Form acuter parenchymatöser Polymyositis. *Berl. klin. Wochenschr.* 1887. S. 297.

305. **Herter Chr. A.** A Study of Experimental Myelitis. *The Journ. of Nerv. and Ment. Diseases.* 1889. p. 197.

306. **Hertzka.** Ueber das Fehlen des Kniephänomens. *Pester med.-chirurg. Presse.* 1882. S. 190.

307. **Hervouet.** Étude sur le système nerveux d'une idiote. *Archives de Physiol. normale et pathol.* 1884. 1. p. 165.

308. **Heubel E.** Ueber die Abhängigkeit des wachen Gehirnzustandes von äusseren Erregungen. *Pflüger's Archiv für die ges. Physiol.* Bd. 14. S. 158.

309. **Heubner O.** Drei Fälle von Tuberkelgeschwülsten im Mittelhirn und Nachhirn. *Archiv für Psychiatrie und Nervenkrankheiten.* Bd. 12. S. 586. Fall III.

310. **Hirschberg.** Berliner medicinische Gesellschaft. *Berl. klin. Wochenschrift.* 1886. S. 12.

311. **Hirt L.** Ein Fall von Cysticerken im Rückenmark. *Berl. klin. Wochenschr.* 1887. Nr. 3.

312. — Pathologie und Therapie der Nervenkrankheiten. Wien u. Leipzig. 1890.

313. **Hitzig E.** Ueber die mechanische Erregbarkeit gelähmter Muskeln. *Virchow's Archiv.* Bd. 41. S. 301.

314. — Ueber die Auffassung einiger Anomalien der Muskelinnervation. *Archiv für Psych. und Nervenkrankh.* Bd. III. S. 312.

315. — Hämatorrhachis, Syringomyelie, abnorme Structur des spinalen Markmantels. *Wiener med. Blätter.* 1884. S. 1314.

316. **Hoche A.** Zur Lehre von der Tuberkulose des Centralnervensystems. *Archiv für Psych. und Nervenkrankh.* Bd 20. S. 200.

317. **Hochhaus H.** Ein Beitrag zur Kenntnis der Meningitis spinalis. Habilitationsschrift. Kiel 1884.

318. — Ueber diphteritische Lähmungen. *Virchow's Archiv.* Bd. 124. S. 226.

319. **Hösslin, R. v.** Ueber diabetische Neuralgien. *Münchener med. Wochenschr.* 1888. S. 210.

320. **Hoffa A.** Lehrbuch der orthopädischen Chirurgie. Stuttgart 1892.

321. — Zur Pathogenese der arthritischen Muskelathrophien. *Volkmann's Sammlung klinischer Vorträge.* N. F. Nr. 50. 1892.

322. **Hoffmann J.** Ein Fall von acuter aufsteigender Paralyse. *Archiv für Psych. und Nervenkrankh.* Bd. 15. S. 140.

323. — Drei Fälle von Brown-Séquard'scher Lähmung, mit Bemerkungen über das Verhalten der Sehnenreflexe u. s. w. bei denselben. *Deutsches Archiv für klin. Medicin.* Bd. 38. S. 586.

324. — Zur Lehre von der Tetanie. *Deutsches Archiv für klin. Medicin.* Bd. 43. S. 53.

325. — Syringomyelie. *Volkmann's Sammlung klin. Vorträge.* N. F. Serie I. Nr. 20. 1891.

326. — Weitere Beiträge zur Lehre von der progressiven neurotischen Muskelatrophie. *Deutsche Zeitschrift für Nervenheilkunde.* Bd. I. S. 95.

327. — Zur Lehre von der Syringomyelie. *Deutsche Zeitschrift für Nervenheilkunde.* Bd. III. 1892. S. 1.

328. **Homén E. A.** Experimenteller Beitrag zur Pathologie und pathologischen Anatomie des Rückenmarks (speciell mit Rücksicht auf absteigende Degeneration). *Fortschritte der Medicin.* 1885. S. 267.

329. — Ueber secundäre Degeneration im verlängerten Mark und Rückenmark. *Virchow's Archiv.* Bd. 88. S. 61.

330. **Honigmann G.** Beitrag zur Kenntnis der Strychninvergiftung. *Deutsche medicin. Wochenschrift.* 1889. S. 435.

331. **Horrocks P.** Reflex Action in Diagnosis. *Guy's Hospital Reports.* 1881.

332. **Horsley V.** Note on the Patellar Knee-Jerk *Brain.* Bd. VI. p. 368.

333. **Hueter.** Klinik der Gelenkskrankheiten. Bd. I. 1871. S. 220.

334. **Huguenin.** Acute und chronische Entzündungen des Gehirns und seiner Häute in *Ziemssen's Handbuch der speciellen Pathologie und Therapie.* Bd. XI. 1. Leipzig 1878. S. 563.

335. **Jaccond S.** Leçons de clinique médicale faites a l'Hôpital de la Charité. Paris 1867.

336. **Jackson J. Hughlings.** On the Anatomical and Physiological Localisation of Movements in the Brain. *Lancet.* 1873. I. p. 84.

337. — On Tumours of the Cerebellum. *Lancet.* 1880. I. p. 122.

338. — Localised Convulsions from Tumour of the Brain. *Brain.* Bd. V. p. 364.

339. — Neurological Society of London. *Brain.* Bd. X. p. 312.

340. — On Rigidity with Exaggerated Tendon Reactions and Cerebellar Influx. *Brit. Med. Journal.* 1890. March 8. (ref. Neurolog. Centralblatt 1891. S. 152).

341. — Note on the Knee-Jerk in Condition of Supervenosity. *Brit. Med. Journal.* 1892. Febr. 13.

342. — and **F. Taylor.** Remarks on a Case of Return of Knee-jerk after Hemiplegia in a Tabetic. *Brit. Med. Journal.* 1891. July 11. (ref. Neurolog. Centralblatt. 1892. S. 52).

343. **Jacoby G. W.** Contribution to the Study of Anaesthetic Leprosy. *Journal of Nervous and Mental Diseases.* 1889. p. 336.

344. **Jaksch R. v.** Ein Fall von Tetanus traumaticus. *Wiener medicin. Presse.* 1883. S. 529.

345. — Klinische Beiträge zur Kenntnis der Tetanie. *Zeitschr. f. klinische Medicin.* Supplement zum XVII. Bd. S. 144.

346. **James A.** On Tendon Reflex and Clonus Phenomena. *Edinburg, Med. Journal.* 1880. Aug.

347. **Jappa.** Zur Frage über die Veränderungen der peripherischen Nerven bei Schwindsucht. Diss. Petersburg. 1888. (Russisch. — ref. Neurolog. Centralbl. 1888. S. 425).

348. **Jarisch A.** und **Schiff E.** Untersuchungen über das Kniephänomen. *Med. Jahrbücher d. Gesellsch. d. Aerzte. Wien* 1882. S. 261.

349. **Jastrowitz.** Beiträge zur Localisation im Grosshirn und über deren praktische Verwendung. *Deutsche medicinische Wochenschr.* 1888. S. 81. (Fall VIII).

350. **Jendrássik E.** Beiträge zur Lehre von den Sehnenreflexen. *Deutsches Archiv f. klinische Medicin.* XXXIII. S. 177.

351. — Zur Untersuchungsmethode des Kniephänomens. *Neurolog. Centralbl.* 1885. S. 412.

352. — Ueber die Localisation der Reflexe. (Ungarisch). *Budapest Orrosi Hétilap* 1886. S. 1161.

353. **Immermann.** Versammlung der südwestdeutschen Neurologen und Irrenärzte. *Archiv f. Psychiatrie u. Nervenkrankh.* XVI. S. 848.

354. **Joffroy A.** Sur un cas de paralysie labio-glosso-laryngée à forme apoplectique d'origine bulbaire. *Gazette médicale de Paris.* 1872. Nr. 44.

355. — De la trépidation épileptoïde du membre inférieur dans certaines maladies nerveuses. *Gazette médicale de Paris.* 1875. Nr. 33.

356. — De la trépidation épileptoïde et de la possibilité de la produire dans certains cas par l'excitation des nerfs de la peau. *Archives de physiologie normale et pathologique.* 1881. S. 470.

357. — et **Achard.** Sclérose latérale amyotrophique. Névrite périphérique avec atrophie musculaire. *Archives de médecine expérimentale et d'anatomie pathologique.* 1889.

358. — Contribution à l'étude de l'atrophie musculaire chez les hémiplégiques. *Archives de médecine expérimentale et d'anatomie pathologique.* 1891. p. 780.

359. **Joseph L.** Ein Beitrag zur Neurasthenie. *Deutsche Medicinalzeitung.* 1891. S. 494.

360. **Joseph M.** Ueber Geschwülste des vierten Ventrikels. *Zeitschr. f. klinische Medicin.* XVI. S. 349.

361. **Josias.** Des réflexes tendineux dans le choléra. *Progrès medical.* 1884. p. 1091.

362. **Iwanow M.** Zwei Fälle von acuter aufsteigender Spinalparalyse. *Petersburger medicinische Wochenschr.* 1888. Nr. 46.

363. **Kadner.** Zur Casuistik der Rückenmarkscompression. *Wagner's Archiv der Heilkunde,* XVII. (1876). S. 481.

364. **Kahlden v.** Ueber Addison'sche Krankheit. *Arch. f. Psychiatrie und Nervenkrankh.* XXIII. S. 599.

365. **Kahler O.** Ueber die spinalen progressiven Amyotrophien. *Zeitschr. f. Heilkunde.* Prag. V. (1884). S. 169.

366. — Die multiple syphilitische Wurzelneuritis. *Zeitschr. f. Heilkunde.* Prag. VIII. (1887). S. 1.

367. — und **A. Pick.** Beiträge zur Pathologie und pathologischen Anatomie des Centralnervensystems. *Prager Vierteljahrschrift f. prakt. Heilkunde.* 1879. Bd. 141. S. 1.

368. — Ueber combinirte Systemerkrankungen des Rückenmarkes. *Arch. f. Psychiatrie und Nervenkrankh.* VIII. S. 251.

369. — Weitere Beiträge zur Pathologie und pathologischen Anatomie des Centralnervensystems. *Arch. f. Psychiatrie und Nervenkrankh.* X. S. 298.

370. **Kalnidero** et **Babes.** Maladie de Addison. *Bulletin de l'Academie de Médecine.* 1889. Nr. 8.

371. **Karewski.** Ueber paralytische Luxationen der Hüfte. *Archiv f. klinische Chirurgie.* XXXVII. (1884). S. 346.

372. **Kast.** Ueber Bewegungsataxie bei acuten Querschnittserkrankungen des Rückenmarkes. *Festschr. zur 56. Naturforscherversammlung zu Freiburg.* 1883.

373. — Zur transitorischen Albuminurie bei Krampfzuständen. *Arch. f. Psychiatrie und Nervenkrankh.* XV. S. 288.

374. — Beiträge zur Pathogenese der Paraplegien. *Jahrbücher der Hamburgischen Staats-Krankenanstalten.* II. (1890). Leipzig 1892. S. 133.

375. **Kernig W**. Allgemeiner Verein St. Petersburger Aerzte. *St. Petersburger medicinische Wochenschrift*. 1882. S. 398.

376. — Ueber ein wenig bemerktes Meningitis-Symptom. *Berliner klinische Wochenschr*. 1884. S. 829.

377. **Kerschner L**. Bemerkungen über ein besonderes Muskelsystem im willkürlichen Muskel. — Beitrag zur Kenntnis der sensiblen Endorgane. *Anatomischer Anzeiger*. III. (1888). S. 126 und 218.

378. **Kleen E**. Ueber den Einfluss mechanischer Muskel- und Hautreizung auf den arteriellen Blutdruck beim Kaninchen. *Scandinavisches Archiv für Physiologie*. I. S. 247.

379. **Klemperer G**. Ueber den Stoffwechsel und das Coma der Krebskranken. *Berliner klinische Wochenschr*. 1889. Nr. 41.

380. **Knapp P. C**. Observation to the Cutaneous and Deep Reflexes. *American Journal of Med. Sciences*. 1885. April (ref. Neurolog. Centralbl. 1885. p. 299).

381. — Some Post-Hemiplegic Disturbances of Motion in Children. *Journ. of Nervous and Mental Diseases*. New-York. 1889. S. 268.

382. **Koch W**. Ein Beitrag zur Lehre von der Hyperästhesie. *Virchow's Archiv*. Bd. 73. S. 273.

383. — Die Bluterkrankheit und ihre Varianten. *Deutsche Chirurgie*. Lieferung 12. Stuttgart 1889. S. 12.

384. **Kocher Th**. Chirurgische Beiträge zur Physiologie des Gehirns und Rückenmarkes. *Deutsche Zeitschr f. Chirurgie*. XXXV. (1893). S. 433.

385. **Kölliker v. A**. Zur feineren Anatomie des centralen Nervensystems. *Zeitschr. f. wissenschaftliche Zoologie*. LI. S. 1.

386. **Koenig P**. Ein Fall von Kleinhirntuberkel im Kindesalter. Diss. Strassburg. 1890.

387. **Kornfeld** und **Bikeles G**. Ein Fall von Chloroformismus. *Wiener klinische Wochenschr*. 1893. Nr. 4.

388. **Korsakow S**. Ueber eine besondere Form psychischer Störung combinirt mit multipler Neuritis. *Archiv für Psychiatrie und Nervenkrankh*. XXI. S. 669.

389. **Kovács F**. Ein Fall von Arseniklähmung. *Wiener klinische Wochenschr*. 1889. S. 649.

390. **Krafft-Ebing R. v**. Lehrbuch der Psychiatrie. Stuttgart 1888.

391. — Eine Diagnose auf Tumor in der Grosshirnschenkel-Haubenbahn. *Wiener klinische Wochenschr*. 1889. S. 897.

392. — Zur Kenntnis der primären Rückenmarksblutung. *Wiener klinische Wochenschr*. 1889. S. 939.

393. **Krauss E**. Zur pathologischen Anatomie der Tabes dorsalis. *Neurolog. Centralblatt*. 1885. S. 49.

394. — Beiträge z. patholog. Anatomie der Tabes dorsalis. *Arch. für Psychiatrie und Nervenkrankh*. XXIII. S. 387.

395. **Krauss W. C**. Ueber Tuberkel-Knoten des Cerebellums. Diss. Berlin 1888. (ref. Neurolog. Centralbl. 1889.)

396. **Krehl L**. Arsenlähmungen *Deut. Archiv für klinische Medicin*. Bd. 44. S. 325.

397. **Kries v. J**. Untersuchungen zur Mechanik des quergestreiften Muskels. *Du Bois-Reymond's Archiv für Anatomie und Physiologie*. Physiol. Abtheilung. 1880. S 348.

398. **Kümmell**. Zur Lehre von der acuten aufsteigenden Spinalparalyse. *Zeitschr. für klinische Medicin*. II. S. 273.

399. **Küssner B.** und **Brosin F.** Myelitis acuta disseminata. *Archiv für Psychiatrie und Nervenkrankh.* XVII. S. 239.

400. **Kussmaul A.** Ueber rheumatischen Tetanus und rheumatische tonische Krämpfe, welche mit Albuminurie verlaufen. *Berliner klinische Wochenschr.* 1871. S. 486.

401. **Lange.** Zur Aetiologie der Dupuytren'schen Fingercontractur. *Virchow's Archiv.* Bd. 102. S. 220.

402. **Lange C.** Ueber die Leitungsverhältnisse in den hinteren Rückenmarkssträngen nebst Bemerkungen über die Pathologie der Tabes dorsalis. *Nord. med. ark.* IV. 2. (1872) S. 1. (ref. *Schmidt's* Jahrb. Bd. 155. S. 281.)

403. **Langendorff.** Ueber Reflexhemmung. *Du Bois - Reymond's Archiv für Anatomie und Physiologie.* Physiol. Abth. 1877. S. 95

404. — Die Beziehungen des Sehorgans zu den reflexhemmenden Mechanismen des Froschgehirns. *Du Bois-Reymond's Archiv für Anatomie und Physiologie.* Physiol. Abth. 1877. S. 435.

405. **Langer C. v.** Lehrbuch der systematischen und topographischen Anatomie. Wien 1885. S. 99.

406. **Langley.** *Proceed. of Cambridge Phil. Soc.* 1879.

407. **Laquer.** Ueber Compression der Cauda equina. *Neurolog. Centralbl.* 1891. S. 193.

408. **Lauenstein C.** Beitrag zur Lehre von der acuten Myelitis. *Deutsches Archiv für klinische Medicin.* XIX. S. 425.

409. **Leimbach R.** Fall von Kleinhirntumor ohne Symptome. *Deutsche Zeitschr. für Nervenheilkunde* I. (1891) S. 319.

410. **Lenhossék M. v.** Der feinere Bau des Nervensystems im Lichte neuester Forschungen. *Fortschritte der Medicin.* 1892. S. 613. Auch selbständig unter dem Titel: — Der feinere Bau des Nervensystems im Lichte neuester Forschungen. Berlin 1893.

411. **Leser E.** Untersuchungen über ischämische Muskellähmungen und Mukel-contracturen. *Volkmann's Sammlung klinischer Vorträge.* (1884.) N. 249.

412. **Letulle M.** Recherches cliniques et expérimentales sur les paralysies mercurielles. *Archives de physiologie normale et pathologique.* 1887. p. 301.

413. **Leube W.** Ueber Herderkrankungen im Gehirnschenkel in der Gegend des hinteren Vierhügelpaares. *Deut. Archiv für klinische Medicin.* Bd. 40. S. 217.

414. **Leuch G.** Periodische Contracturen. *Virchow's Archiv* Bd. 121. S. 483.

415. **Levinstein.** Die Morphiumsucht. Berlin 1880. S. 16.

416. **Lewaschew.** Ueber die Leitung der Erregung von den Grosshirnhemisphären zu den Extremitäten. *Pflüger's Archiv für die gesammte Physiologie.* XXXVI. S. 279.

417. **Lewin G.** Myositis syphilitica diffusa. *Charitéannalen* XVI. S. 753.

418. **Lewinski.** Ueber sogenannte Sehnenreflexe und Spinalepilepsie. *Archiv für Psychiatrie und Nervenkrankh.* VII. S. 327.

419. **Lewis M. J.** The Chin-Reflex. *Medical and Surgical Reporter.* Philadelphia 1885. May.

420. — The Chin-Reflex. The Practitioner 1885. S. 451. Dec.

421. **Lewisson.** Ueber Hemmung der Thätigkeit der motorischen Nervencentren durch Reizung sensibler Nerven. *Reichert's und Du Bois-Reymond's Archiv für Anatomie und Physiologie* 1869. S. 255.

422. **Leyden E.** Klinik der Rückenmarkskrankheiten. Berlin 1874—1875.
423. — Ueber progressive amyotrophische Bulbärparalyse und ihre Beziehungen zur symmetrischen Seitenstrangsclerose. *Archiv für Psychiatrie und Nervenkrankh.* VIII. S. 641.
424. — Ueber die durch plötzliche Verminderung des Barometerdrucks entstehende Rückenmarksaffection. *Archiv für Psychiatrie und Nervenkrankh.* IX. S. 316.
425. — Berliner Gesellsch. für Psychiatrie und Nervenkrankheiten. *Arch. für Psychiatrie und Nervenkrankh* XI. S. 828.
426. — Ein Fall von Hämatomyelie. *Zeitschr. für klinische Medicin.* XIII. S. 223.
427. — Verein für innere Medicin. *Deutsche medicinische Wochenschr.* 1888. S. 165.
428. — Ueber chronische Myelitis und die Systemerkrankungen des Rückenmarks. *Zeitschr für klinische Medicin.* XXI. S. 1.
429. **Lichtheim.** Zur Kenntnis der perniciösen Anämie. *Verhandlungen des Congresses für innere Medicin.* Wiesbaden 1887. S. 84.
430. — Ueber das Auftreten von anatom. Veränderungen am Rückenmarke bei perniciöser Anämie. *Verein für wissenschaftl. Heilkunde in Königsberg.* 1889. 28. October.
431. **Lion M.** Ueber das klinische Bild der secundären Degeneration der corticomusculären Leitungsbahnen. *Zeitschr. für klinische Medicin.* II. S. 310.
432. **Liouville H.** Contribution à l'étude anatomo-pathologique de la méningite cérébro-spinale tuberculeuse. *Archives de physiologie normale et pathologique* 1870. p. 490.
433. **Litwinow M.** Fall von Hemiparesis spinalis. *Medicinski Westnik.* 1878. Nro. 11. (ref. Centralblatt f. Nervenheilkunde 1878. S. 117.)
434. **Loewenthal N.** Des dégénerations secondaires de la moëlle épinière conséeutives aux lésions expérimentales médullaires et corticales. Dissert. Genève. 1885.
435. **Löwenfeld L.** Ueber einen Fall von Polymyositis acuta. *Münchener med. Wochenschr.* 1890. S. 531.
436. — Die objectiven Zeichen der Neurasthenie. *Münchener med. Wochenschr.* 1891. S. 877.
437. **Looft C.** Beitrag zur pathologischen Anatomie der Lepra anaesthetica, inssondere des Rückenmarks. *Virchow's Arch.* Bd 128. S. 215.
438. **Lombard W. P.** Is the Knee-Kick a Reflex Act? *American Journal of Medical Sciences.* 1887. p. 88.
439. — A New Method of Testing the Knee-Kick. *New-York Medical Journal.* 1887. January 2. (ref. Centralblatt für die medicinischen Wissensch. 1888).
440. — The Varations of the Normal Knee-Jerk and their Relation to the Activity of the Central Nervous System. *American Journ. of Psychology.* Baltimore 1888. p. 8.
441. — On the Nature of the Knee-Jerk. *Journal of Physiology.* X. p. 122.
442. — Die Variationen des normalen Kniestosses (Kniephänomens) und deren. Verhältnis zur Thätigkeit des Centralnervensystems. *Du Bois-Reymond's Archiv f. Anatomie u. Physiol.* Physiol. Abth. Supplementband. 1889. p. 292.
443. **Longaard J.** Ueber die Beschaffenheit der Sehnenreflexe bei fieberhaften Krankheiten und unter der Einwirkung psychischer Einflüsse. *Deutsche Zeitschrift für Nervenheilkunde.* I. S. 300.

444. **Lorenz A.** Ueber die Entstehung der Gelenkscontracturen nach spinaler Kinderlähmung. *Wiener med. Wochenschr.* 1887. S. 893.

445. — Die Contracturen des Kniegelenks. *Wiener klin. Wochenschr.* 1888. S. 756.

446. — X. Internationaler medicinischer Congress in Berlin. *Wiener klin. Wochenschr.* 1891. S. 13.

447. **Lorenz H.** Beitrag zur Kenntnis der multiplen degenerativen Neuritis. *Zeitschr. für klin. Medicin.* XVIII. S. 493.

448. **Lunz M.** Ueber die Affectionen des Nervensystems nach acuten infectiösen Processen. *Archiv für Psychiatrie und Nervenkrankheiten.* XVIII. S. 882.

449. **Mackenzie St.** On Loss of Both Knee-Jerks from One-Sided Brain Disease. *Brain.* VI. p. 225.

450. **Macdonald R. L.** On the Early Loss of Kneejerks in Diphteria. *Philadelphia Medical News.* 1887. Oct. 15.

451. **Mac William.** Ueber das Muskelgeräusch. *Centralbl. für d. med. Wissensch.* 1887. S. 657.

452. **Mader.** Bedeutende Steigerung der Sehnenreflexe an den unteren Extremitäten bei Reconvalescenten nach schwerem Typhus. *Wiener medicin. Blätter.* 1886. S. 362.

453. — Zur Theorie der tabischen Bewegungsstörungen. *Wiener klin. Wochenschrift.* 1890. S. 357.

454. **M'Aldowie A.** Paralysis of the Arm from Lesions of the Nerve Trunks. *Brain.* IX. p. 238. (Case III).

455. **Manasse W.** Ein Fall von Cysticercus thalami optici. *Neurolog. Centralbl.* 1888. S. 618.

456. **Mann L.** Zwei Fälle von Syringomyelie nebst Bemerkungen über das Vorkommen des tabischen Symptomencomplexes bei derselben. *Deut. Archiv für klin. Med.* L. S. 112.

457. **Mantegazza P.** Di alcune alterazioni istologiche dei tessuti che vengono dietro al taglio dei nervi. *Giornale d'Anatom. e Fisiolog. pathol.* 1865.

458. — Della alterazione istolog. prodotte del taglio dei nervi. *Gaz. med. ital. Lombard* 1867.

459. **Marie P.** Sulfure de carbone et hystérie. *Gazette hébdomaire de Paris.* 1888. Nr. 47.

460. — Leçons sur les maladies de la moëlle. Paris 1892.

461. — et **Guinon.** Sur la perte du réflexe rotulien dans le diabète sucré. *Révue de médecine.* 1886. p. 640.

462. **Marinian W.** Contribuzione allo studio clinico dei riflessi tendinei. Dissertazione di Laurea. *Rivista clinica.* Bologna. 1884. p. 415.

463. **Maroni. A** Un caso di tetania. Storia e considerazioni. *Gaz. med. Ital. Lombard.* 1885. Nr. 25.

464. **Marshall Hall.** Abhandlungen über das Nervensystem. Uebersetzt von *G. Kürschner.* Marburg 1840.

465. — Ueber die Krankheiten und Störungen des Nervensystems. Uebers. von *F. J. Behrend.* Leipzig 1842.

466. **Martius.** Ueber einen Fall von Tabes dorsalis. *Deut. med. Wochenschr.* 1888. S. 163.

467. **Maschek A.** Ueber Nervenermüdung bei elektrischer Reizung. *Sitzungsbericht der kais. Akad. der Wissensch. in Wien.* Bd. 95. S. 109.

468. **Maschka W.** Ein Beitrag zur Symptomatologie des Diabetes mellitus. *Prager medic. Wochenschr.* 1885. S. 22.

469. **May Bennet.** Case of Excision of Tumour of Cerebellum. *Lancet.* 1887. 1. Nr. 16.

470. **Mayer S.** Ueber Vorgänge der Degeneration und Regeneration im unversehrten peripheren Nervensystem. *Zeitschr. für Heilkunde. Prag* 1881. S. 154.

471. **Medvei B.** Ein Fall von acuter Codeinvergiftung. *Internationale klin. Rundschau.* 1892. S. 1449.

472. **Mendel.** Berliner medicinische Gesellschaft. *Deutsche med. Wochenschr.* 1886. S. 452.

473. — Berliner Gesellschaft für Psychiatrie und Nervenkrankh. *Archiv für Psych. und Nervenkrankh* XIX. S. 521.

474. — Berliner Gesellsch. für Psychiatrie und Nervenkrankheiten. *Archiv für Psych. und Nervenkrankh.* XIX. 524.

475. **Mendelssohn M.** Recherches cliniques sur la période d'excitation latente des muscles dans différentes maladies nerveuses. *Archives de physiologie normale et pathologique.* 1880. p. 193.

476. — Ueber die parodoxe Muskelcontraction. *Petersburger med. Wochenschr.* 1881. Nr. 10.

477. **Menzel P.** Beitrag zur Kenntnis der hereditären Ataxie und Kleinhirnatrophie. *Archiv für Psychiatrie und Nervenkrankh.* XXII. S. 160.

478. **Meulen G. ter.** Over Reflexprikkelbaarheid en Peesreflexen. Diss. Amsterdam. 1879. — Deutsch unter dem Titel: Zum Verhalten der Reflexerregbarkeit und der Sehnenreflexe der paretischen Seite bei cerebraler Hemiplegie. *Zeitschr. für klin. Med.* V. S. 89.

479. **Meyer G.** Untersuchungen über das Kniephänomen. *Berl. klin. Wochenschr.* 1888. S. 23.

480. **Meyer P.** Anatomische Untersuchungen über diphteritische Lähmung. *Virchow's Archiv.* Bd. 85. S. 181.

481. **Meynert Th.** Eine Diagnose auf Sehhügelerkrankung. *Med. Jahrbücher der Gesellsch. der Aerzte. Wien.* 1872. S. 188.

482. — Skizzen über Umfang und wissenschaftliche Anordnung des psychiatrischen Lehrstoffes. *Psychiatr. Centralblatt. Wien.* 1876. S. 69.

483. — Zum Verständnis der functionellen Nervenkrankheiten. *Wiener med. Blätter.* 1882. Nr. 16.

484. — Klinische Vorlesungen über Psychiatrie. Wien 1889. S. 59.

485. **Michaud.** Méningite et myélite dans le mal vertébral. Thèse. Paris 1871. p. 32.

486. **Mieczejewsky J.** und **Rosenbach P.** Zur Symptomatologie der Ponserkrankungen. *Neurolog. Centralblatt* 1885. S. 361.

487. **Miles F. T.** Effect on Spinal Concussion on the Reflexes. *Transactions of the Association of American Physicians* III. (1888). p. 291.

488. **Minkowski O.** Beiträge zur Pathologie der multiplen Neuritis. Mittheilungen aus der med. Klinik zu Königsberg in Pr. Leipzig 1888. (ref. Virchow-Hirsch's Jahresberichte 1888. II. S. 141.)

489. — Primäre Seitenstrangsclerose nach Lues. *Deutsches Archiv für klin. Medicin.* Bd. 34. S. 433.

490. **Minnich W.** Zur Kenntnis der im Verlaufe der perniciösen Anämie beobachteten Spinalerkrankungen. *Zeitschrift für klin. Medicin.* Bd. 21. S. 25.

491. **Minor L.** Zur Frage über die Localisation des Kniephänomens bei Tabes. *Neurolog. Centralblatt* 1887. S. 221.

492. — Centrale Hämatomyelie. *Archiv für Psychiatrie und Nervenkrankheiten.* Bd. 24. S. 693.

493. **Möbius P. J.** Notiz über das Verschwinden des Kniephänomens bei alten Leuten. *Centralblatt für Nervenheilk.* 1883. S. 217.

494. — Ueber aufsteigende Lähmnng nach Keuchhusten. *Centralblatt für Nervenheilkunde, Psychiatrie und gerichtliche Psychopathologie* 1887. S. 129.

495. — Beiträge zur Lehre von den Nervenkrankheiten. *Schmidt's Jahrbücher für die ges. Medicin.* Nr. 185. S. 199.

496. — Beiträge zur Lehre von den Nervenkrankheiten. *Schmidt's Jahrbücher für die ges. Medicin.* Nro. 191. S. 281.

497. — Beiträge zur Lehre von den Nervenkrankheiten. *Schmidt's Jahrbücher für die ges. Medicin.* Nr. 194. S. 169.

498. — Beiträge zur Lehre von den Nervenkrankheiten. *Schmidt's Jahrbücher für die ges. Medicin* Nr. 204. S. 24.

499. **Moeli C.** Zum Verhalten der Reflexthätigkeit. *Deutsches Archiv für klin. Medicin.* Bd. 22. S. 279.

500. **Berliner Gesellsch.** für Psychiatrie und Nervenkrankheiten. *Archiv für Psychiatrie und Nervenkrankh.* Bd. 14. S. 167.

501. — Casuistische Mittheilungen. *Charitéannalen.* Bd. VIII. S. 552. 1883. (Fall IV.)

502. — Statistisches und Klinisches über Alkoholismus. *Charitéannalen.* Bd. IX. S. 541. 1884.

503. **Mommsen J.** IX. Versammlung Südwestdeutscher Neurologen und Irrenärzte. *Archiv für Psychiatrie und Nervenkrankheiten.* Bd. 15. S. 847.

504. — Beitrag zur Kenntnis des Muskeltonus. *Virchow's Archiv.* Bd. 101. S. 22.

505. **Money A.** On Reflex Action, Knee-Jerks and Muscular Irritability in Typhoid Fever, Phtisis and other Continous Fevers. *Lancet* 1885. II. p. 842.

506. — Will the Knee-Jerk Divide Typhoid Fever from Meningitis? *Lancet* 1887. I. p. 1026.

507. — A Case of Idiocy with Universal Rigidity, the Result of Syphilitic Disease ot the Central Nervous System. *Brain.* Bd. VII. p. 406.

508. **Morgan J. E.** Idiopathic Lateral Sclerosis. *Lancet* 1881. Jan. 29.

509. — and **Dreschfeld.** *Journ. of Anat. and Physiol.* Bd. XV. 1880. p. 510. (ref. Schmidt's Jahrbücher für die ges Medicin. Nr. 194. S. 196. 1882).

510. **Mosso U.** Ueber die physiologische Wirkung des Cocains. *Pflüger's Archiv für die ges. Physiol.* Bd. 48. S. 553.

511. — A. Ueber die Gesetze der Ermüdung. Untersuchungen an Muskeln des Menschen. *Du Bois-Reymond's Archiv für Anat. und Physiol.* Physiolog. Abth. 1890. S. 89.

512. **Mueller F.** Tetanie bei Dilatatio Ventriculi und Axendrehung des Magens. *Charitéannalen.* Bd. XII. S. 272.

513. **Muhr.** *Psychiatrisches Centralblatt.* 1878. Nr. 2. (ref. Schmidt's Jahrbücher für die ges. Medicin. Nro. 1885. S. 207).

514. **Münzer E.** Casuistischer Beitrag zur Lehre von den combinirten System-erkrankungen des Rückenmarks. *Wiener klin. Wochenschr.* 1892. S. 4.

515. **Murray Y. R.** A Case of Tumour of the Spinal Cord. *University College Hospital.* 1890. p. 10. (ref. Virchow-Hirsch's Jahresberichte. 1890. II. S. 117.)

516. **Nauwerk C.** und **W. Barth.** Zur pathologischen Anatomie der Landry'schen Lähmung. *Ziegler's Beiträge zur path. Anat. und allgemeinen Pathologie.* Bd. V. Heft 1.

517. **Neumann.** Ueber Rückenmarksverletzungen durch Stich. *Virchow's Archiv.* Bd. 122. 1890. S. 496.

518. **Neusser E.** Die Pellagra in Oesterreich und Rumänien. Wien 1887. S. 9.

519. **Nicoladoni C.** Untersuchungen über die Nerven der Kniegelenkskapsel des Kaninchens. *Medicin. Jahrbücher der k. k. Gesellschaft der Aerzte. Wien.* 1873. S. 401.

520. **Niggemann W.** Das Kniephänomen und seine quantitative Bestimmung. Diss. Würzburg 1886.

521. **Nikiforoff M.** Ueber die pathologisch-anatomischen Veränderungen des Rückenmarks in Folge schneller Herabsetzung des barometrischen Drucks. *Ziegler's Beiträge zur pathol. Anatomie und allgem. Pathologie.* Bd. XII S. 222.

522. **Noorden C. v.** Untersuchungen über schwere Anämien. *Charitéannalen.* Bd. XVI. 1891. S. 260.

523. **Nonne M.** Einige anatomische Befunde bei Mangel des Patellarreflexes. *Festschrift zur Eröffnung des neuen Staats-Krankenhauses zu Hamburg-Eppendorf* 1889.

524. — und **Hoepfner.** Klinische und anatomische Beiträge zur Pathologie der Trichinenerkrankung. *Zeitschrift für klin. Medicin.* Bd. 15. S. 455.

525. — Klinische und anatomische Untersuchung eines Falles von Poliomyelitis an-terior chronica. *Deutsche Zeitschrift für Nervenheilkunde* Bd. I. S. 136.

526. **Nothnagel H.** Bewegungshemmende Mechanismen im Rückenmark des Frosches. *Centralblatt für die med. Wissenschaften.* 1869. S. 211.

527. — Zur Lehre vom klonischen Krampf. *Virchow's Archiv.* Bd. 49. S. 267.

528. — Beobachtungen über Reflexhemmung. *Archiv für Psychiatrie und Nerven-krankheiten.* Bd. 6. S. 332.

529. — Anämie, Hyperämie, Hämorrhagie, Thrombose und Embolie des Gehirns, in *Ziemssen's Handbuch der speciellen Pathologie und Therapie.* Bd. IX. I. Leipzig 1878. S. 111.

530. — Topische Diagnostik der Gehirnkrankheiten. Berlin 1879.

531. — Ueber Rückenmarksabscess. *Wiener medicin. Blätter.* 1884. S. 288.

532. **Ogilvie G.** Case of Almost Complete Destruction of the Right Hemisphere of the Cerebellum. *Brain.* Bd. VIII. p. 405.

533. **Oliver Th.** Notes on Three Cases of Cerebellar Disease. *Journ. of Anat. and Physiol.* 1883. July. (ref. Virchow-Hirsch's Jahresberichte 1883. II. p. 89.)

534. **Ollive G.** Du réflexe tendineux. *Revue de Médecine.* 1881. Bd. I. p. 328.

535. **Olliver J.** On the State of the Knee-Jerk and the Ocurrence of Foot Clonus after Epileptic Attacks. *Edingburgh Medic. Journ.* 1886. Sept. (ref. Virchow-Hirsch's Jahresberichte. 1886. S. 154.)

536. **Oppenheim H.** Ueber einen Fall von syphilitischer Erkrankung des centralen Nervensystems, welche vorübergehend das Bild der Tabes vortäuschte. *Berliner klin. Wochenschr.* 1888. S. 1061.

537. — Zur pathologischen Anatomie der Bleilähmung. *Archiv f. Psychiatrie u. Nervenkrankh.* Bd. 16. S. 476.

538. — Ueber Hirnsymptome bei Carcinomatose ohne nachweisbare Veränderungen im Gehirne. *Charitéannalen.* Bd. XIII. S. 335.

539. — Berliner Gesellschaft für Psychiatrie und Nervenkrankheiten. *Archiv f. Psych. u. Nervenkrankh.* Bd. 19. S. 525.

540. — Weitere Mittheilungen zur Pathologie der multiplen Neuritis. *Berliner klin. Wochenschr.* 1890. S. 545.

541. — Neue Mittheilungen über den von Professor Westphal beschriebenen Fall von periodischer Lähmung aller vier Extremitäten. *Charitéannalen.* Bd. 16. S. 350.

542. — Zur Pathologie der chronischen atrophischen Spinallähmung. *Archiv f. Psych. u. Nervenkrankh.* Bd. 24. S. 758.

543. — u. **E. Siemerling**. Beiträge zur Pathologie der Tabes dorsalis und der peripherischen Nervenerkrankung. *Archiv f. Psych. u. Nervenkrankh.* Bd. 18. S. 98.

544. — u. — Die acute Bulbärparalyse und die Pseudobulbärparalyse. *Charité-annalen.* Bd. XII. S. 331.

545. **Orchanski.** Ueber die Beeinflussung der elektrischen Muskel- und Nervenerregbarkeit und der Sehnenreflexe durch Arbeit und Ermüdung. (Russisch.) *Wratsch.* 1884. Nr. 31. (ref. Neurolog. Centralblatt. 1884. S. 469.)

546. **Ordenstein L.** Sur la paralysie agitante et la sclérose en plaques généralisée. Thèse. Paris. 1867.

547. **Orlow L. W.** Zur Frage von der actinomycotischen Erkrankung des Gehirns und der Hirnhäute. *Deutsche medic. Wochenschr.* 1890. S. 328.

548. **Ormeford and Hadden.** Diffuse Sarcoma of the Spinal Pia Mater. *Brit. Med. Journ.* 1887. May 7. p. 992.

549. **Ormerod, J. A.** On the So-Called Hereditary Ataxia, First Described by Friedreich. *Brain.* Bd. VII. p. 105.

550. **Osler W.** Glioma of the Medulla Oblongata. *Journal of Nerv. and Ment. Diseases.* 1888. XV. p. 172.

551. — Case of Syphiloma of the Cord, of the Cauda Equina. Death from Diffuse Central Myelitis. *Journal of Nerv. and Ment. Diseases.* New-York. 1889. p. 499.

552. **Otto R.** Ein Fall von Porencephalie mit angeborener spastischer Gliederstarre. *Archiv f. Psych. u. Nervenkrankh.* Bd. 18. S. 215.

553. **Pál J.** Ueber multiple Neuritis. Wien. 1891. (Sammlung medicin. Schriften.)

554. **Paracelsus, Aur. Phil. Theophrast. Bombast. ab Hohenheim.** Opera omnia. Genevae MDCLXXII. Bd. III. 2. p. 19. Chirurgia minor distincta, lib. I. cap. XIV. „De morborum origine vulnera sequentium."

555. — — Bd. III. 2. p. 112. „Tractatus de contracturarum origine."

556. — Liber de contractis membris (Deutsch) in: „Aur. Theophr. Bombast. von Hohenheim Paracelsi . . . . Opera, Bücher und Schriften

— 313 —

soviel derer zor Hand gebracht . . . durch Joannem Huserum Brisogoium
in zehen unterschiedliche Theil in Truck gegeben etc. Strassburg. MDCXVI.
Tom. I. S. 507.
557. **Pelizaeus F.** Ueber das Kniephänomen bei Kindern. *Archiv f. Psych. u. Nervenkrankh.* Bd. 14. S. 402.
558. — Zur Untersuchungsmethode des Kniephänomens. *Neurolog. Centralblatt.* 1886. S. 50.
559. **Petitclerc C.** Des réflexes tendineux. Thèse. Paris. 1880.
560. **Petersen F.** Ueber ischämische Muskellähmung. *Archiv f. klin. Chirurgie.* Bd. 37. 1888. S. 675.
561. **Pflüger, E. F. W.** Die sensorischen Functionen des Rückenmarks der Wirbelthiere nebst einer neuen Lehre über die Leitungsgesetze der Reflexionen. Berlin. 1853.
562. — Theorie des Schlafes. *Pflüger's Archiv f. d. ges. Physiol.* Bd. X. S. 468.
563. **Pfungen, R. v.** Tonische Starre bei durchbrechenden Gehirnblutungen. *Wiener med. Blätter.* 1881. S. 1594 u. 1882. S. 11 ff.
564. **Pick A.** Anatomischer Befund bei einseitigem Fehlen des Kniephänomens. *Archiv f. Psych. u. Nervenkrankh.* Bd. XX. S. 896.
565. — Ueber peripherische Neuritis im Verlaufe der Dementia paralytica. *Berl. klin. Wochenschr.* 1890. S. 1080.
566. — Zur Lehre von den Tabesformen des Kindesalters. *Zeitschrift f. Heilkunde.* Prag. 1891. S. 171.
567. **Pinto-Portella.** Sur quelques phénomènes paralytiques d'origine génitale chez les enfants. *Revue mensuelle des Maladies de l'Enfance.* 1888. Juillet. (ref. Virchow-Hirsch's Jahresberichte. 1888. II. S. 82.)
568. **Pitres A.** Recherches anatomo-cliniques sur les scléroses bilatérales de la moëlle épinière consécutives à des lésions unilatérales du cerveau. *Archives de physiol. normale et pathol.* 1884. 4.
569. — On the Early Occurrence of Ankle-Clonus in Hemiplegia. *Brain.* Bd. VII. p. 310.
570. — et **L. Vaillard.** Des névrites périphériques chez les tuberculeux. *Revue de Méd.* 1886. Nr. 3.
571. — — Contribution à l'étude de la paralysie ascendante aigue. *Archives de physiol. norm. et pathol.* 1887. S. 149.
572. — — Un cas de paralysie générale spinale antérieure suivi de l'autopsie. *Progrès médical.* 1888. Nr. 35.
573. **Preston, George J.** A Tumor Compressing the Middle Lobe of the Cerebellum. *Journ. of Nerv. and. Ment. Diseases.* 1889. p. 251.
574. **Prévost.** Contribution à l'étude des phénomènes nommées réflexes tendineux. *Revue méd. de la Suisse Romande.* 1881. (ref. Centralblatt. f. d. med. Wissensch. 1881. S. 612.)
575. — et **A. Waller.** Nouvelles expériences sur les phénomènes nommées réflexes tendineux. *Revue méd. de la Suisse Romande.* 1881. (ref. Centralblatt f. d. med. Wissensch. 1881. S. 613.)
576. **Prince M.** Four Cases of Westphal's Paradoxical Contraction. *Boston. Med. Journal.* Bd. 120. Nr. 17. 1889. (ref. Virchow-Hirsch's Jahresberichte. 1889. S. 62.)

577. **Prinzig A.** Ein Fall von Polymyositis acuta haemorrhagica. *Münch. med. Wochenschr.* 1890. S, 846.

578. **Prus.** *Przegłąd lekarski.* 1885. Nr. 5—6. (Polnisch.) (ref. Virchow-Hirsch's Jahresberichte. 1885. I. S. 244.)

579. **Pryce T. D.** Peripheral Neuritis. *Brit. Med. Journ.* 1888. p. 1285.

580. **Quintin.** Ein Fall von schwerer Vergiftung mit Cyankalium; Ausgang in Genesung. *Berlin. klin. Wochenschr.* 1885. S. 120.

581. **Raggi u. Alpago-Novella.** Riflessi tendinei nei pellagrosi. *Archivio di psichiatria e scienze penali.* 1882. vol. 3. fasc. 4. (cit. bei Marinian [462].)

582. **Railton.** Cerebellar Tumour. *Brit. Med. Journal.* 1889, March. 25. (ref. Neurolog. Centralbl. 1889.)

583. **Rauber A.** Ueber die Nerven der Knochenhaut und Knochen des Vorderarms und Unterschenkels. München. 1868.

584. — Ueber die Knochennerven des Oberarms und Oberschenkels. München. 1870.

585. — Neue Fundstellen Vater-Pacini'scher Körperchen am Menschen und Säugethier. *Zoolog. Anzeiger.* 1880. S. 72.

586. **Raymond et Tenesson.** Méningo-myélite chronique, pseudosystematique. *Arch. de physiol. norm. et pathol.* 1886. II. p. 84.

587. **Redlich E.** Zur pathologischen Anatomie der Syringomyelie und Hydromyelie. *Zeitschrift f. Heilkunde.* Prag. Bd. XII. 1890.

588. — Ueber eine eigentümliche, durch Gefässdegenerationen hervorgerufene Erkrankung der Rückenmarkshinterstränge. *Zeitchrift f. Heilkunde. Prag.* Bd. XII. S. 247. 1891.

589. — Ueber einen Fall von diabetischer Hemiplegie und Aphasie. *Wiener med. Wochenschr.* 1892. Nr. 37.

590. — Die hinteren Wurzeln des Rückenmarkes und die pathologische Anatomie der Tabes dorsalis. *Jahrbücher f. Psychiatrie.* Wien. Bd. XI. Heft 1.

591. **Reichert E. T.** The Knee-Jerk after Section of the Spinal Cord. *Journ. of Nerv. and Ment. Diseases.* New-York 1890. S. 71. (ref. Centralbl. f. Physiol. 1890. S. 341).

592. **Remak E.** Berliner Medicinisch-Psychologische Gesellschaft. *Arch. f. Psych. u. Nervenkrankh.* Bd. 10. S. 555.

593. — Berliner Gesellschaft für Psychiatrie und Nervenkrankheiten. *Arch. für Psych. u. Nervenkrankh.* Bd. 14. S. 167.

594. — Ueber das Verhältnis der Sehnenphänomene zur Entartungsreaction. *Arch. f. Psych. u. Nervenkrankh.* Bd. 16. S. 240.

595. — Zur Pathologie des Melkerkrampfes. *Deutsche medic. Wochenschr.* 1889. S. 250.

596. — Gesellschaft der Charitéärzte. *Berlin. klin. Wochenschr.* 1890. S. 349.

597. **Renz Th. v.** Ueber Krankheiten des Rückenmarkes in der Schwangerschaft. Wiesbaden 1885.

598. **Renzi de.** Riv. clin. e terap. 1888. 7. (ref. Centralblatt für klinische Medicin. 1889. S. 294).

599. **Reusselaer Howard van.** The Pathology of the Caisson disease. *New-York Med. Record.* 1891. Aug. 7. (ref. Schmidt's Jahrbücher für die ges. Medicin. Bd. 233).

600. **Richer P.** Paralysies et contractures hystériques. Paris 1892.

601. **Richter A.** Ein Fall von typisch recidivirender Oculomotoriuslähmung mit Sectionsbefund. *Archiv f. Psych. u. Nervenkrankh.* Bd. 18. S. 259.

602. **Rieger.** Ueber normale und kataleptische Bewegungen. *Archiv f. Psych. u. Nervenkrankh.* Bd. 13. S. 425.

603. **Rollet A.** Ueber einen Nervenplexus und Nervenendigungen in einer Sehne. *Sitzungsberichte der kais. Akad. d. Wissensch. Wien* 1876. Bd. 73. III. Abt. S. 34.

604. **Rosenbach O.** Das Verhalten der Reflexe bei Schlafenden. *Zeitschr. f. klin. Medicin.* Bd. I. S. 366.

605. — Ueber die neuropathischen Symptome der Lepra. *Neurolog. Centralblatt.* 1884. S. 361.

606. — Artikel „Sehnenphänomene" in *Eulenburg's Real-Encyclopaedie der ges. Heilkunde.* Wien-Leipzig 1889. XVIII. S. 203.

607. **Rosenheim Th.** Experimentelle Untersuchung der unter dem Namen „Sehnenphänomene" bekannten Erscheinungen unter möglichster Berücksichtigung von Versuchen an Menschen und pathologischen Beobachtungen. *Arch. f. Psych. und Nervenkrankh.* Bd. 15. S. 184.

608. — Zur Kenntnis der acuten infectiösen multiplen Neuritis. *Archiv f. Psych. und Nervenkrankheiten.* Bd. 18. S. 782.

609. **Rosenstein S.** Ueber das Verhalten des Kniephänomens beim Diabetes mellitus. *Berlin. klin. Wochenschr.* 1885. Nr. 8.

610. **Rosenthal M.** Zur klinischen Charakteristik der Lepra anaesthetica. *Vierteljahrschrift f. Dermatologie.* 1881. S. 425.

611. **Ross J.** On the Spasmodic Paralyses of Infancy. *Brain.* Bd. V. p. 344.

612. **Roth.** Neuritis disseminata acutissima. *Schweizer Correspondenzblatt f. Aerzte.* 1883. Nr. 13.

613. **Roth A.** Ueber einen Fall von Compression der Cauda equina mit secundärer Degeneration im Rückenmark. Inaugur.-Diss. Berlin 1883. (ref. Neurolog. Centralblatt. 1884. S. 105).

614. **Rudolphson G.** Zur Kenntnis und klinischen Bedeutung der idiomuskulären Wulstbildung. *Archiv f. Psychiatrie u. Nervenkrankheiten.* Bd. 20. S. 472.

615. **Rütimeyer L.** Ueber hereditäre Ataxie. *Virchow's Archiv.* Bd. 91. 1883. S. 106.

616. — Ueber hereditäre Ataxie. *Virchow's Archiv.* Bd. 110. 1887. S. 215.

617. **Ruhemann J.** Fall von Ataxie nach Diphtherie. *Berl. klin. Wochenschr.* 1887. S. 930.

618. **Rumpf Th.** Zur Behandlung der Tabes dorsalis mit dem faradischen Pinsel. *Neurolog. Centralblatt.* 1882. S. 5.

619. — Beiträge zur pathologischen Anatomie des centralen Nervensystems. *Arch. f. Psych. u. Nervenkrankh.* Bd. 16. S. 410.

620. — Die syphilitischen Erkrankungen des Nervensystems. Wiesbaden 1887. S. 325.

621. **Rupprecht P.** Ueber angeborene spastische Gliederstarre und spastische Contracturen. *Volkmann's Sammlung klin. Vorträge.* Nr. 198.

— 316 —

622. **Rybalkin.** Ueber das Unterkieferphänomen. *Centralblatt f. Nervenheilk.* 1886. S. 237.

623. **Sachs C.** Die Nerven der Sehnen. *Du Bois-Reymond's Archiv f. Anat. u. Physiol.* Physiolog. Abtheilung. 1875. S. 402.

624. **Salomonson.** Over het outbrecken van den patellair-reflex bij diabetes mellitus. *Nederl. Tijdschr.* 1890. Nr. 11. (ref. Virchow-Hirsch's Jahresberichte 1890. II. S. 347).

625. **Salzer F.** Resection des dritten Trigeminusastes am Foramen ovale. *Arch. f. klin. Chirurgie.* Bd. 37. 1888. S. 473.

626. **Santesson C. G.** Beiträge zur Kenntnis der Einwirkung einiger Variabeln auf die mechanische Leistung des Muskels. *Skandinavisches Archiv f. Physiologie.* Leipzig 1889. S. 3.

627. **Schäffer E.** Ueber einen Fall von traumatischem Tetanus mit sogen. chirurgischen Scharlach. *Deutsche medic. Wochenschr.* 1888. S. 1063.

628. **Scheiber S. H.** Ueber einen Fall von „Athetosis spastica." *Arch. f. Psychiatrie u. Nervenkrankh.* Bd. 22. S. 220.

629. **Schenck F.** Ueber den Erschlaffungsprocess des Muskels. *Pflüger's Arch. f. d. ges. Physiol.* Bd. 52. S. 117.

630. **Schermer H.** Ueber ein spinales Symptom im Reconvalescenzstadium acuter Manie. *München. med. Wochenschr.* 1889. S. 285.

631. **Schiff M.** Lehrbuch der Physiologie des Menschen. I. Lahr. 1858—1859. S. 201.

632. **Schiller H.** Sur le nombre et le calibre des fibres nerveuses du nerf oculomoteur commun. *Compt. rend.* Bd. 109. p. 530.

633. **Schlesinger H.** Ueber einige Symptome der Tetanie. *Zeitschrift f. klin. Medicin.* Bd. 19. S. 468.

634. **Schmaus H.** Die Compressionsmyelitis bei Caries der Wirbelsäule. Wiesbaden 1890.

635. — Zur Kenntnis der diffusen Hirnsclerose. *Virchow's Archiv.* Bd. 114. S. 154.

636. — Beiträge zur pathologischen Anatomie der Rückenmarkserschütterung. *Virchow's Archiv.* Bd. 122. S. 326.

637. **Schreiber J.** Experimentelle Untersuchungen über das Kniephänomen. *Archiv f. exper. Pathologie u. Pharmakologie.* Bd. 18. S. 270.

638. — Ueber das Kniephänomen. *Deutsches Archiv f. klin. Medicin.* Bd. 35. S. 254. 1884.

639. **Schuele A.** Ist die „spastische Spinalparalyse" eine Krankheit sui generis? Inaugur.-Diss. Heidelberg 1891.

640. **Schultze F.** Zur Lehre von den secundären Degenerationen des Rückenmarkes. *Centralblatt f. d. medic. Wissensch.* 1875. S. 109.

641. — Ueber das Verhalten des Rückenmarks und der Rückenmarkswurzeln bei acuter Basilarmeningitis. *Berl. klin. Wochenschr.* 1876. S. 2.

642. — Zur Symptomatologie und patholog. Anatomie der tuberkulösen und entzündlichen Erkrankungen und der Tuberkel des cerebrospinalen Nervensystems. *Deutsches Archiv f. klin. Medicin.* Bd. 25. S. 297.

643. — Beiträge zur Pathologie und patholog. Anatomie des centralen Nervensystems, insbesondere des Rückenmarkes. *Virchow's Archiv.* Bd. 68. Heft 1.

644. **Schultze F.** Beitrag zur Lehre von den Rückenmarkstumoren. *Arch. f. Psych. Nervenkrankh.* Bd. VIII. S. 367.

645. — Zur Kenntnis der nach Einwirkung plötzlich erniedrigten Luftdrucks eintretenden Rückenmarksaffectionen. *Virchow's Archiv.* Bd. 79. S. 124 (1879).

646. — Beiträge zur Pathologie und pathologischen Anatomie des centralen Nervensystems. *Virchow's Archiv.* Bd. 79. S. 132.

647. — Ein Fall von perimeningealem Tumor mit completen Druckschwunde des unteren Halstheils des Rückenmarks. *Archiv f. Psychiatrie u. Nervenkrankh.* Bd. 11. S. 776.

648. — Zur Frage von der Heilbarkeit der Tabes. *Archiv f. Psychiatrie u. Nervenkrankh.* Bd. 12. S. 232. 1881.

649. — Ueber Tetanie und die mechanische Erregbarkeit der peripheren Nervenstämme. *Deutsche medic. Wochenschr.* 1882. S. 276.

650. — Ueber einen Fall von Kleinhirnschwund mit Degenerationen im verlängerten Marke und im Rückenmarke. *Virchow's Archiv.* Bd. 108. 2.

651. — Versammlung Südwestdeutscher Neurologen und Irrenärzte. *Archiv f. Psych. u. Nervenkrankh.* Bd. 15. S. 849. 1884.

652. — Zur Kenntnis der Lepra. *Deutsches Archiv f. klin. Medicin.* Bd. 43. S. 496.

653. — Beitrag zur Lehre von den angeborenen Hirndefecten. Heidelberg 1886 (ref. Virchow-Hirsch's Jahresberichte 1886. S. 171).

654. — Zur Diagnostik der acuten Meningitis. Verhandlungen des Congresses f. innere Medicin. Wiesbaden 1887. S. 393.

655. — Spastische Starre der Unterextremitäten bei drei Geschwistern. *Deutsche medic. Wochenschr.* 1889. S. 287.

656. — u. P. **Fürbringer.** Experimentelles über die Sehnenreflexe. *Centralbl. f. d. medic. Wissensch.* 1875. S. 929.

657. **Schulz R.** Mehrere Fälle von „Lateralsclerose". *Wagner's Archiv der Heilkunde.* Leipzig 1877. Bd. 18. S. 352.

658. — Gibt es eine primäre Sclerose der Seitenstränge des Rückenmarkes? *Deutsches Archiv f. klin. Medicin.* Bd. 23. S. 343.

659. Die Bedeutung der Sehnenreflexe bei Beurtheilung eventueller Simulation von Rückenmarkskrankheiten. *Deutsches Archiv f. klin. Medic.* Bd. 32. S. 455. 1883.

660. — Neuropathologische Mittheilungen. *Archiv f. Psychiatrie u. Nervenkrankheiten.* Bd. 16. S. 579.

661. — u. F. **Schultze.** Zur Lehre von der acuten aufsteigenden Paralyse. *Arch. f. Psychiatrie u. Nervenkrankh.* Bd. 12. S. 457.

662. **Schuster A.** Diagnostik d. Rückenmarkskrankheiten. Berlin 1884

663. **Schwarz A.** Zur Lehre von den Haut- und Sehnenreflexen. *Arch. f. Psych. u. Nervenkrankh.* Bd. 13. S. 621.

664. **Seeligmüller A.** Zur Entstehung der Contracturen bei der spinalen Kinderlähmung. *Centralbl. f. Chirurgie* 1878. S. 281.

665. — Ueber Lähmungen im Kindesalter. *Jahrbuch f. Kinderheilkunde.* Bd. 13. S. 350. 1879.

666. — in *Gerhardt's* Handbuch d. Kinderkrankheiten. Tübingen 1880. Bd. V. 1, S. 78.

667. — Lehrbuch d. Krankheiten des Nervensystems. Braunschweig 1882.

— 318 —

668. **Seeligmüller A.** Artikel „Contracturen" in *Eulenburg's Real-Encyclopaedie der ges. Heilkunde* Wien-Leipzig. 1885. S. 507.
669. **Séguin E. C.** A Contribution to the Pathology of the Cerebellum. *Journ. of Nerv. and Ment. Diseas.* 1887. XIV. p. 217.
670. **Senator H.** Zur Diagnostik der Hirnerkrankungen. *Berl. klin. Wochenschr.* 1879. S. 41.
671. — Ueber Sehnenreflexe und ihre Beziehungen zum Muskeltonus. *Du Bois-Reymond's Archiv f. Anat. u Physiol.* Physiolog. Abtheilung. 1880. S. 197.
672. — Ueber acute und subacute multiple Neuritis und Myositis. *Zeitschr. f. klin. Medicin.* Bd. 15. S. 61.
673. **Sepilli G.** *Rivista sperimentale di freniatria.* 1880. fasc. 4. (ref. Brain. Bd. 4. S. 143).
674. — *Rivista sperimentale di freniatria.* 1882. fasc. 3—4. Auch selbständig unter dem Titel: I reflessi tendinei studiati nello stato fisiologico, nelle malatie nervose, nelle frenopathia. Reggio nell' Emilia 1883.
675. **Setschenow J.** Physiologische Studien über die Hemmungsmechanismen für die Reflexthätigkeit des Rückenmarks im Gehirne des Frosches. Berlin 1863.
676. — Ueber die elektrische und chemische Reizung der sensiblen Rückenmarksnerven des Frosches. Graz 1868.
677. — u. **B. Paschutin.** Neue Versuche am Hirn und Rückenmarke des Frosches. Berlin 1865.
678. **Sharkey S. J.** On Certain Cases of Disease of the Central Nervous System in which no Naked-Eye Changes are found at the Post-Mortem Examination. *Lancet.* 1885. I. 1028.
679. — Gulstonian Lectures on Spasm in Chronic Nerve Disease. *Lancet* 1880. I. p. 531, 576, 623.
680. **Siemerling E.** Zur Syphilis des Centralnervensystems. *Archiv f. Psych. und Nervenkrankh.* Bd. 22. S. 191.
681. **Simon Th.** Beiträge zur Pathologie und patholog. Anatomie des Centralnervensystems. *Archiv f. Psych. u. Nervenkrankh.* Bd. V. S. 108.
682. **Simonoff.** Die Hemmungsmechanismen der Säugethiere experimentell bewiesen. *Reichert und Du Bois-Reymond's Arch. f. Anat. u. Physiol.* 1866. S. 545.
683. **Singer.** Zur Pathologie der Erkrankungen des Nervensystems nach Malaria. *Prager med. Wochenschr.* 1887. S. 143.
684. — u. **Münzer.** Beiträge zur Anatomie des Centralnervensystems. *Denkschr. der kais. Akad. d. Wissensch. in Wien* 1890. Bd. 57. S. 569.
685. **Sioli.** Ein Fall von combinirter Erkrankung der Rückenmarksstränge mit Erkrankung der grauen Substanz. *Arch. f. Psych. u. Nervenkrankh.* Bd. 11. S. 693.
686. **Sottas E. u. J. Sottas.** Note sur un cas de paralysie puerpérale généralisée. *Gazette des Hôpitaux* 1892. Nr. 123.
687. **Spiess G. A.** Physiologie des Nervensystems vom ärztlichen Standpunkte dargestellt. Braunschweig 1844. S. 211.
688. **Spitzka E. C.** On an Authentic Case of the Disappearence of the Tendon Reflex without Ascertainable Pathological Basis. *Americ. Journ. of Neurol. and Psychiatry* 1883. Aug. (ref. Brain Bd. VII. p. 572).

689. **Spode O.** Ueber optische Reflexhemmung. *Du Bois-Reymond's Archiv f. Anat. u. Physiologie.* Physiol. Abtheil. 1879. S. 113.

690. **Sternberg M.** Sehnenreflexe bei Ermüdung. *Centralblatt f. Physiologie.* 1887. S. 81.

691. — Ueber Sehnenreflexe. *Verhandlungen d. Congresses f. innere Medicin.* 1890. S. 428.

692. — Hemmung. Ermüdung und Bahnung der Sehnenreflexe im Rückenmark. *Sitzungsber. d. kais. Akademie d. Wissensch. in Wien.* 1891. Bd. 100. Abtheil. III. S. 251.

693. — Ueber die Beziehung der Sehnenreflexe zum Muskeltonus. *Sitzungsb. d. kais. Akademie d. Wissensch. in Wien.* 1891. Bd. 100. Abtheil. III. S. 288.

694. **Stieglitz L.** Ein Fall von Halbseitenläsion des Rückenmarks mit Betheiligung des Trigeminus auf der Seite des Läsion. *Neurol. Centralbl.* 1893. S. 145.

695. **Stoll Maximilianus.** Praelectiones in diversos morbos chronicos. Edid. Jos. Eyerel. Vindobonae 1788.

696. **Straus.** Des Contractures. Thèse. Paris 1875.

697. **Strohmeyer L.** Handbuch d. Chirurgie. I. Freiburg i. Breisgau 1844. S. 410.

698. **Strümpell A.** Ueber diffuse Hirnsclerose. *Archiv f. Psychiatrie u. Nervenkrankh.* Bd. 9. S. 268.

699. — Zur Kenntnis der Sehnenreflexe. *Deutsches Archiv f. klin. Medicin.* Bd. 24. S. 175.

700. — Ueber spinale progressive Muskelatrophie und amyotrophische Lateralsclerose. *Deutsches Archiv. f. klin. Medicin.* Bd. 24. S. 230.

701. — Beiträge zur Pathologie des Rückenmarks. *Arch. f. Psych. u. Nervenkrankh.* Bd. 10. S. 676.

702. — Beiträge zur Pathologie des Rückenmarks. *Arch. f. Psych. u. Nervenkrankh.* Bd. 11. S. 27.

703. — Ueber eine bestimmte Form der primären combinirten Systemerkrankung des Rückenmarks *Arch. f. Psych. u. Nervenkrankh.* Bd. 17. S. 217.

704. — Ueber Muskelatrophie bei Gelenkleiden. *Münchener med. Wochenschr.* 1888. S. 211.

705. — Ueber primäre acute Encephalitis. *Deutsches Archiv f. klin. Med.* Bd. 47. S. 53.

706. — Lehrbuch der speciellen Pathologie und Therapie der inneren Krankheiten. Leipzig 1890. II. 1.

707. — Zur Kenntnis der acuten primären Polymyositis. *Deutsche Zeitschr. f. Nervenheilkunde.* Leipzig 1891. Bd. I. S. 479.

708. — und **P. J. Möbius.** Ueber Steigerung der Sehnenreflexe bei Erkrankungen peripherer Nerven. *Münch. med. Wochenschr.* 1886. S. 601.

709. **Suckling C. W.** Malarial Paraplegia. *Brain.* Bd. 10. p. 474.

710. **Sudakiewitsch J.** Beiträge zur pathologischen Anatomie der Lepra. *Ziegler's Beiträge zur pathol. Anat. und Physiol.* Jena 1888. S. 129.

711. **Suzuki S. M.** *Sei-a-Kwai.* Tokio. Mai 1889. (ref. Journ. of Nerv. and Ment. Diseas. New-York. 1889. p. 384.

712. **Szana A.** Beitrag zur Lehre von der Unermüdlichkeit d. Nerven. *Du Bois-Reymond's Archiv f. Anat. und Physiol.* Physiol. Abtheil. 1891. S. 315.

— 320 —

713. **Talma S.** Beitrag zur Kenntnis des Zitterns. *Deutsches Archiv f. klin. Med.* Bd. 38. S. 1.

714. **Tamburini** und **Sepilli.** Contribuzioni allo studio sperimentale dell' ipnotismo. *Rivista sperim. di freniatria.* Bd. 7. (cit. Sepilli [674]).

715. **Tanzi E.** Diffusione sistematica dei reflessi nel uomo, nota clinica. *Revista speriment. di freniatria.* Bd. 17. (ref. Neurolog. Centralblatt. 1892. S. 48.)

716. **Tedeschi A.** Contribuzione allo studio delle nevrite. *Gaz. Lomb.* 1889. Nr. 41. (ref. Virchow-Hirsch's Jahresberichte. 1889. S. 117).

717. **Teuscher P.** Ueber Degeneration am normalen peripheren Nerven. *Archiv f. mikroskopische Anatomie* Bd. 36. S. 579.

718. **Thue H. J.** Et Tilfäde of Tumor thalami optici et capsulae internae med Hemianästhesi. *Norsk. Mag. f. Lägevidensk.* 1888. 4. R. III. 7. p. 565. (ref. Neurolog. Centralblatt. 1888. S. 627).

719. **Thorburn W.** On Injuries of the Cauda equina. *Brain.* Bd. 10. p. 381.

720. — Spinal Localisations as Indicated by Spinal Injuries. *Brain.* 1888. Octob.

721. — Cases of Injury to the Cervical Region. *Brain.* Bd. 9. p. 510.

722. **Tigerstedt R.** Untersuchungen über die Latenzdauer der Muskelzuckungen in ihrer Abhängigkeit von verschiedenen Variabeln. *Du Bois-Reymond's Archiv f. Anat. u. Physiol.* Physiol. Abth. 1885. Supplementband S. 239.

723. **Todd R. B.** Clinical Lectures on Paralysis, Certain Diseases of the Brain, and Other Affections of the Nervous System. London 1856.

724. **Tomlinson H. A.** A Case of acute Melancholia. *Journal of Nerv. and Ment. Diseas.* New-York 1890. p. 75.

725. **Tschirjew S.** Ursprung und Bedeutung des Kniephänomens und verwandter Erscheinungen. *Archiv f. Psych. und Nervenkrankh.* Bd. 8. S. 689. 1878.

726. — Tonus quergestreifter Muskeln. *Du Bois-Reymond's Archiv f. Anat. und Physiol.* Physiol. Abth. 1879. S. 78.

727. — Étude sur la physiologie des nerfs des muscles striés. *Archives de physiol. normale et pathol.* 1879. Nr. 3 und 4.

728. — Sur les terminaisons nerveuses dans les muscles striés. *Archives de Physiol. norm. et pathol.* Bd. 6. 1879. p. 89.

729. — Ueber die Bedeutung des Kniephänomens für die Theorie des Tabes dorsalis. *Du Bois-Reymond's Archiv f. Anat. und Phys.* Physiol. Abtheil. 1880. S. 566.

730. **Tuczek F.** Ueber die Veränderungen im Centralnervensystem, speciell in den Hintersträngen des Rückenmarks, bei Ergotismus. *Archiv f. Psych. und Nervenkrankh.* Bd. 13. S. 99.

731. — Ueber d. bleibenden Folgen des Ergotismus für das Centralnervensystem. *Archiv f. Psych. und Nervenkrankh.* Bd. 18. S. 329.

732. — Ueber die nervösen Störungen bei der Pellagra. *Deutsche med. Wochenschrift.* 1888. S. 222.

733. **Ullmann O.** Ueber Rückenmarksabscess. *Zeitschr. f. klin. Med.* Bd. 16. S. 39.

734. **Unverricht H.** Ueber tonische und klonische Muskelkrämpfe. *Deutsches Archiv für klin. Med.* Bd. 46. S. 413.

735. — Die Myoclonie. Leipzig-Wien 1891.

— 321 —

736. **Valentini G.** Ueber die Erkrankungen des Conus terminalis und der Cauda equina. *Zeitschr f. klin. Med.* XXII. S. 215.

737. **Verstraeten C.** Le phénoméne du genou ou le réflexe patellaire de Westphal. *Bull. de la Soc. medic. de Gand.* 1886. p. 189. (ref. Virchow-Hirsch's Jahresberichte. 1886. II. S. 154).

738. **Vetter.** Ueber die Reflexe als diagnostisches Hilfsmittel bei schweren Erkrankungen des centralen Nervensystems. *Volkmann's Sammlung klin. Vorträge.* Nr. 261. 1885.

739. **Vierordt O.** Zur combinirten Degeneration der Vorderhörner und Seitenstränge des Rückenmarks. *Archiv für Psych. u. Nervenkrankh.* Bd. 14. S. 391.

740. — Zur Frage vom Wesen der Bleilähmung. *Archiv für Psych. und Nerven. krankh.* Bd 18. S. 48.

741. **Volkmann Richard.** Ueber Kinderlähmung und paralytische Contracturen. *Volkmann's Sammlung klin. Vorträge.* Nr. 1.

742. — Die Krankheiten der Bewegungsorgane in Pitha-Billroth's Handbuch der allg. und spec. Chirurgie II. 1. S. 728.

743. — R. Beitrag zur Lehre vom Gliom und der secundären Degeneration des Rückenmarks. *Deutsches Archiv für klin. Medicin.* Bd. 42. S. 433.

744. **Vorster.** Heilung einer traumatischen Rückenmarksfistel. *Deutsche Zeitschr. für Chirurgie.* Bd. 29. 421.

745. **Vulpian A.** Leçons sur les maladies du système nerveux. Paris 1886.

746. — Deux cas d'ataxie à début et symptômes anormaux. *Gaz. de Hôpitaux* 1883. p. 202.

747. — Expériences relatives à la pathogénie des athrophies secondaires. *Archives de phys. normale et pathol.* 1869. T. II. p. 232.

748. **Wälle H.** Zwei neue Fälle von hereditärer Ataxie. *Corresp.-Bl. für Schweizer Aerzte.* 1884. Nr. 2. (ref. Centralbl. für d. med. Wissensch. 1884. S. 304.)

749. **Wagner J.** Ein Beitrag zur Kenntnis der Rückenmarkserkrankung der Paralytiker. *Medic. Jahrbücher der k. k. Ges. der Aerzte.* Wien 1884. S. 369

750. — Ueber die ausdrückbare Blase. *Wiener klin. Wochenschr.* 1892. S. 671.

751. **Waldeyer W.** Ueber einige neuere Forschungen im Gebiete der Anatomie des Centralnervensystems. *Deutsche med. Wochenschr.* 1891. S. 1213.

752. **Waller A.** On „Tendon-Reflex". *Lancet.* 1881. II. p. 83.

753. — On Muscular Spasms Knowns as „Tendon-Reflex". *Brain.* Bd. 3. p. 179.

754. — On the Physiological Mechanism of the Phenomenon termed „Tendon-Reflex" *Journ. of Physiology* Bd. 11. p. 384. 1890.

755. — On the Inhibition of Voluntary and of Electrically Excited Muscular Contraction. *Brain.* Bd. 15. p. 35.

756. **Walton G. L.** Contribution to the Study of the Traumatic Neuro-Psychoses. *Journ. of Nerv. and Ment. Diseases.* New-York. 1890. p. 444.

757. **Warfwinge.** Tumór i medulla oblongata. *Svenska läkares. förh.* 1889. p. 43. (ref. Virchow-Hirsch's Jahresberichte. 1889. S. 88.)

758. **Watteville A. de.** On Reflexes and Pseudoreflexes. *Brit. Med. Journ.* 1882. May 20.

759. — Bemerkungen über das Unterkieferphänomen oder die Reaction der Sehnen des Masseter mit Rücksicht auf einen Fall von amyotrophischer Lateralsclerose mit Clonus des Unterkiefers. *Neurolog. Centralbl.* 1886. S. 49.

Sternberg, Sehnenreflexe. 21

760. **Watteville A. de**. Note on the Jaw-Jerk or Masseteric Tendon Reflex in Health and Disease. *Brain* VIII. S. 516.

761. — Ueber Sehnenphänomene. *Centralblatt für Nervenheilk.* 1886. S. 353.

762. **Webber S. G.** Cases of Lecomotor Ataxia. *Journ. of Nerv. and Mental Diseases.* 1883. July (ref. *Brain*. Bd. 7. p. 576.)

763. **Weber E.** in *R. Wagner's Handwörterbuch der Physiol.* III. 2. S. 110. 1846.

764. **Wedensky N.** Ueber einige Beziehungen zwischen der Reizstärke und der Tetanushöhe bei indirecter Reizung. *Pflüger's Archiv für die ges. Physiol.* Bd. 37. S. 69.

765. **Weir Mitchell S.** Injuries of Nerves and their Consequences. London and Philadelphia 1872.

766. — Locomotor Ataxia Confined in the Arms. *Philad. Medic. News* 1888. LII. Nro. 16.

767. — and **Lewis**. Physiological Studies of the Knee-Jerk and of the Reaction of Muscles under Mechanical and other Excitants. *Médic. News.* 1886. Febr. 13.

768. **Weiss N.** Beiträge zur Lehre von den Reflexen im Rückenmarke. *Medic. Jahrbücher der k. k. Gesellsch. der Aerzte. Wien.* 1878. S. 485.

769. — Ueber Sehnenreflexe. *Wiener medic. Wochenschr.* 1879. S. 6.

770. **Werdnig.** Ein Fall von disseminirter Sclerose des Rückenmarkes, verbunden mit secundärer Degeneration. *Medic. Jahrbücher der Gesellsch. der Aerzte.* Wien 1888. S. 335.

771. **Werigo Br.** Effecte der Nervenreizung durch intermittirende Kettenströme. Berlin 1891.

772. **Werner.** Reform der Orthopaedie. Berlin 1851. S. 140.

773. **Wernicke C.** Ein Fall von Ponserkrankung. *Arch. für Psych. und Nervenkrankh.* Bd. 7. S. 513.

774. — Lehrbuch der Gehirnkrankheiten. Kassel 1881.

775. — Zur Kenntnis der cerebralen Hemiplegie. *Berl. klin. Wochenschr.* 1889 S. 969.

776. **Westphal A.** Ueber Encephalopathia saturnina. *Arch. für Psych. und Nervenkrankh.* Bd. 19. S. 621.

777. **Westphal C.** Ueber Erkrankungen des Rückenmarks bei der allgemeinen progressiven Paralyse der Irren. *Virchow's Archiv.* Bd. 39. S. 90.

778. — Ueber einige Bewegungserscheinungen an gelähmten Gliedern. *Arch. für Psych. und Nervenkrankh.* Bd. 5. S. 803.

779. — Ueber einige Fälle acuter tödtlicher Spinallähmung. *Arch. für Psych. und Nervenkrankh.* Bd. 6. S. 764.

780. — Unterschenkelphänomen und Nervendehnung. *Arch. für Psych. und Nervenkrankh.* Bd. 7. S. 666.

781. — Ueber das Verschwinden und die Localisation des Kniephänomens. *Berl. klin. Wochenschr.* 1881. S. 1.

782. — Ueber strangförmige Degeneration der Hinterstränge mit gleichzeitiger fleckweiser Degeneration des Rückenmarks. *Arch. für Psych. und Nervenkrankh.* Bd. 9. S 389.

783. — Ueber eine Art paradoxer Muskelcontraction. *Arch. für Psych. und Nervenkrankh.* Bd. 10. S. 243.

784. — Zusatz zu dem Referate über die Abhandlung des Herrn Tschirjew. *Arch. für Psych. und Nervenkrankh.* Bd. 10. S. 294.

785. **Westphal C.** Ueber eine Fehlerquelle bei Untersuchung des Kniephänomens und über dieses selbst. *Arch. für Psych. und Nervenkrankh.* Bd. 12 S. 798.

786. — Ueber eine dem Bilde der cerebrospinalen grauen Degeneration ähnliche Erkrankung des centralen Nervensystems ohne anatomischen Befund nebst einigen Bemerkungen über paradoxe Contraction. *Arch. für Psych. und Nervenkrankh.* Bd. 14. S. 87.

787. — Ueber einen Fall von spinaler Erkrankung mit Erblindung und allgemeiner Paralyse. Frühzeitige Diagnose durch Nachweis des Fehlens des Kniephänomens. *Arch. für Psych. und Nervenkrankh.* Bd. 15. S. 731.

788. — Ueber einen Fall von sog. spastischer Spinalparalyse mit anatomischem Befunde nebst einigen Bemerkungen über die primäre Erkrankung der Pyramidenseitenstränge. *Arch. für Psych. und Nervenkrankh.* Bd. 15. S. 224

789. — Berliner Gesellsch. f. Psych. und Nervenkrankheiten. *Arch. f. Psych. u. Nervenkrankh.* Bd. 15. S. 287.

790. — Ueber einen merkwürdigen Fall von periodischer Lähmung aller 4 Extremitäten mit gleichzeitigem Erlöschen der elektrischen Erregbarkeit während der Lähmung. *Berl. klin. Wochenschr.* 1885. S. 489.

791. — Ueber einen eigenthümlichen Symptomencomplex bei Erkrankung der Hinterstränge des Rückenmarks. *Arch. f. Psych. u. Nervenkrankh.* Bd. 16 S. 496.

792. — Ueber Fortdauer des Kniephänomens bei Degeneration der Hinterstränge. *Archiv f. Psych. u. Nervenkrankh.* Bd. 17. S. 547.

793. — Anatomischer Befund bei einseitigem Kniephänomen. *Archiv f. Psych. u. Nervenkrankh.* Bd. 18. S. 628.

794. — Zur „paradoxen Muskelcontraction." *Centralbl. f. Nervenheilkunde.* 1888. S. 417.

795. — Zwei Schwestern mit Pseudohypertrophie der Muskeln. *Charitéannalen.* Bd. 12. S. 447.

796. **Wetzel W.** Zur Diagnostik der Cerebellartumoren. Inaugur.-Diss. Halle 1890. (ref. Neurolog. Centralblatt. 1890).

797. **Wick L.** Casuistischer Beitrag zur Lehre von der Epilepsie. *Medic. Jahrbücher der k. k. Ges. der Aerzte.* Wien. 1887. S. 423.

798. **Wichmann R.** Der chronische Gelenks-Rheumatismus und seine Beziehungen zum Nervensystem, nach eigenen Beobachtungen. Berlin-Leipzig 1890.

799. **Williams A. C.** Das Verhalten des Rückenmarks und seiner Häute bei tuberculöser und eitriger Basilarmeningitis. *Deutsches Archiv f. klin. Medicin* Bd. 25. S. 292.

800. **Williamson R. T.** On the Knee-jerk and Peripheral Neuritis in Diabetes. *The Chronicle.* 1892. (ref. Neurolog. Centralblatt 1893. S. 132).

801. **Witkowski A.** Zur Klinik der multiplen Alkoholneuritis. *Arch. f. Psych. u. Nervenkrankh.* Bd. 18. S. 809.

802. **Wolff.** Strangförmige Degeneration der Hinterstränge des Rückenmarkes mit gleichzeitigen meningo-myelitischen Herden. *Archiv f. Psych. u. Nervenkrankh.* Bd. 12. S. 44.

803. **Wollenberg R.** Zwei Fälle von Tumor der hinteren Schädelgrube. *Archiv f. Psych. u. Nervenkrankh.* Bd. 21. S. 778.

804. **Wundt W.** Grundzüge der physiol. Psychologie. Leipzig 1874.

805. — Untersuchungen zur Mechanik der Nerven und Nervencentren. II. Stuttgart 1876. S. 67.

806. **Ysendyk van.** Over den aard der peesverschynselen. Diss. Utrecht 1883. (ref. Deutsches Archiv f. klin. Med. Bd. 38. S. 26).

807. **Zacher.** Beiträge zur Pathologie und pathologischen Anatomie der progressiven Paralyse. *Archiv f. Psych. u. Nervenkrankh.* Bd. 13. S. 155.

808. — Beiträge zur Pathologie und pathologischen Anatomie der progressiven Paralyse. *Archio f. Psych. u. Nervenkrankh.* Bd. 14. S. 463.

809. **Zenner Ph.** Value of the Knee-Phenomenon in the Diagnosis of Diseases of the Nervous System. *Medic. Record.* 1886. May 8. (ref. Centralblatt für Nervenheilkunde. 1887. S. 95).

810. — Ueber das Kniephänomen. *Neurolog. Centralblatt.* 1886. S. 316.

811. **Ziehen Th.** Zur Frage des Zusammenhanges zwischen progressiver Paralyse und Syphilis. *Neurolog. Centralblatt.* 1887. S. 198.

812. — Die diagnostische Bedeutung des Fehlens des Kniephänomens. *Correspondenz-Blätter des allg. ärztl. Vereines von Thüringen.* 1887.

813. — Die diagnostische Bedeutung der Steigerung des Kniephänomens und des Fussklonus. *Correspondenz-Blätter des allg. ärztl. Vereines von Thüringen* 1889. Nr. 1.

814. — Zur Physiologie der infracorticalen Ganglien und über ihre Beziehungen zum epileptischen Anfall. *Archiv f. Psych. u. Nervenkrankh.* Bd. 21. S. 863.

815. **Ziemssen H. v.** Neuralgie und Neuritis bei Diabetes mellitus. *Bayer. ärztl. Intelligenzblatt.* 1885. Nr. 44.

816. — Klinische Vorträge. VII. Vortrag. Die Neurasthenie und ihre Behandlung. Leipzig 1889. S. 10.

Sachregister.

326

328

Berichtigungen.

Seite 4, Zeile 13 von oben soll es heissen: **Lombard [439—442]** statt L o m -
b a r d [439].

und : **Bowditch [82]** statt B o w d i t c h [442].

Seite 81, Zeile 25 von oben soll es heissen: **Nervenendigungen** statt N e r v -
e n d i g u n g e n.

Seite 86, Zeile 8 von oben soll es heissen: **e) Beeinflussung allgemeiner Natur**
statt C) B e i n f l u s s u n g a l l g e m e i n e r N a t u r.

www.ingramcontent.com/pod-product-compliance
Lightning Source LLC
Chambersburg PA
CBHW020911210326
41598CB00018B/1836